中华医学影像技术学

MR成像技术卷

第2版

主　编　李真林　倪红艳

副主编　汪启东　路　青　吕发金　周高峰　康　庄　张　翼

编　委（以姓氏笔画为序）

丁莹莹　昆明医科大学第三附属医院

王秋霞　华中科技大学同济医学院附属同济医院

孔祥闯　华中科技大学同济医学院附属协和医院

付修威　天津医科大学总医院

曲　源　新疆维吾尔自治区人民医院

吕发金　重庆医科大学附属第一医院

刘昌盛　武汉大学人民医院

许庆刚　首都医科大学附属北京同仁医院

李　健　陕西省人民医院

李真林　四川大学华西临床医学院（华西医院）

李锋坦　天津医科大学总医院

吴　颋　赣南医学院第一附属医院

汪启东　浙江大学医学院附属第一医院

张　翼　山东省妇幼保健院（山东省妇产医院）

陈　晶　海口市人民医院（中南大学湘雅医学院附属海口医院）

陈群林　福建医科大学附属第一医院

周高峰　山东省妇幼保健院（山东省妇产医院）

赵海涛　西安国际医学中心医院

姚飞荣　苏州大学附属第一医院

夏春潮　四川大学华西临床医学院（华西医院）

晏子旭　首都医科大学附属北京安贞医院

倪红艳　天津市第一中心医院

徐国斌　武汉大学中南医院

高　歌　北京大学第一医院

高志鹏　天津医科大学肿瘤医院

康　庄　中山大学附属第三医院

雷军强　兰州大学第一医院

路　青　同济大学附属东方医院

编写秘书

余　伟　四川大学华西临床医学院（华西医院）

人民卫生出版社

·北京·

图书在版编目（CIP）数据

中华医学影像技术学. MR 成像技术卷 / 李真林，倪
红艳主编. — 2 版. —北京：人民卫生出版社，2024.5
ISBN 978-7-117-35786-9

Ⅰ.①中… Ⅱ.①李… ②倪… Ⅲ.①磁共振成像
Ⅳ.①R445

中国国家版本馆 CIP 数据核字（2024）第 018332 号

人卫智网	www.ipmph.com	医学教育、学术、考试、健康， 购书智慧智能综合服务平台
人卫官网	www.pmph.com	人卫官方资讯发布平台

中华医学影像技术学
MR 成像技术卷
Zhonghua Yixue Yingxiang Jishuxue
MR Chengxiang Jishujuan
第 2 版

主　　编：李真林　　倪红艳
出版发行：人民卫生出版社（中继线 010-59780011）
地　　址：北京市朝阳区潘家园南里 19 号
邮　　编：100021
E - mail：pmph @ pmph.com
购书热线：010-59787592　010-59787584　010-65264830
印　　刷：北京华联印刷有限公司
经　　销：新华书店
开　　本：889×1194　1/16　印张：20.5
字　　数：635 千字
版　　次：2017 年 9 月第 1 版　　2024 年 5 月第 2 版
印　　次：2024 年 7 月第 1 次印刷
标准书号：ISBN 978-7-117-35786-9
定　　价：168.00 元

打击盗版举报电话：010-59787491　E-mail：WQ @ pmph.com
质量问题联系电话：010-59787234　E-mail：zhiliang @ pmph.com
数字融合服务电话：4001118166　E-mail：zengzhi @ pmph.com

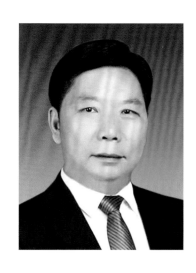

李真林

　　56 岁，博士，博士生导师，主任技师。四川大学华西医学技术学院执行院长兼华西医院放射科副主任。担任中华医学会影像技术分会主任委员，中国医师协会医学技师专业委员会主任委员，第二届全国高等学校医学影像技术专业教育教材建设评审委员会主任委员，中华医学会第二十六届理事会理事，国家卫生健康委人才交流服务中心人才评价资深专家，四川省医学会医学影像技术专业委员会主任委员，四川省普通本科高等学校医学技术类专业教学指导委员会副主任委员。获"四川省学术和技术带头人"称号等。

　　近五年来，参与发表专家共识 8 篇；作为第一作者及通信作者发表文章 76 篇。承担国家自然科学基金、国家重点研发计划及省级课题 30 余项，获得宝钢优秀教师奖、华夏医学科技奖、四川省科技进步奖一等奖、四川省卫生健康系统先进个人、全国仿真创新应用大赛优秀指导教师等荣誉。近五年主编教材 6 部，专著 6 部。担任国家卫生和计划生育委员会"十三五"规划教材《医学影像成像理论》（供医学影像技术专业用）、研究生规划教材《医学影像设备学》主编，国家卫生健康委员会"十四五"规划教材《医学影像成像理论》（供医学影像技术专业用）主编。*British Journal of Radiology* 审稿人，《临床放射学杂志》副主编，《中华放射学杂志》《中国医学影像技术》《中华放射医学与防护杂志》等杂志编委。

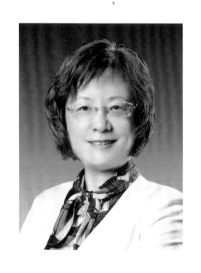

倪红艳

  女,1966 年 1 月 15 日出生于天津市,研究员,博士,博士生导师。现任天津市第一中心医院放射科磁共振部门负责人。2020 年荣获中华医学会影像技术分会最高荣誉——"伦琴学者"称号。担任中华医学会影像技术分会第七、第八届委员会副主任委员,天津市医学会常务理事,天津市医学会影像技术分会主任委员,中国医师协会医学技师专业委员会常务委员,中国医学装备协会放射影像装备分会副会长,天津医学高等专科学校影像技术专业校外学科带头人等。《临床放射学杂志》新技术探索栏目副主编,《中华放射学杂志》《国际医学放射学杂志》及《中国医疗设备》编委,《天津医药》《磁共振成像》及《中华放射医学与防护杂志》审稿专家。

  国内外核心期刊发表论文 70 余篇,主持国家自然科学基金、天津市自然科学基金、天津市卫生健康委员会科研课题等共 10 项,获得科研成果 23 项,天津市科学技术进步奖二等奖等科研奖 7 项,获得发明专利 1 项,参编专著 12 部、译著 1 部。从事教学工作至今 20 余年,培养的学生已在全国影像技术岗位发挥重要作用。4 次获得天津医学高等专科学校校级优秀教师称号,2010 年天津市级教学团队医学影像技术专业教学团队负责人,作为专家组成员的天津医学高等专科学校医学影像技术专业获批国家示范校中央财政重点支持专业。

中华医学影像技术学丛书（第2版）
编写委员会

主 任 委 员

余建明　李真林

副主任委员

高剑波　牛延涛　刘景鑫　林承光

委　　员（以姓氏笔画为序）

丁生苟　马新武　王红光　吕发金　任　宏　刘　杰
刘　雷　刘吉平　许　青　许　锋　孙　丽　孙建忠
李大鹏　李广武　杨晓鹏　何玉圣　汪启东　张　云
张　艳　张　翼　张焜毅　陈　勇　陈　晶　林盛才
欧阳雪晖　罗来树　周　彬　周学军　周高峰　郑君惠
胡鹏志　钟仁明　洪　泳　费晓璐　倪红艳　郭建新
黄小华　康　庄　雷子乔　路　青　暴云锋　戴亚康

秘　　书

杨　明　佘　伟

目 录

分卷	主编	副主编			
《中华医学影像技术学·数字 X 线成像技术卷》第 2 版	余建明　胡鹏志	洪　泳　李大鹏　罗来树　暴云锋 何玉圣　任　宏			
《中华医学影像技术学·MR 成像技术卷》第 2 版	李真林　倪红艳	汪启东　路　青　吕发金　周高峰 康　庄　张　翼			
《中华医学影像技术学·CT 成像技术卷》第 2 版	高剑波　雷子乔	郑君惠　陈　晶　黄小华　林盛才 张　艳　刘　杰			
《中华医学影像技术学·肿瘤放射治疗技术卷》	林承光　丁生苟	张　云　张焜毅　钟仁明　刘吉平 许　青　孙　丽			
《中华医学影像技术学·辐射防护技术卷》	牛延涛　马新武	王红光　陈　勇　郭建新　孙建忠 欧阳雪晖　杨晓鹏			
《中华医学影像技术学·影像信息与人工智能技术卷》	刘景鑫　周学军	李广武　许　锋　刘　雷　费晓璐 周　彬　戴亚康			

序　言

为了顺应医学影像技术学快速发展的需求，紧跟新设备、新技术、新方法和新理论日新月异且更新周期不断缩短的发展步伐，强化学科交叉性、融合性和前沿性的进程，经中华医学影像技术学丛书编写委员会研究决定，启动"中华医学影像技术学"丛书的修订工作。

结合学科发展及读者需求，"中华医学影像技术学"丛书第 2 版包括《中华医学影像技术学·数字 X 线成像技术卷》《中华医学影像技术学·MR 成像技术卷》《中华医学影像技术学·CT 成像技术卷》《中华医学影像技术学·肿瘤放射治疗技术卷》《中华医学影像技术学·辐射防护技术卷》《中华医学影像技术学·影像信息与人工智能技术卷》6 个分册，全面覆盖影像技术二级学科中各个亚学科的内容，是学科理论知识和实践技能的"百科全书"，反映了医学影像技术学科内涵的完整性、系统性、理论性、科学性和实用性。医学影像技术各个亚学科的每个分册又自成一体，分别叙述了各个亚学科的发展历程，各种影像设备及其附属设备的构造、性能特点、成像技术参数、临床意义、成像原理以及安装要求；各种影像设备检查技术的临床适用范围、检查技术要点及图像质量控制措施等。《中华医学影像技术学·影像信息与人工智能技术卷》和《中华医学影像技术学·肿瘤放射治疗技术卷》与影像技术密不可分，其理论知识和实践技能互为借鉴、相辅相成。

"中华医学影像技术学"丛书是我国医学影像技术学科和行业的顶级权威著作，是医学影像技术学科和行业发展的指路明灯，是学会为推动学科建设行稳致远、健康发展的一个重大的举措。

"中华医学影像技术学"丛书是医学影像技术人员的专业工具书、医学影像专业学生的辅导书，也是临床医师的参考书。本丛书在临床应用中不断锤炼和完善，将对医学影像技术学科的发展具有极大的促进作用，必将造福影像技术学科和广大影像技术工作者。

余建明　李真林

2023 年 3 月

前　言

《中华医学影像技术学·MR 成像技术卷》再版之际，我们怀着激动而自豪的心情向读者推荐这部经过精心修订的新版本。本书在第 1 版的基础上吐故纳新，融入了 MR 成像最新的理论、技术和应用，并修订了大纲，以体现理论指导实践的原则，以全新面貌与大家见面。

本书修订的定位非常明确：解决临床实际问题的 MR 成像技术。我们深知，作为一项重要的医学影像技术，MR 成像在现代医疗中扮演着关键的角色，为临床诊疗提供了宝贵的信息和指导。因此，在修订过程中，我们以临床需求为导向，将前沿的科学研究和专业实践相结合，力求提供更加全面、准确的 MR 成像技术知识。

为了保证本书内容的准确性和权威性，我们严格按照全国科学技术名词审定委员会公布的《医学影像技术学名词》一书规范了 MR 成像的名词术语。通过统一的术语规范，读者可以更加清晰地理解和运用 MR 成像技术，提高学习和临床实践的效果。

本书的修订特色在于体现了三性：前沿性、科学性和专业性。我们从国内外最新的研究成果和临床实践经验出发，对 MR 成像技术进行了深入分析和总结，力求将最新的科学进展与实际应用相结合。同时，我们注重强调专业性，将内容紧密联系到医学影像技术的实际工作中，旨在为广大从业人员提供有益的指导和帮助。

国产医疗设备创新是未来我国医学影像领域的重要方向，我们希望通过介绍国内相关技术的突破和应用，进一步推动我国医学影像事业的发展。同时，我们也意识到作为医学从业者，除了专业技术的培养，思想道德素质的培养也同样重要。因此，在本书修订过程中，我们还特别融入了国产磁共振设备创新与课程思政等内容，希望能够引导读者树立正确的人生观和价值观，成为具有社会责任感和医学伦理意识的医学人才。

最后，我要衷心感谢所有参与本书修订的专家、学者和编辑团队的辛勤努力和无私奉献。正是由于你们的付出，才使得这部书籍焕发出新的活力和魅力。我们也衷心希望本书能为广大医学影像技术工作者提供一份宝贵的参考资料，帮助大家在临床工作中不断提升自己，为患者的健康贡献自己的力量。

愿本书能成为您学习和实践 MR 成像技术的良师益友，也期待您对本书提出宝贵的意见和建议，以便我们在将来的再版中进一步完善和提升。

祝愿您阅读愉快，收获满满！

李真林

2024 年 4 月

目 录

第一章 总论

磁共振成像（magnetic resonance imaging，MRI）是利用生物体内特定原子核在磁场中表现出的磁共振现象而产生信号，经空间编码、重建而获得影像的一种成像技术。MRI 通过在静磁场中施加特定频率的射频脉冲和特定方向的梯度磁场，实现对物体磁共振信号空间位置信息的编码。使用傅里叶变换等图像重建技术就可解码被编码在频域空间的磁共振信号，进而重建出物体在三维空间中的图像。

一、磁共振发明

20 世纪初，分子束及质子磁矩等一系列物理基础理论的研究为磁共振研究奠定了主要基础。1946 年，美国哈佛大学的爱德华·珀赛尔（Edward Purcell）和斯坦福大学的费力克斯·布洛赫（Felix Block）领导的两个研究小组精确测定了物质的核磁属性，并于 1952 年被授予诺贝尔物理学奖。自此以后，磁共振开始真正进入实用技术研究领域。MRI 发展过程中的重要里程碑事件如下。

1962 年，世界上第一台超导磁体的磁共振波谱测定仪在美国瓦里安公司诞生。

1971 年，美国科学家雷蒙德·达马迪安（Raymond Damadian）在实验鼠体内发现了肿瘤和正常组织之间磁共振信号 T_1 值存在明显的差别，从而提供了磁共振技术在医学领域应用的可能性。

1973 年，保罗·劳特布尔（Paul C Lauterbur）和彼得·曼斯菲尔德（Peter Mansfield）分别发表文章阐述磁共振成像的原理。他们都认为用线性梯度磁场来获取磁共振的空间分辨力是一种有效的解决方案，这为磁共振成像奠定了坚实的理论基础。就在同一年，世界上第一幅二维 MRI 模型（两个并排在一起的充水试管）磁共振图像产生。1974 年，劳特布尔获得活鼠的磁共振图像。1976 年，曼斯菲尔德获得世界上第一幅人体断层图像。

1982 年，美国正式把磁共振成像技术用于临床医学，并逐渐成为先进的医学诊断手段。

2003 年，诺贝尔生理学或医学奖授予美国科学家保罗·劳特布尔和英国科学家彼得·曼斯菲尔德，以奖励他们发明了磁共振（magnetic resonance，MR）成像技术并应用于人体结构的立体图像显示。

我国磁共振发展历程较短，虽然起步较晚，但是通过研发者的不懈追赶及国内磁共振技术的不断积累，我国磁共振水平和国外的差距已大大缩小，在某些领域甚至走在国际前沿。1988 年，永磁型磁共振成像系统正式进入市场，在我国大型医疗设备研发历史上实现了零的突破。2007 年，我国第一台具有自主知识产权的 60cm 孔径 1.5T 超导磁体和磁共振系统研制成功，是我国在高场强磁共振领域的破冰之举。2015 年，我国企业推出第一款大孔径 3.0T 磁共振，开创了我国 3.0T 磁共振的先河。2021 年，全球首款 5.0T 磁共振和全球首台 75cm 超大孔径 3.0T 磁共振相继问世，极大推动了我国自主研发磁共振的进程，其技术和应用价值足以比肩国外顶级医疗设备公司。

至今，MRI 设备被商品化并进入临床还不足 40 年。磁共振成像走过了从理论到实践、从形态到功能、从宏观到微观的发展历史。相比于其他医学影像技术，MRI 具有诸多的特点，如对检查对象无创、无电离辐射、软组织对比度高、空间分辨力高（亚毫米量级）、无穿透深度限制、图像信息丰富等，不但可用于显示组织和器官的解剖结构与形态，还能对生物体内生理生化、组织代谢、器官功能等进行多维度、全方位解析。正是由于这些特点，MRI 目前已经成为临床医学诊断和基础生命科学研究中最基本和最重要的影像学工具之一。

目前，MRI 已经确立了在影像诊断中的重要地位，并取代了许多传统影像诊断技术。它在中枢神经系统中的应用已成为部分疾病诊断的"金标准"，在骨关节、软组织病变诊断中的作用举足轻重。特别是近几年来，超高场磁共振在脑功能成像、频谱成像、白质纤维束成像、心脏检查、冠心病诊断、腹部盆腔等脏器的检查中得到了飞速发展。

二、磁共振成像特点与局限性

（一）特点

磁共振成像是继超声（ultrasound，US）、X 线、计算机断层扫描（computed tomography，CT）之后进入临床的又一现代医学成像技术。由于能提供其他影像检查方法无法比拟的高质量软组织断层图像，MRI 使传统放射学、影像诊断学发生了革命性变化。

首先，相比于 CT 和 X 线，磁共振成像没有电离辐射危害，具有无创、高清和功能成像的特点。

其次，磁共振是多参数、任意方向成像。目前多数医学成像技术都使用较为单一的成像参数，如 CT 用 X 线的吸收系数成像，超声使用组织界面的反射回波成像等。而磁共振设备主要利用质子密度、纵向弛豫时间 T_1、横向弛豫时间 T_2 以及体内液体流速等参数，来观测活体组织中氢质子密度的空间分布及其弛豫时间。这些参数既可以分别成像，也可以相互结合获取对比图像。磁共振成像可以通过调节三个梯度磁场来确定不同扫描层面的空间位置信息，从而获得水平面（又称为横断面）、冠状面、矢状面或不同角度斜状面的成像，并且检查过程中无需移动患者，可为临床提供丰富的图像信息，提高诊断的准确性。

另外，磁共振对于软组织的显示明显优于其他影像学检查。人体体重的 60%~70% 是水，这些水中的氢核是磁共振信号的主要来源，其余信号来自脂肪、蛋白质和其他化合物中的氢质子。由于两者间磁共振信号强度不同，所以磁共振的图像具有高对比度的特点。磁共振成像的软组织对比分辨力最高，也没有骨伪影的干扰，对于软组织病变的检查有特别优势。

最后，磁共振成像还可以进行功能、组织化学和生物化学等方面的研究。其中影像显示技术主要由脉冲序列、流动现象的补偿技术、伪影补偿技术和一系列特殊成像技术所组成。主要的特殊成像技术包括磁共振血管成像、磁共振水成像、灌注成像、弥散成像、功能性磁共振成像和化学位移成像等。在检查方法上还分为普通扫描和静脉注射对比剂后

的增强扫描。此外，磁共振成像还涉及心电门控、呼吸门控，以及各种线圈的应用。

（二）局限性

随着磁共振设备硬件、软件的迅速发展，磁共振检查技术日趋完善。在该项检查技术发展初期存在的一些限制，有的已被克服。如成像时间长和少数患者产生幽闭恐惧感的问题，随着快速扫描序列、开放式磁体和短磁体设备的出现开始逐步解决。心脏起搏器植入患者曾禁止进行磁共振检查，随着磁共振兼容的心脏起搏器问世和应用，该类患者已成为磁共振检查的相对禁忌。但目前仍然存在一定的限制，主要表现在与 CT 等成像手段相比，MRI 空间分辨力较低；对带有非磁共振兼容心脏起搏器或体内带有铁磁性物质的患者的检查受到限制。危重症患者因监护仪器、抢救器材不能带入 MR 检查室，不宜进行检查。对于不含或含少量氢质子的组织结构显示不佳，如骨骼、钙化灶在 MR 影像上呈低或无信号，不利于这些结构与相应病变的显示。图像易受多种伪影影响，MRI 的伪影主要来自设备、运动和金属异物 3 个方面。

（李真林　王秋霞）

第二节　磁共振成像现状

磁共振成像是利用处在静磁场中被磁化后的人体原子核，在外加射频磁场作用下发生共振现象而产生影像。它既能显示形态学组织结构信息，又能显示人体代谢的生化信息，被广泛用于人体各系统的疾病诊断。而磁共振成像的实质是通过脉冲序列获得所需的回波信号并重建为图像。脉冲序列是指在磁共振成像中反复施加的射频脉冲、梯度磁场以及信号采集在时序上的排列。通过脉冲序列各种参数的设定，磁共振不同权重的图像以及图像质量得以控制，因此脉冲序列是磁共振成像的中心环节。

一、磁共振成像的脉冲序列

目前临床常用脉冲序列主要有自旋回波序列（spin echo，SE）、梯度回波序列（gradient echo，GRE）、反转恢复序列（inversion recovery sequence，IR sequence）和平面回波成像（echo planar imaging，EPI）序列等。

1. 自旋回波序列　是目前临床磁共振成像中最基本、最常用的脉冲序列之一。自旋回波序列是指以 90° 脉冲激励开始，后续施以 180° 相位重聚焦

脉冲并获得回波信号的脉冲序列。SE 是磁共振成像最基础的序列,通常以二维的方式采集图像数据。自旋回波序列所获图像最主要的优势是图像的权重最为确定,也就是说通过重复时间(TR)、回波时间(TE)的不同组合可以获得特定权重的图像。

2. **梯度回波序列**　是指通过频率编码方向上的梯度磁场翻转而产生回波信号的序列,它与自旋回波序列的主要区别在于两者产生回波方式不同。在梯度回波序列中,梯度的翻转将使读出梯度方向的磁场均匀性遭到暂时性破坏,从而导致氢质子快速去相位,这种由于外加磁场的不均匀性导致的快速横向弛豫现象称为梯度回波序列的 T_2^* 效应。

3. **反转恢复序列**　由两部分组成,第一部分是一个负 180° 的射频脉冲,在一定的延迟时间后则是紧接的第二部分,这部分通常是自旋回波或快速自旋回波序列。当某组织的纵向磁化矢量恢复至零的时刻,如果给予 90° 脉冲激发,该组织由于无宏观纵向磁化矢量,也就无法产生横向磁化矢量,则不产生磁共振信号,即该组织的信号被抑制。利用这一特点,反转恢复序列可以选择性抑制特定 T_1 值的组织信号,如临床上常用的脂肪抑制、自由水抑制。

4. **平面回波成像序列**　是 MRI 检查中最快速的成像方法,它可以在 30ms 内采集一幅完整的图像,使每秒获取的图像达到 20 幅以上。它不仅能使运动器官"冻结"显示清晰断层图像,而且可以在不使用门控的前提下实时显示心脏动态图像。但由于图像质量原因,目前临床 EPI 序列的应用领域大多数在脑功能成像、扩散成像和灌注成像等方面。

5. **螺旋桨技术(periodically rotated overlapping parallel lines with enhanced reconstruction, PROPELLER)**　是 k 空间放射状填充技术与快速自旋回波或快速反转恢复序列相结合的产物,其 k 空间填充轨迹是平行填充与放射填充的结合。平行填充轨迹使 k 空间周边区域在较短的采样时间内具有较高信号密集度,保证图像的空间分辨力。放射状填充轨迹则使 k 空间的中心区域有较多的信号重叠,提高了图像的信噪比并减少了运动伪影。

6. **三维成像**　又称三维体积成像或三维容积成像,是指获得的成像数据来自一个较大范围的容积,而不是某个单一层面,也可以理解为某一成像对象体积连续层面的数据采集方式。三维成像通常采用短 TR 的快速扫描序列,采集数据时没有层间距,采集后的数据可以按任意方向重建断层图像,不受数据采集时的方向限制,而且更有利于成像对象的体积分析研究。

二、磁共振特殊成像技术

磁共振血管成像(magnetic resonance angiography, MRA)已经成为 MR 检查常规技术之一。其基本原理是利用血液的流动效应来成像,即常规 SE 和 GRE 序列中常见的流空效应和流入增强效应,MRA 可获得明亮的断层血管影像,将许多断层血管像进行叠加压缩,就可重建成清晰完整的血管影像。

磁共振水成像的技术原理主要是利用水的长 T_2 特性进行成像。人体所有组织中,水样成分的 T_2 值远远大于其他实质性器官,如脑脊液、尿液、胆汁、淋巴液、胃液等。选择重点突出组织 T_2 特性的扫描序列,使水成分由于 T_2 值延长而保持较大的横向磁化矢量;而含水成分少的组织的横向磁化矢量几乎衰减为零,所采集的图像信号主要来源于水样结构。MR 水成像包括 MR 胆胰管成像(MR cholangiopancreatography, MRCP)、MR 尿路成像(MR urography, MRU)、MR 内耳水成像、MR 脊髓成像、MR 涎腺管成像和 MR 泪道成像、MR 脑室系统成像等。

功能磁共振成像(functional magnetic resonance imaging, fMRI)是近年来在常规磁共振成像基础上迅速发展起来的一种新的成像技术。相对于 MR 形态学而言,fMRI 具有较广泛的含义,包括弥散加权成像、灌注加权成像、皮层活动功能定义及 MR 波谱成像等。

磁敏感加权成像(susceptibility weighted imaging, SWI)是新近发展起来的成像技术。实质上,SWI 是一个三维采集,完全流动补偿的、高分辨的、薄层重建梯度回波序列,它所形成的影像对比有别于传统的加权成像,可充分显示组织之间内在的磁敏感特性的差别,如显示静脉血、出血(红细胞不同时期的降解成分)、铁离子的沉积等。

在 MR 成像中,为了更好地显示感兴趣区,经常采用一些特殊的方法使某一局部组织的信号减小或消失,最常用的就是饱和技术,饱和技术包括空间饱和技术、化学位移选择饱和技术、磁化传递饱和技术、幅度饱和技术等。

(李真林　王秋霞)

第三节　磁共振成像发展

磁共振成像技术的应用与发展,见证了 MRI 设备进入临床 40 年来医学、生物、物理、电子工程、计算机和网络通信技术的诞生与发展沿革。目前现代医学技术的提升与磁共振技术的发展相互融合、相互推动、相互依存、相互交叉的趋势已经成为共识。随着科学技术的进步，磁共振技术将取得广泛、深入的发展。

一、磁共振成像设备新进展

（一）超高场磁共振

近年来受益于高科技特别是计算机技术的飞速发展，各种硬件和高级临床应用软件的创新层出不穷，磁共振扫描的技术和临床应用也呈现加速发展的态势。磁共振一直面临的临床和科研领域的一些难题：如伪影问题、心血管成像、功能与分子影像及 MR 治疗等也有较大突破。其中起到关键作用的技术包括超导技术、数字信号处理、并行采集技术、网络化等。磁共振硬件的发展主要体现在高性能磁体、双梯度系统、多通道相控阵线圈以及并行采集技术等。新技术提高了图像信噪比，缩短了扫描时间。追求理想的信噪比和快速的扫描速度一直是人们多年来的目标。众所周知，磁场强度越高，信噪比越高，扫描时间越短。全身超高场磁共振在临床应用和科学研究中具有一系列的优点，如信噪比更高，功能与分子成像的结果更可靠，更有利于心脏和冠状动脉成像等。超高场磁共振人体成像技术经历了 30 多年的发展，在医学、神经学等领域中优势已显示，还有诸多的优势等待深入挖掘。但是超高场磁共振人体成像技术还存在着诸多的问题。

超高场磁共振发展至今，一直无法突破的硬件壁垒就是梯度，传统的 7T 磁共振一直采用的是 3T 的梯度系统，7T 磁共振的梯度性能至少要达到 100mT/m 以上，才能够符合其超高场脑神经活动研究的价值。

（二）低场开放性磁共振

在超高场磁共振不断发展成熟之际，低场的开放性永磁型磁共振成像系统也在迅速发展。这种磁共振成像系统区别于传统的闭合式磁共振，患者在检查过程中不需要被封闭，磁场强度通常只有 0.2~0.5T。它有许多高场所无法取代的优点，如：不需要消耗液氦，运转费用低廉；噪声小、化学位移伪影小，射频能量的吸收也少；克服了检查空间小的缺点，便于儿童和重症患者的监护以及介入的开展。为了在开放的同时追求更高的信噪比、更快的成像速度，一方面需要提高永磁体场强和梯度、射频等硬件指标，另一方面，高场的许多脉冲序列被移植到低场中，许多高场的功能也可以在低场开放性磁共振中实现。随着硬件软件配置全面升级，现在的低场永磁型磁共振与传统的低场磁共振相比，图像质量有了较大提升。

（三）新型便携式磁共振

当前，MRI 系统主要以固定的方式安装在医院符合特殊要求的磁体屏蔽室中，医院在采购磁共振设备时，除了高昂的购机费用外，还需考虑场地和基建等因素，综合使用要求较高。此外，还限制了对不适宜做长距离搬移的特殊患者的应用。移动便携式磁共振成像设备，作为传统 MRI 设备的一种补充，很好地解决了这一问题。便携式磁共振成像设备，是 MRI 成像技术的又一创新发展。作为传统大型常规 MRI 设备的一种补充和扩展，具有低场强、体积小、便携移动、易操作等特点。设备可以任意地被推入重症监护室（ICU）、手术室、急诊室及常规病房。在患者病床旁进行检查，给医生提供必要的影像资料，迅速地制订治疗方案，降低因搬动患者带来的不便，有效地规避了意外医疗风险及不良事件的发生，扩展了 MRI 临床上的检查应用范围。

（四）无液氦磁共振

2018 年正式推出的无液氦磁共振技术，意味着无液氦磁共振时代的开始。液氦作为制冷剂，可保持浸泡在其中的磁体维持超导状态，然而液氦浸泡冷却的磁体有很多缺点，如生产设计复杂、容易失超等，更重要的是氦气是不可再生资源，终将被消耗殆尽。2016 年北美放射协会（RSNA）会议上推出的一项无液氦消耗超导磁体技术，应用于 1.5T 超导磁共振，仅使用了约 20L 液氦，远低于当时常规的 2 000L 液氦。2018 年，正式发布的全球首台无液氦消耗磁共振将 7L 液氦完全封装在容器内，确保零液氦泄漏。值得一提的是，2019 年，我国成功研制 1.5T 无液氦超导磁共振，不仅采用冷头传导冷却方式，而且磁体为 100% 无液氦干式磁体。2022 年 1 月，国产"开天"i_Vision 1.5T 无液氦磁共振正式获得国家药品监督管理局批准的医疗器械注册证，国产"固冷"无液氦医用超导磁共振产品也通过了国家药品监督管理局的注册审批，业界首台无液氦超导磁共振上市。与国外相比，在"有液氦"超导磁共振方面，我国起步晚，经过多年努力，目前已经基本追上发展速度。而且在"无液氦"超导磁共振方面，我国同样有深厚的技术底蕴，基本与国外处于同一水平。

二、磁共振临床应用新技术

（一）体素内不相干运动

体素内不相干运动（intravoxel incoherent motion，IVIM）可以敏感地检测到弥散成像中的信号衰减。与传统表观弥散系数（ADC）成像不同，IVIM可以区分造成信号衰减的微血管灌注和分子弥散。从而使得IVIM具备一次扫描同时获得灌注信息与弥散信息的能力，并且无对比剂的使用。IVIM在肿瘤方面体现出重大的价值，如早期检测、诊断、肿瘤分级、检测肿瘤预后以及对治疗的早期反应等方面。

（二）弥散峰度成像

弥散峰度成像（diffusion kurtosis imaging，DKI）是用以研究水分子弥散的非高斯分布效应的磁共振成像方法，包含表观弥散系数（apparent diffusion coeffecient，ADC）和表观峰度系数（apparent kurtosis coeffecient，AKC）两个主要参数，除可以获得参数各向异性分数（fraction anisotropy，FA）和平均弥散率（mean diffusion ratio，MD）外，还可获得平均峰度（mean kurtosis，MK），即各方向AKC的均值。其采用四阶三维完全对称张量，空间弥散形成多刺凸面，可吻合多纤维走行。

（三）3D高清血管编码

磁共振动脉自旋标记（arterial spin labeling，ASL）是近年来检测脑组织血流灌注情况的一项新技术，与传统注射对比剂的磁共振灌注成像方法相比，ASL以动脉血内自由弥散的水质子为内源性示踪剂，不需注射外源性对比剂，可降低成本，并具有无创、简便、易重复等优点，是临床科研的热点和利器。高清的区域动脉自旋标记（territory arterial spin labeling，tASL）技术对标记层面内的目标动脉相位进行梯度编码，与选择性射频脉冲配合，标记各个供血动脉（左侧颈内动脉、右侧颈内动脉、椎动脉、基底动脉等），既能定量测量脑血流量，又能同时获得局部脑血流灌注的来源信息。在评价脑部侧支循环状况、判断动静脉畸形供血血管、定量分析局部血流灌注等研究方面具有重要的意义。同时，精准的单根血管标记，为3D tASL技术进入体部研究奠定了基石。

（四）磁敏感加权成像

磁敏感加权成像（susceptibility weighted imaging，SWI）是根据不同组织间的磁敏感性差异提供影像对比的磁共振成像方法，但SWI不能对组织内的磁化率信息进行定量分析，是临床科研工作的一大困扰。作为近年来发展起来的定量磁化率成像（quantitative susceptibility mapping，QSM）技术，可以给出磁化率定量图像。定量磁化率成像是采用复杂的场图拟合、完全相位解缠、背景场去除、磁化率反演等技术得出可精确反映组织本身固有磁化率值的磁共振定量成像技术。

（五）化学交换饱和转移

化学交换饱和转移（chemical exchange saturation transfer，CEST）利用特定的偏共振饱和脉冲，对特定物质（如生物组织中内源性游离蛋白质、多肽的酰胺质子、葡萄糖、黏多糖等）进行充分的预饱和，这种饱和通过化学交换进一步影响自由池水分子的信号强度，通过检测水分子的信号，可间接反映这种物质信息的无创性分子磁共振成像方法，是在磁化传递技术及化学交换理论基础上发展起来的一种磁共振成像技术。

（六）磁共振指纹打印技术

磁共振指纹打印技术（MR finger printing，MRF）使用一种伪随机采集方法对数据进行采集、后处理和实现可视化，并使之具有唯一的信号演变成"指纹"，即同时获得所研究的不同物质特性的功能。数据采集后的处理过程涉及模式识别算法，将"指纹"与预测信号演变的预定义资料库匹配。然后这些"指纹"被转换成定量的感兴趣区的磁性参数图。MRF提供高准确度的 T_1、T_2、质子密度及扩散定量图，这为在影像生物标志物方面应用磁共振成像提供了一种全新方法，可以应用于神经、肿瘤、肌骨、心血管、代谢和胸部检查。

与传统的定性MR扫描相比，MRF在单次成像时间内可以获得完整的定量结果，且没有在许多其他快速检查方法中存在的对测量误差高度敏感的特点。最重要的是，只要给予足够的扫描时间，MRF有潜力同时定量检测很多MR参数，而当前的MR技术一次只能检测有限的参数。因而，MRF打开了计算机辅助多参数MR分析的大门，类似于基因组或蛋白组分析，可检测从大量MR参数中同时获得的重要且复杂的数据变化。新的研究表明，有可能通过MRF获得扩散数据和灌注信息。MRF可提供高度可重复性的多参数图像，在多中心/多机型研究中有很大的潜能。

（七）多核成像技术

磁共振成像技术主要以 ^1H 成像为主，随着高场MRI成像技术的发展，用来成像的核素不再仅局

限于 ^1H，使用 ^1H 以外的核素的磁共振成像也具有应用价值。如 ^{31}P 在能量代谢中起着重要作用，对缺血性心脏病、动脉粥样硬化及皮肌炎的辅助诊断具有一定价值。^{23}Na 的磁共振成像也具有临床意义，可以检测肿瘤、软骨健康、肾衰竭等多种生理疾病。近年来已开发的 ^{13}C 的超极化技术，可用于血管成像、肺循环及灌注成像、代谢成像等。然而，^{31}P、^{23}Na、^{13}C 的检测仍然具有挑战性，其信号强度比 ^1H 要弱 4~5 个数量级，因此，仍需要 ^1H 成像线圈进行定位和匀场，开发具有多核成像功能的射频线圈。总之，多核成像的应用开辟了 MRI 的新领域。作为一种影像学手段，多核成像提供了获得活体血流、灌注及分子信息的可能性。这种新的诊断平台可为放射学家提供有关医学诊断及治疗的重要信息。

三、人工智能磁共振成像应用

近年来，人工智能模拟人类思维，高效进行数据挖掘整合，推动精确诊断、鉴别诊断的数字医学出现迅猛发展。从影像大数据中提取肉眼难以有效识别的图像信息，通过分析这些信息来建立诊断疾病的预测模型，将成为具有广阔应用前景的技术手段。尤其是在医学影像领域，包括对病灶区域的分割及检测定位、疾病类型的分类及分级诊疗、诊断方法的推荐等。人工智能能够辅助临床医生进行诊断，提升医生的工作效率。不仅如此，人工智能算法在医学图像重建过程中，可以进行图像生成、去噪和重建，提高图像质量。

目前，最常用的人工智能算法主要包括以下 4 种：①人工神经网络（artificial neural network，ANN），是一种可以构建模型的模拟人脑神经元网络的抽象算法；②支持向量机（support vector machine，SVM），是一类按监督学习方式对数据进行二元分类的广义线性分类器，通过算法改进可以实现图像识别、文本分类等，较为常用；③深度卷积神经网络（deep convolutional neural network，CNN），是深度学习的代表算法，其仿造生物的视知觉机制构建，常用于计算机视觉、自然语言处理，效果稳定；④随机森林（random forest，RF）最早由贝尔实验室提出，是利用多棵树对样本进行训练并预测的一种高准确度的分类器。

（一）人工智能在磁共振成像重建中的应用

近几年图像重建的第三次技术发展基于数据驱动和模型学习，丰富的数据库和强大的计算能力使我们可以利用数据驱动，寻求图像间的映射关系，进行图像重建。数据驱动下的学习模型有多种，大多是根据低质量图像和高质量图像的配对映射关系进行图像重建。例如根据低质量图像块和高质量图像块的映射关系，从高质量图像块构建字典，通过对低质量图像块的稀疏表达，低质量图像得到重建；对图像块的变换进行学习，对解析变换的结果进行稀疏约束；除了针对图像块的信息提取，也可以针对全图进行操作，学习多种滤波器并进行加权组合，以层层卷积的形式逐渐将低质量图像质量提高。

（二）人工智能在磁共振图像后处理与分析中的应用

通过磁共振设备丰富的序列扫描，我们可以对特定临床问题，进行不同对比度的磁共振成像，为临床问题提供丰富的诊断信息。临床医生通常是根据图像的定性特征对图像进行解释，因此不同的医生，甚至是同一医生不同时间给出的诊断结论都不尽相同。人工智能近年来在辅助临床医生进行诊断方面得到了快速发展，其研究方向涉及多个医学领域，包括乳腺癌、肺结节、皮肤病、早期肿瘤等。深度学习的方法能够有效利用影像以及其他相关联数据信息，实现对感兴趣区（region of interest，ROI）的分割、检测和定位，完成不同疾病类型的分类和分级，辅助医生进行临床诊断，计算机辅助诊断的步骤通常包括图像预处理、病灶分割、特征提取、诊断结论等。

（李真林　王秋霞）

第二章 磁共振成像物理学与基本原理

第一节 磁共振成像物理学基础

一、原子核与核磁矩

（一）原子核的结构

任何物质都是由分子构成的，分子是由原子组成的。人体内最多的是水，约占人体重量的 65%，水分子由氢原子和氧原子组成，所以氢原子是人体中含量最多的原子。

原子又由原子核和绕核运动的电子构成。原子核位于原子的中心，由带有正电荷的质子（proton）和不显电性的中子（neutron）组成。质子数量通常与原子核外的电子数相等，以保持原子的电中性。原子核中的质子数和中子数可有不同，质子和中子决定原子的质量，原子核主要决定该原子的物理特性。

（二）原子核的自旋特性

原子核不是静止不动的，而是不停地绕其自身轴进行旋转。原子核中的质子类似地球一样围绕着一个轴做自旋运动，正电荷附着于质子，并与质子一起以一定的频率旋转，称为自旋（spin）。由于质子带有正电荷，随之旋转的电荷则产生电流，即质子的转动就相当于一个环形电流。根据法拉第（Faraday）电磁原理，通电的环形线圈周围都有磁场存在，因此质子自身具有磁性，其周围产生微小磁场，并具有磁矩。质子磁矩是矢量，具有方向和大小。对于环形电流，其电流与环形电流形成的面积的乘积就称为环形电流的磁矩，用 μ 表示。总之，质子的自旋是产生磁共振现象的基础。

$$\mu = i \times s \qquad \text{公式（2-1）}$$

公式（2-1）中 i 为环形电流，s 为环形电流形成的面积。

因为具有磁矩的原子核有一定的质量和大小，所以原子核还具有自旋角动量，用 P 表示。

$$P = \frac{h}{2\pi}\sqrt{I(I+1)} \qquad \text{公式（2-2）}$$

公式（2-2）中 h 为普朗克常数，I 为核自旋量子数。

I 代表原子核的固有特性，当原子核内的质子数和中子数都是偶数时，自旋量子数 $I=0$，即成对质子、中子的自旋互相抵消，原子核的总自旋角动量为零；当原子核内的质子数和中子数都是奇数，而两者的和为偶数时，自旋量子数 I 取整数值；当原子核内的质子数和中子数的和为奇数时，自旋量子数 I 取半整数。因此，只有具备奇数质子和奇数中子的原子核以及质子数和中子数的和为奇数的原子核，其总自旋角动量不为零，才能产生磁共振现象，这样的原子包括 ^1H、^{13}C、^{19}F、^{23}Na、^{31}P 等百余种元素。在生物组织中，氢原子（^1H）是人体中含量最多的原子，^1H 占原子总数量的 2/3，而且 ^1H 核为磁化率最高的原子核，所以目前生物组织的磁共振成像主要是 ^1H 成像。氢原子核内只有 1 个质子，不含有中子，所以氢原子核也称为氢质子。

角动量是磁性强度的反应，角动量越大，磁性就越强。一个质子的角动量约为 $1.41 \times 10^{-26}N \cdot m \cdot s$（牛·米·秒），磁共振就是要利用角动量的物理特性来进行激发、信号采集和成像的。

二、静磁场中的自旋核

在没有外磁场的情况下，自旋中的磁矩的方向是杂乱无章的。因此，对一个原子核宏观聚集体而言，就不可能看到任何宏观的核磁性现象。如果将含有磁性原子核的物质放置于均匀磁场中，情况就不一样了。

（一）静磁场中的质子自旋和角动量方向

根据电磁原理，质子自旋产生的角动量的空间方向总是与自旋的平面垂直。质子自旋的方向总是在变化的，因此角动量的方向也跟着变，在自然状态下,角动量方向是随机而变的。当人体处于强大的外加磁场(B_0)中时,体内的质子将发生显著的磁特性改变。角动量方向将受到外加磁场(也称主磁场)的影响,趋向于与外加主磁场平行或相反的方向,与外加磁场同方向时处于低能级状态,而与外加磁场方向相反时处于高能态,极易改变方向。经过一定的时间后,终将达到相对稳定的状态,约一半多一点的质子的角动量与主磁场方向一致,约一半少一点的质子的角动量与主磁场方向相反(图2-1)。

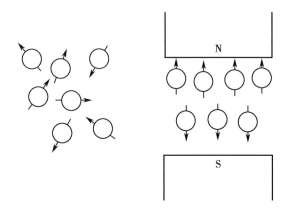

图2-1 进入外磁场后质子的磁矩方向沿外磁场方向排列,与外磁场方向一致排列的质子数目比相反方向者略多

(二)进动

在外界静磁场的作用下,原子核自身旋转的同时又以 B_0 为轴做旋转运动,称为进动(precession)。它是一种围绕某一个轴心的圆周运动,这个轴心就是 B_0 的方向轴。由于质子磁矩是有空间方向性的,它绕着 B_0 轴而转。因此,磁矩方向与 B_0 轴的夹角决定了旋转的圆周大小。譬如陀螺自身在旋转时,它会出现自身旋转轴与地面垂直线有夹角的情况,这时陀螺本身的位置将围绕某一点做圆周运动,它的轨迹将是一个圆周。

进动是在 B_0 存在时出现的,所以进动与 B_0 密切相关。外加磁场的大小决定着磁矩与 B_0 轴的角度,磁场越强大,角度越小,B_0 轴方向上的磁矩值就会越大,因此磁共振的信号会越强,成像效果会更好。此外,外加主磁场的大小也决定了进动的频率,B_0 越强大,进动频率越高,与 B_0 强度相对应的进动频率也叫拉莫尔频率(Larmor frequency),原子在磁场中进行拉莫尔进动时的角频率与磁感应强度之比称为该原子的旋磁比(γ),为一常数值。氢原子的旋磁比在 1.0T 的磁场中为 42.58MHz。B_0 等于 0.5T 时,质子进动频率为 21.29MHz。B_0 等于 1.5T

时,质子进动频率为 63.87MHz(图2-2)。

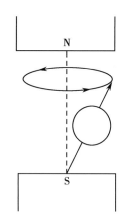

图2-2 氢质子绕外磁场方向进动

Larmor方程表示如下:

$$\omega_0 = 2\pi f_0 = \gamma B_0 \qquad \text{公式(2-3)}$$

其中 f_0 为原子核的旋进频率,由公式(2-3)可知,旋进角频率 ω_0 与旋磁比 γ 及核静磁场的强度 B_0 成正比。

三、宏观磁化

前面提到,当人体进入外加静磁场(B_0)中一定时间达到相对稳定后,角动量方向与外加主磁场一致的处于低能级状态的质子数目要多于与外加磁场方向相反的处于高能态的质子数目。方向一致与方向相反的质子的磁矩绝大多数互相抵消,仅处于两种能级中质子数目有微弱差别部分的质子,即处于低能级的数目略多于处于高能级的那一小部分质子,其磁矩没有抵消而得以保持,其总和就出现了磁矩矢量叠加的总净值,形成一个相应的净宏观磁矩。这个净值是一个所有质子总的概念,不是指单个质子的磁矩和方向,因此,我们把它称为宏观磁矩,也称宏观磁化矢量,又称纵向磁化矢量(longitudinal magnetization vector),它的方向总是与外加静磁场的方向一致。纵向磁化矢量可以被用于磁共振成像,用 M_z 代表。

在垂直于外磁场的方向(即横向),尽管质子的自旋轴与外磁场方向有一定的夹角,每个质子的磁化在横向均有投影分量,但是因为质子运动的角速度不同,每个时刻质子之间的方向,即相对于某一横轴的夹角(相位)不同,因此横向矢量叠加为零,此刻还不存在横向磁化矢量(图2-3)。

四、射频磁场激励

因为纵向磁化矢量与外加静磁场方向平行,实

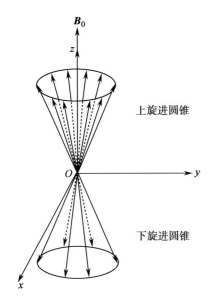

图2-3 氢质子进入外磁场后叠加产生净的纵向磁化矢量

际上也叠加于外磁场,和外磁场的磁力相比极其微弱,故无法单独检测出来,不能直接用于成像。如果要检测质子的自旋、收集信号,只有在垂直于静磁场方向的横向平面有净磁化矢量。所以为了设法检测到特定质子群的净磁化矢量并用于成像,则需使净磁化矢量偏离外磁场方向。为了达到这个目的,在磁共振成像中采用了射频(radio frequency, RF)脉冲作为激励源。

射频脉冲是一种电磁波,实际上就是一个在 xy 平面(垂直于外加静磁场方向即 z 轴的平面)的旋转磁场,用 B_1 表示,在 MR 成像中仅作短促的发射。向外磁场内的氢质子施加 RF 脉冲后,产生两个同时发生的作用:一是低能级的质子吸收了 RF 脉冲的能量后跃迁到了高能级,使之在外磁场中排

列方向由同方向平行变为反方向平行,进而又抵消了相同数目低能级质子的磁力,纵向磁化矢量变小;二是受射频脉冲磁场的磁化作用,进动的质子趋向于射频磁场方向而变为同步、同速运动,即处于同相(inphase)。这样,在 xy 平面上叠加起来,形成了一个新的宏观磁化量,即横向磁化(transverse magnetization)矢量,用 M_{xy} 代表,M_{xy} 继续绕外加磁场的方向进动。因此,新的净磁化矢量偏离了外加磁场的方向(图2-4)。

现在,新获得的横向磁化矢量已不再与主磁场叠加在一起,通过测定横向磁化矢量 M_{xy} 就可得到生物组织的磁共振信号。

射频脉冲只是短时发射,射频结束时净磁化矢量 M 与 z 轴之间有一个夹角,称为翻转角(flip angle),翻转角为多少度,则该射频脉冲就称为多少度射频脉冲,例如 90°RF 脉冲和 180°RF 脉冲,翻转角的大小与射频脉冲的强度及其持续时间成正比。

五、磁共振现象

共振(resonance)是一种自然界普遍存在的物理现象。物质是永恒运动着的,物体的运动在重力作用下将会有自身的运动频率。当反复作用在某一物体上的外力有固定的频率,且这个频率恰好与物体的自身运动频率相同,物体将不断地吸收外力,转变为自身运动的能量,这个过程就是共振。

上面讲的射频脉冲的激励,并非各种频率的电磁波都可以起作用,磁共振成像中的激发射频脉冲必须具备的一定的条件。质子在外加静磁场中,以 Lamor 频率进动,当射频脉冲的频率与 Lamor 频率一致、方

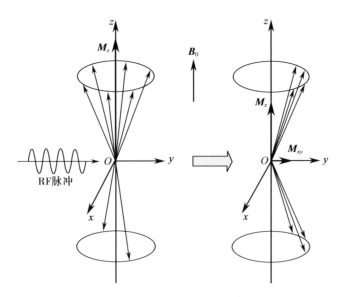

图2-4 射频脉冲对质子产生效应
纵向磁化减少,产生横向磁化。

向与 $\boldsymbol{B}_0$ 垂直时，进动的磁矩将吸收能量，改变进动角度（增大），进动方向将偏离 $\boldsymbol{B}_0$ 方向，$\boldsymbol{B}_1$ 强度越大，进动角度改变越快，但频率不会改变。质子的磁角动量在外加主磁场（$\boldsymbol{B}_0$）的条件下，受到另一外加磁场（$\boldsymbol{B}_1$）的作用而发生的共振现象，就是磁共振现象。

磁共振的作用，即射频脉冲的激励使纵向磁化矢量变小，同时形成横向磁化矢量。当在 xy 平面设置一接收线圈时，由于 $\boldsymbol{M}_{xy}$ 的进动，相当于线圈内磁场大小和方向的变化，根据法拉第电磁感应原理，即通过闭合回路的磁通量发生变化时，闭合回路内产生感应电压，感应电压的大小与磁通量的变化率成正比。线圈两端感应出交流电势，这个电势就是线圈接收到的磁共振信号，该信号同样具有进动频率，这就是 MR 信号。

六、自由感应衰减信号

磁共振信号的产生和接收实际上是组织吸收和释放射频能量的过程，所用的射频脉冲非常短暂（仅持续数微秒），但功率较大，其磁场 $\boldsymbol{B}_1$ 沿着与 z 轴垂直的方向作用于人体，使被检平面内的质子发生共振；射频脉冲结束后质子恢复稳态过程中释放的能量可以被接收线圈获取而获得磁共振信号，包括自由感应衰减信号、自旋回波信号和梯度回波信号等，本小节讨论自由感应衰减（free induced decay，FID）信号。

（一）自由感应衰减

自由进动是指射频磁场作用停止后磁化矢量 $\boldsymbol{M}$ 的运动。对磁化的质子施加适当频率的射频脉冲后，这些质子在 xy 平面以相同的方向绕 z 轴进动，称为同相位；在射频脉冲存在期间，磁化矢量 $\boldsymbol{M}$ 在快速绕 z 轴进动的同时，慢慢地绕 x 轴旋转（90°或180°）。

90°射频脉冲之后，$\boldsymbol{M}_y=\boldsymbol{M}_0$，核自旋开始自由进动和弛豫（relaxation），质子的相位相干现象逐渐消失，磁化矢量 $\boldsymbol{M}$ 慢慢地回到主磁场的方向，磁化矢量 $\boldsymbol{M}$ 的这种衰减过程称为自由感应衰减，这时产生的共振信号叫自由感应衰减信号，简称为 FID 信号。尽管弛豫过程在激励接通的瞬间已经开始，MR 信号的检测却在射频脉冲终断后进行，这样做可以有效避免射频信号的耦合。

在旋转坐标系中看 FID 信号是公式（2-4）所描写的指数衰减信号：

$$\begin{cases} \boldsymbol{M}_z = \boldsymbol{M}_0(1-e^{-t/T_1}) \\ \boldsymbol{M}_y = \boldsymbol{M}_0 e^{-t/T_2} \end{cases}$$ 公式（2-4）

如图 2-5 所示，T_2 由自旋自旋相互作用所决定，自旋之间能量交换，引起相位发散，所以是本征横向弛豫时间，又叫相位记忆时间，这是不可逆过程；纵向弛豫 T_1 是由自旋-晶格相互作用决定的过程，描写了 $\boldsymbol{M}_z$ 向 $\boldsymbol{M}_0$ 恢复的速度。通常情况下，$\boldsymbol{M}_z$ 向 $\boldsymbol{M}_0$ 恢复总是比 $\boldsymbol{M}_y$ 向 $\boldsymbol{M}_0$ 的恢复要慢。

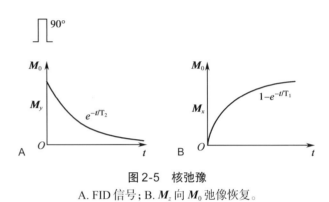

图 2-5 核弛豫
A. FID 信号；B. $\boldsymbol{M}_z$ 向 $\boldsymbol{M}_0$ 弛像恢复。

暂态与稳态不同，在连续波稳态 MR 中，可直接给出频域信号，吸收峰可用示波器直接观察。而在脉冲暂态 MR 中，给出的 FID 信号是时域信号，必须对 FID 信号进行取样、数字化后再进行快速数字傅里叶变换，才能得到频域信号，这依赖计算机技术支持。从物理原理来说，对 FID 模拟信号进行傅里叶变换，就可得到频域信号。

（二）磁共振自由感应衰减信号的检测

为了描述自由进动的变化规律，可以通过求解相关的布洛赫方程，分别得到射频源切断瞬间（τ 时刻）自由进动横向分量的瞬态表达式［公式（2-5）］以及射频源关闭（$t=\tau+t'$ 时刻）以后自由进动横向分量的瞬态表达式［公式（2-6）］。

$$\boldsymbol{M}_{xy}(\tau)=\boldsymbol{M}_0\sin\omega_1(\tau)\cdot e^{-i\left(\omega_0\tau-\frac{\pi}{2}\right)}$$
公式（2-5）

$$\boldsymbol{M}_{xy}(t')=\boldsymbol{M}_{xy}(\tau)\cdot e^{-i(\omega_0 t')}\cdot e^{-\frac{t'}{T_2}}$$
公式（2-6）

在自由进动中，$\boldsymbol{M}_{xy}$ 的幅值要随时间衰减，其特征时间为 T_2，如果这时在 xy 平面放置一个检测线圈（图 2-6），则在 $\tau \to \tau+T_2$ 时间内就会在线圈两端产生一个由 $\boldsymbol{M}(t)$ 感应出的自由进动信号，且它在（$\tau+T_2$）时间之后消失。这就是 FID 信号。线圈两端接收到的信号波形，如图 2-6 所示。在这种情况下，$\boldsymbol{M}(t)$ 与 FID 是没有区别的。自由感应衰减信号的衰减时间由外加恒定磁场的不均匀性和横向弛豫两个因素决定。

在切断射频源的时刻，公式（2-6）还可写为如下形式：

$$M_{xy}(t-\tau)=M_{xy}(\tau)\cdot e^{-i\omega_0(t-\tau)}\cdot e^{-\frac{t-\tau}{T_2}}$$

公式（2-7）

上述表达式均为描写自由进动过程的基本关系式，也是 FID 检测的理论依据。为了进一步了解 FID 的检测原理，须简单回顾一下前面的相关内容。在垂直于静磁场 B_0 的 x 轴上施加射频磁场 B_1 后，就可以使静磁化强度矢量 M_0 偏离 B_0 一个角度 θ，θ 可取任意角度，这完全由 B_1 的振幅和作用时间 τ 决定，即存在如下关系：

$$\theta=\gamma B_1\tau \qquad 公式（2-8）$$

当满足

$$\tau=\frac{\pi}{2\gamma B_1}\ll T_2<T_1 \qquad 公式（2-9）$$

射频脉冲作用期间的弛豫便可以忽略。在 $t=\tau$ 时关闭射频源，M 将倒向 xy 平面（以 $90°$ 射频脉冲激励为例）。

至此，我们已推得 FID 信号正比于磁化强度矢量的横向分量 M_{xy}。由此可见，FID 信号确实反映了宏观磁化强度矢量 M 的变化。

由公式 $M_{xy}=M_x'+iM_y'=u+iv$ 推得：

$$M_{xy}=|M_{xy}|=\sqrt{u^2+v^2} \qquad 公式（2-10）$$

上述公式中 i 代表虚部。

显然，自由进动的吸收信号 v 及色散信号 u 均对 FID 有所贡献。但是，根据公式在共振的条件下 v 取得最大值，而 u 为零。可见这时 M_{xy} 仅由 v 决定，即 FID 表现的就是吸收信号。在 ω_0 附近，色散信号对 FID 的贡献逐渐增大，但 FID 仍主要受吸收信号的影响。如果 $|\Delta\omega|$ 进一步增大，则色散分量的作用加大，最终将使 FID 趋于零（图 2-6）。

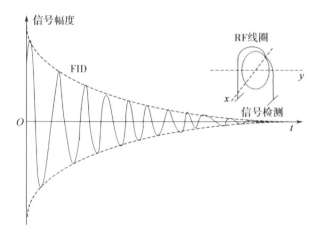

图 2-6 若在 xy 平面内置一检测线圈，则 M_{xy} 将以每秒 $\omega_0/2$ 的频率切割线圈，从而产生电势，这就是检测到的 FID 信号

FID 信号指的是在探测线圈中感应出的自由进动，因此又叫自由进动衰减，所以 FID 是 MR 的一种信号源。

（倪红艳 姚飞荣）

第二节 弛豫与弛豫时间

弛豫（relaxation）是物理学的一种现象，外加能量激励后打破了物质系统固有的平衡状态，一旦激励除去后系统逐渐释放过多的能量恢复至原来的平衡状态就是弛豫，这种向平衡态恢复的过程称为弛豫过程（relaxation process）。

质子间与外界环境交换能量的方法不同，弛豫的方式也复杂多种，磁共振弛豫过程主要有两种，一个是纵向磁化矢量 M_z 开始恢复，称纵向弛豫（longitudinal relaxation）；一个是横向磁化矢量 M_{xy} 逐渐减小消失，称横向弛豫（transverse relaxation）。这两个过程都会向外环境释放射频加载的能量，质子由高能态释放能量返回到低能态所需的时间称为弛豫时间（relaxation time）。

一、T_1 弛豫

T_1 弛豫也叫纵向弛豫或自旋-晶格弛豫（spin-lattice relaxation），是指自旋的氢质子把从射频脉冲中所吸收的能量释放到周围的晶格（分子）中回到它稳定状态的过程。当质子受到 $90°$ 射频脉冲激励后，质子群虽然仍以相同的相位围绕 z 轴旋转振荡，但磁化矢量在 xy 平面内的分量 M_{xy} 增大，z 轴方向的磁化矢量 M_z 则减小。当射频脉冲终止后，氢质子纵向磁化矢量开始逐渐恢复。纵向磁化矢量 M_z 恢复到 M_0 平衡态（即 M_z 最大值）的过程见图 2-7，其函数曲线见公式（2-11）：

$$M_z=M_0(1-e^{-t/T_1}) \qquad 公式（2-11）$$

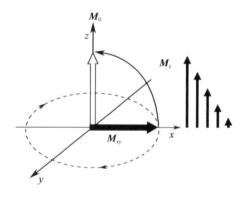

图 2-7 纵向磁化矢量 M_z 恢复到 M_0 平衡态（即 M_z 最大值）的过程

公式（2-11）中 M_z 表示磁化强度垂直分量（z 轴分量），M_0 为平衡态纵向磁化强度矢量，t 为弛豫时间，T_1 为纵向磁弛豫时间。

纵向磁化矢量以零值（最小值）为起点，恢复至 M_z 方向最大值的 63% 所经历的时间称为 T_1 时间，每经过一个 63% 的恢复时间为 T_1 周期（图 2-8）。高能态的质子释放能量的速度与其周围分子的自由运动频率有关，周围分子的自由运动频率越接近质子的进动频率，能量释放就越快。组织纵向磁弛豫越快，其 T_1 越小，M_z 恢复越快，在磁共振的 T_1 加权图像中信号越高。周围分子的自由运动频率明显高于或低于质子的进动频率，能量释放就慢，组织 T_1 时间就越长，M_0 恢复越慢，磁共振信号越低。不同组织由于质子周围分子的自由运动频率不同，其纵向弛豫的时间也不同（图 2-9）。

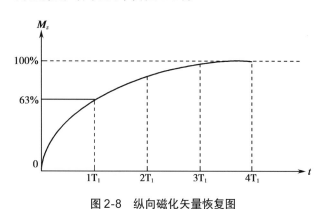

图 2-8 纵向磁化矢量恢复图

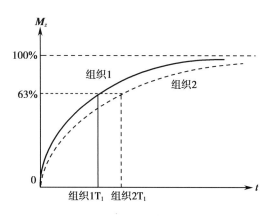

图 2-9 不同组织的纵向弛豫

二、T₂ 弛豫

T_2 弛豫也叫横向弛豫（transverse relaxation），或自旋自旋弛豫（spin-spine relaxation）。90° 射频脉冲关闭后，原先以相同的相位进动的自旋质子群彼此间开始出现进动相位差，导致横向磁化矢量从 M_{xy}（最大值）逐渐衰减。当所有自旋质子间相位完全相反时横向磁化矢量消失为零（图 2-10）。横向磁化矢量也

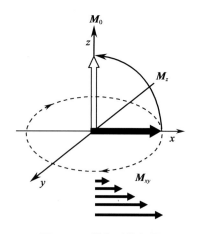

图 2-10 横向磁化矢量

是 M_{xy} 维持的时间，T_2 是由于质子间相位不同能量总和产生的，受激核系统的 T_2 弛豫符合指数规律。横向磁化强度矢量 M_{xy} 的恢复规律见函数公式 2-12。

$$M_{xy}=M_0\sin\theta e^{-t/T_2} \qquad 公式（2-12）$$

公式（2-12）中 M_{xy} 为横向磁化值，M_0 为平衡态磁化矢量，t 为弛豫时间，T_2 为横向弛豫时间常数。

当射频脉冲终止后，氢质子横向磁化矢量 M_{xy} 逐渐恢复到 M_z 方向，把自旋自旋弛豫磁化矢量 M_{xy} 衰减至最大值的 37% 所经历的时间称为 T_2 弛豫时间（图 2-11），每经过一个 37% 的恢复时间为 T_2 周期，T_2 越大 M_{xy} 持续的时间越长，磁共振信号越高。T_2 越小 M_{xy} 持续的时间越短，磁共振信号越低。不同组织的 T_2 弛豫时间不同（图 2-12）。

三、T₂* 弛豫

T_2 衰减取决于完全均匀磁场的自旋自旋相互作用，两者作用的结果称为有效 T_2 或 T_2^* 弛豫。

完全均匀的磁场不可能存在，由于外磁场的不均匀性影响氢质子的进动频率不同步，这些频率上的差异导致质子的失相位。当自旋自旋开始时它们的频率是一致的，此时 M_{xy} 磁化矢量最大，随着自旋自旋相互作用开始质子彼此间的频率出现不同步

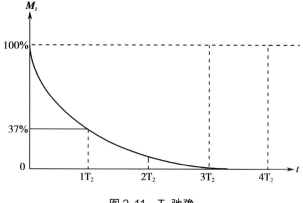

图 2-11 T₂ 弛豫

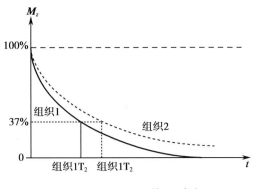

图 2-12 不同组织的 T_2 弛豫

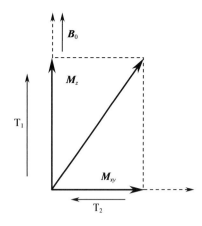

图 2-14 质子射频能量逐渐释放出来并恢复到原来静止时的低能级平衡态

（失相位），当所有的自旋相位相互作用相反时，它们的矢量总和将为零，这种不均匀的磁场在自旋自旋相互作用下产生了 T_2 的指数衰减。

当两个自旋质子彼此相邻时，一个质子的磁场会影响到邻近周围其他质子热波动，使质子的进动频率改变，虽然质子间的相互作用微小，但也可影响磁场均匀度的改变，造成质子彼此间失相位。这就加快了 M_{xy} 方向的衰减效应，使得 T_2^* 衰减时间比 T_2 要小得多（图 2-13）。

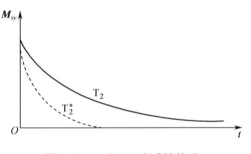

图 2-13 T_2 和 T_2^* 衰减的关系

四、宏观磁化矢量的综合弛豫轨迹

宏观磁化矢量不是指单质子磁化矢量的变化，而是当射频停止后，所有的质子磁化矢量总的变化状态，综合弛豫过程包括 T_1 弛豫和 T_2 弛豫，也就是纵向弛豫和横向弛豫。

平衡状态组织中氢质子是按玻尔兹曼（Boltzmann）分布或叫吉布斯（Gibbs）分布排列的，当外加射频脉冲和自旋氢质子发生共振时，使低能级的氢质子吸收能量跃升至高能态，质子能级系统就进入了高能级非稳定状态。当射频终止后，被射频激发成高能态的质子将受静磁场 B_0 的影响，把所吸收的射频能量逐渐释放出来并恢复到原来静止时的低能级平衡态排列（图 2-14）。

当组织中的氢质子吸收和进动频率一致的射频能量后，组织中的氢质子将由低能态跃升为高能

态，射频能量使组织的宏观纵向磁化矢量偏离原来的平衡状态。磁场在没有激发射频脉冲之前，宏观纵向磁化矢量处于平衡状态（图 2-15A）。当射频以 α 角度激发时，组织产生一个旋转较小的宏观横向磁化矢量（图 2-15B）。当射频使宏观纵向磁化矢量偏离 90°时，组织中宏观纵向磁化矢量消失，形成一个较大的宏观横向磁化矢量（图 2-15C）。180°脉冲激发后使组织中宏观纵向磁化矢量与主磁场方向相反大小不变（图 2-15D）。

90°脉冲使组织中的不同相位质子处于同相位进动，组织中的质子横向磁化矢量方向一致，总和相互叠加，产生了宏观的横向磁化矢量。90°脉冲关闭后宏观横向磁化矢量总和将出现衰减，组织中同相位进动的质子群逐渐出现失相位，其宏观横向磁化矢量逐渐衰减直至完全消失（图 2-16）。

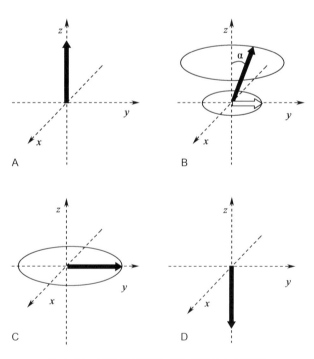

图 2-15 不同的射频造成宏观磁化矢量变化

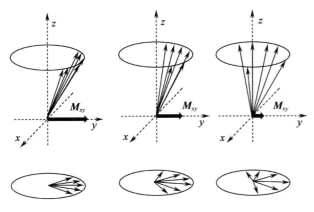

图2-16 宏观横向磁化矢量总和衰减

T₁弛豫是宏观纵向磁化矢量 M_z 恢复到 z 轴的最大值，T₂弛豫是宏观横向磁化矢量 M_{xy} 恢复到 xy 平面的最小值。他们磁化矢量的变化是两个独立的过程，宏观磁化矢量也就是宏观磁化矢量 M 的变化过程，宏观磁化矢量的综合弛豫轨迹（图2-17）。

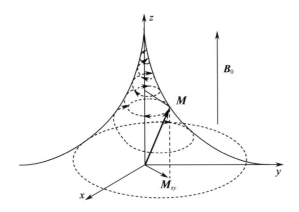

图 2-17 90°射频脉冲激发后造成的宏观磁化矢量的变化轨迹图

（倪红艳 姚飞荣）

第三节 磁共振图像的空间定位

一、梯度磁场与磁共振成像的空间定位

磁共振系统主磁体的作用在于产生一个静磁场，理想状态下该静磁场三维空间中任何一点的磁场强度保持均匀一致。当人体进入该静磁场之后，所有的氢质子将以单一的频率进动。如果射频脉冲以该进动频率进行激励，则静磁场中的所有的氢质子都将被激发，获得的磁共振信号就包含了磁场中被成像患者的整个信息。也就是说，采集的信号并没有患者的任何空间位置信息，无法确定信号的特定起源点。为了对磁共振信号进行空间位置信息的编码，就需要引入梯度磁场。梯度磁场是磁共振系统的核心之一，在磁

共振成像过程中起到极其重要的作用。

梯度磁场包括梯度线圈和梯度电源两个部分。为了获得各个方向的空间位置信息，需要在 x、y、z 每个基本轴线方向上都施加一个梯度磁场，因此磁共振系统有三组独立的梯度线圈和梯度电源，分别产生 x、y、z 三个轴向的梯度磁场。和产生主磁场的线圈不同，梯度线圈被设计为当电流在线圈中流动时，梯度线圈产生的是一个强度随空间位置变化的线性磁场。这种线性变化以磁体中心为基点，一侧为正向变化（磁场强度逐渐增加），一侧为负向变化（磁场强度逐渐减小），整体形成磁场强度由低到高的线性改变。相对于静磁场而言，虽然梯度磁场的强度非常微弱，但当其叠加在静磁场上后，足以使受检体在不同空间位置上的磁场强度产生变化，而且这种变化是线性的。相应地，处于该梯度方向上不同位置的氢质子就具有了不同的进动频率。换而言之，通过在静磁场中叠加梯度磁场，形成了频率的空间分布坐标。例如，在1.5T磁场的 z 轴方向叠加一个梯度磁场，梯度磁场 z 轴正向端强度为+0.000 4T，z 轴负向端为−0.000 5T，磁体中心点为0.0T。因此在整个磁体中就形成一端为1.500 4T，另一端为1.499 5T，磁体中心点为1.5T这样一个线性变化的静磁场。相对应磁体一端氢质子共振频率为63.876 275MHz，另一端为63.833 715MHz，而磁体中心仍保持为63.855MHz。可见通过在 z 轴方向上叠加梯度磁场，形成了一个氢质子共振频率的 z 轴方向分布坐标（图2-18）。

根据拉莫尔频率，如果通过控制射频脉冲的激励频率，就可以使 z 轴方向上相应位置的氢质子发生共振，这就达到了磁共振成像空间定位的目的。当然上述一个方向梯度磁场的应用只是完成了一个维度的空间定位，无法成为一幅图像。要获得被检体某一层面内各体素信息与图像像素信息的一一对应，则还需从不同的方向叠加梯度磁场，对层面内的信息进一步进行空间定位。层面内的氢质子的空间定位分别被称为频率编码和相位编码。磁共振成像系统 x、y、z 三个轴向的梯度磁场根据成像面（矢状面、横断面、冠状面）的不同，都可作为层面选择梯度、相位编码梯度和频率编码梯度完成磁共振成像的空间定位。

为了实现 x、y、z 三个轴向的梯度的线性变化，梯度线圈导线的缠绕方法各有不同（图2-19）。叠加梯度磁场以后，虽然在各个方向上产生了场强差异或者说频率差异，但所有氢质子仍沿主磁场 z 轴的方向进动。

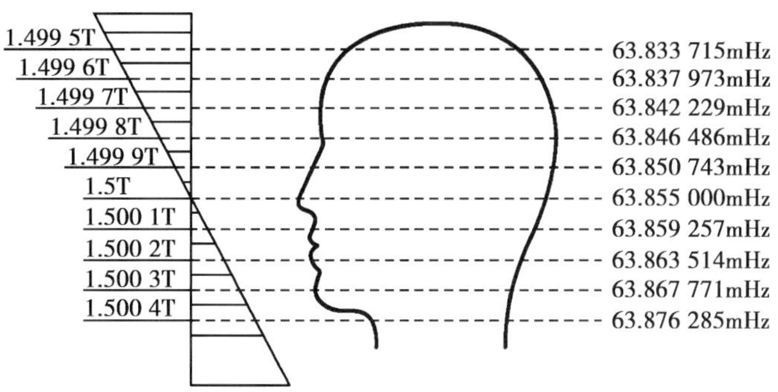

1.499 5T ──── 63.833 715mHz
1.499 6T ──── 63.837 973mHz
1.499 7T ──── 63.842 229mHz
1.499 8T ──── 63.846 486mHz
1.499 9T ──── 63.850 743mHz
1.5T ──── 63.855 000mHz
1.500 1T ──── 63.859 257mHz
1.500 2T ──── 63.863 514mHz
1.500 3T ──── 63.867 771mHz
1.500 4T ──── 63.876 285mHz

图 2-18　叠加梯度磁场后主磁场场强和频率的变化

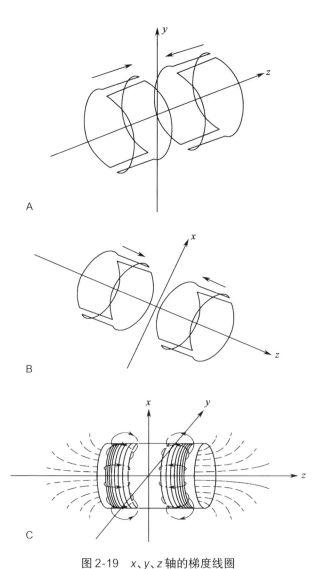

图 2-19　x、y、z 轴的梯度线圈
A. x 轴的梯度线圈；B. y 轴的梯度线圈；C. z 轴的梯度线圈。

作为磁共振系统的核心部件，梯度磁场有两个主要的性能指标，一个是梯度磁场强度，另一个是梯度磁场切换率。梯度磁场强度是指梯度磁场能够达到的最大值，通常表示为 mT/m（毫特斯拉/米）或 Gs/cm（高斯/厘米）。梯度磁场越大，代表成像可以达到更小的视野（field of view，FOV）和更薄的层厚。梯度磁场切换率是指梯度磁场强度与梯

度磁场爬升时间的比率，它反映了到达最大磁场强度的速度，表示为 mT/(m·ms)〔毫特斯拉/(米·毫秒)〕。高的梯度场强和快速的梯度磁场切换率（短的梯度上升时间）是磁共振系统高性能梯度的必备条件。目前 1.5T 磁共振系统高性能梯度的场强可以达到 40~50mT/m，而梯度磁场切换率可高达 200mT/(m·ms)。

二、选层与选层梯度

当患者被置于外磁场中时，发射一个射频脉冲，射频脉冲的频率虽然遵循拉莫尔频率的原则，当静磁场是一个均匀磁场时，处于其中的所有氢质子具有统一的共振频率，它们都可以接收同一频率的射频激发。因此，得到的自由感应衰减信号或者回波信号来自患者处于磁场中的部分，没有任何空间信息，或者说获得的信号没有任何空间分辨力，不能确切知道它来自人体的哪个部位。显然，这与我们需要获得特定厚度、某一水平层面信息的要求相背离。

由于共振的频率遵循拉莫尔方程，一个不符合拉莫尔频率的射频脉冲不会激发该频率范围以外的任何氢质子。当在主磁场的方向（z 轴方向）上叠加一个梯度磁场 G_z 后，该方向上每一个位置的磁场强度都发生线性变化，也就是说 z 轴上任何位置的磁场强度是不同的，因此在任何位置的氢质子，其共振频率也是不同的。如果此时向患者发射一个单一频率的射频脉冲，根据拉莫尔方程的原则，只有特定位置具有相同共振频率的氢质子可以接收该射频脉冲并产生信号，在此位置以外的氢质子由于共振频率不同而不受射频脉冲的影响（图 2-20）。

通过上述在 z 轴方向叠加梯度磁场的方法采集的信号仅来自某一特定的空间层面，达到了成像的第一步，即层面选择。相应在该方向叠加的梯度磁场就是选层梯度。根据成像层面的要求不同，可以是横断面、冠状面或者矢状面，因此作为选层梯度

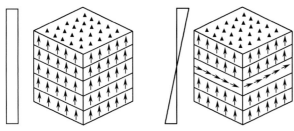

图 2-20　施加选层梯度后,与射频相同频率进动的质子群被激励

可以是 z 轴梯度、y 轴梯度或者 x 轴梯度。当成像的层面是斜位时,就需要应用两个以上的梯度作为选层梯度,此时选层梯度的方向和大小是 x、y、z 三个方向梯度方向的矢量和,最后成为一个梯度但含有每个轴梯度磁场的成分,最后梯度的方向即为斜位扫描的方向,其净梯度磁场为 G。

可以说通过上述的选层梯度达到了层面空间位置选择的目的,但在实际成像过程中,层面不但有空间位置的选择,还需要有层厚的选择。

（一）射频与层厚的关系

如果向人体发射一个单一频率的射频脉冲,在选层梯度磁场的作用下,系统将接收到一个来自特定层面以该频率进动的磁共振信号,但它将会是一个无限薄的层面。如此无限薄层面的信息首先是微弱的,没有临床应用意义,而实际发射的是具有一定频率范围的射频脉冲,这个频率范围就是射频的带宽(band width)。

如果激发射频的带宽为 100kHz,中心频率为 63.87MHz,则射频的范围为 63.87MHz±0.05MHz(即 63.82~63.92MHz),与之频率对应的梯度磁场强度为 1.498 8~1.501 2T。所以当以此带宽的射频进行激励时,只有在空间位置处于梯度场强 1.498 8~1.501 2T 范围之内的氢质子才会发生共振产生信号,其他部位或者说其他层面的氢质子由于拉莫尔频率与之并不匹配而不会被该射频激励(图 2-21)。

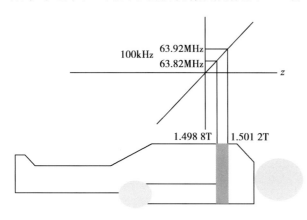

图 2-21　层厚和位置、频率和场强间的关系

当梯度磁场的强度固定一致时,所进行激励的射频脉冲频率带宽越窄,其激励的层厚越小;反之,射频带宽越大,激励的层面越厚,也就是说射频带宽与层面选择的厚度成正比,如图 2-22。

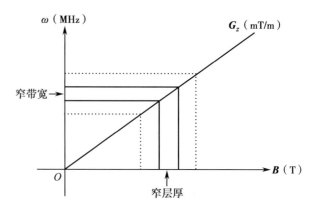

图 2-22　射频带宽与层厚的关系

理想状态下,射频脉冲频率范围的波形是一个矩形,因此在对连续层面进行射频激励时,每个频率范围均激励不同的层面,最终获得连续层面但又互相不干扰的信号。实际上射频脉冲的频率范围并不可能是绝对的矩形,相反可能是一个上下抛物线型或者呈现类似高斯曲线的形状。以此形状的射频进行连续激励时,由于彼此的频率范围互相接近而导致有部分发生重叠。这种重叠会使相邻层面的氢质子同时受到激励,产生层面间信号的互相干扰,这种现象被称为层间干扰。为了尽可能减少这种由于邻近频率带宽重叠导致的信号干扰,临床应用中需要在连续的带宽间保持一定的间隔。

（二）梯度磁场强度与层厚的关系

如前所述,梯度磁场有两个核心指标:梯度磁场强度和梯度磁场切换率。一个高性能的梯度系统需要具有快速上升、在高场强的状态下保持磁场强度恒定、然后快速下降的特点,整个工作波形表现为一个梯形波。除了射频脉冲的带宽之外,梯度的场强是影响层面选择的另一个重要因素。当射频带宽固定时,氢质子被共振激励的频率范围是固定的,但在不同梯度场强的环境中,该频率范围所对应的空间位置却是可变的。例如,对于一个 20mT/m 的梯度系统,如果成像面的长度是 50cm,则对应于每厘米空间位置上磁场强度的差异是 0.2mT。如果系统的梯度是 40mT/m,同样 50cm 的成像长度,则每厘米成像空间位置上磁场强度的差异是 0.4mT。因此,以某一固定宽带的射频进行激励时,40mT/m 梯度的系统受激励的层厚仅为 20mT/m 系统的一半(图 2-23)。

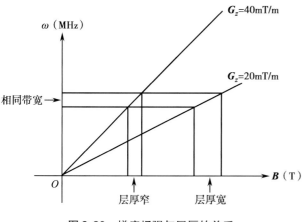

图 2-23　梯度场强与层厚的关系

信号,而在频率编码梯度的垂直方向上(y轴)的氢质子仍将以相同的频率进动,也就是说通过频率编码梯度完成了层面内信号的一维编码,实现了层面内频率与位置的对应(图 2-24)。

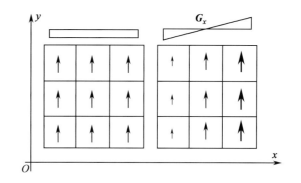

图 2-24　频率编码梯度施加后的频率变化(箭头大小表示频率大小)

降低射频脉冲的带宽可以降低层面的厚度,但射频带宽能降低多少,受到电子系统极限的限制。增大层面选择梯度的场强同样可以降低层面的厚度,但梯度场强增加到多少,则受到梯度系统的硬件限制。两者的综合性能决定了磁共振系统进行成像时最薄层面的绝对极限。

三、频率编码与频率编码梯度

通过射频脉冲带宽和选层梯度的控制,可以获得特定厚度某一层面的信号,也就是说从一个空间位置上确定了信号来源。但是,该信号只有层面方向上的空间位置信息,并没有信号在层面内分布的位置信息。因此,该信号还无法转换为层面的图像。为了产生层面图像,还需要确切知道层面内每个体素所对应的信号大小,或者说需要进一步将成像的体素与最后呈现图像的像素进行——对应。实现这一目的的方法就是继续对将要采集的信号进行空间编码,使其具有层面内空间位置的信息。完成这一步骤涉及两个部分:频率编码和相位编码。

选层梯度磁场(G_z)在 90°脉冲的激励过程中打开,并在 90°脉冲后关闭,同样地,在施加 180°重聚脉冲时选层梯度磁场(G_z)再次打开和关闭,则回波信号来自整个特定的层面。此时,该层面内的所有氢质子均以相同的频率进动,不具有层面内的空间信息。如果在层面内的一个方向上(如 x 梯度方向)施加另一个梯度磁场 G_x,那么在 G_x 的作用下,层面内 x 方向出现一个线性的梯度变化,该线性梯度同样使得层面内的氢质子在 x 轴方向上产生共振频率的线性变化。这个施加的梯度磁场就是频率编码梯度,它在信号读出时打开,信号采集完关闭。通过频率编码梯度磁场的作用,采集的回波信号是一个在频率编码梯度施加的方向(G_x)上有频率变化的

四、相位编码与相位编码梯度

通过选层编码和频率编码,采集的回波信号实现了层面选择(G_z)和频率编码方向(G_x)上信号分量的区分。为了实现层面另一个方向(y轴)的空间定位,还需要在 y 轴方向引入另一个梯度磁场 G_y,这个梯度称为相位编码梯度。

相位编码梯度通常施加在 90°和 180°射频脉冲之间,或者在 180°脉冲和回波信号之间。在 90°射频脉冲之后,选定层面内的所有氢质子都以相同的频率进动,在施加相位编码梯度前的任何一个时刻,所有氢质子都会指向相同的方向,它们之间不存在任何的相位差异。现在,对该层面施加一个 y 轴方向的梯度磁场 G_y。在 G_y 的作用下同样可以沿 y 轴方向形成线性的场强变化,处于较高磁场强度的氢质子将以更高的频率进动,中间的氢质子进动频率不变,而较低净磁场强度下的氢质子则以较低的频率进动。那么在施加相位编码梯度磁场的任何一个时刻,处于不同梯度磁场强中的氢质子以不同的频率进动,彼此间出现相位差异。一旦相位编码梯度磁场关闭,所有的质子将再次以相同的频率进动,但原先由于梯度磁场 G_y 造成的相位差得以保留(图 2-25)。这样,通过相位编码梯度磁场的作用,实现了相位编码方向上(y轴)不同位置氢质子的空间编码。

综上,通过选层梯度(G_z)实现了层面的选择,通过相位编码梯度(G_y)和频率编码梯度(G_x)使得每个体素内的氢质子具有了各自独一无二的进动频率和相位,实现了各个体素的 x 轴和 y 轴坐标的编码(图 2-26)。

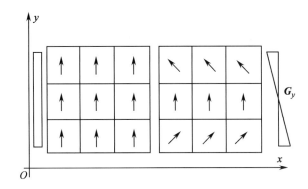

图 2-25 相位编码梯度施加后的相位变化（箭头方向表示相位）

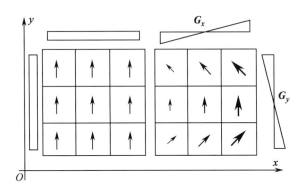

图 2-26 通过频率编码和相位编码，各体素内的质子具有独自的频率和相位

上述 G_z 为选层梯度，G_x 为频率编码梯度以及 G_y 为相位编码梯度的方法，是以横断面作为成像层面的。当成像层面变换时，相应作为选层的梯度磁场也随之变换，如冠状面成像则 G_y 为选层梯度，矢状面成像时 G_x 为选层梯度，斜位成像时则可能使用两个以上的梯度作为选层。在同一个成像面的前提下，层面内作为频率和相位编码的梯度磁场也可以进行方向上的互换。总之，三个轴向的任意一个梯度磁场，均可实现上述三个编码梯度任一功能。

五、二维磁共振数据采集

二维磁共振数据的采集涉及射频脉冲的激励，三个梯度磁场的施加以及回波数据的获取等过程。图 2-27 是一个二维自旋回波的脉冲序列图，根据序列图简述这个过程。

选层梯度磁场 G_z 在 90° 和 180° 脉冲时施加，但如图 2-27 所示，施加的梯度波形并不是矩形波或者梯形波，因为该选择梯度除了起到层面选择的作用以外，还需要考虑到施加梯度磁场以后层面内氢质子自旋失相的问题。每次施加选层梯度时，均会造成层面内质子的失相。为了去除这个失相效应，在 90° 射频脉冲激励的同时施加 G_z 梯度磁场，并在 G_z 的后续有一个波形向下的反向梯度。这个反向梯度

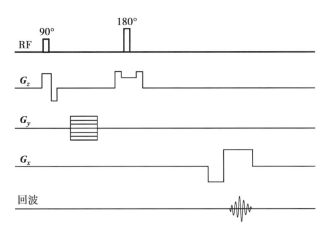

图 2-27 自旋回波序列图

也被称为重聚焦梯度，主要目的在于强制层面方向质子的自旋同相。180° 脉冲时的选层梯度可以施加也可以不施加，取决于采集的层面数。180° 脉冲时刻施加的选层梯度，会采用一种被称为"损毁"梯度的方式（图 2-27 所示的梯度波形为凹形），两边正向凸起的部分就是损毁梯度，目的在于使回波信号在 TE 时刻达到最大的重聚焦。

相位编码梯度磁场 G_y 在 90° 和 180° 脉冲之间施加。由于一次的相位编码产生一种状况的相位位移，因此根据采集矩阵的要求需要重复多次才能完成整幅图像数据的编码和采集。也就是说如果采集矩阵要求相位编码方向上的分辨力是 256，则相位编码梯度磁场需要以不同的场强重复施加 256 次。

如果在读出回波时只施加一个频率编码梯度磁场 G_x，由于梯度造成的失相效应，在信号采集的中部时，信号强度减小，至读出梯度结束，失相达到最大值，信号也最小，信号损失最大。实际应用中，在读出梯度前先施加一个作用时间等于 1/2 读出梯度的反向梯度，在反向梯度后再施加正向的读出梯度。在反向梯度的作用下，自旋的氢质子在该梯度结束时产生最大的相位差，然后该相位差通过后续正向梯度的重聚相作用而重新同相。后续正向梯度的作用时间等于信号的取样时间，因此质子重新同相的时刻将正好处于读出梯度的中点，也就是处于 TE 时刻。随后，质子继续再次失相。

在一个 TR 时间内，系统通过射频激发、信号采集获得一个回波信号，填充数据空间的一行。因此要完成整个数据空间的时间取决于一个数据空间有多少行数，该行数等于相位编码的步数（Ny）。

采集时间=TR×Ny×NEX。NEX 指重复整个序列的次数。

（倪红艳　姚飞荣）

第四节　磁共振信号处理与图像建立

图像重建理论是 1917 年由奥地利数学家雷登（J-Radon）提出。后来有人陆续将其应用于射电天文学和电子显微镜技术中，以确定太阳发射微波的区域和重建生物分子结构图。1967 年，在英国 EMI 实验研究中心，从事图像处理和模式识别研究的豪斯菲尔德，将图像重建理论与 X 线数据的处理相结合，发明了 X 线 CT，从而开始了医学影像诊断的新纪元。1973 年，劳特伯首创用一组投影数据（实际为频率编码）重建磁共振图像的方法。从此，图像重建法在磁共振成像中获得举足轻重的地位。

从信号产生和变换的角度看。磁共振成像过程可分为三个步骤：一是在 RF 脉冲和梯度磁场的作用下使自旋质子产生 MR 信号（FID、自旋回波或梯度回波等）；二是采集 MR 信号并将采样数据填入 k 空间的适当位置；三是对采样数据进行傅里叶反变换以重建图像。

通过一次次的重复扫描，我们得到了一组足够重建一幅图像的数据，这就是所谓 k 空间数据组或称原始数据（raw data）矩阵。原始数据是含有各体素空间信息的 MR 信号采样值，显然，原始数据为频域的信号值。通过二维傅里叶逆变换将原始数据中所包含的磁化强度矢量之相位差和频率差分解出来，进而恢复体素的空间位置，这里的傅里叶变换为编码的逆过程，因而又被称为解码过程。将二维傅里叶反变换所得信号的幅度转换为灰度值，并且与其空间位置相对应，得到所需的二维灰度图像。

一、k 空间

我们知道磁共振数据采集时采用两个梯度磁场对图像进行了空间编码，所得数据其实并不处于空间域，而是直接处于我们常说的频率，叠加在主磁场上的梯度磁场将在切片的 x、y 两方向轻微改变质子的进动频率，而接收到的信号的频率偏移使得在空间中定位选层变得可行。所获得的信号是以其频率为特征的信号，而不是以空间坐标。允许接收原始数据的空间就是 k 空间（或称傅里叶空间）。从 k 空间到空间域（图像）的数学工具是傅里叶反变换。

图像在 k 空间中的表述有着相当多的特点，这些特点对于理解磁共振成像技术，特别是对新近发展的如快速成像技术以及磁共振血管造影术是极其有用的。

（一）k 空间的表述

通常，在磁共振成像物理原理和方法中 k 空间的数学定义为：90°RF 脉冲激发样品之后在三维正交线性梯度脉冲作用下，FID 信号自由衰减。用公式表示为：

$$S(t) = M_\perp(r) e^{i(\gamma g_x x t_x + \gamma g_y y t_y + \gamma g_z z t_z)} e^{-(t_x+t_y+t_z)/T_2}$$
$$= M_\perp(r) e^{i(\gamma g_x t_x \cdot x + \gamma g_y t_y \cdot y + \gamma g_z t_z \cdot z)} e^{-(t_x+t_y+t_z)/T_2}$$

公式（2-13）

数学公式定义为：

$$k_x = \frac{\gamma}{2\pi} g_x t_x, \quad k_y = \frac{\gamma}{2\pi} g_y t_y, \quad k_z = \frac{\gamma}{2\pi} g_z t_z$$

公式（2-14）

k 被称为傅里叶波数，或空间频率。与时间频率相对应，空间频率是指单位长度物理量如自旋密度变化的周期数，其量纲为长度的倒数。对于线性梯度，$g_i(i=x,y,z)$ 是常数，k 是时间的显函数。因此，在 MRI 中 k 域就是时域。通常说 FID 或回波信号是时域信号，那自然是 k 域信号，k 域又叫 k 空间。

由公式（2-14）可以看出 k 的大小由梯度幅度和梯度存在时间来共同决定，k 方向与梯度 g 的方向一致。若 g 是以时间为函数的变量，则 k(t) 定义为：

$$k(t) = \frac{\gamma}{2\pi} \int_0^t g(t') dt' \qquad 公式（2-15）$$

上式表明，k 的大小由梯度对时间积分的面积来取得。

上式方向分量式可写为：

$$\begin{cases} k_x = \frac{\gamma}{2\pi} \int_0^{t_x} g_x(t') dt' \\ k_y = \frac{\lambda}{2\pi} \int_0^{t_y} g_y(t') dt' \\ k_z = \frac{\lambda}{2\pi} \int_0^{t_z} g_z(t') dt' \end{cases} \qquad 公式（2-16）$$

将公式（2-14）代入公式（2-13），则 FID 信号也可表示为：

$$S(t) = M_\perp(r) e^{i2\pi K \cdot r} e^{-(t_x+t_y+t_z)/T_2}$$

公式（2-17）

MRI 中 k 又是空间频率域，与 CT、傅里叶光学、晶格学中的 k 空间物理意义相同，是统一的（图 2-28）。然而，由于 X 线速度似光速、焦皮距短、射线穿越被成像物体，是瞬间完成，所以在 CT 技术中 k 是自然的空间频率，没有时间的概念，即与时间无关。而在 MRI 中不论是 FID 信号还是回波信

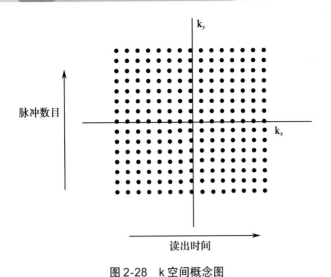

图 2-28　k 空间概念图

号，其弛豫衰减需要时间，梯度由梯度线圈中的电流产生，电流上升、持续和下降都需要时间。因此在 MRI 中，由梯度时间脉冲面积决定的 k 是包含时间的。可以说，MRI 中的 k 空间又兼为时域空间，故有 $S(t)=S(k)$。

标记为 k_x 和 k_y 的坐标轴代表空间频率，而不是位置。要重建一幅图像，必须测量 k 空间的一个矩形区域内大量点的信号。这幅图中的每一个点都是进行自旋扫描时获取的一个数据，在每次读出脉冲期间获取一横排点的数据，随脉冲序列的推进，相位编码梯度 g_y 值依次自下而上从一排数据点移向另一排数据点。

（二）k 空间的采样

在 MRI 中，图像的采集分别使用频率和相位两重编码来对 x 和 y 两个方向进行操作，图像的重建由此就需要在同样方向上的傅里叶变化，即一个沿 x 方向，另一个沿 y 方向。

在采集数据时，在以梯度磁场 G_z 选中切片之

后，切片的空间编码首先在一个方向通过频率实现（图 2-29），然后在另一个方向通过相位实现（图 2-30）。为了实现整幅图像，相位编码梯度磁场（G_ϕ 或 G_y 或 G_p）和频率编码梯度磁场（G_ω 或 G_x 或 G_f）相继施加了同样多的次数，该次数实际上对应着矩阵的行数 N_p，通常即 128 或 256 或 512。相位梯度磁场在每一行步增。分隔两次施加（即"行"）的时间间隔已知就是序列的重复时间（TR）。

频率梯度在接收信号时施加，并持续被记作观察时间 T_0 的一段时限。在物体长度 D 上，信号的每个采样点（总计 N_x 个）在采样周期 $Tec=T_0/N_x$ 的倍数处接收：第一个样本在时间 Tec 处采样，第二个在 $2Tec$ 处，这样一直到最后一个样本在时间 N_xTec 处。

借助变换 $k=\gamma \cdot G \cdot t$，每一个 $k_{x1}=\gamma G_xTec$，$k_{x2}=\gamma G_x2Tec$ 一直到 $k_{xNx}=\gamma G_xNxTec$ 都是 k 空间上的一个采样点，它们保留了由施加梯度磁场 G_x 期间产生的相散。因此在信号采集时其实就是直接填充 k 空间，即时域等效于空间频率域。

相位编码梯度磁场在接收信号之前施加并紧接着停止，该步骤在每次采集时重复（图 2-30）。其幅值从第 1 行到第 N_y 行由 G_1 到 G_{Ny} 变化，其每次的施加时间 T 是一个恒定值。连续采集不同行时的抽样点对应 k 空间的点 $k_{y1}=\gamma G_1T$，$k_{y2}=\gamma G_2T$，……，$k_{yNy}=\gamma G_{Ny}T$（图 2-31）。

k 空间上的不同点与两个梯度磁场 G_x 和 G_y 所引起的相移相对应，前者的相移程度是根据质子轴 G_x 的位置，后者的相移程度则是根据 G_y 的幅值。这样行 L 上的所有点是在施加同一梯度幅值 G_y，但是同一激励期间不同的时间点上获取的；而点 A_1 和 A_2 则是不同激期间同一时间点上获取的，也就

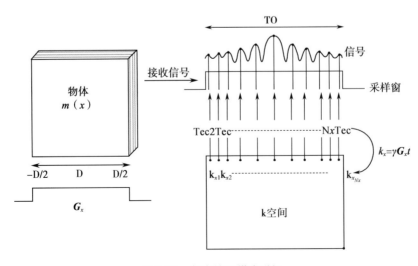

图 2-29　频率编码梯度磁场

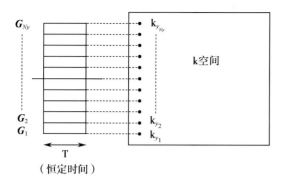

图 2-30 相位编码梯度磁场

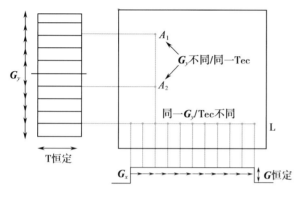

图 2-31 k 空间的抽样

是说它们的 $\boldsymbol{G}_y$ 是不同的。

总之,k 空间上的不同点与两个梯度磁场 $\boldsymbol{G}_x$ 和 $\boldsymbol{G}_y$ 所引起的相移相对应,前者的相移程度是根据质子沿轴 $\boldsymbol{G}_x$ 的位置(在同一激励期间采集),后者的相移程度则根据 $\boldsymbol{G}_y$ 的幅值(在不同期间采集)(图 2-31)。

(三)k 空间与傅里叶变换

在图 2-29 长度 D 上所接收到的信号 $S(t)$ 是该长度方向 x 上不同基本磁性 $m(x)$ 的总和,这些基本磁性取决于物体的质子密度。为了简化证明,暂不考虑弛豫时间 T_1 和 T_2。

$$S(t) = \int_{-D/2}^{+D/2} m(x) e^{-i2\pi\omega t} dx \quad \text{公式(2-18)}$$

因为 $\omega = \gamma \cdot \boldsymbol{G}_x \cdot X$,故而有:

$$S(t) = \int_{-D/2}^{+D/2} m(x) e^{-i2\pi\gamma\boldsymbol{G}_x xt} dx \quad \text{公式(2-19)}$$

现在以 $k_x = \gamma \cdot \boldsymbol{G}_x \cdot t$ 进行变量替换,则有:

$$S(t) = \int_{-D/2}^{+D/2} m(x) e^{-i2\pi k_x x} dx \quad \text{公式(2-20)}$$

也就是说:

$$S(t) = F(k_x) = \int_{-D/2}^{+D/2} m(x) e^{-i2\pi k_x x} dx$$

公式(2-21)

注意到 $F(k_x)$ 就是傅里叶变换,这种写法不过是使用了变量替换 $k_x = \gamma \cdot \boldsymbol{G}_x \cdot t$。每一个 $k_{x1} = \gamma \boldsymbol{G}_x Tec$,$k_{x2} = \gamma \boldsymbol{G}_x 2Tec, \cdots, k_{xNx} = \gamma \boldsymbol{G}_x NxTec$ 都是 k 空间上的一

个采样,它们保留了由施加梯度磁场 $\boldsymbol{G}_x$ 期间产生的相散(图 2-31)。

为了获得图像上每个点的磁性的数值 $m(x)$,只需要对 $F(k_x)$ 进行傅里叶逆变换。

$$m(x) = TF^{-1} \left[F(k_x) \right] \quad \text{公式(2-22)}$$

以上方程可以获取同一行中不同点的数值,在相位编码的方向上有同样的等式,只不过这一次是获取不同的行:

$$F(k_y) = \int_{-D/2}^{+D/2} m(y) e^{-i2\pi k_y y} dy$$

公式(2-23)

其中 $k_y = \gamma \cdot \boldsymbol{G}_y \cdot T$

在连续获取不同的行时,采样点对应着 k 空间中的点,$k_{y1} = \gamma \cdot \boldsymbol{G}_y \cdot T$,$k_{y2} = \gamma \cdot \boldsymbol{G}_y \cdot 2T$ 一直到 $k_{yNy} = \gamma \cdot \boldsymbol{G}_y \cdot NyT$。

切片的信号总计为:

$$S(t) = F(k_x, k_y) = \iint m(x,y) e^{-i2\pi(k_x x + k_y y)} dxdy$$

公式(2-24)

其 $k_x = \gamma \cdot \boldsymbol{G}_x \cdot t$,$k_y = \gamma \cdot \boldsymbol{G}_y \cdot T$。

T 和 $\boldsymbol{G}_x$ 均为常量,而 $\boldsymbol{G}_y$ 在每个 TR 时间处都会改变。

每次采集时,在 k 空间中得到的结果是一组具有不同 k_x、相同 k_y 的采样。在一个 TR 时间之后,通过改变 $\boldsymbol{G}_y$,再得到另一组不同 k_x、相同 k_y 的采样(图 2-30)。这样在所有的 TR 结束后,所有的相位和频率编码数据都将被存储下来,这从某种意义上说,等于完成了一次二维傅里叶变换 2DFT。通过二维傅里叶逆变换,即可以获得图像。

(四)k 空间的特性

1. k 空间的转换作用 k 空间数据并不直接代表成像对象的物理位置。换句话说,k 空间的左边并不与患者的左侧直接相关。但是,k 空间内每个数据点对图像中的所有点均有贡献,其贡献大小完全取决于点在 k 空间的具体位置。

由公式 2-33(见图像重建小节)可知,k 空间数据与质子密度互为傅里叶变换对,因而对 k 空间数据进行一次傅里叶反变换,就得到所需的图像数据。这就是 k 空间又被称为傅里叶空间(Fourier space)、空间频率空间(spatial frequency space)或原始数据空间(raw data space)的原因。

因此,每幅磁共振图像都明确地与自己的 k 空间数据组联系。这就是说,图像及其 k 空间数据可以通过傅里叶变化互相转换,这是 k 空间的重要特点之一。图 2-32 表示 k 空间、图像和信号三者之间

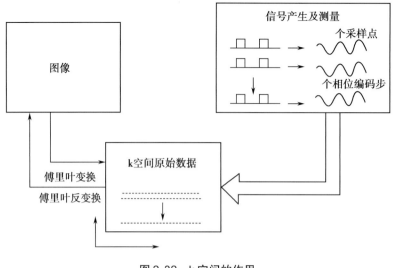

图 2-32　k 空间的作用

的关系。

2. k 空间与图像的关系　MRI 系统中主要采用线性梯度。因此,在 k 空间填充过程中相位编码梯度 G_{pe} 是以一定增量(ΔG_{pe})不断变化的。采样数据在 k 空间的位置完全受梯度强度及其作用时间的控制,因而相位编码步与 k 空间数据行(又称为"view""子空间""野"或"视图")是一一对应的。序列中有多少个相位编码步,k 空间就有多少条数据线。例如,一次 256 个相位编码步的数据采集将得到图 2-33 所示的二维 k 空间。图中的相位编码梯度是从零开始逐渐增大并不断交换施加方向的。k 空间每条数据线即 k_x 方向的点数取决于机器在频率编码方向的采样点数。

在成像序列的执行过程中,随着梯度磁场的增加,产生、采集并写入 k 空间的信号也在发生变化,这主要是梯度磁场增大了质子进动的相位差。梯度幅度越大,它所致的相位差就越大,因而信号的损失越严重(加大相位差与去相具有相同效果)。显

然,k 平面中心点即 k_x 或 k_y 等于零处(对应于梯度磁场数值为零处)将填入幅度最强的信号。随着坐标绝对值的增大(对应于梯度磁场增大),空间频率与共振频率之差加大,测量的信号幅度会越来越小。这表明 k 平面原点附近的原始数据主要反映图像的信号强度,是对比度的决定因素。

k 空间边缘或外围数据点对应于更强的相位编码梯度。其信号强度虽然大大降低,但由于强梯度磁场使其产生更大的相位差,信号将含有更精确的质子定位信息。也就是说,与 k 空间中心的数据相比,外围数据点将生成更多的图像细节。

以上讨论说明,k 空间原始数据的存放具有如下规律:①弱梯度或短作用时间(对应于小 k_x 和 k_y)的数据写入 k 空间的中心部位;②强梯度或长作用时间(对应于大 k_x 和 k_y)的数据写入 k 空间的边缘部位。由此可见,通过梯度强度或作用时间的变化,不仅可控制数据在 k 空间的位置,还能控制图像的对比度和空间分辨力。位于 k 空间中心的数据

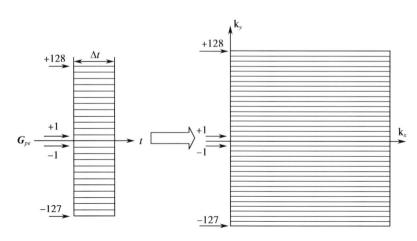

图 2-33　相位编码梯度(256 个相位编码步)与 k 空间数据行的关系

点控制图像的对比度（对应于信号的幅度），位于 k 空间外围的点控制图像的空间分辨力（对应于信号的相位）。图 2-34 表示 k 空间不同区域与图像质量的关系。

为了强调 k 平面不同区域与图像质量的关系，通常把 $k_y=0$ 的线称为零傅里叶线（zeros Fourier line），而把邻近零傅里叶线和远离零傅里叶线的 k_y 线分别称为低空间频率傅里叶线（low spatial frequency Fourier line）和高空间频率傅里叶线（high spatial frequency Fourier line）。二者所分布的 k 平面区域可分别称为低频傅里叶空间及高频傅里叶空间。

3. k 空间与 FOV 的关系 成像的视野（field of view，FOV）与 k 空间的 Δk 成反比。这就是说，保持 k 空间大小不变，增加相位编码梯度的步长将使图像本身变小，这是图像的相位编码步长减少的原因。例如，用隔行采集技术进行扫描时，由于 k 空间的傅里叶线减少一半（Δk 增加一倍），就使相位编码方向上图像的 FOV 缩小 Δk 一半，扫描时间也随之缩短。需要注意的是，这时图像的分辨力并未降低，因为空间的大小没有变化。

利用上述原理而形成的扫描技术称为长方形 FOV（rectangular FOV）成像法。这种方法的特点是既节省扫描时间又不降低空间分辨力，缺点是图像信噪比下降。长方形 FOV 成像在脊柱、四肢、血管成像和体部成像中均可应用。

在长方形 FOV 成像中，Δk 的取值不能过大，否则所得图像将由于 FOV 缩小太多而出现折叠。

4. k 空间大小与图像分辨力的关系 k 空间的大小定义为相位编码步数与 k 空间线距 Δk 之积。而 Δk 是由 G_{pe} 的步长 ΔG_{pe} 所决定的。在 k 空间线距 Δk 不变（G_{pe} 的步长 ΔG_{pe} 不变）的情况下，图像空间分辨力将随着 k 空间的增大（k_y 方向的相位编码步增多）而提高。例如，当 k 空间傅里叶线从 64 条增至 256 条即相位编码步数增加 4 倍时，体素尺寸将减小为原来的 1/4。显然，在 FOV 一定的前提下，图像空间分辨力将随着 k 空间的减小而下降。由于图像大小并未改变，k 空间数据线减至原来的 1/4 后图像像素尺寸将是原来的 4 倍。另外，缩小的 k 空间数据线将出现在零傅里叶线两侧，这使图像的主要对比度得以保留。

因此，k 空间覆盖的面积越大，图像的空间分辨力就越高。图 2-35 表示相位编码步、k 空间大小和图像分辨力三者之间的关系，图中显示 256×128、256×192、256×256 和 512×512 四种扫描矩阵下上述三者的变化。

如果保持 k 空间大小不变而仅增大梯度幅度，则意味着相位编码步数的减少和 k 空间行间距 Δk 的增大，但图像的空间分辨力不会改变，原因是这时梯度磁场的最大值和最小值（负向梯度）得以保持，k 空间边缘部分的傅里叶线仍然存在。

通过调整梯度脉冲参数使 k 空间尽可能大，以保证更高的空间分辨力，但是，它对图像质量的改善很有限，主要原因是：①k 空间的填充需要时间，是在多个梯度脉冲的配合下完成的，梯度脉冲越多或序列执行周期越长，患者运动而形成的图像模糊或扭曲现象就越严重，这时 k 空间的扩大将失去意义；②k 空间的扩大导致信号强度降低。在感兴趣区一定的情况下，增加 k 空间尺寸即增加傅里叶线使每个体素中的质子密度减少，从而引起信噪比下降；梯度强度的增加必然使梯度幅度带宽增加、磁场均匀性进一步下降，也导致信噪比降低；③增加

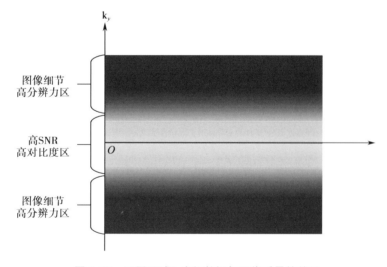

图 2-34 不同区域 k 空间数据与图像质量的关系

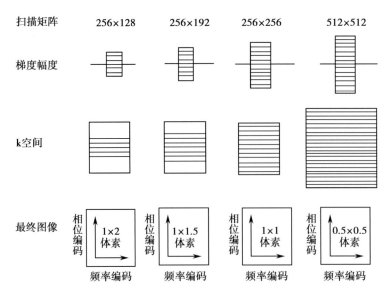

图2-35 相位编码步、k空间大小和图像分辨力的关系

梯度作用时间即加宽梯度脉冲会导致 TE 增加。由于受 T_2 弛豫的影响，TE 延长后信号强度将进一步降低。

5. k 空间的对称性 k 空间 k_x 方向的数据一般由回波信号采样所得，由于回波的形状是对称的，相位编码梯度具有对称的特点，因而又将得到对称于 k_x 轴的相位编码线，k 空间的这一特点被称为共轭对称性。因此，k 空间数据还具有轴对称的特点。所以，可将 k 空间的下半部分或右半部分看作上半部分或左半部分的"镜像"，见图2-36。k 空间的对称性来自梯度磁场的对称性，利用这一条性质可以使序列采集时间减半。

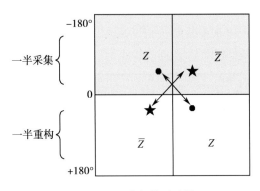

图2-36 k 空间的对称性

相位编码由梯度的步级数来实现，对于 k 空间的一半（矩阵的一半行）相位为负（从 -180° 到 0°），对于 k 空间的另一半（矩阵的另外半行）相位为正（从 0° 到 180°），据此我们将 k 空间划分为两个半平面，两者包含一样的信息。一个半平面上的点和另一个半平面相应的点之间有着镜像关系，也就是互为共轭对称。

k 空间的对称性是有条件的，那就是主磁场必须足够均匀、梯度磁场的线性必须足够好以及无磁敏感伪影等，因此绝对对称是不可能的。实际使用的 k 空间只能做到基本对称。

k 空间的对称性对于减少采样点数或行数以提高扫描速度的技术具有重要的意义，根据对称性原理可以通过傅里叶重建从正相位的一半开始重新构造矩阵负相位的另一半，半傅里叶成像便是基于这个原理。

实践中，由于强调扫描速度，在设计使用序列时有些技术不得不牺牲部分图像质量，另外一些技术则力图在合理的时间范围内获取较高的图像质量。

（五）k 空间应用简介

1. 线性 k 空间 线性 k 轨迹主要通过相位编码梯度的设计来控制，k 空间是以笛卡尔坐标（直角坐标）形式出现，其轨迹均为直线，通常将这种 k 空间称为线性 k 空间（liner k space）。线性 k 空间的特点是相位编码与频率编码梯度彼此独立，即首先施加相位编码梯度设定傅里叶线在 k 空间的位置，然后施以频率编码梯度来填充整条线。一般情况下，由于每个相位编码步只获取一行数据（1 个"view"），k 空间的填充都是顺序进行的。实际上，k 空间的写入没有固定规则，其顺序可以根据需要来改变。这就为设计者不断开发新的成像技术或脉冲序列提供了方便。

2. 非线性 k 空间 非线性 k 轨迹通常由两个以上梯度如相位编码梯度及频率编码梯度的共同控制来实现，相应的 k 空间用极坐标和球面坐标等形式进行表达，主要用在快速成像序列中。

（1）k 空间的放射状填充：k 空间放射状填充（k-space radial filling）又称为径向 k 空间填充。与此对应的成像技术就是辐射扫描或径向扫描（radial scan），辐射 k 轨迹由多条轨迹组成，其中的每条直线轨迹称为轮辐。相邻两条轮辐间的夹角称为轮辐角。放射状 k 空间的填充过程，就是在反复旋转中以一定时间和轮辐角不停地获取轮辐数据的过程。在这一过程中，更多的数据点将从 k 空间中心（高信号）获得。辐射采集的 k 空间数据只能采用投影重建法得到图像。

（2）k 空间的螺旋状填充：螺旋轨迹（spiral trajectory 或 helical trajectory）是一种 k 空间曲线标记方法。从成像的角度，它又被称为螺旋扫描（spiral scan 或 helical scan）或 k 空间螺旋状填充（k-space spiral filling）。螺旋状填充是一种高速的数据采集策略，已广泛用在 EPI 等各种快速成像技术中。

（3）锁孔成像：动态开始之前完全扫描 k 空间，先获得单幅高质量图像，并将数据贮存，在之后的动态扫描中用该幅图像数据中的高 k_y 值，去补充快速动态扫描中丢失的那些数据。由于高 k 值是从静态图像中获得的，它不能反映微小区域的动态变化，但至少要优于根本不用高 k 值技术的图像。

锁孔成像属部分扫描 k 空间技术，在某些动态研究中具有特殊应用价值。在某些动态扫描中，信号变化非常快，应用锁孔成像技术能满足快速获取图像的需要。

实践中，我们可以设计不同的序列对应实现多种方式 k 空间填充，例如径向填充 k 空间的方法曾经使用过，今天仍然在一些特殊应用中使用，是大家熟知的投影重建法。数据采集有多种可供选择的重建方法，选择重建方法是十分重要的，一种重建方法产生的伪影可能在另一种重建方法中消除，虽然新的重建方法可能会引入新的伪影，但是如果新方法带来的伪影比旧方法的伪影更容易接受，就可以选择新的重建方法代替旧的重建方法，成为实际应用中使用的重建方法以及实际填充 k 空间的形式。

二、自由感应衰减信号的傅里叶变换

自由感应衰减（FID）信号描述的是信号瞬间幅度与时间的对应关系。实际上各质子群的 FID 过程并不相同，所叠加在一起的总信号也不会是一个简单的指数衰减曲线。因此，有必要将振幅随时间变化的函数变成振幅随频率分布变化的函数，傅里叶变换（fourier transformation，FT）就是将时间函数变换成频率函数的方法（图 2-37）。傅里叶变换这一纯粹的数学方法在 MRI 中发挥着非常重要的作用，现今的 MRI 技术几乎全部应用了傅里叶变换原理。

傅里叶变换的基本思想首先由法国数学家和物理学家傅里叶系统提出，所以以其名字来命名以示纪念。从现代数学的眼光来看，傅里叶变换是一种特殊的积分变换，最基本的是级数变换，其中傅里叶级数变换是傅里叶变换的基础。在不同的研究领域，傅里叶变换具有多种不同的变体形式，如连续傅里叶变换和离散傅里叶变换。傅里叶变换能将满足一定条件的某个函数表示成正弦基函数的线性组合或者积分，通过对函数分析来达到对复杂函数的深入理解和研究。

任何连续测量的时序或信号，都可以表示为不同频率的正弦波信号的无限叠加。而根据该原理创立的傅里叶变换算法则利用直接测量到的原始信号，以累加方式来计算该信号中不同正弦波信号的频率、振幅和相位。FID 信号不仅提供幅值和频率，它还提供幅值和频率相关的相位的信息（图 2-38）。

与傅里叶变换算法对应的是逆傅里叶变换算法，逆变换从本质上说也是一种累加处理，这样就可以将单独改变的正弦波信号转换成一个信号。因此，可以说，傅里叶变换将原来难以处理的时域信号转换成了易于分析的频域信号，可以利用一些工具对这些频域信号进行处理、加工，最后还可以利用傅里叶逆变换将这些频域信号转换成时域信号。

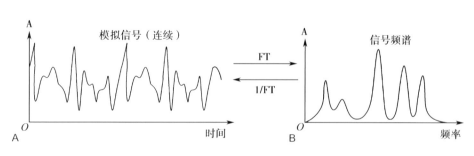

图 2-37　傅里叶变换

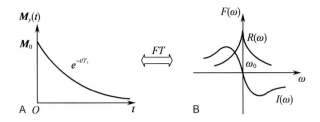

图2-38 FID信号及其傅里叶变换
A. FID信号；B. FID信号的傅里叶变换。

（一）傅里叶变换的数学定义

磁共振接收到的信号首先都是模拟信号。以某个模拟信号$f(t)$为例，为了分析其频率成分，引入傅里叶变换为：

$$F(\omega)=\int_{-\infty}^{\infty}f(t)\,e^{-i\omega t}dt \qquad 公式（2-25）$$

$F(\omega)$是$f(t)$的傅里叶变换结果，由频谱表示（图2-38）。傅里叶变换是可逆的，知道频谱，就可以计算相应的时域信号：

$$f(t)=\frac{1}{2\pi}\int_{-\infty}^{\infty}F(\omega)\,e^{-i\omega t}d\omega \qquad 公式（2-26）$$

$f(t)$是$F(\omega)$的傅里叶逆变换结果。

该变换一般用于从由已知变量（如时间）所表述的信号中提取以该变量的倒数（这里是频率=1/时间）表述的成分；以同样方式，我们可以将图像（以距离为变量）和空间频率（频率=1/空间距离）联系起来。

傅里叶变换可以确定一个模拟信号的频率成分，它将由频谱表示。傅里叶变换是可逆的，知道频谱就可以计算相应的时域信号。

（二）FID信号的傅里叶变换

1. 样品中只有一个共振频率且等于射频脉冲中心频率（$\omega=\omega_0$）的FID信号 90°射频脉冲后，时域信号为FID信号。

$$S(t)=\boldsymbol{M}_y(t)+i\boldsymbol{M}_x(t)=(\boldsymbol{M}_0e^{i\omega_0t})\cdot e^{-t/T_2}$$

公式（2-27）

在xy平面上以ω_0进动，同时以T_2时间常数弛豫衰减，其傅里叶变换为：

$$F(\omega)=\int_{-\infty}^{\infty}S(t)\,e^{-i\omega t}dt=\int_{-\infty}^{\infty}\boldsymbol{M}_0e^{i\omega_0t}\cdot e^{-t/T_2}\cdot e^{-i\omega t}dt$$

$$=\frac{\boldsymbol{M}_0}{\dfrac{1}{T_2}+i(\omega-\omega_0)}$$

$$=\frac{\boldsymbol{M}_0/T_2}{\left(\dfrac{1}{T_2}\right)^2+(\omega-\omega_0)^2}-i\frac{\boldsymbol{M}_0(\omega-\omega_0)}{\left(\dfrac{1}{T_2}\right)^2+(\omega-\omega_0)^2}$$

公式（2-28）

对比公式 $F(\omega)=\dfrac{T_2}{\pi}\dfrac{1}{1+(\omega-\omega_0)^2T_2^2}$，$F(\omega)$实部代表吸收信号线形，虚部代表色散信号线形。$\omega_0$是载波频率，在旋转坐标系（$\omega_0$）中看进动频率$\varOmega=\omega-\omega_0=0$，或经滤波器滤掉$\omega_0$后，FID是一个单指数衰减信号。

$$F(\varOmega)=\frac{\boldsymbol{M}_0T_2}{1+T_2^2\varOmega^2}-i\frac{\boldsymbol{M}_0T_2^2\varOmega}{1+T_2^2\varOmega^2}$$

公式（2-29）

2. 样品中只有一个共振频率且$\omega\neq\omega_0$的偏离共振（off resonance）FID信号 由于有频差$\varDelta\omega=\omega-\omega_0$，横向磁化强度矢量在旋转坐标系中以$\varDelta\omega$进动，滤掉$\omega_0$后$s(t)=\boldsymbol{M}_{xy}(t)=\boldsymbol{M}_y(t)+i\boldsymbol{M}_x(t)$是一个衰减振荡信号，如图2-39A所示，其频域信号的计算见公式（2-30）。

$$F(\omega)=\frac{\boldsymbol{M}_0/T_2}{\left(\dfrac{1}{T_2}\right)^2+(\omega-\omega_1)^2}-i\frac{\boldsymbol{M}_0(\omega-\omega_1)}{\left(\dfrac{1}{T_2}\right)^2+(\omega-\omega_1)^2}$$

$$=\frac{\boldsymbol{M}_0/T_2}{\left(\dfrac{1}{T_2}\right)^2+(\omega-\omega_0-\varDelta\omega)^2}-i\frac{\boldsymbol{M}_0(\omega-\omega_0-\varDelta\omega)}{\left(\dfrac{1}{T_2}\right)^2+(\omega-\omega_0-\varDelta\omega)^2}$$

公式（2-30）

$F(\omega)$的实部代表共振吸收峰，位于$\varDelta\omega+\omega_0$处，如图2-39B所示。

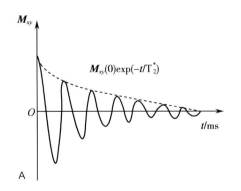
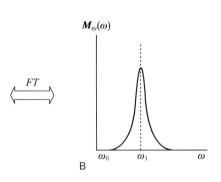

图2-39 共振频率与射频脉冲中心频率不相等时
A.时域信号衰减振荡；B.频域上峰位移动。

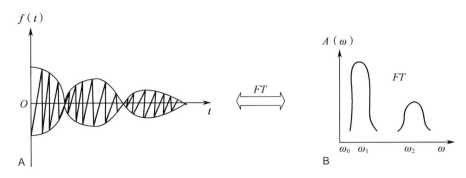

图2-40　有两个共振频率($\omega_1 \neq \omega_2 \neq \omega_0$)的FID信号

A. 时域信号出现两个频率都不等于ω_0的FID"节拍现象";B. 傅里叶变换后,在频域上有两条共振线。

3. 样品中有两个共振频率($\omega_1 \neq \omega_2 \neq \omega_0$)的FID信号　两个频率都不等于$\omega_0$的FID出现"节拍现象",如图2-40A所示。其傅里叶变换如图2-40B所示。

4. 样品中有很多频率(化学位移)的FID信号的傅里叶变换　若FID含有很多个共振频率,其傅里叶变换后则显示沿频率轴有很多共振线(图2-41),线高代表信号强度或能量,这就是所谓的磁共振波谱。尽管时域信号FID复杂得难以辨认,然而经一维傅里叶变换后得到的波谱,就是各条谱线的线形函数。分子中同种核或不同分子中的同种核,由于其周围化学环境略有差别,造成其局部场略有差异,因其共振频率有一个微小的位移,称为化学位移,这是我国著名学者虞福春和Proctor于1950年在布洛赫实验室工作时发现的,这一伟大发现形成了MR波谱分析的理论和实验基础(图2-41)。

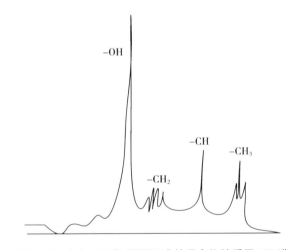

图2-41　由水、乙醇、丙酮组成的混合物的质子MR谱

三、图像重建

图像重建(image reconstruction 或 image rebuilding)是指从成像体素的MR信号求解出图像矩阵中对应像素数据的后处理过程。图像重建是根据MR复合信号的采样值计算出图像的纯数学过程,也是磁共振成像的最后一步,它通常由计算机来完成。

图像重建有多种方法,从数学的角度,可将图像重建法分为代数法和解析法两大类。代数法是通过求解代数方程而获得图像各像素值,如逆矩阵法和迭代法等;解析法包括各种形式的反投影法和分析傅里叶反演法。而先后用于磁共振图像重建的主要有投影重建法和傅里叶变换法两大类。其中后者为目前磁共振成像的主流方法,投影重建法则主要用在辐射扫描等快速成像技术所获数据的图像重建中,在X线断层扫描中这种方法已经有许多专著进行了讲解。二维傅里叶变换图像重建法和投影重建法分属于代数法和解析法。

图像重建法应满足以下几方面的条件:尽可能不失真地求解图像矩阵以再现人体断层的图像信息,正确反映人体解剖结构;在理论和技术上均可行,即在实践中易于实现;重建速度要足够快。

目前,在MRI系统中常用的断层成像方法是二维傅里叶变换重建法,与其类似的一种方法称自旋-扭曲(spin warp)法。同时,这种方法也是MRI所特有,与X线计算机断层成像(X-CT)中直接傅里叶变换算法有差别。

(一)MRI二维傅里叶变换重建

二维傅里叶变换(two dimensional Fourier transform, 2DFT)成像是将特别的编码技术与傅里叶逆变换(inverse Fourier transform, IFT)相结合而形成的图像重建法,也是现代MRI系统中普遍使用的成像法。它的特点是在每个坐标轴方向增设一个梯度磁场,用以逐次改变相应方向自旋质子的进动相位。如果将z向梯度作为层面选择梯度,则2DFT方法的实现步骤可表述为:z向梯度磁场与选择性

RF 激励脉冲瞬间结合定义成像层面,分别在 x 和 y 方向施加梯度磁场对平面内的体素进行空间编码,采集具有空间特征的 MR 频域信号,经傅里叶反变换还原磁化强度矢量的空间分布,即重建磁共振图像。

二维傅里叶变换重建法的基本方法是:用 MRI 信号的频率储存成像断层空间某个方向(如 x)的信息;再用 MRI 信号的相位储存断层另一个方向(如 y 应与 x 正交)的空间信息。对空间信息既利用频率编码又利用相位编码。相位编码本质上也属频率编码,而 xy 平面可由 ω_x-ω_y 平面表示。对于以一定方式采集到的 MRI 信号,经傅里叶变换后其幅值即代表像素的值,整个变换后的函数 $F(\omega_x, \omega_y)$ 即代表重建的图像。

1. MRI 相位编码　设在选择激励脉冲作用下,在 z 方向选取某一层面,该层中的所有自旋原子(如质子)的核磁矩于激励脉冲结束瞬间在进动圆锥上应都处同一相位(图 2-42)。若沿层面 y 方向加一梯度磁场,则经过一定时间后,由于不同位置的质子所受磁场强度不同,其核磁矩的拉莫尔进动频率 $\omega_y = \gamma \boldsymbol{B}_0 + \gamma \boldsymbol{G}_y$ 沿 y 向递增,一定时间(t_y)后,各像素的磁化矢量在进动圆锥上所处位置不同,即其相位 $\phi = \omega_y t_y = (\gamma \boldsymbol{B}_0 + \gamma \boldsymbol{G}_y y) t_y$ 将不同。$\Delta \phi$ 与 y 成正比(y 代表的磁矩进动圆锥中 y 方向的变量),也即空间位置 y 可用相位编码(图 2-43)。

若沿 y 方向的梯度磁场持续作用(t_y)时间后撤销,转而沿 x 方向加一梯度为 $\boldsymbol{G}_x$ 的线性梯度磁场。刚加 $\boldsymbol{G}_x$ 梯度磁场时,各质子的初相已受 $\boldsymbol{G}_y$ 梯度磁场编码,将这些初相数据储存在计算机的存储器中,作为像素的 y 位置信息。在磁场 $\boldsymbol{G}_y$ 作用下,不同 x 位置质子的磁矩的进动频率 $\omega_x = \gamma \boldsymbol{B}_0 + \gamma \boldsymbol{G}_x x$ 将

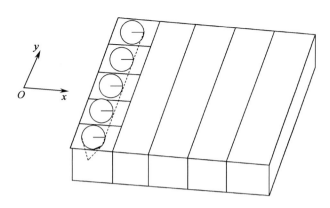

图 2-42　MRI 激励脉冲刚结束后,层中核磁矩相位处于一致状态

随 x 线性增加(x 代表的磁矩进动圆锥中 x 方向的变量),此即空间位置 x 的频率编码。

在上述梯度磁场的安排作用下,某 (x, y) 点的质子群的磁化矢量以 $(y) = \omega_y t_y$ 为初相,以 $\omega_x(x)$ 为角频率进动着(即可根据其初相与频率唯一地确定它的空间位置)。图 2-44A 表示一层九像素断面在层面选择梯度磁场 $\boldsymbol{G}_z$ 及选择激励脉冲作用下,其各像素的磁化矢量相位是相同的。加上 $\boldsymbol{G}_y$ 梯度磁场后,经 t_y 时间,沿 y 方向各像素磁化矢量的相位逐渐拉开(图 2-44B)。随后,沿 x 方向加上 $\boldsymbol{G}_x$ 梯度磁场(此时,$\boldsymbol{G}_y$ 已撤销),则各像素的磁化矢量以图 2-44 中的初相开始进动,且进动频率沿 x 方向逐渐增加,在某一时刻 $t = t_x$,如图 2-44C 所示的态势。可见,各像素的位置皆由相应位置磁化矢量的合成相位表达。

上述过程中,信号只在 $\boldsymbol{G}_x$ 施加期间采集,$\boldsymbol{G}_y$ 只提供信号的初相(图 2-45)。

(1)若不加 $\boldsymbol{G}_y$,在层面选择后,直接加 $\boldsymbol{G}_x$,则 MRI 信号 $S(t)$ 是同初相,但频率不同的许多谐波叠

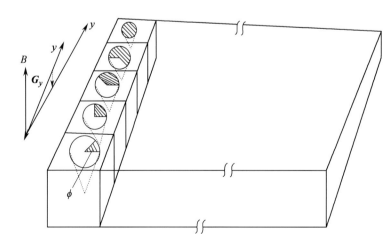

图 2-43　MRI 沿 y 方向加上线性梯度磁场后,磁矩在进动圆锥上的相位与 y 成正比

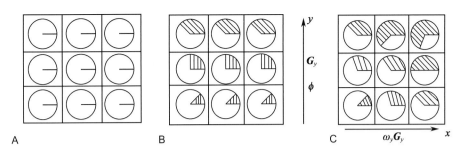

图2-44　MRI相位编码与频率编码
A. 未加 G_x、G_y 时；B. 加 G_y，t_y 秒后；C. G_x，t_y 秒后。

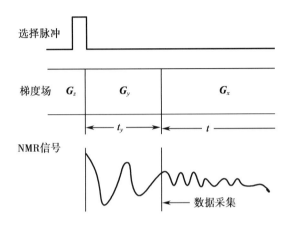

图2-45　MRI梯度磁场施加次序

加。其一维傅里叶变换 $\zeta_1[S(t)]$ 的幅度代表以 y 为投影轴的投影。

（2）若插入 G_y 并作用 t_y 时间后撤去，则 $S(t)$ 中包含不同初相位（每一初相位对应于同一 y 坐标上的质子）、不同频率（每一频率对应于同一 x 坐标上的质子）的谐波成分。其傅里叶变换 $\zeta_1[S(t)]=F(\omega_x)$ 幅度仍为以 y 轴为投影轴的投影；但对应于每一 x 坐标的射线投影实际上是来自不同的 y 坐标（具有不同初相 γG_y、yt_y）但具有相同角频 ω_x 信号的叠加。若可从这一射线投影中提取出对应于各 y 点的信号，则断层图像就可得出。为此，只要取得与 y 方向上像素数目（如 n）相同的射线投影个数，原则上就能解出 y 上 n 个像素的信号。

在实用的 MRI 上，是施加 n 个不同的 t_y，相应取得 n 个不同的 MRI 信号 $S(t,t_{y_1})$，$S(t,t_{y_2})$，……，$S(t,t_{y_n})$，以求得 n 个不同的一维傅里叶变换或投影 $F(\omega_x,t_{y_1})$，$F(\omega_x,t_{y_2})$，……，$F(\omega_x,t_{y_n})$。也即求得了一维傅里叶变换 $F(\omega_x)$ 与 t_y 的函数关系 $F(\omega_x,t_y)$。又因 $F(\omega_x)$ 中含有不同初相、频率的信号。每一频率分量代表相应坐标 y 点的信号。信号幅值可通过对 $F(\omega_x,t_y)$ 在时域中再次傅里叶变换得到。于是 $\Im[F(\omega_x,t_y)]=\hat{F}(\omega_x,\omega_y)=\Im_2[S(t,t_y)]$。就为 (x,y) 点信号强度的分布，即重建的图像，见图2-46。

2. MRI 二维傅里叶变换成像法的数学描述

设沿 x 方向加上 G_x 梯度磁场后，MRI 信号的复数形式为：

$$S(t)=K\int_{-\infty}^{+\infty}\int_{-\infty}^{+\infty}\rho(x,y)\exp(i\gamma G_x xt)\,dxdy$$
公式（2-31）

公式（2-31）中，为不同 (x,y) 处的自旋原子核密度。

若在 90° 脉冲后先加持续时间为 t_y 的沿 y 方向变化 G_y 梯度磁场，不计 T_2 的影响，则 MRI 信号的复数形式为：

$$S(t,t_y)=k\int_{-\infty}^{+\infty}\int_{-\infty}^{+\infty}[\rho(x,y)\exp(i\gamma G_y yt)\exp(i\gamma G_x xt)\,dxdy$$
$$=k\int_{-\infty}^{+\infty}\int_{-\infty}^{+\infty}\rho(x,y)\exp[i\gamma(G_y yt+G_x xt)]\,dxdy$$
公式（2-32）

公式（2-32）实际上为二维傅里叶变换，其对应的傅里叶变量为

$$\begin{cases}\omega_x=\gamma G_x x\to t\\\omega_y=\gamma G_y y\to t_y\end{cases}\text{或}\begin{cases}x\to t\\y\to t_y\end{cases}$$

$\rho(x,y)$ 可通过公式（2-33）的傅里叶反变换得到：

$$\rho(x,y)=k\int_{-\infty}^{+\infty}\int_{-\infty}^{+\infty}S(t,t_y)\exp[-i\gamma G_x xt+\gamma G_y yt]\,dtdt_y$$
公式（2-33）

实现时，在时间间隔 t 内，对 MRI 信号以一定采样间隔 τ 采样，可得到 $S(\tau,t_{y_1})$，$S(2\tau,t_{y_2})$，…，$S(N\tau,t_{y_n})$。τ 的选择应满足采样定理，即采样频率 $1/\tau$ 应是信号最高频率 $f_{max}=\gamma G_x L_x/2\pi$ 的 2 倍以上。在此，L_x 为断层在 x 方向的最大尺寸。理想情况下宜取 $\gamma G_x L_x\tau=\pi$。采样点总数 N 取决于 x 方向像素的数目（即 x 方向的空间分辨力，常选 $N=2^m$，m 为整数），以便利用快速傅里叶变换。

为进行 y 方向的傅里叶变换，应采集不同 t_y 时的 MRI 信号 $S(t,t_{y_1})$，$S(t,t_{y_2})$，……，$S(t,t_{y_N})$，$t_{y_{i+1}}-t_{y_i}=\tau$。如此可得到傅里叶系数矩阵 $S(t,t_y)$。对应每一 MRI 信号，即可对其进行傅里叶变换。为方

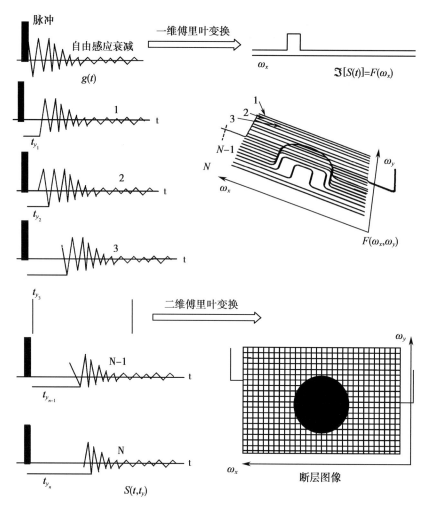

图 2-46　MRI 中的二维傅里叶变换

便起见，变换可在两个射频脉冲间容许的弛豫恢复时间内完成。而二维傅里叶变换中（顺着矩阵的列进行变换）只能等所有数据采集完后才能进行。

另外，若 t、t_y 采样间隔相等即均为 τ，则在二维傅里叶变换情况下采样数据点呈矩形排列，在进行傅里叶变换前不必先作内插。而在投影重建情况下，投影数据的傅里叶变换分量沿径向作等距分布，在重建时需先进行内插再作傅里叶变换。

考虑到 $\omega_x=\gamma\cdot\boldsymbol{G}_x\cdot x$，$\omega_y=\gamma\cdot\boldsymbol{G}_y\cdot y$，公式（2-32）可写成：

$$S(t,t_y)=\mathrm{k}\int_{-\infty}^{+\infty}\int_{-\infty}^{+\infty}[\rho(x,y)\exp i\gamma(\boldsymbol{G}_y yt_y+\boldsymbol{G}_x xt)dxdy$$
$$=\mathrm{k}\int_{-\infty}^{+\infty}\int_{-\infty}^{+\infty}\hat{\rho}(\omega_x,\omega_y)\exp(i\omega_x t)\exp(i\omega_y t_y)]d\omega_x d\omega_y$$

公式（2-34）

其傅里叶变换可写成：

$$\Im[S(t,t_y)]=\rho(x,y)=\hat{\rho}(\omega_x,\omega_y)$$

公式（2-35）

计 T_2 引起的信号衰减后，测得的 MRI 信号应为：

$$\widetilde{S}(t,t_y)=\iint\rho(x,y)\exp i\gamma(\boldsymbol{G}_y yt+\boldsymbol{G}_x xt)e^{-\frac{t+\tau}{T_2}}u_0(t)u_0(t_y)dxdy$$
$$=S(t,t_y)e^{-\frac{t}{T_2}}e^{-\frac{t_y}{T_2}}u_0(t)u_0(t_y)$$

公式（2-36）

公式（2-36）的傅里叶变换为：

$$\Im[\widetilde{S}(t,t_y)]=\Im_2[S(t,t_y)]**\Im[e^{-\frac{t}{T_2}}e^{-\frac{t_y}{T_2}}u_0(t)u_0(t_y)]$$
$$=\hat{\rho}(\omega_x,\omega_y)**\hat{\wp}(\omega_x,\omega_y)$$

公式（2-37）

如将 $\Im_2[\widetilde{S}(t,t_y)]$ 看成质子密度 $\hat{\rho}'(\omega_x,\omega_y)=\rho'(x,y)$，则按公式（2-37），有：

$$\hat{\rho}'(\omega_x,\omega_y)=\hat{\rho}(\omega_x,\omega_y)**\hat{\wp}(\omega_x,\omega_y)$$

公式（2-38）

或写成 (x,y) 的函数为：

$$\rho'(x,y)=\rho(x,y)**\wp(x,y)$$

公式（2-39）

可见，据所测得的 $\widetilde{S}(t,t_y)$ 按傅里叶变换求出的质子密度是真实的质子密度 $\rho'(x,y)$ 与 $\wp(x,y)$ 的卷积。在实际情况下，还有许多因素影响测量值，

且 $\wp(x,y)$ 形式也更复杂。

在上面的重建算法中,所形成的图像反映哪个参数,应由所加射频脉冲序列形式决定。上述算法的概念经过扩展可变成三维傅里叶变换。采用三维傅里叶变换时,z 方向的组织与 x,y 方向的组织一样同时被激励,激励脉冲的频谱很宽。如此,则 G_x 不是用来选择某一层面,而是像二维傅里叶变换中的 G_y 一样作相位编码,同时以 G_y 和 G_x 两个方向作相位编码,在 G_x 方向上作频率编码。

(二)自旋翘曲(spin-warp)傅里叶成像

今天,人们通常说的傅里叶成像指的就是自旋翘曲(spin-warp)傅里叶成像,原始的傅里叶成像是库码、恩斯特等人于 1975 年提出。1980 年,Edelstein 等人为了克服原始傅里叶成像方法内在的缺点进行了一个重要修改,并很快被普遍接受。现在的方法主要是修改 t_1 为固定时间段 τ,而让 G_y 为步进变量。第 n 步相位编码为:

$$\phi_{y_n} = \omega_{y_n} t_1 = \gamma G_{y_n} y t_1 = \gamma \tau y n \cdot \Delta G_y$$

公式(2-40)

无论变 t_1 或 G_y,在弛豫不存在的情况下,两者是等价的。自旋翘曲傅里叶成像把 t_1 固定为 $t_1=\tau$,连续扫描间 G_y 有一增量,如图 2-47 中梯度 G_y 的虚线所示。检测期频率编码、采样仍然照旧。

修改后主要的变化有两点:①修改之后相位编码期内本征弛豫衰减对每次扫描都保持相同。②修改后梯度磁场暂态非线性对每次扫描近似相同。修改前对短 t_1 和长 t_1 这种影响差别比较大,相位误差也较大,修改后会降低影响,从而减小相位误差。

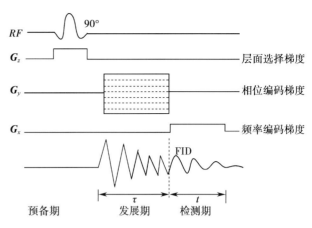

图 2-47　spin-warp 傅里叶成像序列

自旋翘曲傅里叶成像克服了编码相位对梯度非线性和开关暂态过程比较敏感的缺点,编码相位相对值比较准确,而被普遍采用。

傅里叶成像可理解为把"梯度强度固定分步变梯度时宽"调换为"固定梯度脉冲宽度而分步变梯度强度"的傅里叶成像。

从投影重建到傅里叶成像属于概念上的飞跃,而从原始傅里叶成像到傅里叶成像属于技术上的发展。

磁共振成像是一种数字成像技术。为实现该操作,应首先借助于模-数转换器将天线所接受的模拟信号数字化。也就是先对信号采样(以固定步长对信号抽取的一组时间上离散的数值),然后数字化样本(使每一个样本对应某个 2 的幂数)。这样傅里叶变换就称为离散傅里叶变换(discrete Fourier transform, DFT)(图 2-48)。

傅里叶变换用于确定模拟信号的频率成分,可

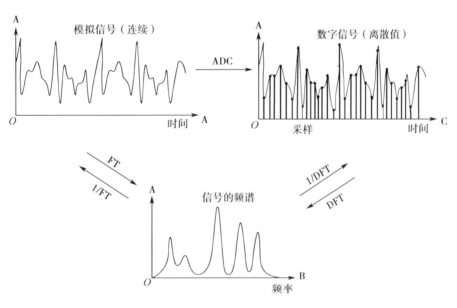

图 2-48　傅里叶变换和离散傅里叶变换

以将信号转化为图 2-48 所示的频谱,这个操作是可逆的,知道频谱通过傅里叶反变换就可以计算时域的信号,数字成像技术应首先借助于模-数转换器(ADC)数字化模拟信号,这时傅里叶变换就成了离散傅里叶变换。采样是叠合伪影即假频现象的根源。根据香农定理,采样频率至少应为起始信号所包含的最高频率的两倍,如果不满足这样的条件,即欠采样,就会造成错误的信号,就会出现假频率。

DTF 计算起来太耗费时间,为了加速该运算,借助于快速傅里叶变换(FFT),其抽样数应为 2 的幂。

由此总结:①对周期函数的分解应采用傅里叶级数;②对任意函数采用傅里叶变换(模拟信号);③数字信号采用离散傅里叶变换(DFT);④为了加速计算,则采用快速傅里叶变换(FFT)。

对于一幅数字图像,应该在二维上分解(空间频率),由此将使用两重的一维傅里叶变换,即二维傅里叶变换(2DFT)。这个过程中就需要用 k 空间。

(倪红艳　姚飞荣)

第三章　磁共振成像设备

磁共振成像设备是集计算机、电子、电磁及低温超导等多学科领域先进技术及成果于一身的大型医学影像设备，它是医学影像诊断设备中重要组成部分。本章主要讲述 MRI 设备的结构、保障体系、质量控制和质量保证等。

MRI 设备由磁体系统、梯度系统、磁共振射频系统、图像处理及计算机系统等组成，为确保 MRI 设备的正常运行，还需有射频屏蔽、磁屏蔽、冷水机组、空调等保障设备。

第一节　磁体系统

磁体系统是 MRI 设备的重要组成部分，它是产生均匀、稳定主（静）磁场的硬件，其性能直接影响图像质量。

一、磁体性能指标

磁体的性能指标包括磁场强度、磁场均匀性、磁场稳定性、磁体有效孔径及磁体边缘场等。

（一）磁场强度

MRI 设备在磁体内产生均匀、稳定的磁场称为主磁场或静磁场，其磁场强度指磁体孔径内最大成像视野范围内均匀分布磁场的强弱，其大小是磁场中某点单位电流段所受力的最大值，方向为放在该点处小磁针 N 极所指的方向，用 B 表示。在国际单位制中的单位是特斯拉（Tesla，T），非国际通用单位是高斯（Gauss，Gs），$1T=10\ 000Gs$。磁场强度越高，图像信噪比越高，图像质量越好。但人体对射频能量的吸收增加，同时增加主磁场强度使设备成本增加。目前美国食品药品监督管理局（FDA）允许用于临床的最大场强为 7.0T，大多数临床 MRI 设备的磁场强度在 0.2~3.0T 之间，10.5T、11.7T 等超高场 MRI 设备目前已经用于科学研究。

（二）磁场均匀性

磁场均匀性是指在特定容积内磁场的同一性，即穿过单位面积的磁力线是否相同。MRI 设备的特定容积采用与磁体中心相同、具有一定直径的球形空间（diameter of spherical volume，DSV），DSV 半径通常是 10cm、20cm、30cm、40cm、45cm 和 50cm。在 MRI 设备中，磁场均匀性是以主磁场的百万分之几（parts per million，ppm）为单位定量表示（ppm 为化学位移单位，虽然化学位移的国际单位为 Hz，但其数值会随 MRI 场强不同而改变，本书按照国际惯例使用单位 ppm，便于在不同场强 MRI 进行统一描述），如对于 1.0T 的磁场在 40cm DSV 范围内测量的磁场偏差为 0.02Gs，则其磁场均匀性为 2ppm。测量相同的 DSV 时，ppm 值越小，磁场均匀性越好，且通常 DSV 越大，磁场均匀性越差，图像质量也会越低。磁场均匀性是衡量 MRI 设备性能高低的关键指标之一。

磁场均匀性的测量方法通常有点对点法、均方根法（root mean square，RMS）及容积平方根法（volume root-mean square method，Vrms）等。点对点法即成像范围内两点之间磁场强度的最大偏差 ΔB 与标称磁场强度 B_0 之比，均方根法是成像范围内测量波峰的半值全宽；容积平方根法是在每个测量容积上选择 24 平面，每平面上 20 点采样进行测量。磁场均匀性由磁体本身结构及外部环境等决定。磁场均匀性并非固定不变，因此必须定期进行匀场。

（三）磁场稳定性

MRI 设备受磁体周围铁磁性物质、环境温度、匀场电流及主磁场线圈电流漂移等影响，磁场均匀性或主磁场强度会发生变化，这种变化即为磁场漂移。磁场稳定性是衡量磁场漂移程度的指标，即单位时间内主磁场的变化率，可分为时间稳定性和热稳定性两种，磁场稳定性下降，在一定程度上影响图像质量。

（四）磁体有效孔径

磁体有效孔径指梯度线圈、匀场线圈、射频体线圈和内护板等均安装完毕后柱形空间的有效内径。对于全身MRI设备，磁体有效孔径以足够容纳受检者人体为宜，通常内径必须大于60cm。MRI设备孔径过小容易使被检者产生压抑感，较大孔径可使患者感到舒适。MRI设备分为大孔径（孔径≥70cm）和常规孔径（孔径≥60cm）两种，大孔径MRI设备有利于特殊体形患者、儿童及幽闭恐惧症患者接受检查。

（五）磁体边缘场

磁体边缘场指主磁场延伸到磁体外部向各个方向散布的杂散磁场，也称杂散磁场、逸散磁场。边缘场延伸的空间范围与磁场强度和磁体结构有关。随着空间位置与磁体距离的增大，边缘场的场强逐渐降低（与距离的立方成反比）。边缘场是以磁体原点为中心向周围空间发散的，具有一定的对称性，常用等高斯线的三视图（俯视图、前视图、侧视图）形象地表示边缘场的分布，即由一簇接近于椭圆的同心闭环曲线表示的杂散磁场分布，图中每一近椭圆上的点场强均相同（用高斯表示），故称为等高斯线。由于不同场强磁体的杂散磁场强弱不同，对应的等高斯线也就不同，一般用5高斯线（0.5mT）作为标准。在MRI设备的场所设计阶段，等高斯线是经常使用的指标之一。边缘场可能对其范围内的电子仪器产生干扰，这些电子仪器也会对磁场均匀性产生影响。因此，要求边缘场越小越好，通常采用磁屏蔽的方法减小边缘场。

除了上面所提到的磁体性能指标外，超导磁体的指标还包括磁体重量、磁体长度、制冷剂（液氦）的挥发率和磁体低温容器（杜瓦）的容积等。

二、磁体分类及构造

MRI设备的磁体通常分为永磁体、常导磁体及超导磁体三种。

（一）永磁体

永磁体是最早应用于全身MRI设备的磁体，是用永磁性材料产生磁场。磁体所用的永磁材料主要有铝镍钴、铁氧体和稀土钴三种。我国有丰富的稀土元素，也能大量生产高性能的稀土永磁材料，可作为生产永磁体的原料资源，目前永磁体的主流材料是稀土钕铁硼。

永磁体一般由多块永磁材料拼接而成，永磁块的排列要构成一定的成像空间，且要达到尽可能高的磁场强度及均匀性。磁体的两个磁极（靴）须用导磁材料连接起来，以提供磁力线的返回通路，从而减小磁体边缘场范围。图3-1为永磁体的两种结构形式。环形偶极结构通常由八个永磁块组成；轭形框架结构由铁磁性材料框架和永磁块组成一个H形空间，框架本身同时为磁通量提供回路。永磁体的极靴决定磁场分布的形状和磁场的均匀性，轭形框架结构比环形偶极结构更笨重，但边缘场的延伸范围小，便于安装和匀场。将轭形磁体的框架去掉一边，就成为目前永磁体最常用的开放式磁体，如图3-2所示，它是由C形铁轭、上下极靴及磁体基座组成，磁力线的分布如图3-2B所示。

永磁体上、下极靴之间的距离就是磁体孔径，在铁磁性材料用量一定时，永磁体孔径越小磁场越强，孔径的大小必须容纳受检者，在磁体孔径一定的前提下，提高磁场强度的唯一办法就是增加磁铁用量，但这样磁体重量会增加。因此，磁体设计者必须在场强、孔径和磁体重量三者之间折中选择。目前永磁体的场强一般不超过0.5T。

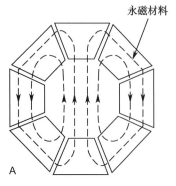
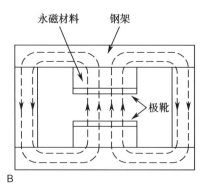

图3-1 永磁体结构
A.环形偶极结构；B.轭形框架结构。

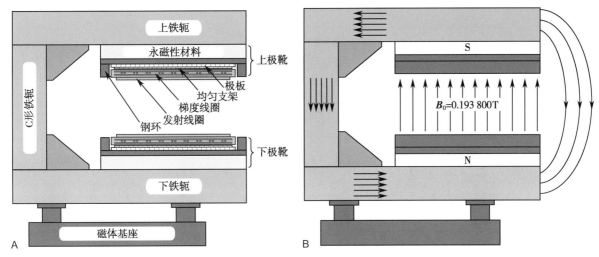

图 3-2 开放式永磁体结构
A. 开放式磁体结构；B. 开放式磁体磁力线。

永磁材料对温度变化非常敏感，因此永磁体的热稳定性较差，需要通过温度控制单元维持磁体恒温。温度控制单元测量磁体温度，当温度低于设定值时，启动加热单元对磁体加温，通常磁体本身温度设置略高一些，控制单元是持续工作的，确保磁场强度及均匀性，使磁体性能更加稳定。

永磁体的缺点是场强较低，成像的信噪比较低，高级临床功能在该类 MRI 设备中无法实现；由于拼接磁体的每块永磁性材料的性能不可能完全一致，且受磁极平面加工精度及磁极本身的边缘效应（磁极轴线与边缘磁场的不均匀性）的影响，因此磁场均匀性较差；此外，该类磁体的重量均在数十吨以上，对安装地面的承重也提出了较高的要求。

永磁体的优点是结构简单并以开放式为主、设备造价低、运行成本低、边缘场范围小、对环境影响较小及安装费用少等。另外，永磁型 MRI 设备对运动、金属伪影相对不敏感，磁敏感效应及化学位移伪影较少，可应用于介入治疗技术。

（二）常导磁体

常导磁体也称为阻抗型磁体，根据载流导线周围存在磁场的电磁效应而设计，磁场强度与导体中的电流强度、导线形状和磁介质性质有关。从理论上讲，将载流导体沿圆柱表面绕在无限长螺线管上，则螺线管内形成磁场；另外将载流导体紧密排列在一个球形表面，球面内部会形成磁场，如果载流导体内为恒定的电流密度，则螺线管内或球面内形成均匀磁场。由于 MRI 磁体只能采用有限的几何尺寸且必须有供受检者出入的空间，所以实际磁体线圈只能采用与理想结构近似的形式。

无限长螺线管的近似结构是有限长螺线管，它靠圆柱对称的几何形状建立螺线管内部的均匀磁场。均匀磁场只能建立在螺线管中一个长度有限的区域，增加螺线管两端导线的匝数可以扩大这个均匀区域的范围，也可以在螺线两端与它同轴各附设一个半径稍大的线圈，利用这两个辅助线圈电流的磁场抵消螺线管中心两侧磁场随轴向位置的变化。

最简单的近似球形的磁体线圈是霍尔母兹线圈。它是一对半径相等的同轴线圈，轴向距离等于线圈的半径，两个线圈中通大小相等且方向相同的恒定电流，则在线圈中心一个小体积范围形成均匀磁场，扩大均匀磁场范围的途径是增加线圈对数目。双线圈对结构是将四个线圈同轴排列在一个球形表面内，中间两个线圈的半径比两边两个线圈的半径大，依次类推，目前常导磁体是根据球形表面均匀分布电流密度理论而设计的，图 3-3 为四线圈的常导磁体。

常导磁体的磁场强度与功耗及线圈的几何形状有关。磁体的功耗与磁场强度平方成正比，可通过加大线圈电流来提高常导磁体的磁场强度，但增加电流，线圈将产生大量的热能，如果不释放这些热量将导致温度过高而烧坏线圈。0.2T 左右的常导磁体线圈通过的电流约为 300A，工作电压 220V 时的功耗达 60kW 以上。因此，常导磁体必须配备专门的供电系统及磁体水冷装置。

常导磁体的线圈由高导电性的金属导线或薄片绕制而成，通常采用铝或铜薄片做线圈，每个线圈绕几千层。常导磁场的均匀度受到线圈大小和定位精度的影响，线圈越大，产生的磁场均匀性越高，但常导磁体为了减小功耗，线圈均不大，这样会限制磁场的均匀度。多个线圈的位置、平行度、同轴度也会有误差，当线圈通电后，彼此的磁场相互作

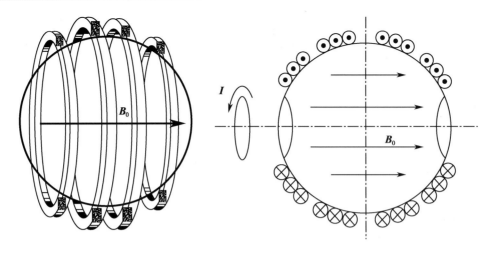

图 3-3　四线圈常导磁体结构及磁场分布

用,可能使线圈位置发生变化,会影响磁场均匀性。影响常导磁体磁场稳定的因素主要是线圈电流,如果电流波动,即会引起磁场的波动,通常要求磁体电源输出稳定电流;再者环境因素变化,如温度变化或线圈之间的作用力引起线圈绕组或位置的变化,对磁场稳定性也有影响。

常导磁体的优点是结构简单、造价低廉,磁场强度最大可达 0.4T 左右,均匀度可满足 MRI 的基本要求,属于低场磁体,其成像功能已经满足临床基本需求,维修相对简便,适用于一些较偏远电力供应充足的地区。其缺点是工作磁场偏低,磁场均匀性及稳定性较差,高级临床成像在该磁体上无法实现,且励磁后要经过一段时间等待磁场稳定,需要专用电源及冷却系统,使其运行和维护费用增高,限制了常导磁体的推广应用,目前该类磁体已经不生产,低场 MRI 磁体被永磁体取代。

(三)超导磁体

超导磁体是利用超导材料导线或超导电缆绕制成线圈,在超导状态下产生磁场的磁体。超导线圈的设计原理与常导磁体基本相同,超导磁体产生的磁场强度高,磁场稳定性及均匀性均较高,不消耗电能且容易达到系统所要求的磁体孔径。MRI设备中 0.5T 以上磁体基本均采用超导磁体。

1. 超导性及超导体　超导性是指在超低温下某些导体电阻急剧下降为零,超过常温导电性的现象。具有超导性的物质为超导体。超导体中的电子在临界温度下组成电子对而不再是自由电子,电子和晶格之间没有能量传递,它在晶格中的运动不受任何阻力,因此导体的电阻完全消失。超导体出现超导性的最高温度叫临界温度,通常超导材料的临界温度非常低,如水银的临界温度为 4.0K,锡的临界温度为 3.7K,铌钛合金的临界温度为 9.2K 左右。目前研究出一些临界温度高于液氮温区(77.0K)的高温超导体,但这些材料还不能作为超导磁体的线圈材料。在外加磁场达到一定数值时,超导体超导性被破坏,通常将这一数值称为超导体的临界磁场强度。在一定温度和磁场下通过的电流超出某一数值时,超导体的超导性被破坏,这个电流数值称为超导体的临界电流。超导材料最成功的应用是绕制各种强磁场磁体,超导技术用得最广泛的领域是在 MRI 设备中,所有高磁场 MRI 设备均采用超导磁体。

2. 超导磁体的构成　超导磁体的内部结构非常复杂,由超导线圈、低温恒温器、绝热层、磁体的冷却系统、底座、输液管口、气体出口、紧急制动开关及电流引线等部分组成,如图 3-4 所示。

目前超导线圈材料采用铌钛合金(NbTi)和铌三锡合金(Nb₃Sn)两种。机械强度较高、韧性较好、易加工且性价比高的铌钛合金,临界温度为 9.2K,临界电流密度为 $3 \times 10^3 A/mm^2$,超导线圈是铌钛合金的多芯复合超导线埋在铜基内,如图 3-5 所示,铜基一方面起支撑作用,另一方面在发生失超时,电流从铜基上流过,使电能迅速释放,保护超导线圈,并使磁场变化率减小到安全范围以内。

超导磁体是超导线圈中通过电流而产生磁场,线圈的设计有两种,一种是以四个或六个线圈为基础,另一种是采用螺线管线圈为基础。四线圈结构是将线圈缠绕在一个经过精加工的圆柱体上,在圆柱体的外表面开槽用来绕制聚集成束状的铌钛合金导线,由于在强磁场中线圈之间存在较大的相互作用力,需要增加固定装置,增加了散热及真空杜瓦的设计难度。

目前大多数超导磁体采用螺线管线圈,在磁介

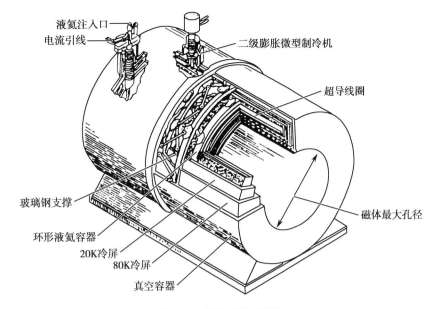

图3-4 超导磁体的结构

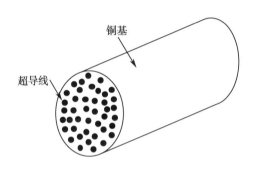

图3-5 超导线圈的结构

质一定的前提下，其磁场强度与线圈的匝数和线圈中的电流强度有关。改变超导磁体螺线管线圈的匝数或电流强度均可改变磁场强度。磁场强度 $B_0 \propto \mu_0 KI$，I 为线圈中的电流，K 为线圈匝数，μ_0 为真空磁导率。螺线管线圈绕组两端磁场强度为线圈中心一半，因此，在线圈绕组两端需要增加匝数或增加补偿线圈进行场强校正，确保螺线管内部一定范围内达到均匀场强。超导线圈整体密封在高真空、超低温的液氦杜瓦容器中，并浸没在液氦中才能工作，为了固定超导线圈绕组的线匝，防止其滑动，通常用低温特性良好的环氧树脂浇灌、固定、封装绕制好的超导线圈绕组，环氧树脂封装超导线圈绕组的强度要确保其能够抵抗并承受励磁过程或失超过程中线圈整体受到的径向和轴向的挤压力，而不发生位移。

超导线圈的低温环境由低温恒温器保障，低温恒温器是超真空、超低温环境下工作的环状容器，内部依次为液氦杜瓦和冷屏，其内外分别用高效能绝热材料包裹，为减少漏热，容器内部各部件间的

连接和紧固均采用绝热性能高的玻璃钢和环氧树脂材料。外界热量是通过传导、对流或辐射传输进磁体的，其中辐射途径传输的热量最大。为减少液氦的蒸发，装配有磁体的冷却系统，它由冷头、气管、氦压机及水冷机等构成。冷头通常位于磁体顶部，通过绝热膨胀原理带走磁体内的热量，气管内的纯氦气（纯度在99.999%以上）在膨胀过程中吸收磁体内部的热量，再利用外部氦压机对氦气进行制冷，氦压机中的热量由水冷机带走。新型磁体均采用4K冷头，且在磁体内有液氦液化装置，通常冷头正常工作时，液氦挥发率基本为零，如果冷却系统工作异常，液氦挥发率成倍增长。低温恒温器上有液氦加注口、排气孔及超导线圈励磁/退磁、液面显示和失超开关等引线，这些引线用高绝热材料支持和封固起来进入恒温器，它们向恒温器传导的热量被降到最低限度。

3. 超导环境的建立 铌钛合金超导线圈的工作温度为4.2K（−268.8℃），即一个大气压下液氦的温度，之所以使用液氦，是因为氦是目前已知物质中沸点最低的（4.2K），而且也只有氦在接近绝对零度时仍然是液体。MRI磁体超导环境的建立通常需要以下步骤：①抽真空，超导磁体的真空绝热层是重要保冷屏障，其性能主要取决于真空度，磁体安装完毕后，首先需要用高精度、高效能的真空泵（通常用等离子真空泵）抽真空，同时需要真空表、检漏仪、连接管道等。超导磁体内的真空度要求达到 $10^{-7}\sim10^{-6}$mbar（1mbar=0.1kPa），以保证超导磁体的真空绝热性能。②磁体预冷，磁体预冷是指用制

冷剂将磁体杜瓦容器内的温度降至工作温度。通常磁体预冷过程分为两步：首先用温度略高的液氮输入磁体杜瓦容器，使液氮能在磁体内存留，此时磁体内温度达到 77K（-196℃），再用有一定压力的高纯度氦气将磁体内的液氮吹出；其次再将液氦输入杜瓦容器内，直到液氦能在磁体内存留，此时磁体内部温度达到 4.2K。③灌装液氦，磁体经过预冷，杜瓦容器内的温度已降至 4.2K，而超导线圈稳定工作的条件是必须浸泡在液氦中，因此，需要在杜瓦容器中灌满液氦，一般充罐到整个容量的 95%~98%。以上步骤都在工厂内完成，到达用户现场的磁体一般均为冷磁体。

4. 励磁 励磁又称为充磁，指超导磁体系统在磁体电源的控制下向超导线圈逐渐施加电流，从而建立预定磁场的过程。励磁后超导线圈将在不消耗电能的情况下提供强大且稳定的均匀磁场。对于超导磁体，成功励磁的条件是建立稳定的超导环境及有一套完善的励磁控制系统，该系统一般由电流引线、励磁电流控制电路、励磁电流检测器、紧急失超开关和超导开关等组成。另外，需要高精度的专用励磁电源，这种电源是低压大电流的稳流电源，具有高精度、大功率及高稳定性等特点，电源还须附加保护磁体的自动切断装置，在励磁、退磁（通过磁体电源慢慢使超导线圈内电流逐渐减小为零，磁体的磁场强度变为零的过程。退磁泄去磁体内贮存的巨大能量，超导线圈仍处于超导状态）过程中及突然停电时，保护超导线圈和电源本身。不同厂家的磁体对励磁要求不同，励磁时间也不尽相同，但电流的输入遵循从小到大、分段控制的原则，因而磁场也是逐步建立的。

超导磁体线圈的稳定电流强度不仅取决于磁体场强的大小，而且与线圈的结构有关，因此，场强相同的不同磁体，其稳定电流往往是不相同的，即使是同一型号的磁体，线圈电流也因有无自屏蔽等而有所不同。

超导磁体励磁时，电流到了预定数值就要适时切断供电电源，退磁时又要迅速地将磁体贮存的磁量泄去，控制这个特殊功能的部件是磁体开关，它是磁体供电装置的重要组成部分。如图 3-6 所示，磁体对外可接三对引线，即磁体电源引线、电压传感器引线和加热器引线。其中磁体电源引线和电压感应线是励磁专用线，励磁结束后就卸掉，平时只有加热器与磁体电源系统中的磁体急停开关相连。图中 a、b 间是一段超导线，它跨接在磁体线圈的两端，起开关作用。a-b 超导线和加热器被封装在一起置于磁体

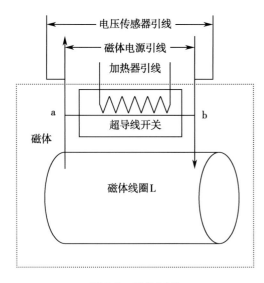

图 3-6 磁体开关

低温杜瓦容器内，其工作状态是由加热器控制的，设 a-b 线的电阻为 R_s，正常情况下，由于加热器电源关闭，a-b 线便处于超导状态（$R_s=0$），当加热器电源接通后，a-b 线就会因加热而失去超导性（$R_s \neq 0$）。励磁时，给加热器通电使其发热，a-b 线失去超导性，励磁电流流过磁体线圈 L，电流达预定值后切断加热器电源，超导线 a-b 便进入超导态，磁体线圈 L 被 a-b 线短接，形成闭环电流通路。此后就可关闭供电电源、卸掉磁体励磁的电流引线，以减少制冷剂的消耗。超导线允许的电流强度比普通铜线高出几十至上百倍，几平方毫米的导体便可通过 200~300A 的电流。磁体的励磁过程必然会引起液氦的气化，造成磁体内腔压力的增高，为及时排出过多氦气产生的压力，此时需要打开泄压阀门，主动泄压。

5. 失超及其处理 失超是超导体因某种原因突然失去超导性而进入正常状态的不可逆过程。超导体是在极高的电流强度下工作，又处于超低温环境，比较容易发生失超。失超的基本过程是电磁能量转换为热能的过程，磁能在线圈绕组周围的传播是不均匀的，因此失超是从一点开始，并通过热传导方式向外扩散焦耳热，温度的升高使线圈局部转为正常态，线圈局部电阻的出现，加热了超导线圈，使磁体电流下降为零。失超时，磁场能量将迅速耗散，线圈中产生的焦尔热引起液氦气化急剧蒸发（液氦气化变成氦气后体积会膨胀约 700 倍，会导致磁体内压力迅速上升，磁体杜瓦一般 2 000L 左右），低温氦气从失超管中猛烈向外喷发，超导线圈的失超部分可出现几千伏的高电压引起强大的电弧，可能烧焦线圈的绝缘或熔化超导体，甚至损坏整个超导线圈。失超和磁体的退磁是两个完全不同的概念：

退磁只是通过磁体电源慢慢泄去其贮存的巨大能量（一个 1.5T 的磁体在励磁后所储存的磁场能量高达5MJ），使线圈内电流逐渐减小为零，但线圈仍处于超导态；失超后不仅磁场消失，而且线圈失去超导性。

造成磁体失超的原因很多：①磁体本身结构和线圈因素造成的失超，正常运行的磁体偶尔出现的失超和励磁过程中出现的失超均是这类原因造成的；②磁体超低温环境破坏造成的失超，如磁体杜瓦容器中的液氦液面降到一定限度则可能发生失超，或磁体真空隔温层被破坏等；③人为因素造成的失超，励磁时充磁电流超过额定值，使磁场建立过快时易造成失超，磁体补充液氦时方法不当也极易引起失超（如输液压力过大或输液速度过快），误操作紧急失超开关造成"意外"失超等；④其他不可抗拒的因素造成的失超，如地震、雷电、撞击等均可造成失超。

失超带来的问题主要是过压、过热等，失超后，首先要尽快更换失超管内的保险膜，以免空气进入磁体低温容器后形成冰块，再者要对磁体进行全面检查，找出失超原因，如果磁体尚未破坏，要尽快重新建立超导环境并励磁。

6. 超导磁体的其他组件

（1）失超管：是超导磁体不可缺少的一部分，其作用是将磁体内产生的氦气排到室外。日常情况下只将磁体内产生的少量氦气排出，一旦失超，磁体容器中近千升的液氦变为氦气（通常每升液氦气化为 $1.25m^3$ 氦气）将从失超管喷出。如果失超管设计尺寸不足，铺设路径不合理、不通畅甚至堵塞，磁体因内部压力快速增高而被损坏的可能性将增大。

（2）紧急失超开关：又称为磁体急停开关，是人为强制主动失超的控制开关，装于磁体间或控制室内靠近门口的墙上，其作用是在紧急状态下迅速使主磁场削减为零。该开关仅用于地震、火灾和危及受检者生命等突发事件发生时。出于安全考虑，可在失超按钮上加装隔离罩，需要严格控制进出磁体间的人员对该开关的操作。

超导磁体具有线圈多、电流大及磁场高等特点，大电流在强磁场下会产生很大的应力，其压强可达百兆帕，因此在磁体设计时必须进行电磁分析及应力分析，应力与磁体结构和尺寸有关。

超导磁体优点有高场强，高稳定性，高均匀性，线圈里的感应电流因没有衰减而不消耗电能，容易达到系统所要求的孔径，所得图像的信噪比高、质量好等。特殊功能成像及超快速成像只能在超导高场强的 MRI 设备中完成。但是超导线圈须浸泡在

密封的液氦杜瓦中方能工作，增加了磁体制造的复杂性，运行、安装及维护的费用相对较高，随着磁场强度的升高，其边缘场范围增大。

（四）匀场

受磁体设计、制造工艺及磁体周围环境（如磁体屏蔽、磁体附近固定或可移动的铁磁性物体等）影响，磁体安装就位后需要在现场对磁场的均匀性进行调整，这个过程称为匀场。匀场是通过机械或电器调节的方法建立与磁场非均匀分量相反的磁场，消除磁场非均匀性的过程。常用的匀场方法有被动匀场和主动匀场两种。

1. 被动匀场 被动匀场指在磁体孔洞内壁上贴补专用小铁片（匀场片），以提高磁场均匀性的方法。由于该匀场过程中不使用有源元件，故又称为无源匀场。匀场所用的小铁片一般用磁化率很高的软磁材料，根据磁场测量的结果确定被动匀场小铁片的几何尺寸、数量及贴补位置，不同厂家甚至不同磁体型号的小铁片几何形状及尺寸均有所不同。

超导磁体的被动匀场过程是：磁体励磁→测量场强数据→计算匀场参数→退磁→在相关位置贴补不同尺寸的小铁片。这一过程要反复进行多次，直至达到理想均匀性。匀场用的小铁片本身没有磁性，一旦将它贴补到磁体内壁，立刻被磁场磁化而成为条型磁铁，从而具有了与条形磁铁类似的磁场，如图 3-7 所示。图 3-8 表明匀场小铁片对磁场的作用，小铁片外部靠近磁体中心一侧的磁力线

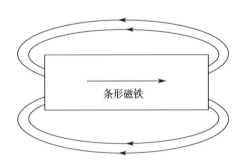

图 3-7　条形磁铁的磁场

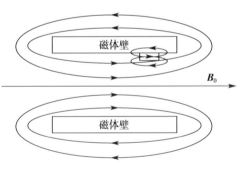

图 3-8　小铁片对磁场的影响

正好与主磁场反向，从而削弱了小区域内的磁场强度。匀场时，何处磁场均匀性差，就在何处贴补这种小铁片，铁片的尺寸要根据需要调整的场强差来决定。用小铁片匀场的优点是可校正高次谐波磁场产生的不均匀，材料价格便宜，不需要高精度电流。大多数铁片装在磁体孔径内，有些被动匀场中的铁片装在磁体杜瓦容器外侧，用来补偿磁体上、下钢梁（或其他金属）引起的高次谐波。

2. 主动匀场 主动匀场是通过适当调整匀场线圈阵列中各线圈的电流强度，用匀场线圈产生局部磁场的变化来调节主磁场，提高整体磁场均匀性的方法，又称为有源匀场。在没有独立匀场线圈的MRI设备，主动匀场是利用调节梯度磁场对主磁场的非均匀性进行动态校正。匀场线圈由若干个大小不等的小线圈组成，这些小线圈分布在圆柱形匀场线圈骨架的表面，构成线圈阵列，将其称为匀场线圈，安装于主磁体线圈和梯度线圈之间。主动匀场是对磁场均匀性进行精细调节的方法，匀场线圈产生的磁场可以抵消谐波磁场，改善磁场的均匀性（既可修正轴向非均匀性，也可修正横向非均匀性）。

匀场线圈也有超导型及阻抗型之分。超导型匀场线圈与主磁场线圈置于同一低温容器中，其电流强度稳定，且不消耗电能。阻抗型匀场线圈使用最多，但它要消耗能量，匀场电源的质量对于匀场效果起着至关重要的作用，匀场电源波动时，不仅达不到匀场的目的，而且主磁场的稳定性会变差。因此，在MRI设备中匀场线圈的电流均由高精度、高稳定度的专用电源提供。

（赵海涛）

第二节 梯度系统

梯度系统是指与梯度磁场相关的电路单元。其功能是为MRI设备提供满足特定需求、可快速切换的梯度磁场，对MR信号进行空间编码，在梯度回波和其他一些快速成像序列中起着特殊作用（聚相、离相等），在没有独立匀场线圈的磁体中，梯度系统可兼用于对主磁场的非均匀性进行校正，因此，梯度系统是MRI设备的核心部件之一。

一、梯度系统的性能指标

梯度的性能通常有梯度磁场强度、梯度磁场爬升时间、梯度磁场切换率、梯度磁场线性、梯度有效容积及梯度工作周期等。

（一）梯度磁场强度

梯度磁场强度是指梯度能够达到的最大磁场强度，通常用单位长度内梯度磁场强度的最大值表示，单位为mT/m。在梯度线圈一定时，梯度磁场强度由梯度电流决定，而梯度电流又受梯度功率放大器的输出功率限制。目前超导MRI设备梯度磁场强度在30~100mT/m。MRI设备梯度磁场强度通常是指单轴（x、y或z轴）的梯度磁场强度。

（二）梯度磁场切换率及梯度磁场爬升时间

梯度磁场切换率和梯度磁场爬升时间是梯度系统两个重要指标，从不同角度反映了梯度磁场达到最大值的速度。梯度磁场爬升时间指梯度磁场强度由零上升到最大梯度磁场强度或由最大梯度磁场强度降至零所用时间，单位为ms。梯度磁场切换率是梯度磁场强度从零上升到最大值或从最大值下降到零的速度，即单位时间内梯度磁场的变化率，单位为mT/（m·ms）或T/（m·s）。超导MRI设备的梯度磁场切换率可达120~200mT/（m·ms）。梯度磁场切换率越高，梯度磁场爬升越快，扫描速度越高，从而实现快速或超快速成像，梯度磁场爬升时间决定或限制MRI设备的最短回波时间。如图3-9所示，梯度磁场的变化波形可用梯形表示，其有效部分是中心的矩形，梯形的腰表示梯度线圈通电后，梯度磁场强度逐渐爬升至最大值的过程。

（三）梯度磁场线性

梯度磁场线性是衡量梯度磁场动态性能及平

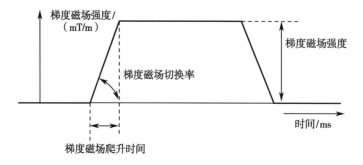

图3-9 梯度系统性能参数的关系

稳递增性能的量化指标,线性度是指校准曲线接近规定直线的吻合程度。线性越好,表明梯度磁场越精确,图像的质量就越好,线性度随着距磁场中心距离增加而降低,因此如果梯度磁场的线性不佳,图像边缘可能产生畸变,通常梯度磁场的线性范围大于成像视野。

(四)梯度有效容积

梯度有效容积又叫均匀容积,指梯度线圈所包容的梯度磁场满足一定线性要求的空间区域。这一区域位于磁体中心,并与主磁场的有效容积中心相同。梯度线圈的有效容积越大,成像不失真的视野范围越大。产生 x、y 梯度的线圈通常采用鞍形线圈,对于鞍形线圈,其有效容积只能达到总容积的60%左右。

(五)梯度工作周期

梯度工作周期指在一个成像重复时间(TR)内梯度磁场工作时间所占的百分比。梯度工作周期与成像层数有关,在多层面成像中,成像层面越多则梯度磁场的工作周期百分数越高。

梯度磁场强度必须大于主磁场的非均匀性,否则磁场非均匀性将严重影响空间编码,在2DFT成像中引起影像几何失真,在投影重建成像中不仅引起几何失真,还导致空间分辨力降低。梯度系统性能高低直接决定着MRI设备的扫描速度、影像的几何保真度及空间分辨力等,另外,其性能还同扫描脉冲序列中梯度脉冲波形的设计有关,即一些复杂序列的实现也取决于梯度性能。

二、梯度系统的组成

梯度系统由梯度线圈、梯度控制器(gradient control unit,GCU)、数-模转换器(digital to analogue converter,DAC)、梯度功率放大器(gradient power amplifier,GPA)和梯度冷却系统等组成。梯度功率放大器由波形调整器、脉冲宽度调整器和功率输出级等组成。各组件之间的关系如图3-10所示。梯度磁场是电流通过特定结构的线圈产生,其工作方式是脉冲式的,需要较大的电流和功率。梯度磁场快速变化所产生的作用力使梯度线圈发生机械振动,其声音在扫描过程中清晰可闻。

MR成像方法不同,梯度磁场的脉冲形式也不同,梯度脉冲的开关及梯度波形控制由GCU完成,GCU发出梯度电流数值,经过数-模转换器将其转换为模拟控制电压,该电压与反馈电路的电压进行比较后送波形调整器,再经脉冲调制,便产生桥式

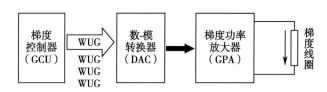

图 3-10 梯度系统工作流程

功率输出级的控制脉冲。

(一)梯度线圈

MRI设备梯度线圈在一定电流驱动下,在整个成像范围内建立大小、方向和线性度满足要求的梯度磁场,它是由 x、y、z 三个梯度线圈组成。梯度线圈的设计应该具有良好的线性度、切换率快、爬升时间短、线圈功耗小及涡流效应低等特性。

产生 z 轴梯度磁场的线圈 $\boldsymbol{G}_z$ 可以有多种形式,最简单的是麦克斯韦(Maxwell)对。Maxwell 对是一对半径相同的环形线圈,两线圈中通过的电流大小相等、方向相反,根据电磁场理论,当两线圈的距离为线圈半径的 $\sqrt{3}$ 倍时,线圈产生的磁场线性最佳,且可使正中平面的磁场强度为零,图3-11 为几组 Maxwell 对绕制的 z 轴梯度线圈,图3-12 是 z 轴梯度所产生的磁场,根据右手螺旋定律可知,两端线圈产生不同方向的磁场,一端与 $\boldsymbol{B}_0$ 同向,另一端与其反向,因而与主磁场叠加后分别起到加强和削弱 $\boldsymbol{B}_0$ 的作用。

x 轴和 y 轴梯度线圈 $\boldsymbol{G}_x$ 和 $\boldsymbol{G}_y$ 的设计原理是依据电磁学中的毕奥-萨伐尔定律(Biot-Savart law),即适当放置四根无限长平行通电导线,其周围便可产生线性梯度磁场,且如果导线几何形状满足一定

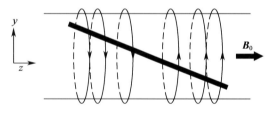

图 3-11 z 轴梯度线圈

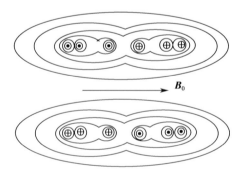

图 3-12 z 轴梯度线圈产生的磁场

条件，则产生的梯度磁场大小只与线圈中通过的电流有关。实际上导线不能太长，必须提供适当的返回电路，因此 x 轴和 y 轴梯度线圈使用鞍形线圈，其采用圆弧线而不是平行直线，这样对磁体入口的限制小。根据对称性原理，将 G_x 旋转 $90°$ 就可得到 G_y。因此，G_x 和 G_y 线圈的设计可以归结为同一线圈的设计问题。图 3-13 及图 3-14 是 y 轴梯度线圈及其产生的梯度磁场。x 轴、y 轴及 z 轴三组梯度线圈被固定并封闭在用纤维树脂制作的圆柱形筒内，再装入磁体腔内。

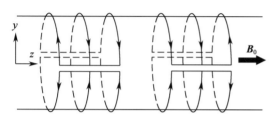

图 3-13　y 轴梯度线圈

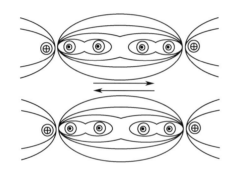

图 3-14　y 轴梯度线圈产生的磁场

（二）梯度控制器和数-模转换器

梯度控制器（GCU）的任务是按系统主控单元的指令，发出全数字化的控制信号，数-模转换器（DAC）接收到数字信号后，转换为相应的模拟电压控制信号，产生梯度功率放大器输出的梯度电流。MRI 设备不仅要求梯度磁场能够快速启停，而且要求其大小和方向都能够改变，反映在硬件上就是要求梯度功率放大器的脉冲特性高。对梯度功率放大器的精确控制就是由 GCU 和 DAC 共同完成的。通常 DAC 的精度（分辨力）由输入端的二进制数的位数决定，梯度系统大多采用 32 位的 DAC。

（三）梯度功率放大器

梯度功率放大器（GPA）负责整个梯度控制电路的功率输出，要求具有功率大、开关时间短、输出电流精度高和系统可靠等特点。但线路分布参数、元器件质量、涡流效应以及梯度线圈感性负载等给梯度功率放大器的设计带来一定困难，梯度功率放

大器性能的优劣决定整个梯度系统的性能。为了使三个梯度线圈的工作互不影响，一般都安装三个相同的电流驱动放大器。它们在各自的梯度控制器控制下分别输出系统所需的梯度电流。

梯度功率放大器的输入信号就是来自 DAC 的标准模拟电压信号，该电压信号又决定了梯度电流的大小。为了精确调节梯度电流的量值，MRI 设备在梯度电流输出级与梯度功率放大器间加入了反馈环节。采用霍尔元件测量梯度电流，实现实时监测。MR 扫描过程中需不断地改变梯度磁场的强度和方向，因此 GPA 除了要具备良好的功率特性外，还要有良好的开关特性，才能满足快速变化的需要。

梯度功率放大器是工作在开关状态的电流放大器，由于梯度放大电路的驱动电流较大，梯度线圈的电阻比较稳定，使用开关放大器可大大降低放大器中三极管本身的功耗。开关放大器与系统时钟同步工作，其输出电流平均值取决于工作脉冲的占空比。另外，梯度线圈是感性负载，电流不能突变，因此 GPA 通常采用高电压电源。假设梯度线圈的电感与电阻分别是 L 与 R，则开关管接通后电流上升的时间常数 $\tau = L/R$，通常梯度线圈的 L 很小，R 比较大，使 τ 非常短。采用高电压电源，可在管子导通的最短时间内使输出电流达到额定值，这样开关管的功耗最小。

（四）梯度冷却系统

梯度系统是大功率系统，为得到理想的梯度磁场，梯度线圈的电流达几百甚至上千安，大电流将在线圈中产生大量的焦耳热，如果不采取有效的冷却措施，有可能烧坏梯度线圈。梯度线圈固定封装在绝缘材料上，没有依赖环境自然散热的客观条件。常用的冷却方式有水冷和风冷两种：水冷方式是将梯度线圈经绝缘处理后浸于封闭的蒸馏水中散热，水再由水冷交换机将热量带出；风冷方式是直接将冷风吹在梯度线圈上，目前高性能的梯度系统均采用水冷方式。

（五）涡流及涡流补偿

电磁学定律指出变化的磁场在其周围导体内产生感应电流，这种电流的流动路径在导体内自行闭合，称涡电流，简称涡流。涡流的强度与磁场的变化率成正比，其影响程度与这些导体部件的几何形状及与变化磁场的距离有关，涡流所消耗的能量最后均变为焦耳热，称为涡流损耗。

梯度线圈被各种金属导体材料所包围，因而

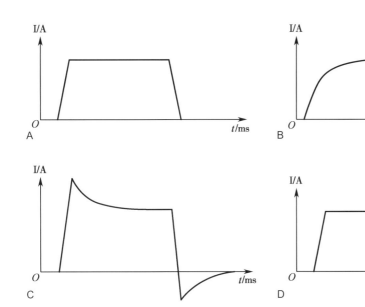

图 3-15 涡流对梯度波形的影响

在梯度磁场快速开关的同时，必然产生涡流。随着梯度电流的增加涡流会增大，而梯度电流减小时，涡流又将出现反向增大，当梯度磁场保持时，涡流按指数规律迅速衰减。涡流的存在会大大影响梯度磁场的变化，严重时类似于加了低通滤波器，使其波形严重畸变，破坏其线性度，如图3-15B 所示。

为了克服涡流影响，采取下列措施：①在梯度电流输出单元中加入 RC 网络，预先对梯度电流进行补偿，如图 3-15C、图 3-15D 是补偿梯度电流及补偿后梯度电流波形，经过补偿后梯度磁场的波形变化已经近似理想状态。②由于涡流的分布不仅在径向，同时存在于轴向，因此采用 RC 电路不能完全补偿涡流，可以利用有源梯度磁场屏蔽的方法，即在主梯度线圈与周围导体之间增加一组辅助梯度线圈。辅助线圈与主梯度线圈同轴，施加的电流方向与主梯度电流相反，且同时通或断，这样抵消和削弱了主梯度线圈在周围导体中产生的涡流，这种有源梯度磁场屏蔽使梯度系统的成本和功耗成倍增加，辅助线圈的设计必须进行电磁、力、功耗及涡流多指标分析。③可以使用特殊的磁体结构，用高电阻材料来制造磁体，以阻断涡流通路，从而使涡流减小。

梯度线圈在工作时需要高频地开启和关闭，线圈中的电流不断地发生变化，通电的梯度线圈在强磁场中由于洛伦兹力的作用而发生高频的机械振动，并产生一种非常特殊的噪声。为了降低梯度线圈的噪声，涌现出了许多新技术，如梯度线圈真空隔绝腔技术、缓冲悬挂技术、噪声固体传导通路阻断技术、静音扫描序列技术等。此外，使用专业的吸音材料也可以实现降低噪声的目的。

（赵海涛）

第三节　磁共振射频系统

射频（radio frequency, RF）系统是磁共振系统中利用射频线圈实施射频激励并接受和处理射频信号的功能单元。射频系统通过发射产生一定频率和功率的电磁波，使受检者体内的氢质子受到激励而发生共振。被激发氢质子在弛豫过程中会产生电磁波，射频系统通过接收电磁波，获取 MRI 信号。与场强、梯度系统一样，射频系统的性能也与图像质量有直接的关系。

控制射频发射器和接收器的发射和接收射频信号的部分在磁共振系统中也称作谱仪。在 MRI 系统中的作用是执行脉冲序列，产生 MRI 信号并采集图像数据。

一、射频线圈

（一）射频线圈作用

射频表示可以辐射到空间的电磁频率，频率范围在 300kHz~300GHz 之间（图 3-16）。射频线圈就是磁共振成像设备中用于发射射频脉冲和/或接收磁共振信号的硬件。

氢原子的进动频率由拉莫尔方程决定。拉莫尔方程为：

$$\omega_0 = B_0 \times \gamma \qquad 公式（3-1）$$

其中，ω_0 是进动频率，B_0 是磁场强度，γ 是磁旋比。

氢原子的磁旋比是42.57MHz/T。按照这一原理，磁共振设备的磁场强度一般在0.2~3.0T之间，对应的氢原子的进动频率为8.5~127.8MHz。要是氢原子发生进动，就要发射与其进动频率相等的射频脉冲。这一波段位于调频广播及无线电通信的频率范围内。

射频线圈可以看作广播通信用的天线，用来发射和接收这一频率范围内的电磁波，其原理就是法拉第的电磁感应现象。与常见的广播用天线的显著区别是：接收线圈处于被接收的MR信号的近场区域，发射和接收之间属于磁耦合，而非广播天线用的电耦合，射频线圈不能采用点耦合所采用的线装天线，而必须采用磁耦合的环形天线，以形成驻波谐振。

（二）射频线圈的性能指标

射频线圈的主要指标有信噪比（SNR）、灵敏度、场强均匀度、线圈品质因数（Q）、有效范围等参数和设计参数。线圈的设计的主要目的就是要获得尽可能高的信噪比，以获得最佳的图像质量。

（三）射频线圈分类

1. 按功能分类　用于建立RF场的线圈叫发射线圈（Tx coil），用于检测MRI信号的RF线圈叫接收线圈（Rx coil）。发射线圈和接收线圈可以是分离的，也可以合并在一起。线圈的分离设计有利于按照各自的用途进行优化。

2. 按照主磁场方向分类　可以分为螺线管线圈、鞍形线圈（图3-17）。射频磁场方向要与主磁场方向相互垂直。高场超导磁共振的磁场属于纵向磁场，开放式低场磁共振属于横向磁场。在纵向磁场中采用的是鞍形线圈，能产生与主磁场垂直且均匀的射频磁场，而且结构简单、性能优异，既可作为发射线圈，也可用于接收线圈，被大多数中、高场MR所采用。在横向磁场中采用的是螺线管线圈，产生的射频磁场与人体长轴一致。

3. 按照使用部位分类　可以分为头线圈、全身线圈、躯干用表面线圈、膝关节专用线圈、脊柱线圈等（图3-18）。

4. 根据线圈的发明顺序分类

（1）正交线圈：也称作鸟笼式线圈，含有两个正交放置的线圈，既可用于射频的发射，也可接收信号。由于线圈的正交排列，可以保障能发射和接收各个方向的信号。作为发射线圈时，射频磁场均

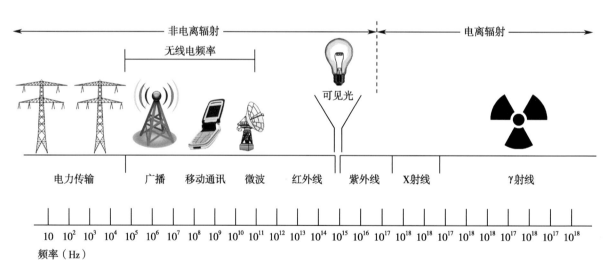

图 3-16　射频脉冲的频率范围

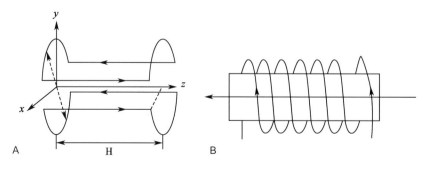

图 3-17　线圈结构示意图
A. 鞍形线圈；B. 螺线管线圈。

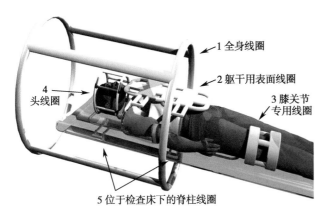

图 3-18 线圈分类示意图

匀度较高，因此磁体内置的发射体线圈如今仍然采用这种设计。此类线圈的缺点是作为接收线圈时，信噪比较差，还不能实现并行采集加速，因此不论是成像质量还是成像速度都不能完全满足现在的临床扫描需要，所以，该线圈作为接收成像线圈渐渐淡出市场。

（2）表面线圈：放置在人体体表进行成像的线圈。由于此类线圈紧贴成像部位，成像质量有较大的改善。但是，成像范围只能限制在该线圈覆盖的范围内，对于线圈摆位要求高，一旦摆放线圈位置有偏差，成像质量会大幅降低。除此之外，由于只有一个通道，无法进行并行采集加速，临床扫描速度也受到限制。

（3）相控阵线圈：由多个小型表面线圈组成的线圈阵列。每个小线圈都有独立的接收通道及放大器，可用其进行大范围成像，提高信噪比。线圈阵列中每个线圈单元可同时采集其对应组织区域的磁共振信号，在采集结束后将所有小线圈的信号有机结合后重建磁共振图，每个线圈单元也可任意组合或单独使用。根据应用部位不同，相控阵线圈可以分为相控阵头线圈、相控阵脊柱线圈、相控阵体线圈等；根据其通道数不一样，相控阵线圈可以分为 4 通道、8 通道、16 通道、32 通道。为了解决临床使用过程中，针对不同扫描部位需要更换不同相控阵线圈的问题，发明了一体化相控阵线圈。该线圈系统与磁共振高度整合，患者床板内部嵌入高密度线圈阵列，患者躺上后与线圈紧密贴合；此外，不同的成像部位线圈可以任意拼接、自由组合，方便了临床使用。

5. 按极化方式分类 可分为线性极化和圆形极化两种方式。线性极化的线圈只有一对绕组，相应射频磁场也只有一个方向。而圆形极化的线圈即正交线圈，具有相互垂直的绕组，可以接受来自任

何方向的信号。

二、射频发射系统

（一）发射电路

发射电路的简单原理可以用图 3-19 来说明。线圈（L）与电容 C_2 并联，电路将谐振于频率 ω_0。

$$\omega_0^2 L C_2 = 1 \qquad 公式（3-2）$$

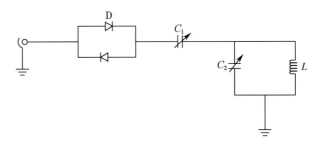

图 3-19 射频发射电路原理

此时线圈中的电流将是总电流的 Q 倍，Q 为回路的品质因数。

$$Q = \frac{\omega_0 L}{R} \qquad 公式（3-3）$$

式中 R 为发射线圈的电阻，这个电阻一般很小。Q 值从几十到几百。

发射线圈的基本要求是：适当的 Q 值；均匀的 RF 场；线圈装置不能太大，避免自激振荡。最简单的发射线圈由单个圆形线圈组成（图 3-20）。

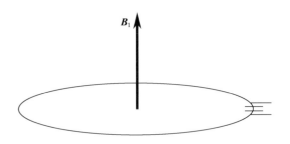

图 3-20 发射线圈示意图

其场强分布为：

$$\boldsymbol{B}_1(y) = \mu_0 \frac{r^2}{2(r^2 + y^2)^{3/2}} \qquad 公式（3-4）$$

式中 y 为场强所在点到线圈平面的距离。场强 $\boldsymbol{B}_1$ 沿轴方向随与线圈平面的距离 y 的增加而降低。

（二）射频发射单元

射频发射单元的功能是提供扫描序列所需的各种 RF 脉冲形状。发射单元主要由射频振荡器、频率合成器、滤波放大器、波形调制器、脉冲功率放大器、终端匹配网络、发射线圈组成（图 3-21）。由射频振荡器产生的电磁波送入频率合成器，形成符

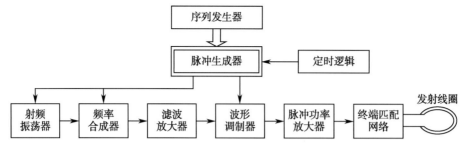

图 3-21 射频系统的发射单元

合成像序列所需的 RF 频率。标准频率的 RF 经滤波放大后，进入波形调制器后，产生成像所需的波形。经功率放大后，RF 的输出功率得以提升。终端匹配是起缓冲和开关作用。对于发射与接收为一体的线圈来说，终端匹配的作用是通过阻抗的变换实现发射和接收功能的转换。

三、射频接收系统

（一）接收线圈

接收线圈用于接收人体被检部位所产生的 MR 信号，直接决定着成像质量。它与发射线圈的结构非常相似，有些线圈可以具有发射和接收双重功能。接收线圈对性能的要求要比发射线圈高，如 Q 值高，电阻小。如同一个线圈分别用于发射和接收，可用一个"Q 开关"，使该线圈在发射脉冲期间为低 Q 值，而在接收信号时变为高 Q 值，从而将发射与接收功能分离开来（图 3-22）。

为提高接收线圈的 SNR，可应用表面线圈，使其形状跟被检部位的外形相吻合，正好将其覆盖在被检部位的表面，如脊柱表面线圈、膝关节表面线圈等（图 3-23）。

（二）射频信号接收单元

射频信号接收单元的功能是接收磁共振信号，并经过放大处理器后供数据采集单元使用。该部分由接收线圈、前置放大器、混频器、中频放大器、相位检波器、低通滤波器等组成（图 3-24）。

由于接收的信号只有微瓦量级，而发射信号为千瓦量级，两者之间数量级差 10^9 倍，所以发射和接收通道之间的隔离十分重要。在信号接收期间，要可靠地切断发射机，以免来自发射通道的噪声和干扰进入接收通道，降低信噪比。在发射期间，接收器被封锁不工作，以免 RF 功率进入 RF 低噪声前置放大器，损坏前置放大器。

接收天线感应出的信号首先进入前置放大器。

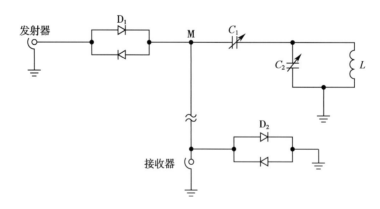

图 3-22 射频接收电路原理图

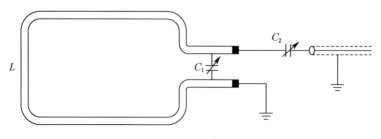

图 3-23 脊柱表面线圈示意图

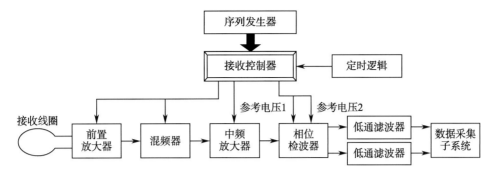

图 3-24　射频系统接收电路原理图

因为信号非常微弱，对前置放大器的要求是高灵敏、低噪声。信号经过混频器后，变为频率固定的中频，这样在后续可以对中频进行较高增益的放大，提高接收电路的灵敏度。经过检波器后，分离出两个相位差为90°的信号，其幅值正比于输入信号的振幅和相位。该信号经低通滤波器滤除混杂的交流成分后，送入模-数转换器进行模-数转换。

（张　翼）

第四节　信号采集、图像重建及主计算机系统

信号采集和图像重建是磁共振成像的最后一个步骤。信号采集（signal acquisition）也称为信号采样（signal sampling）或者数据采集（data acquisition），是指对相敏检波后的两路信号，即质子群的静磁化强度矢量 M_0 的实部（M_x）和虚部（M_y）信号分别进行模-数（A/D）转换，使之成为离散数字信号的过程。这些数字信号经过累加及变换处理后就成为重建 MR 图像的原始数据（raw data）。

一、信号采集系统

磁共振信号是随时间连续变化的模拟信号。模拟信号转换为数字信号后便于进一步处理，如累加、存储、变换和运算等。

信号采集单元的核心器件是模-数转换器。A/D 转换就是将模拟信号变换为数字（离散）信号的过程。A/D 转换可分为采样和量化两个步骤。

（一）采样

采样就是把输入信号某一瞬间的值毫无改变地记录下来，或者说采样是把一个连续时间函数的信号，用一定时间间隔的离散函数来表示。根据奈奎斯特定理（Nyquist theorem），为了真实记录原始模拟信号的波形，模-数转换器（ADC）的信号采样率至少应为原始信号最高频率的两倍。对于一个有限带宽信号，只有采用超过奈奎斯特频率的信号采样频率对其采样，才能保证离散化的数字信号可以完全逆转换恢复到原来连续的模拟信号。如果信号的采样率低于两倍奈奎斯特频率，采样数据中就会出现虚假的低频成分。

磁共振信号的频率范围取决于梯度磁场和层面的大小。当 MRI 设备中使用的梯度磁场在 0.01~0.10mT/cm 之间时，其相应的 MR 信号频率应为 12~120kHz，因此，信号采集系统的采样频率至少应在 24~240kHz 以上。目前 1.5T 和 3.0T MRI 设备的射频信号采样率一般在 700kHz 到 3MHz 之间。

当对模拟信号进行 A/D 转换时，需要一定的转换时间，在这个转换时间内，模拟信号要保持基本不变，才能保证转换精度。采样保持即为实现这种功能的电路。在 A/D 转换过程中，设 Δt 为一个采样周期，则所谓采样值的保持，是指在 0、$1\Delta t$、$2\Delta t$ 等时间段内保持采样所得到的信号值为一个常值，或者在 Δt 的部分时间内是个常值，以便给 ADC 预留充足的时间（微秒级）对这一常值进行高速 A/D 转换。这样，连续模拟信号在经过采样、保持之后，所得到的是一系列平顶脉冲。

（二）量化

量化是把采样后成为不同幅度断续脉冲的 MR 信号用离散的数值来表示。采样是对模拟信号在时间域上进行离散化，而量化则是在幅值取值上进行离散化，以最终满足数字信号处理的要求。

量化器设计时将标称幅度划分为若干份，称为量化级，一般为 2 的整数次幂。量化级数越多，量化精度越高、误差就越小。但随着量化级数的增加，数据位数也随之增加，对芯片的处理能力和转换速度都提出了更高的要求。在 MRI 设备中，一般采用 16 位以上的模-数转换器进行磁共振信号的数字化。16 位模-数转换器可有 15 536 种取值。

（三）信号采集系统的组成

信号采集单元的核心器件是模-数转换器。模-数转换器的两个重要指标是分辨力和转换速率。前者就是指量化的精度，后者是指完成一次从模拟转换到数字的 A/D 转换所需时间的倒数。因为 A/D 转换的过程分为采样保持和量化两个步骤，因此这两个步骤的快慢将影响 A/D 转换的速度。经过数字化后的信号数据经数据接口和数据总线被送往数据缓冲器暂存，并进行数据预处理和影像重建。上述每一个过程都是在序列发生器以及有关控制器的作用下完成的。射频信号采集系统的组成如图 3-25。

二、数据处理和图像重建系统

（一）数据处理流程

MRI 设备信号采集单元 A/D 转换所得数字信号不能直接用于图像重建，还需进行一些数据处理，这些处理包括累加平均、相位矫正、数据拼接以及重建前的预处理等。这些处理过程由计算机图像重建部分完成。

需要明确几个概念：未经处理的数据称为 ADC 数据（analog to digital conversion data）；经过拼接的带有控制信息的数据称为测量数据（measurement data）；在图像重建系统中经过预处理的测量数据称为原始数据（raw data）；原始数据经重建后得到磁共振图像数据（image data），图像数据通过影像显示的窗口技术转化为相应的灰阶，从而得到显示出来的磁共振图像。

ADC 数据是磁共振信号的基本数据，不包含任何控制信息及标志信息。图像重建仅采用 ADC 数据是不可能的。因此，首先需要在 ADC 数据中加入图像重建必需的信息，这些信息包括扫描计数器之值（关于扫描和列的信息）、ADC 数据的类型（实部或虚部）、生理信号门控数据、层面编号等。上述信息统称为识别信息或标志信息（identification

information）。MRI 设备中采用增加字长（实际为拼接）的办法扩充数据的信息容量。

如前所述，在 MRI 设备中一般采用 16 位的模-数转换器，相当于一个字（word）的长度（相当于 2 个字节）。在 ADC 数据上再拼接一个 16 位的含标志信息的标识字，就得到了 32 位的测量数据。可见为了提高数据的传送和处理速度，图像处理阵列应采用 32 位以上的计算机进行数据处理。

（二）图像重建

测量数据进入图像处理器后，首先进行预处理，形成标准格式。每幅图像对应两个原始数据矩阵，一个表示信号的实部 M_x，另一个则为信号的虚部 M_y。实部和虚部矩阵均被送入傅里叶变换器，分别进行行和列两个方向的快速傅里叶变换，以便还原出带有定位信息的实部和虚部图像矩阵。此后，图像处理器再对这两个矩阵的对应点取模，就得出一个新的矩阵，这一矩阵称为模矩阵。模矩阵中每个元素值的大小正比于每个体素磁共振信号的强度，以其作为灰度值显示出来时就得到所需的磁共振图像。

图像重建是对原始数据的数学运算，使用软件计算的方式会占用大量的 CPU 资源，不利于系统处理其他的数据。因此，图像重建是由专用的图像阵列处理器完成。图像阵列处理器一般由数据接收单元、高速缓冲存储器、数据预处理单元、算术和逻辑运算部件、控制部件、直接存储器存取通道以及傅里叶变换器组成。在高速图像阵列处理器中，所有的数学运算均由固化的硬件和微码完成。

图像重建的运算主要是快速傅里叶变换（fast Fourier transfrom，FFT）。FFT 包括行和列两个方向，因而运算量极大。FFT 速度的快慢，基本上决定着图像重建的速度。当前主流的高速图像处理器每秒可重建千余幅图像。

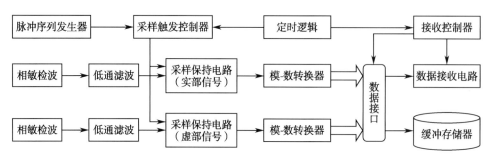

图 3-25　射频信号采集系统组成框图

三、主控计算机及图像显示系统

在 MRI 设备中,计算机(包括微处理器)的应用非常广泛。各种规模的计算机、单片机、微处理器,构成了 MRI 设备的控制网络。MRI 系统的操作、控制、协调、安装、维护等都需要计算机完成;磁共振信号的采集、处理、显示及储存亦需依靠计算机完成。MRI 扫描得到的数据较 CT 复杂,因此要求其计算机有快速的运算能力及良好的软件支持。

(一)计算机硬件

计算机硬件包括主机和外部设备。主机由中央处理器(CPU)和主存储器组成,外部设备包括存储器、输入、输出设备等。

模-数转换器将 MR 信号转换成数字信号传输到图像阵列处理器处理,并进行傅里叶变换,运算的结果是一个数字阵列,扫描过程中,原始数据经缓冲器进入硬盘,扫描结束后计算机重新输入原始数据重建,然后按灰阶的数值排列组合成 MR 图像储存于主存储器(硬盘)中,并在显示器屏幕上显示。CPU 还驱动、控制和协调各分系统的工作。输入设备包括主控台,主要用于将程序和成像参数输入计算机,对扫描过程进行干预和控制,输入设备将各种形式的信息变成计算机内的二进制代码的形式。输出设备包括显示器,医用胶片成像设备及网络传输设备等。

(二)主控计算机系统

主控计算机(host computer)系统由主控计算机、控制台、主控图像显示器、生理信息显示器(显示受检者心电、呼吸等电生理信号和信息)、图像硬拷贝输出设备(激光相机)、网络适配器以及谱仪系统的接口部件等组成(图 3-26)。其中图像显示器通常又是控制台的一部分,用于监视扫描及 MRI 设备的运行状况。

主控计算机系统主要是控制用户与 MRI 设备各系统之间的通信,并通过运行扫描软件来满足用户的所有应用要求。主控计算机拥有扫描控制,患者数据管理,图像归档、打印、评价,以及机器检测(包括自检)等功能。此外,随着医学影像标准化的发展,主控计算机系统还必须提供标准的网络通信和信息标准化接口,例如 DICOM3.0、IHE、HL7 等接口。

1. 主控计算机的组成 主控计算机是 MRI 设备的调度指挥中心,它介于用户与 MRI 设备的谱仪系统之间,主要由中央处理单器(central processing unit, CPU)、内存储器、外存储器、接口组成。

2. 控制台 控制台一般由键盘、显示器、鼠标、光盘驱动器、主控计算机等部件组成,有些 MRI 设备还配有触摸屏。

(三)图像显示系统

原始数据在图像阵列处理器完成图像重建后,磁共振图像立刻传送至主控计算机的硬盘中。随

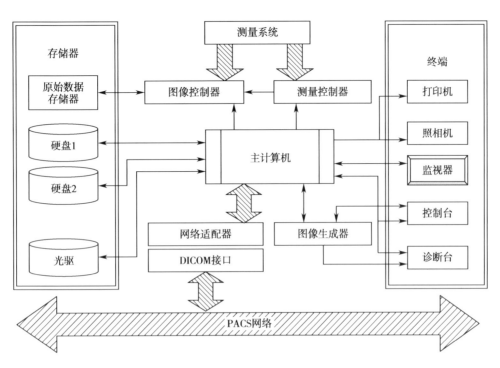

图 3-26 主控计算机系统组成

后，这些图像可供放射医师和技师在控制台上查询、检索、浏览、调节窗宽窗位、标记、排版打印胶片、继续完成高级影像后处理等工作。这一系列过程均离不开磁共振图像的显示。

图像显示器的性能对图像浏览和诊断工作有一定影响，因此 MRI 设备选配显示器需要满足一定的物理条件。液晶显示器应符合医学影像显示标准，一般标配大尺寸液晶显示器作为主控台的显示器件。液晶显示器具有固定的物理分辨力，显示矩阵至少为 1 280×1 024。显示器的亮度应高于 270cd/m^2，对比度至少应达到 600∶1。为观察磁共振动态成像图像，液晶显示器响应时间应低于 20ms。为方便观察者从不同视角观察液晶显示器上的影像，其上下和左右的视角应该在 ±85° 以上。2002 年，美国医学物理学家协会第 18 工作组（American Association of Physicists in Medicine Task Group 18，AAPM TG18）发布了《医学成像系统显示性能测试的标准》并提供了相关测试图案，日本及欧盟也随后参考 AAPM TG18 制定了相应标准，为医学影像显示器的质量控制提供了具体方法和依据，保证了数字化图像在不同的显示器上能达到一致的效果。

（四）主控计算机中的软件

1. 系统软件（system software）　是指用于计算机自身的管理、维护、控制和运行，以及计算机程序的翻译、装载和维护的程序组，是计算机厂家设计用来支持计算机常规运行的程序，如实时磁盘操作系统和资源分享执行程序等。系统软件又包括操作系统、数据库管理系统和常用例行服务程序等三个模块，其中操作系统（operating system，OS）是系统软件的核心。目前在医学影像成像设备中广泛使用的操作系统有 Windows、Linux、Unix 等。

2. 应用软件（application software）　指为某一应用目的而特殊设计的程序组，位于 MRI 设备系统结构的最顶层。一方面应用软件从用户直接获得需求信息，另一方面将用户的请求转变为控制数据发往谱仪系统，以便获得测量数据，最后，再根据用户的要求输出所需信息，即磁共振图像。应用软件是由磁共振厂家设计并用于 MR 系统诊断和现场调整的程序，以及用户操作的软件程序。在 MRI 主控计算机系统中运行的应用软件就是用户操作软件，其中包括成像操作软件和影像分析软件等软件包。这一软件包通常由受检者信息管理、影像管理、影像处理分析、成像操作、系统维护/调整、MR 系统软件诊断、网络管理和主控程序等子系统组成。

（1）受检者信息管理：受检者信息既可以从键盘输入，也可以应用 DICOM 工作列表（worklist）功能从 PACS-RIS 集成信息系统中直接获得，工作列表的应用解决了手工输入容易发生差错的问题，同时提高了工作效率。信息管理模块将上述信息以数据库形式保留，可供检索查询。

（2）影像管理：该模块是专为影像的存储、拷贝、删除、输出等操作而设计的程序，它所完成的任务可称为影像调度。影像信息同样以数据库形式保留，可供检索查询，查找硬盘上患者一般资料和 MRI 影像资料，磁盘影像数据的读出写入、转存及删除等。

（3）影像处理分析：其功能是实现影像的各种变换，以及影像的后处理、分析等工作和任务。影像分析系统的主要功能是影像显示和诊断分析，按照特定要求显示、调节灰度（窗宽、窗位），改变影像大小、位置显示方式、影像的注释和标识，统计感兴趣区（ROI）内的灰度、像素数和信号强度，影像的计算与测量等。

（4）成像操作：是应用软件的核心，是控制 MRI 设备扫描成像的"中枢"。在其扫描控制界面上提供数十个以类别区分的扫描序列供用户选择应用。扫描序列的组织和列表有按照扫描部位、器官以及成像方法分类的，也有按照所用线圈进行分类的。无论采用何种方法，均以方便用户选择、操作、应用为目标和宗旨。成像操作系统的主要功能是按用户的指令进行数据采集和影像重建，影像重建通过指令在专用的阵列处理器中进行；MR 成像操作系统的软件程序主要执行硬件控制、系统调整、数据采集、影像重建、用户接口菜单显示、影像分析及文件管理等任务。

（5）系统维护/调整：是现场调整、维护、检修时不可缺少的工具软件。现场调整程序用来确定 MR 系统的各项技术指标，包括匀场、调节梯度磁场、射频发射和接收系统的调谐等，以便于工程师安装调试、维护及维修。MRI 设备的调整可分为日常调整和检测两大类。日常调整包括匀场、梯度磁场调节、射频发射和接收系统的调整等。检测是指设备故障后提供检修线索的一种计算机辅助检修的手段。检测项目有信噪比、中心频率以及伪影的测量等。

（6）MR 系统软件诊断：提供设备的运行记录、错误、故障等信息，给现场维修维护工程师判断故障和开展维修工作提供参考依据,以便于工程师迅速确定故障部位并予以排除。

(7)网络管理:介于系统软件和应用软件之间的通信控制软件,主要提供网上文件传输(FTP)、网络管理与 DICOM 文件传输(send/receive)、查询检索(query/retrieve)、存储(storage)、影像打印(print)、工作列表(worklist)信息等有关的协议,以便与院区内的 PACS、RIS、HIS 等系统互连。

(8)主控程序:是上述所有系统之间的连接软件,它提供应用软件的主菜单、用户窗口界面、主机登录用户管理,并控制程序的运行。

总之随着 MRI 技术的迅猛发展,其软件系统更新迅速,MRI 系统的功能越来越多,而且更加完善,用户界面更加友好易用。

(张 翼)

第五节 磁共振成像设备的保障体系

一、磁共振成像设备生物效应及安全标准

MR 系统的静磁场、射频磁场以及梯度磁场会产生一定的生物学效应,并对受检者产生一定的影响。

(一)静磁场的生物效应

静磁场的生物效应主要有温度效应、磁流体动力学效应以及中枢神经系统效应等。

1. 温度效应 静磁场对哺乳动物体温的影响称为温度效应。1989 年富兰克(G. S. Frank)等人采用荧光温度计对 1.5T 磁场中人体的体温变化情况进行了测量,结果表明静磁场的存在不会对人体温产生影响,该实验所用的测温方案比较科学,其结果被广泛接受。

2. 磁流体动力学效应 磁流体动力学效应是指处于静磁场环境中的流动液体如血液、脑脊液等所产生的生物效应。静磁场能使血液中红细胞的沉积速度加快,还能通过电磁感应产生感应生物电位进而使心电图发生改变等。

(1)静态血磁效应:血液在磁场中的沉积现象称为静态血磁效应。血液中的血红蛋白是氧的载体,它的活性成分为血红素。由于血红素含有一个亚铁离子,具有一定的磁性,但这种磁性与血红蛋白的氧合水平有关:去氧血红蛋白的磁矩较大,表现为顺磁性;氧合血红蛋白则没有磁矩,无顺磁性。

去氧血红蛋白的顺磁特性,有可能使血液中的红细胞在强磁场(包括强梯度磁场)环境中出现一定程度的沉积,沉积的方向取决于血流在磁场中的相对位置。由于动、静脉血含氧量不同(血红蛋白的氧合水平不同),沉积的程度也稍有不同。但是人体中血液的流动可以完全抵消红细胞微弱磁性所导致的沉降,因此,在 MRI 的静磁场环境中,静态血磁效应可以忽略不计。

(2)动态血磁效应:心血管系统在磁场中诱导出生物电位现象称为动态血磁效应。该生物电位与血流速度、脉管直径、磁场强度、磁场和血流方向的夹角以及血液的磁导率等因素相关,且在肺动脉和升主动脉等处最明显。生理学的研究表明,心肌去极化的阈值电压约为 40mV,此阈值电压已经接近磁场强度为 3.0T 的静磁场中产生的血流电压,这可能是超高场磁共振成像过程中容易出现受检者心律不齐或心率降低等变化的原因。

(3)心电图改变:处于静磁场中的受检者心电图将发生变化,主要表现为 T 波的抬高以及其他非特异性的波形变化(如小尖头波的出现),这些改变是生物电位诱导变化的结果。在 MRI 成像中,由静磁场引起的心电图变化并不伴随其他心脏功能或循环系统功能的损伤,且当患者完成 MRI 检查离开磁体中心区后,其心电图的异常变化也随即消失。因此,一般认为 MRI 检查过程中患者心电信号出现异常并不具有生物风险。但是,对于有心脏疾病的受检者,必须在 MRI 检查过程中全程监测心电图的变化。

3. 中枢神经系统效应 人体的神经系统依靠动作电位以及神经递质来进行相关信号的传导,而外加静磁场则可能会对神经细胞的传导过程产生影响和干扰。如果干扰发生在轴突或有突触联系的神经接头部位,则可能刺激突触小泡中的乙酰胆碱或去甲肾上腺素等神经递质释放,从而导致误传导的发生。研究表明,受检者急性、短期暴露于 3.0T 及以下的静磁场中时,中枢神经系统没有明显的不良反应和生物学影响。在使用 4.0T 以上的超高场 MRI 设备时,大多数的志愿者会出现眩晕、恶心、头痛、口中有异味等不良反应,这表明超高场磁体的静磁场环境可导致人体产生神经电生理变化。超高场生物效应的原理以及应对措施还需深入研究,这也是目前阻碍 4.0T 以上 MRI 设备进入临床应用的安全障碍之一。

(二)射频磁场的生物效应

人体是具有一定电阻的导体,当人体受到电磁

波照射时会将电磁波的能量转换为热量。在 MRI 成像扫描的过程中 RF 脉冲中的能量将全部或大部分被人体组织或器官吸收,其生物效应主要表现为人体体温发生变化。

1. 射频能量的比吸收率 为了定量分析 RF 场中组织吸收能量的情况,引入比吸收率(specific absorption rate,SAR)。SAR 值表示单位时间内单位质量的生物组织对 RF 能量的吸收量,单位为 W/kg,可以用其作为组织中电磁能量吸收值或 RF 功率沉积值的计量尺度。局部 SAR 值和全身 SAR 值分别对应于局部组织和全身组织的平均射频功率吸收量。

MRI 成像中,SAR 值的大小与质子共振频率(静磁场强度)、RF 脉冲的类型和角度、重复时间、带宽、线圈效率、成像组织容积、组织类型、解剖结构等许多因素有关。组织吸收的 RF 能量大部分转换为热能释放,温度效应是 RF 场最主要的生物效应。RF 脉冲照射引起的实际组织升温还与激励时间、环境温度以及受检者自身的温度调节能力(表浅血流量、出汗程度等)等因素相关。

按照电气与电子工程师协会发布的标准《人体暴露于射频电磁场的安全等级标准(3kHz 至 300GHz)》(IEEE Std C95.1-2005),人体在接受连续电磁波辐射时,全身组织的平均射频功率吸收量(即全身平均 SAR)不能超过 0.4W/kg。而美国 FDA 对于医疗用途 RF 电磁场所制定的安全标准为:全身平均 SAR ≤ 0.4W/kg,或者每克组织的 SAR 空间峰值 ≤ 8.0W/kg。降低 SAR 值的方法主要有:①缩短回波链长度(echo train length,ETL);②延长 TR;③延长回波间隙;④减少扫描层数;⑤利用梯度回波(GRE)或平面回波(EPI)序列替代快速自旋回波(FSE)或单次激发 FSE;⑥修改射频脉冲,使其能量降低。

2. 射频磁场对体温的影响 MRI 扫描中 RF 脉冲所传送的能量被组织吸收并以热量的形式放出,继而导致体温升高。体温升高的程度与多种因素有关,如 RF 照射时间、能量沉积速率、环境温度、湿度及患者体温调节能力等。

RF 脉冲能量与其频率有关,频率越高,RF 脉冲的能量就越强,被组织吸收并转化的热量就越大。而 RF 脉冲的频率与 MRI 的磁场强度成正比,因此,在 3.0T 的 MRI 设备上,更容易出现 SAR 值过高的问题(SAR 值与场强的平方成正比)。对于不同的扫描序列,长 ETL 的 FSE 及单次激发 FSE

序列需要利用连续的 180° 脉冲进行激发。射频脉冲引起的热效应还与组织深度有关,体表组织如皮肤的产热最为明显,而处于深部的成像中心部位几乎不产热。

3. 易损器官 人体中散热功能不好的器官,如睾丸、眼等,对温度的升高非常敏感,最容易受到 RF 辐射的损伤。有研究显示,射频照射产生的热量如果使阴囊或睾丸组织的温度上升至 38~42℃,就有可能对睾丸功能造成损伤,进而导致诸如减少或停止生精、精子活力下降、细精管功能退化等症状。而对于高热、精索静脉曲张的患者,进行 MRI 检查可能使症状加重,甚至造成暂时或永久性不育。眼属于血供较差的器官,散热很慢。动物实验表明,当射频磁场足够强、照射时间又足够长时,热能使眼组织受到破坏,容易导致白内障。但实验研究也表明目前临床用 MRI 在检查过程中所引起的体温升高明显低于造成睾丸和眼睛损伤的温度阈值。

对于老年受检者、发热患者、糖尿病患者、心血管病患者、肥胖患者等体温调节功能受损或不健全的患者,进行高 SAR 值扫描之前,应科学而全面地评价患者的生理反应过程和安全性。此外,由于钙通道阻滞剂、β 受体阻滞剂、利尿药、血管舒张剂等药物均可以影响机体的体温调节功能,使用了这些药物的患者在进行 MRI 检查时必须密切关注其体温的变化情况,应尽量避免长时间、高 SAR 值的扫描。

(三)梯度磁场的生物效应

在 MRI 检查过程中,梯度磁场会快速切换,在人体组织中产生诱导电流,诱导电流的生物效应包括热效应和非热效应。其中,热效应非常轻微,对人体的影响可以忽略,非热效应则可能引起神经或肌细胞的刺激。

1. 感应电流与周围神经刺激效应 根据法拉第电磁感应定律,穿过人体的磁通量发生变化时会在人体内部产生感应电流并形成回路,越是靠近机体外周的组织电流密度越大,而越接近身体中心的组织电流越小。当机体外周组织的感应电流密度达到神经活动电流密度(3 000μA/cm²)的 10% 时,神经细胞就有可能产生误动作,例如患者感觉受到电流的刺激或肌肉发生不自主抽搐或收缩,多发生在肢体的末梢,这种现象称为周围神经刺激效应。而 3 000μA/cm² 则被认为是 MRI 的安全阈值。

感应电流的大小与梯度磁场的切换率、梯度强度、平均磁通强度、谐波频率、波形参数、脉冲极性、体内电流分布、细胞膜的电生理学特性和敏感性等诸多因素相关。梯度磁场各种参数都是由所使用的脉冲序列决定的，不同的脉冲序列产生的感应电流大小不同，其生物效应的强弱也不同。

2. 梯度磁场对心血管的影响 梯度磁场切换所产生的感应电流会直接刺激心肌细胞等电敏感细胞，使其发生去极化，引起心律不齐、心室或心房纤颤等。有研究表明，当 17μA 以上的直流电通过心脏时，就可能引发心室纤颤。

3. 磁致光幻视 梯度磁场切换所产生的感应电流对于神经系统的另一个重要影响就是磁致光幻视现象。磁致光幻视（magnetophosphene）又称为光幻视或磁幻视，是指在梯度磁场的作用下眼前出现闪光感或色环的现象。这种视觉紊乱的现象目前被认为是视网膜感光细胞受到电刺激而造成的，是神经系统对于梯度磁场最敏感的生理反应之一。磁致光幻视的产生与梯度磁场的变化率以及静磁场强度有关，并在梯度磁场停止工作后消失。在 1.5T 以下的常规 MRI 检查时，如果将梯度磁场的切换率限制在 20T/s 以下，则感应电流的密度小于 $3μA/cm^2$，不会产生磁致光幻视现象。但当双眼暴露于 4.0T 的静磁场中，梯度磁场频率为 20~40Hz 时，就会产生磁致光幻视现象。

4. 梯度磁场安全标准 美国 FDA 对于梯度磁场的安全标准是基于以下原则制定的，即 MRI 扫描过程中梯度磁场切换率（dB/dt）不能超过外周神经出现刺激阈值的三分之一。具体标准为：①最大梯度磁场切换率被限制在 6T/s 以下。②对于轴向梯度（G_z 梯度），设梯度脉冲的波宽（对于矩形梯度脉冲或半波宽（对于正弦梯度脉冲）为 r，则 $r \geqslant 120μs$ 时，dB/dt 必须小于 20T/s；当 $12μs < r < 120μs$ 时，dB/dt 应小于 2 400T/s；当 $r \leqslant 12μs$ 时，dB/dt 须小于 200T/s。③横向梯度（G_x，G_y）的 dB/dt 要小于轴向梯度上限的 3 倍。

5. 噪声 梯度线圈在工作时需要高频率地开启和关闭，线圈中的电流不断地发生变化，通电的梯度线圈在强磁场中由于洛伦兹力的作用发生高频的机械振动，进而产生噪声。MRI 检查时的噪声最大可达到 110dB 以上，不仅影响医患之间的通话联络，还可对患者造成一定程度的心理或生理伤害。心理伤害表现为使患者恐惧心理加剧，并可能诱发癫痫和幽闭恐惧症。生理伤害主要表现为暂时性听力下降，而对于那些噪声高度敏感型患者，则可

能造成永久性听力损伤。在 EPI 序列及各种运用复杂梯度波形的超快速成像技术中，梯度噪声的影响更为显著。为了保护受检者，英国卫生部门于 1993 年制定了《临床用磁共振诊断设备安全性指导原则》。该原则要求对于噪声超过 85dB 的 MRI 扫描，需要对受检者采取一定的听力保护措施，如使用磁共振专用防噪声耳塞、防磁耳机并播放音乐或者其他阻声器材以抵消噪声的不良影响，保证受检者的安全。降低梯度噪声的技术有梯度线圈真空隔绝腔技术、缓冲悬挂技术、噪声固体传导通路阻断技术、静音扫描序列技术等。此外，磁体间使用专业的吸音材料也可以实现降低噪声的目的。

二、磁场与环境的相互影响

MRI 设备产生的杂散磁场随空间点与磁体中心距离的增大而逐渐降低，杂散磁场是以磁体原点为中心向周围空间发散的，因而具有一定的对称性，常用等高斯线图来形象地表示杂散磁场的分布。不同场强磁体的杂散磁场强弱不同，对应的等高斯线也就不同。图 3-27、图 3-28 是某种 3.0T 磁体高斯线的俯视图及前视图，杂散磁场在 x、y 向分布的对称性，由图可见，杂散磁场呈椭球体分布，即 z 向较强，x、y 向较弱，此分布为理想状态，磁场分布会受到周围环境影响，如其他磁场、磁性物体及固定或移动金属物等。

（一）磁场对环境的影响

当杂散磁场的场强达到一定程度时，就可能干扰周围环境中那些磁敏感性强的设备，使其不能正常工作，甚至造成损坏。这种影响通常在 5 高斯线内区域非常明显，而在 5 高斯线以外区域逐渐减弱。因此，在 MRI 的 5 高斯线处应设立醒目的警告标志。表 3-1 给出了部分医疗设备所能允许的最大磁场强度以及距磁体中心的最小距离。

由表 3-1 可见，影像增强器和 CT 等都是具有高度磁敏感性的设备，它们必须与 MRI 系统保持足够远的距离，才能正常运行。特别需要强调的是，装有心脏起搏器的患者必须远离 MRI 系统，虽然各种心脏起搏器对磁场的敏感程度有所不同，但一般认为患者不能进入 5 高斯线内。因此，有人将 5 高斯线内区域称为"禁区"，但随着心脏起搏器技术的提高，目前已经有可行 MR 检查的心脏起搏器，但装有这类心脏起搏器的患者在行 MR 检查前必须由医生做必要的评估，且要将心脏起搏器调整到可行 MR 检查模式。

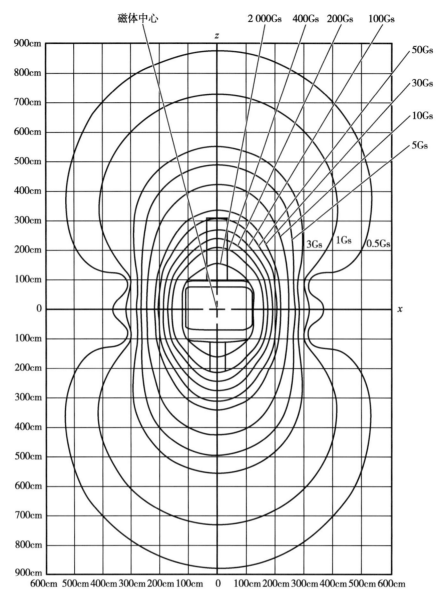

图 3-27 3.0T 磁体高斯线分布俯视图

表 3-1 杂散磁场对部分医疗设备的影响范围

设备种类	最大磁场强度/Gs	距磁体中心的最小距离/m			
		0.5T 磁体		1.5T 磁体	
		x,y 方向	z 方向	x,y 方向	z 方向
小电机、钟表、照相机、信用卡、磁盘等数据载体	30	3.5	4.5	5.0	6.2
电视系统、图像显示终端、计算机磁盘驱动器	10	5.0	6.5	7.0	9.0
心脏起搏器、生物刺激器、神经刺激器	5	6.5	8.0	9.0	11.5
影像增强器、γ 照相机、CT、回旋加速器、PET、碎石机、超声、电子显微镜等	1	10.5	13.5	15.5	19.5

（二）环境对磁场的影响

静磁场的均匀性及稳定性是 MR 图像质量的重要保证，磁体周围环境的变化影响磁场的均匀性及稳定性，造成 MR 图像质量下降。磁体周围磁环境的变化统称为磁场干扰，可以按照干扰源的类型分为静干扰和动干扰两大类。

1. 静干扰 离磁体中心点很近（2m 以内）的建筑物中的钢梁、钢筋、下水道、暖气管道等铁磁性加固物或建筑材料均可能产生静干扰，在沿磁体中轴线两侧各 3m 的范围内，地板内所含的铁磁性物质不能超过 $25kg/m^2$，并且这些铁磁性物质须均匀分布在地板上，因此就要尽量对建筑物所有墙壁、

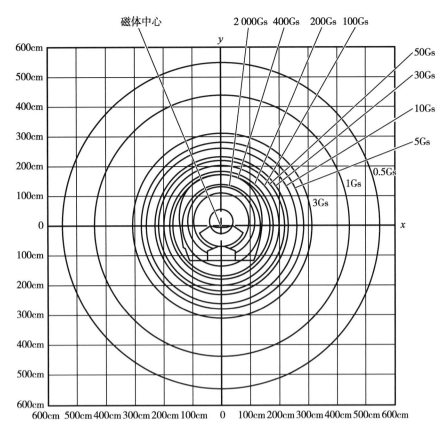

图 3-28　3.0T 磁体高斯线分布前视图

地面、墙柱及磁体基座等结构中钢材的用量加以限制。这类干扰对磁场的影响一般可通过有源匀场或无源匀场的办法加以克服。

2. 动干扰　动干扰物体可以分为：①移动的铁磁性物体(如汽车、大客车、卡车等)，MR 场地要尽量远离停车场、公路、地铁、火车、水泵、大型电机等。②移动的磁化物体(如电梯、重复进出磁体边缘磁场的手推车等)，由于自身的大电流(如电梯)或重复进入磁体的边缘磁场(如手推车)，会被永久性磁化，因此主磁场的变化将增大，于是安全距离要增加。③电磁物体(如交流或直流动力电源线、变压器、马达、火车等)，都会对磁场的稳定性产生影响。为避免可能存在的干扰，这些物体到磁体等中心的最小距离如表 3-2(某型号 3.0T 磁共振数据)所示。④静磁体(如另外一台磁共振设备)，两台磁共振系统相邻安装，每台磁体的等中心必须位于另一台磁体的 3 高斯线的边缘磁场外。上述动干扰源对磁场的影响程度取决于各自的重量、距磁体的远近以及交变磁场的强弱等因素，其特点是随机性的、难以补偿的，对于 MRI 设备的正常工作非常有害。一般可允许的最大交变磁场干扰为 0.001Gs。

另外上述移动铁磁物体还会产生振动，会影响 MR 的图像质量，对 MR 场地的振动要求为：①稳

表 3-2　带电磁场的物体与磁体中心的最小距离

带电磁场的物体	到达中心的安全距离/m
动力电线 500A	5
变压器 650kVA	10
马达 30kVA	5

态振动(通常由电动机、泵、空调压缩机等引起)不得超过表 3-3(某型号 3.0T 磁共振数据)中的限制；②瞬态振动(通常由交通工具，行人，开关门等引起)不得超过 $500×10^{-6}$g(g 为重力加速度)，超过 $500×10^{-6}$g 的瞬态振动，需要分析从 0 到峰值对场地的影响。

表 3-3　稳态振动对 MR 设备限制

振动频率范围/Hz	振动最大值/(m/s^2)
0~26	$75×10^{-6}$
26~31	$100×10^{-6}$
31~40	$500×10^{-6}$
40~50	$700×10^{-6}$

三、磁屏蔽及射频屏蔽

在 MRI 设备安装中，尽量将 5 高斯线所围区域限于磁体间内。目前广泛采用磁屏蔽方法进行磁场

隔离。

(一)磁屏蔽

1. 分类 磁屏蔽是用高饱和度的铁磁性材料或通电线圈来包容特定容积内的磁力线,它不仅可防止外部铁磁性物质对磁体内部磁场均匀性的影响,还能大大削减磁屏蔽外部杂散磁场的分布,是一种极为有效的磁场隔离措施。

(1)有源屏蔽:有源屏蔽(active shield)是指由一个线圈或线圈系统组成的磁屏蔽。屏蔽线圈是在工作线圈(内线圈)外面放置一个孔径较大的同轴线圈,可称为外线圈。这种磁体的内线圈中通以正向电流,以产生所需的工作磁场,外线圈中则通以反向电流,产生反向的磁场来抵消工作磁场的杂散磁场,从而达到屏蔽的目的。如果线圈排列合理且电流控制准确,屏蔽线圈所产生的磁场就有可能抵消杂散磁场。有源屏蔽的效率较高,且不需要大量使用铁磁材料屏蔽体,磁共振设备的重量也相应地减轻。有源屏蔽已成为当今磁共振设备的首选磁屏蔽方式。

(2)无源屏蔽:无源屏蔽(passive shield)使用铁磁性屏蔽体,即软磁材料罩壳,因为不使用电流源而得名。其原理可借助并联磁路的概念来说明。将一个磁导率很大的软磁材料罩壳放在外磁场中(图3-29),则罩壳壁与空腔中的空气就可以看作并联磁路。由于空气的磁导率 μ 接近于1,而罩壳的磁导率在几千以上,使得空腔的磁阻比罩壳壁的磁阻大很多,这样外磁场的绝大部分磁感应通量将从空腔两侧的罩壳壁内"通过","进入"空腔内部的磁通量是很少的。这就达到了磁屏蔽的目的。在MRI中,磁屏蔽既起到保护空腔内磁场不被其他外界因素干扰的作用,又限制腔内磁场以杂散磁场的方式向周围环境中散布。应当指出的是,用软磁材料制作的罩壳(称为屏蔽体)对磁场的屏蔽效果远不如金属导体壳对静电的屏蔽效果好。这是因为金属导体的电导率一般要比空气的电导率大十几个数量级,而铁磁材料与空气的磁导率只差几千倍。

1)房屋屏蔽:房屋屏蔽是在磁体间的四周墙壁、地面和天花板等六面体中均镶入 4~8mm 厚的硅钢板,构成封闭的磁屏蔽间,它是超导磁共振设备进入市场初期采用的磁屏蔽方式。房屋屏蔽的设计相对独立,实现较为简单,但铁磁材料的用量极其庞大,常达数十吨甚至上百吨,价格昂贵。

2)定向屏蔽:定向屏蔽是指当杂散磁场的分布仅在某个方向超出规定限度,只在对应方向的墙壁中安装屏蔽体,形成杂散磁场的定向屏蔽。这种方法特别适用于磁共振设备与其他影像设备安装距离较近的情况。如CT设备在杂散磁场1高斯线范围内即会受到影响,因此当CT设备与磁共振设备安装的距离小于杂散磁场自然衰减距离时,需要在两者之间增加定向屏蔽以减弱该方向上杂散磁场的影响。相对于房屋屏蔽,定向屏蔽的选择性使其既达到屏蔽效果,又节省了费用。

3)自屏蔽:自屏蔽是在磁体周围对称地安装铁磁材料作为磁通量返回的路径,以此来减弱杂散磁场对外界的影响,该方法可以得到非常理想的屏蔽效果。超导MRI设备的自屏蔽可以有板式、圆柱式、立柱式及圆顶罩式等多种结构形式。各种结构的设计都应以主磁场的均匀性不受影响或少受影响为目的。自屏蔽重量往往达到数十吨,导致整个MRI设备重量大大增加,对机房的承重提出了更高的要求。自屏蔽紧紧包绕着磁体,构成屏蔽罩壳的铁磁材料的利用率很高,对磁场的屏蔽效果好,其屏蔽效率可在80%~85%。

综合对比上述几种磁屏蔽方式,房屋屏蔽实现简单,但是其铁磁材料用量大,重量大,机房建设费用高,现已基本被淘汰。定向屏蔽作为房屋屏蔽的一种特殊形式,在某些特定的环境中付出较小的建设成本即可获得较好的磁屏蔽效果,可作为常规屏蔽方法的一种有效补充。自屏蔽效果好,但需要大量使用铁磁材料作为屏蔽体,其重量常达到十几吨,对磁共振设备机房的承重要求较高,这种方法是在有源屏蔽出现之前最常用的磁屏蔽方法。有源屏蔽屏蔽效能高、自重轻,是目前超导磁共振设备采用的主要磁屏蔽方式。

2. 材料 磁屏蔽材料可以根据磁导率的高低粗略地划分为高磁导率及低磁导率两大类,它们分

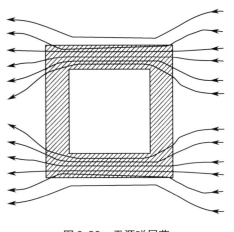

图 3-29 无源磁屏蔽

别以镍合金及铁合金（包括铁和钢）为代表。

高磁导率材料的特点是具有很高的初始磁导率和最大磁导率。为了保持理想的磁导率，屏蔽体做成后还需进行退火处理。另外，这类材料的饱和磁感应强度为 0.75~0.90T，只有普通铁合金或钢饱和磁感应强度的三分之一，在高场强磁共振设备中极易饱和。在高场的情况下，这类材料的屏蔽体只有做得比铁屏蔽厚得多时，才能避免饱和的出现。而从价格上来看，高磁导率材料又比低磁导率材料贵得多。此外，这类材料还具有因大应力和高温度敏感性而难以处理的缺点。因此，尽管镍合金的磁导率很高，但综合考虑到用量、经济性以及制作工艺等原因，一般认为它并不适于制造大容量的磁体屏蔽体。

铁或钢的最大磁导率可以达到 5 000H/m，这对于一般的磁屏蔽来说已经足够高了。因此，现在大量采用相对便宜的、高磁饱和度的铁或钢来制作磁屏蔽体。调整其厚度可获得最大磁导率。

目前高场 MR 设备均采用了主动补偿线圈的方法进行磁屏蔽（工厂已经安装），到安装场地后可视情况决定是否加装被动屏蔽。通常 3.0T 超导 MR 系统在安装前要进行磁屏蔽设计，大多数采用在磁体间某个墙面上加硅钢板的定向屏蔽方法，该磁屏蔽的设计是一个相对复杂的项目，它要求对母体建筑空间、承重、周边环境进行详细评估和测试，针对测试数据进行评估，还要考虑对磁场的影响。

（二）射频屏蔽

射频屏蔽是利用屏蔽体对电磁波的吸收和反射作用，隔断外界与磁共振系统之间的电磁场耦合途径，以阻挡或减弱电磁波的相互干扰。MRI 磁体间必须安装有效的射频屏蔽，防止射频发射单元的射频输出泄漏到磁体间外，同时防止磁体间外空间中的电磁波干扰磁共振信号，通过射频屏蔽的方法解决磁共振射频信号与外界的其他信号间相互干扰的问题，保证磁共振图像质量。

1. 射频屏蔽原理 射频屏蔽主要是通过射频波的反射（射频波在屏蔽体上的界面反射）、吸收（趋肤效应）来衰减射频波，当射频波到达屏蔽体表面时，在空气和屏蔽体的交界面上，由于两者的导电率不一致，射频波会产生反射，使穿过屏蔽体表面的射频能量减弱，对射频波进行衰减。

未被屏蔽体表面反射的射频波在损失部分能量后进入屏蔽体，在屏蔽体内向前传播的过程中会被屏蔽材料吸收。射频波穿入屏蔽体的深度与射频波的频率及屏蔽材料的电导率和磁导率有关，射频波的频率越高，屏蔽材料的电导率、磁导率越大，射频波穿入的深度就越小。从能量的观点来看，射频波在导电介质中传播时有能量损耗，因此，高频射频波只能穿入导电介质的表面薄层内，并在导电介质表面的薄层内形成高频交变电流（涡流），这种现象称为趋肤效应。由于涡流的存在使导电介质表面一个薄层内的自由电子在电场的作用下产生运动而形成一个高频的传导电流，这个传导电流产生焦耳热，导致射频波能量的损耗，使进入导电介质内部的射频波迅速衰减为零。

在屏蔽体内尚未衰减掉的射频波，其剩余能量传到屏蔽材料的另一面时，再次遇到空气和屏蔽材料的交界面，由于两者的导电率不一致，射频波会反射，并重新返回屏蔽体内。这种反射可在空气、屏蔽材料的交界面上多次发生，达到衰减射频波的目的。为了增强屏蔽效果，可以采用多层屏蔽体，其外层一般采用高电导率材料，以加大对射频波的反射衰减作用，而其内层则采用高磁导率材料，以加大涡流效应，加大对射频波在屏蔽体内的传播衰减。

2. 射频屏蔽材料 屏蔽材料的电导率和磁导率越大，屏蔽性能越好。但实际上常用的屏蔽材料不可能兼顾这两方面。银、铜以及铝的电导率相对较高，但是磁导率相对较低，作为射频屏蔽材料时以反射衰减为主；铁和铁镍合金的磁导率相对较高，但是电导率相对较低，作为射频屏蔽材料时以吸收衰减为主。在射频波频率较低时，吸收衰减较小，射频波的屏蔽主要依赖反射衰减，因而要选用反射衰减较明显的屏蔽材料，尽量提高反射衰减。在射频波频率较高时，射频波的屏蔽主要依赖吸收衰减，因而要选用吸收衰减较明显的屏蔽材料，尽量提高吸收衰减。

射频屏蔽体需要考虑机械强度及必要的厚度。在高频时，由于铁磁材料的磁滞损耗和涡流损失较大，造成谐振电路品质因素 Q 值的下降，通常在屏蔽高频射频波时，不采用高磁导率的铁作为屏蔽材料，而采用高电导率的铜作为射频屏蔽的材料。铁屏蔽体多用于磁场强的情况，铜屏蔽体多用于中频和高频射频波的屏蔽。在 MR 设备的射频屏蔽中，常采用铜作为屏蔽材料。

3. 射频屏蔽的实现 影响射频屏蔽效能的因素有两个：一个是整个射频屏蔽体表面必须是导电

连续的,另一个是不能有直接穿透屏蔽体的导电介质。射频屏蔽体上不可避免地要留有电源线及信号线的出入口、通风散热孔等缝隙,这些缝隙成为射频屏蔽体上导电不连续的点。同时,射频屏蔽体不同部分结合的地方也会形成不导电缝隙,这些不导电缝隙会产生电磁泄漏。在缝隙处填充弹性导电材料可消除不导电点,通常选用电磁密封衬垫作为弹性导电填充材料。射频波的泄漏与否取决于缝隙或孔洞相对于射频波波长的尺寸,当射频波波长远大于缝隙尺寸时,并不会产生明显的泄漏。

在 MR 设备机房的建设中,射频屏蔽常选用0.5mm 厚的紫铜板制作,并镶嵌于磁体间的四壁、天花板及地板内,以构成一个完整的、密封的射频屏蔽体。上述六个面之间的接缝应当全部叠压,并采用氩弧焊、无磁螺钉等工艺连接。一般采用铝合金龙骨架支撑,龙骨架与墙体间用绝缘板隔开,将整个磁体间与建筑物绝缘,只通过一根电阻符合要求的导线接地。地板内的射频屏蔽层还需进行防潮、防腐和绝缘处理。所有屏蔽件及射频屏蔽之外的装修装饰材料均不能采用铁磁材料制作,例如不能使用铁钉,必须采用铜钉或者钢钉。

进出磁体间的照明电源线、信号线等均应通过射频滤波器(一般由 MR 设备生产厂家和屏蔽施工厂家提供专用波导板),所有进出磁体间的空调送风管及回风口等在穿过射频屏蔽层时必须通过相应的波导管,以有效地抑制射频干扰。波导管对于在截止频率以上的射频波没有任何衰减作用,至少要使波导的截止频率是所屏蔽频率的 5 倍。不能有金属材料穿过波导管,当有金属材料穿过波导管时,会导致严重的电磁泄漏。波导管的四周与屏蔽体连续焊接起来,如果波导管本身带法兰盘,利用法兰盘来将波导管固定在屏蔽体上,需要在法兰盘与屏蔽体之间安装电磁密封衬垫。

观察窗的玻璃面内需安装铜丝网或双层银网,其网面密度的选择要满足网面网孔的孔径小于被屏蔽射频波波长。主磁场场强越高,射频波的频率越高,要求其网孔孔径越小。磁体间门和墙壁间的屏蔽层要密切贴合,通常使用指形簧片作为门和墙壁的"接缝"。指形簧片具有较高的屏蔽效能,其允许滑动接触,形变范围大,允许接触面的平整度较低,特别适用于需要滑动接触且需要较高屏蔽效能的场合。整个屏蔽体须通过 MR 系统接地,严禁单独接地,接地电阻小于 2Ω,屏蔽体对地绝缘要求大于1 000Ω。

射频屏蔽工程完成后,由具备国家认可资质的相关专业机构按国家标准对工程质量进行检测。门、观察窗、波导孔,波导管和滤波器等屏蔽效果薄弱环节的周围需要重点测试。总的要求是各墙面、开口处对 15~100MHz 范围内信号的衰减不能低于90dB。

四、配套保障系统

配套保障系统主要包括配电系统、照明系统、空调系统、磁体冷却系统、安全和监测系统。

(一)配电系统

MR 设备电源均采用符合国家规范的供电制式,应按照设备所需的额定功率、频率、电压、电流要求配置专用电源,设备要求独立专线供电,并留有一定功率余量。为保证电源内阻要求,主电缆线线径须足够粗,其截面积视总长度而定。辅助设备供电(机房空调、冷水机、激光打印机、照明及电源插座等)另取线路,以避免一些频繁启动的高压设备如马达、泵、压缩机等对磁共振主机的电源干扰。主机电源需要安装稳压电源,必要时配备UPS。

MR 设备要求设置设备专用 PE 线(保护接地线),接地电阻小于 2Ω,且必须采用与供电电缆等截面的多股铜芯线,地线到达 MR 设备专用配电柜内,尤其是在接地电阻符合要求的前提下,必须做好设备所在场所的等电位联结,例如:激光相机、工作站及 RF 屏蔽体等与该设备系统有电缆连接的设备以及插座的 PE 线,必须与该设备的 PE 线做等电位联结。当医院安装多个 MR 设备时,每台设备的 PE 线都需按照上述要求从接地母排单独引出至设备。

所有配电柜必须具备防开盖锁定功能,以满足电气安全作业的需要。配电柜紧急断电按钮需安装在操作间中操作台旁的墙上,便于操作人员在发生紧急情况时切断系统电源。

(二)照明系统

MR 设备磁体间内靠近磁体的照明灯工作寿命受磁场影响,灯丝会随电源的频率而振荡,建议磁体间内采用直流照明电灯,直流电源的交流残余波纹应小于或等于 5%,不能使用荧光灯和调光灯,以避免对射频的干扰,目前多以直流 LED 灯为主。磁体间所有照明及插座用电都必须经传导板上的线电源滤波器进入。要求屏蔽室内照明及内部装修由专业屏蔽公司来完成。

（三）空调系统

MR 设备对工作环境的要求很高，机房温度过高会导致设备出现故障，无法正常工作，严重的将使设备的电路部分烧坏。湿度过高设备的电路板容易结露，容易引起高压电路打火，还可能造成设备的接地不好。通常机房温度、湿度要求为磁体间分别 15~22℃、30%~60%；设备室 18~25℃、30%~70%；操作室 15~30℃、30%~70%，房间的温度梯度（例如从磁体底部到顶部）应严格控制在 3℃以内。要求配备机房恒温恒湿专用空调，在配备空调时充分考虑设备的散热量、设备升级、其他设备及人体的散热等因素。为防止空调冷凝水滴入电子器件而损坏 MR 设备，空调风管走向和送回风口必须避开滤波板；空调系统还应安装空气过滤器，滤除大部分（80% 以上）直径为 5~10μm 的尘粒，以保持一定的空气洁净度。

（四）磁体冷却系统

在超导 MR 设备中，采用磁体冷却系统减少液氦蒸发，它由冷头、氦压缩机和冷水机系统组成：磁共振设备的磁体冷却系统利用了焦耳-汤姆逊效应，采用压缩制冷的方式，氦压缩机是整个冷却系统的核心，起着热量传递的作用。氦压缩机的工作流程如下：氦压缩机中充以高纯度氦气，并通过绝热软管与冷头连接，工作时，经冷头返回的低温低压氦气直接送往氦压缩机，经氦压缩机压缩后的氦气压力升高，同时温度也变高，随后该高温高压氦气进入热交换器，并在其中与逆流的冷水交换热量，使其温度骤降，成为低温高压氦气，将低温高压氦气经油水分离器滤除其中的油雾，得到低温、高纯、高压的氦气。此后该气流便通过密封保温软管直达位于磁体上面的冷头，并在冷头中节流，使其迅速膨胀，氦气的温度进一步下降，从而产生冷头所需要的冷量（从周围环境吸热）。膨胀以后的氦气（低温、低压氦气）又被送回制冷循环的输入端，开始下一个流程。

冷头是一个二级膨胀机，与超导磁体的真空液氦容器相连接，其作用是提供冷氦气来维持液氦容器的温度。冷头工作时，氦压缩机提供的高压氦气在这里膨胀，氦气从周围环境中吸收热量，温度进一步下降，成为低温低压氦气。这一变化过程就导致了冷头周围温度降低，使液氦容器中挥发的氦气冷凝成为液氦，减少了液氦的挥发。目前大多数超导磁体均为 4K 冷头，在冷头工作正常状态下，液氦的挥发率为零。

氦压缩机工作时会产生大量的热，其采用水冷方式进行冷却。它的散热器被冷水管包绕，产生的热量最终由循环冷水带走，冷水是由冷水机提供的。磁体冷头是氦压缩机的负载，如果将冷水机组也算在内，整个磁体的冷却系统是由三级级联冷却来实现的，冷水机提供一定温度的冷水使氦压缩机得以冷却，氦压缩机又作为冷源，通过膨胀氦气使冷头温度骤降，冷头的低温传播到液氦容器，维持液氦容器低温，使磁体得到预期的冷却。上述三级中任何一个环节出现故障，都会导致整个磁体冷却系统瘫痪，使液氦的挥发量成倍增长。

（五）安全和监测系统

为了保证 MR 设备的安全运行，防范不良事件的发生，下述安全和监测设施发挥着重要的作用。

1. 警示标识 MR 设备的磁体间周围及其建筑的各进出通道口都应设置明显的"强磁场区域危险"的警示标识，防止有心脏起搏器等体内电子、金属植入物的人员误入高斯线区域发生人身伤害事件。

2. 金属探测器 在磁体间入口处要安装可调阈值的金属探测器，禁止任何铁磁性物体及其他电子泵类植入物（如电子耳蜗、胰岛素泵等）被携带进入磁体间内，影响设备使用，危及人身安全。

3. 氧气监测器及应急换气机 磁体低温容器内液氦大量挥发时将产生过量氦气，使磁体间内氧含量大幅度下降。因此，必须在磁体间内安装氧浓度监测器，并保证当氧浓度降至 18%（人体所需的氧浓度下限）时自动启动应急换气机交换空气。

4. 紧急失超开关 紧急失超开关一般装在操作间控制台附近墙上或磁体间内。紧急失超开关一旦被按下，超导环境就被破坏，超导线圈温度上升，失去超导性成为常导体，从而使得磁场迅速消减为零，低温容器内的液氦也会在数分钟内挥发一空。只有当受检者在磁体孔径内出现危险或者磁体面临危险时，才可以紧急按下此开关，使磁体上的强大磁场迅速消失，以保证受检者和系统的安全。此开关虽然是安全防护所必需的，但是其也存在潜在的失超隐患，如果误操作会导致磁体失超，造成重大经济损失，因此需要加强培训和管理。

5. 断电报警装置 当 MR 设备动力电停电后，该装置立即发出警报，提示磁共振设备使用人员或维护人员进行紧急关机处理。

6. 系统紧急断电开关 在磁体间、操作间和设备间墙壁的明显部位都应安装系统紧急断电开关，以便在受检者或 MR 设备安全受到威胁时迅速切断整个设备的供电电源,尽快解除对人身的伤害。

7. 消防器材 MR 设备的操作间和设备间都需配备一定数量的消防器材。与一般建筑物的消防要求不同,磁共振设备必须采用无磁的灭火器具。如果条件允许,磁体间可采用喷气(专门的消防灭火气体)消防装置。电子设备较多的区域内不可使用喷水灭火装置,只能使用喷气消防装置。

(高志鹏)

第六节 磁共振成像设备质量控制和质量保证

磁共振成像设备的质量保证(quality assurance, QA)与质量控制(quality control, QC)是确保磁振影像符合诊断标准、提高影像质量的重要工作,也是确保每一位磁共振检查者安全、疾病得到及时诊断的根本保障。国外对磁共振成像 QA/QC 标准的制定始于二十世纪八九十年代,美国医学物理学家协会(American Association of Physicists in Medicine, AAPM)、美国电器制造商协会(National Electic Medical Association, NEMA)和美国放射学会(American College of Radiology, ACR)制定出了一系列的关于 QA/QC 的基本标准。我国在 2006 年发布了卫生行业标准《医用磁共振成像(MRI)设备影像质量检测与评价规范》(WS/T 263—2006)。

一、磁共振成像设备主要性能参数检测

磁共振成像设备结构复杂,影响图像质量的因素很多,日常工作中通常选择一些主要的性能参数,如非成像参数、信号强度参数及几何成像参数进行检测。

(一)MR 设备检测体模

1. 体模材料 用于磁共振设备 QA/QC 的体模材料应具有化学和热稳定性,其理化性质在存放期间不能发生变化,以免影响参数的测量,没有大的化学位移,质子含量高,保证产生足够强的 MR 信号。体模内充材料的 T_1、T_2 及质子密度应满足以下要求:$100ms < T_1 < 1\,200ms$,$50ms < T_2 < 400ms$;内充材料的质子密度应尽量与水的质子密度一致。应尽量避免使用着色材料,并且容器与内充材料的磁化率不应有明显的差异。

为保证信噪比,线圈的负载也非常重要。注意避免使用有色塑料及其他具有不同磁敏感性的材料

做体模容器,最好用有机玻璃或玻璃容器。

目前用于 MR 体模内充材料很多,水溶剂和含大量质子的凝胶体应用最广泛,有些是在水溶剂中加入了不同的顺磁性离子如 Cu^{2+}($CuSO_4$)或 Mn^{2+}($MnCl_2$),两者可单独或混合使用,并要考虑 T_1、T_2 及质子密度变化的范围。由于 $CuSO_4$ 溶液的 T_1/T_2 值接近于 1,而生物组织的 T_1/T_2 在 3~10 之间变化,所以 $CuSO_4$ 溶液可用于除 T_1、T_2 及质子密度值以外的参数测试中,可使用其他液体,如 $MnCl_2/CuSO_4$ 混合液进行 T_1、T_2 及质子密度值的测试。体模溶剂的弛豫时间依赖温度及磁场强度,且弛豫速度与顺磁性离子浓度呈近似线性。

琼脂凝胶体是很好的 MR 测试材料,它对温度的敏感性小于水溶液,凝胶体的贮存温度在 4~45℃之间,否则其特性被破坏,在高纯度的琼脂中加入钆顺磁性离子就成为很好的测量弛豫精确性的材料。一般情况下不需要对凝胶体的弛豫时间进行校准,但在保管时须十分小心,避免高温下水分的损失。

2. 体模类型 为正确测量各种 MRI 参数,进行质量控制测量,已经设计出多种测试体模:有用于测量信噪比、信号均匀度的均匀性体模,这类体模有球形及圆柱体等形状;由几组平行有机玻璃和具有不同间隔和宽度(0.3~2.0mm)玻璃板或棒制成,专门用于测量空间分辨力的体模;有一圆柱体,沿柱的长轴方向打若干孔,孔内插入玻璃管(直径相同),管内装有凝胶,该体模用于测量信号参数、信号线性、T_1 和 T_2 的精确度、对比度及对比度噪声比;有由排列成一定角度的两个可产生高信号斜面组成的体模,用于测量层厚、层间距及层面定位;另外还有一种多参数测试体模,可用一次扫描同时测量出 SNR、空间分辨力、低对比度分辨力、信号均匀度、几何变形、层厚、层间距、T_1 及 T_2 等多种参数,这种体模使用方便,定位容易,大大节约了 MRI 参数检测的时间,但价格较贵。图 3-30 所示为美国体模实验室研制的 Magphan SMR 170 性能测试体模。

(二)非成像参数

非成像参数是指与 MRI 信号强度和图像没有直接关系的参数,这些参数对于 MRI 信号及最终图像的质量起着至关重要的作用,如共振频率、磁场均匀性、射频翻转角的精确度、涡流补偿、梯度磁场强度校准等。

1. 共振频率

(1)概念与影响因素:共振频率是磁共振成像

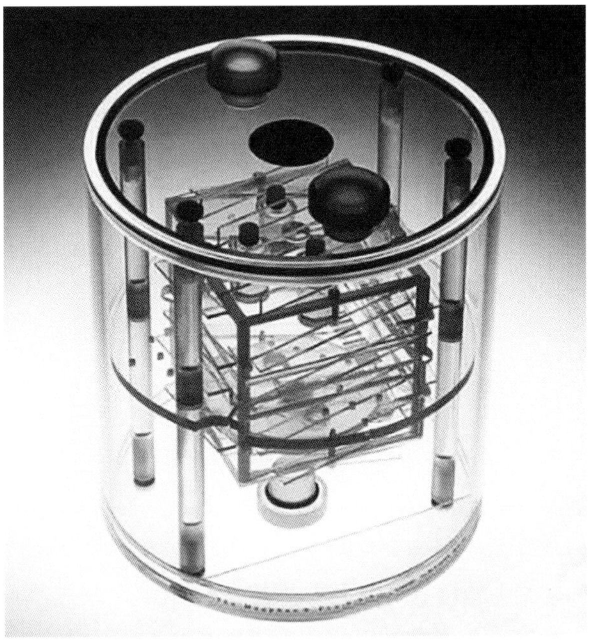

图 3-30 Magphan SMR 170 性能测试体模

中非常重要的参数之一，MRI 系统的共振频率，也是整个射频发射和接收单元的基准工作频率，等于质子在静磁场 $\boldsymbol{B}_0$ 中的进动频率。磁共振成像中心频率的稳定性及准确性对于提高 MR 图像的质量是十分重要的，特别是在脂肪抑制成像、化学位移成像及磁共振波谱分析成像等成像过程中，保持中心频率的稳定和准确尤为重要。共振频率发生变化主要是由静磁场 $\boldsymbol{B}_0$ 漂移所导致，影响因素主要有磁体的稳定性、温度及机械效应引起磁场的电流强度发生变化、均匀线圈的变化或外界铁磁性物质的影响等。

（2）检测方法：共振频率的校准和检测，使用可产生均匀信号的柱形体模，通常在体模表面有定位标志以确保定位的准确性。

中心频率的检测通常使用磁共振波谱序列，用 10Hz 步进搜索中心频率。测量时使用体模固定架先将体模精确定位于磁体中心，并切断所有的梯度磁场。之后，通过控制 RF 合成器的中心频率来调整射频并使其达到最大信号。MRI 在进行扫描之前（或每次系统调谐后）都有预扫描过程，其中一个重要的步骤就是调整中心频率，并显示于软件的操作界面上，在进行磁共振扫描前必须先完成共振频率的校准。对于移动式 MRI 系统和常导磁体 MRI 系统，在使用的过程中会频繁地升降磁场，共振频率的校准尤为重要。共振频率的校准属于日常检测项目，可由 MR 技师完成。MRI 系统还为用户提供了专用的频率调节程序，能够自动进行频率调节。为了避免共振频率的偏移，在每次进行 QC 检测时，应当使用不同的体模或不同的定位进行频率校准，以保证测量的准确性。并将每天的共振频率值加以记录以便进行趋势分析。

（3）结果评价与注意事项：ACR 标准是连续 2 天的共振频率差别不大于 2ppm，如果变化程度较大，则需进行系统调试。体模必须放置在磁体的绝对中心，因为主磁场及 RF 场的漂移也可能引起检测失败。

2. 磁场均匀性

（1）概念与影响因素：主磁场的均匀性是决定 MR 图像变形及图像均匀性的重要参数，特别是对于 MRS 质量的影响非常大。磁场的均匀性与匀场方式有关。测量结果与所用体模的形状、大小、层面的定位及 ROI 的选取等因素有关。

（2）检测方法：主磁场均匀性的测量使用均匀、形状规则的大体模。

通常情况下有两种测量磁场均匀性的方法，其一是测量相位图，即测量相位在一定空间中的分布状况，使用不同回波时间的梯度回波序列进行两次测量，分别得到两幅相位图，将这两幅相位图相减，得到相位差图像，测量其中的 ROI 即是相位差值，该相位差与主磁场的差异成正比。这种方法比较准确，但是由于它需要特殊的软件，并不是在所有磁共振设备上都能实现。另一种方法是通过测量某一特定波峰的半值全宽（FWHM）来实现，一般 FWHM 以 ppm 为单位。用单一 90° 脉冲序列测量水中 ^{1}H 谱的 FWHM 大小（图 3-31）。而磁场强度的测量及之后的匀场操作均应由具有资质的系统维护工程师实施。

（3）结果评价：根据 ACR 的标准，在 DSV 是 30cm 时，要求磁场的均匀性小于 2.00ppm。通常状

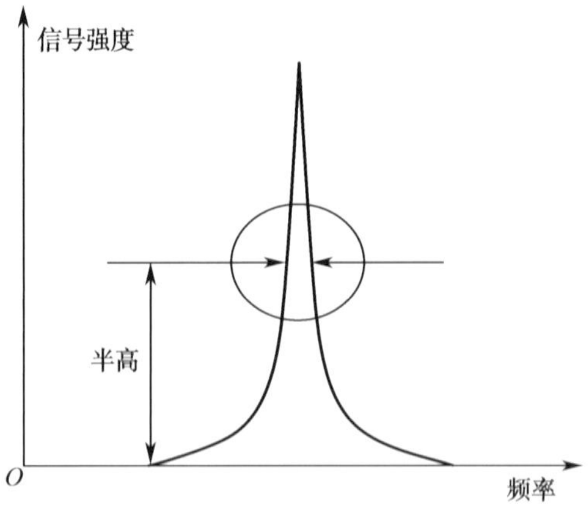

图 3-31 波谱的半值全宽频率

况下成像系统水峰的 FWHM 应小于 3.00ppm,而 MRS 系统的 FWHM 不应大于 0.12ppm,如果达不到以上标准,则应通过调整匀场线圈中的电流来进行匀场操作。

3. 射频发射的增益/电压及 RF 翻转角

(1)概念与影响因素:射频发射的增益/电压与 RF 翻转角精确度密切相关,并且直接依赖于图像的 SNR、线圈的调协、体模负载及所使用的 RF 脉冲类型。RF 翻转角是射频系统的重要性能指标之一,也是 QA 所要测试的主要指标。磁共振信号的强度依赖 RF 脉冲的强度,如果射频功率管的性能下降严重,则成像系统要得到 90° 脉冲和 180° 脉冲就会变得十分困难。此时,就需要根据系统的特性对 RF 翻转角进行常规检测并校准。

(2)检测方法:射频发射的增益/电压通常情况下可以在扫描序列的不同部分有所记录,在 DICOM 文件中也有所记录;RF 翻转角用单一 RF 脉冲序列进行检测,均匀柱形或圆形体模放在磁体的绝对中心,采自中心 ROI 的信号强度记录为 RF 功率或 RF 角度的函数,画出的信号强度与 RF 功率关系呈正弦曲线形式。RF 脉冲简单的日常测量方法是把短 T_1 液体的体模放在接收线圈中,且用没有梯度的翻转序列进行测量,在示波器中记录 90° 脉冲及 180° 脉冲后的信号,并求出两者的比值,如果比值非常高,则说明 RF 脉冲性能好,如果太低(<10),则需要进行调整。另外还可通过工程人员用毫伏表等测量工具在 RF 回路中进行测试。

(3)结果评价:对于测试结果,射频发射的增益/电压变化不应超过基线的 10%。

4. 涡流补偿

涡流对于 MRI 的影响是不容忽视的,应定期(通常半年)由工程技术人员对系统的涡流补偿进行检测。检测涡流补偿程度的一个简单办法是在没有梯度和加梯度两种情况下,分别施加 90° 脉冲并测量 FID 信号。两次测量 FID 信号位移应该保持不变,如果变化较大就应该重新校准。另一种比较直观地观察涡流影响的方法是梯度电流感应电压曲线测量法,把一个小接收线圈放在接近梯度线圈的地方,施加梯度脉冲时观察此线圈的感应电压,这种来自体线圈的电压波形非常近似于由扫描物体观察的梯度磁场,该测试通常由厂家工程人员进行。涡流补偿的检测周期为半年,机器每次维修、调整、升级后必须进行测试。

5. 梯度强度校准

测量实际成像的梯度强度有多种方法,用不同读出梯度对已知尺寸物体进行一系列成像,用像素组成的成像来计算读出梯度的实际强度。

$$梯度强度(mT/m)=\frac{Hz/点 \times (物体截面的点素)}{\gamma(Hz/mT) \times (真正物体的长度)}$$

公式(3-5)

其中 Hz/点 = 矩阵大小/读出梯度的时间。可通过改变成像定位方法用不同方向的梯度作为读出梯度,将上述测量结果以梯度步长为横坐标、像素数为纵坐标绘图,可得到读出梯度线性实测趋势图。将梯度线性的理论值与实测值进行对比,如果两条线重合良好,说明读出梯度能满足 MR 成像的要求。依此法类推可将其余两个梯度分别作为读出梯度进行测量,从而得到所有三个梯度的线性评价图。该项检测每半年进行一次。每次调整或维修梯度系统后必须做梯度磁场强度的校准。

(三)信号强度和对比度参数

1. 信噪比

(1)概念与影响因素:信噪比(signal to noise ratio,SNR)是图像的信号强度 S 与噪声强度 N 的比值。信号强度 S 为某感兴趣区(ROI)内信号的平均值,噪声强度 N 为同一感兴趣区内噪声的平均值。信噪比是衡量图像质量的重要指标之一,信噪比越高,图像质量越好,反之,图像质量越差。MR 图像的噪声源很多,最基本的噪声源有两种:一种来自接收电路的电噪声,另一种来自受激组织的噪声,它们都与共振频率有关,但依赖程度不同。随着共振频率增加,组织噪声起主要作用,当共振频率大于 10MHz 时,组织噪声占主导地位。

在一定的扫描参数下,MR 信号强度主要来自每个体素,体素体积增大,则导致 SNR 成比例增加,任何影响体素的参数都将影响 SNR。SNR 与扫描参数的函数关系如公式(3-6):

$$SNR \propto D^2(d/\sqrt{Np \times Nf}) \times \sqrt{NEX}$$

公式(3-6)

式中 D^2 为视野面积,$Np \times Nf$ 为矩阵大小,d 为层厚,NEX 为激励次数。

影响 MR 图像 SNR 的主要因素有接收线圈的几何形状及品质因数、被检测组织的弛豫时间及温度、共振频率及扫描脉冲序列参数等。信噪比是 QA/QC 中的一个重要参数,SNR 的高低直接决定图像质量的好坏,定期进行 MRI 设备的 SNR 测试是十分必要的。

(2)检测方法:SNR 的测试要求使用均匀体模,其最小成像平面直径不得小于 10cm 或者不得小于 FOV 的 80%（图 3-32）。对于单层测量，体模层面方向的尺寸必须大于所有最大层厚的两倍；对多层测量，体模长度应该至少为总成像厚度加上两倍的最大层厚。NEMA 规定测量 SNR 必须使用带负载的体模（图 3-33）。带负载的体模由球形空心外壳和碱性导电溶液组成，以模仿人体的带电性。

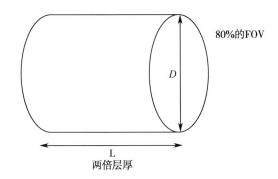

图 3-32 可用于测量 SNR、共振频率及图像均匀性的均匀体模

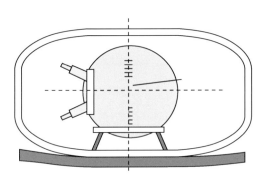

图 3-33 带负载体模

SNR 测量最常用的是自旋回波序列，TR、TE 与体模内容材料有关，通常用 TR/TE 为 500ms/20ms，扫描矩阵 256×256，层厚为 3mm，FOV 为 22~24cm，采集次数为 1，不使用并行采集技术及内校准技术，每次进行测量时一定要确保扫描参数一致才有可比性。

方法一：ACR 推荐采用信号背景法计算 SNR 的值。信号区为图像中央 75%~80% 的区域，求此区域的图像平均信号强度，记为 S。噪声区为图像周围无伪影背景区域，求此区域信号强度标准差的平均值，记为 SD。根据公式（3-7）计算得出图像的 SNR。

$$SNR = \frac{S}{SD} \qquad 公式（3-7）$$

由于噪声在图像中并不是正态分布的，有时也会在公式（3-7）的基础上乘以一个常数校准项对 SNR 的值进行校准，如公式（3-8）所示。

$$SNR = \sqrt{2}\,\frac{S}{SD} \qquad 公式（3-8）$$

该方法较为简单，可用于日常 SNR 的测量。

方法二：另一种测量 SNR 的方法由 NEMA 推荐。首先，使用同样的参数进行两次连续测量，最好进行交叉采集。之后将两幅图像相减得到噪声图像，选中噪声图像的感兴趣区并计算标准差，得到噪声信号标准差（SD）。而图像的平均信号强度（S）则使用之前两幅图像中的任意一幅，选中同样的 ROI 区并通过计算得到。这种方法的稳定性和一致性比较好，很多 MRI 厂家推荐使用，缺点是耗时较长，并且两次测量必须连续进行。

（3）结果评价与注意事项：影响 SNR 的因素很多，因此国际上没有统一的 SNR 测量标准。但通常情况下，对于特定线圈，每次测量必须使用同一扫描序列及参数，且以生产厂家给出的信噪比标称值为依据，以该值作为标准进行比较。

SNR 测量时应该对不同的线圈分开测量。测量表面线圈的 SNR 应该使用特定的体模，信号区域应选在最大信号强度所处区域，并且每次测量时定位要准确，以确保测量具有一致性。在 ROI 选择时应该注意，避免选择无信号（零噪声）区域及有伪影的区域。如果体模直径为 18cm，为了准确测量，则 FOV 最好选 24~26cm，一般选图像四个角区域标准差的平均值。其次是信号区域的选择，在 1.5T 磁共振设备中，体模信号基本是均匀的，但在 3.0T 磁共振设备中，由于电介质效应的影响，图像中心信号强度非常高，则区域的选择为整个图像的 75%~80% 区域。

2. 图像均匀性

（1）概念及影响因素：图像均匀性指 MR 系统在整个均匀扫描体产生恒定信号的能力。影响图像均匀性的参数有：静磁场 B_0 的均匀性、射频发射的均匀性、涡流效应、梯度磁场的线性；接收线圈敏感度的均匀性及 RF 脉冲的穿透效应等。

（2）检测方法：图像均匀性检测使用均匀体模，在使用均匀体模进行测试时，为防止 RF 脉冲的穿透影响，体模中内容材料应该不导电。RF 脉冲穿透效应导致的非均匀性，应该用导电溶液作内容材料的体模单独进行测试。

测量图像均匀性时必须使 SNR 达到一定值，这样测量效果才能比较准确，图像均匀性的检测可使用与测量 SNR 相同的自旋回波序列及参数，测量图像中包含中心区域 80% 体模面积的像素信号平均值的最大值(S_{max})与最小值(S_{min}),测量时先将图像的对比度调到100%,再将图像的亮度由高变低,在图像中最先出现黑的区域就是信号最低的区域,继续将亮度降低,图像中最后还有亮度的区域即为信号最高的区域。则图像整个均匀性为:

$$U=\left(\frac{S_{max}-S_{min}}{S_{max}+S_{min}}\right)\times100\% \quad \text{公式(3-9)}$$

(3)结果评价与注意事项:理想的图像均匀性应该是100%。AAPM要求通常对于FOV为200mm的测量,其整体均匀性应大于80%,FOV越大其图像均匀性越差。ACR标准是小于3.0T的设备图像均匀性要求大于87.5%,3.0T设备要求大于82%。

图像均匀性的测量最好在轴、矢、冠三个层面图像上进行测量,这样才能更加准确,注意ROI不要选择包括边界伪影的区域。

3. 低对比度分辨力

(1)概念与影响因素:低对比度分辨力是指MRI设备对信号大小相近物体的分辨能力,反映组织的对比度噪声比(contrast-to-noise ratio, CNR)。低对比度分辨力是MRI质量控制的重要参数之一,对早期病变的诊断起着重要的作用。CNR计算如公式(3-10)。

$$CNR=\frac{S_1-S_2}{SD} \quad \text{公式(3-10)}$$

式中,S_1和S_2分别是两种组织的信号值,SD是噪声标准差的平均值。CNR的值取决于MRI设备对物质信号的响应能力,并且还受影像的SNR、均匀性及伪影等因素的影响。

(2)检测方法:低对比度分辨力测试所使用的体模是在均匀体模的基础上,在内部制造大小不一的圆洞,并在洞内充填性质相近的物质(图3-34)。

图像中两个不同区域的信号强度差异程度决定了这两个区域能否被分辨出来。其中一种方法是在两个观察区域分别放置ROI,测量并计算它们的

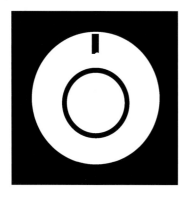

图3-34 目测低对比度分辨力

CNR;另一种方法是通过目测的方法判断MRI设备的低对比度分辨力。

(3)结果评价:目前国际上还没有给出该参数的测量方法及标准。

(四)几何参数

1. 空间分辨力

(1)概念及影响因素:空间分辨力是指单个体素的大小,反映了图像细节的可辨能力,是决定MR图像质量的重要因素之一。图像是由单个像素的亮度表现出来的,单个体素中包含的各组织弛豫特性经过平均后,产生体素的MR信号,该信号是体素中所有组织产生MR信号的混合,这种信号混合作用是由体素的大小决定的,它的存在降低了微小结构的对比度和可见性,限制了分辨相邻解剖结构和发现微小病灶的能力。

成像体素的大小决定了图像的空间分辨力,即体素大空间分辨力低,体素小空间分辨力高。体素的大小是由视野、层厚及矩阵大小决定的,成像体中每一个体素对应于图像中相应的像素。设视野为$D\times D$,矩阵大小为$Np\times Nf$,层厚为d,则体素的体积为[公式(3-11)]:

$$V=d\frac{D}{Np}\times\frac{D}{Nf}=dD^2/Np\cdot Nf \quad \text{公式(3-11)}$$

根据公式(3-11)可分析成像参数对空间分辨力的影响,其参数主要有FOV、层面的厚度及矩阵。

高对比空间分辨力是在没有大的噪声干扰下测量成像系统对物体的分离程度的能力。任何MRI系统的空间分辨力都是非常重要的特性之一。采集矩阵与经过点素内插可重复采样处理的显示矩阵大小不同。传统定量分析空间分辨力是通过点扩散函数(PSF)、线扩散函数(LSF)或调制传递函数(MTF)进行的,但这些方法在日常MRI系统的测量中不实用,因此目前使用可观测评估的测试体模。

(2)检测方法:用于可观测评估高对比分辨力的体模有多种,有使用棒状或孔状阵列组成,产生信号的阵列截面是圆形或者是长方形。有信号与无信号区域由等宽的棒或孔间隔分开,且相邻两个有信号区域中心之间的宽度是孔直径的两倍。用于测量分辨力的典型体模如图3-35所示,一般每组由5个产生信号的个体组成,每组尺寸分别为5.0mm、3.0mm、2.0mm、1.5mm、1.0mm,体模选层方向上的厚度至少是扫描层厚的两倍。

任何典型的多层扫描序列(层厚3~10mm)都能用于空间分辨力的测量,但最好使用测量SNR的

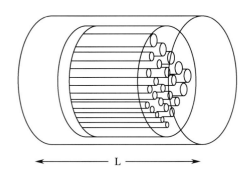

图 3-35 测量空间分辨力的体模

自旋回波序列。体模要垂直于扫描平面放置，体模中心定于磁场的绝对中心，由于频率编码与相位编码方向上的分辨力不一定相同，因此要分别得到相位及频率编码方向上的分辨力，必须进行两次单独的扫描，每次扫描体模沿轴所测方向轴排列，为简化扫描，可把体模旋转 45°，同时测两个方向的分辨力。

所得图像评价是可目测的，成像分辨力的组成取决于最小的阵列个体，阵列中所有五个信号区及四个间隔区是分开的，且用最窄的窗宽观察时能区分出来。测量高对比空间分辨力应该在相同扫描序列下进行，其分辨力等于像素尺寸大小，如 FOV 为 256mm，用 256×256 采集矩阵，其分辨力应该为 1.0mm。

（3）结果评价与注意事项：根据 ACR 的标准，在所有方向上的空间分辨力都不应小于 1.0mm。采集矩阵与重建矩阵应该一致。测量时采集矩阵和重建矩阵最好一致。

2. 空间线性

（1）概念及影响因素：空间线性是描述任何 MR 系统所产生图像几何变形程度的参数。MRI 中产生几何变形的原因有主磁场不均匀、梯度磁场的非线性、涡流、共生磁场（低场）、接收带宽及信号采集不理想等。

（2）检测方法：用于测量空间线性的体模为柱形或球形均匀体模，其最大直径应该至少占据最大 FOV 的 60% 以上。

空间线性的测量应该使用测量 SNR 的自旋回波序列，最好使用大 FOV 及最大成像矩阵。由于 MRI 是一种相关体成像技术，应该在每一个垂直平面上进行相关评价测量，线性测量可用多方向多层面对三个相互垂直面进行成像。空间线性并不依赖扫描时间 TE、TR 和信号采集次数。

为确保测量准确性，将图像的对比度调至 90%

以上，分别测量 x 和 y 方向的尺寸 $D_{测}$，则几何变形程度计算公式为：

$$GD = \frac{D_{真} - D_{测}}{D_{真}} \times 100\% \qquad 公式（3-12）$$

几何变形的测量应该在 FOV 内任意两个点中进行。如果在 MR 图像处理系统中测量空间线性，则仅仅反映的是 MRI 系统的特性，如果是在胶片上测量空间线性，则反映的是 MRI 系统和胶片系统的综合信息。

（3）结果评价与注意事项：一般情况下，使用 200mm 的 FOV 测量时，几何畸变应小于 1%。AAPM 要求一般畸变小于 5%，而在 ACR 标准中，测量值与真实值之差不能大于 2mm。

在进行空间线性测量时，一定要将体模放平，最好用水平仪检查，否则测量时会产生误差。另外，在选择 ROI 时，一定要避开由厂家校准过的区域。对于弥散成像中出现的几何变形，最好进行两次对角线测量 D_1、D_2，其计算公式为：

$$GD = \frac{D_1 - D_{真}}{D_{真} - D_2} \times 100\% \qquad 公式（3-13）$$

3. 层面的层厚

（1）概念及影响因素：层厚是指成像层面在成像空间第三维方向上的尺寸，表示一定厚度的扫描层面，对应一定范围的频率带宽。精确定义为成像层面灵敏度剖面线的半值全宽（full width at half-maximum，FWHM），层面剖面线定义为 MRI 设备对某一穿透层面点源的响应，即某一点源穿透层面时，该点源产生的 MR 信号经重建后形成的轨迹。影响层厚的因素有梯度磁场的均匀性、RF 场的均匀性、主磁场均匀性、在激励与读出梯度间非共面选层脉冲及 RF 脉冲波形等。

（2）检测方法：用于评估层厚的体模有很多，大多数是利用一些可变的斜面（如平面、柱面、螺旋面）组成的体模，有楔形、交叉斜面形、阶梯形等。一种典型的体模是由十字交叉的高信号斜面（high-signal ramp，HSR）组成的体模，HSR 体模一般由成对的以一定角度交叉的斜面组成（图 3-36）。HSR 应该非常薄（理想情况是无限薄）以便更精确地测量层面剖面线。为了保证图像的信噪比，HSR 应该有一定厚度，但由于测量的最小厚度小于 3mm，因此必须减少斜面的厚度并增加斜面角度。两个 HSR 之间的夹角为 45°，且 HSR 的厚度小于层面剖面线 FWHM 的 20%（即如果层厚为 5mm，则斜面厚度为 1mm），这样的测量误差将小于 20%。

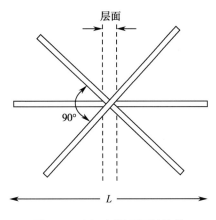

图 3-36 用于测量层厚的体模

可使用测量 SNR 的多层自旋回波序列进行层厚的测量评估。对层厚的测量不仅要在图像的中心及周围进行，而且还要对磁体中心及偏中心定位进行测量，以保证 SNR 可增加扫描次数。使用不同结构的体模，其检测方法也不同。

使用 HSR 体模时，参数 FWHM 应该由成对斜面决定，以任意角度交叉斜面计算 FWHM 的公式如公式（3-14）：

$$FWHM = \frac{(a+b)\cos\theta + [(a+b)^2\cos^2\theta + 4ab\sin^2\theta]^{1/2}}{2\sin\theta}$$

公式（3-14）

其中 a、b 分别是测量 FWHM 的斜面 1 及斜面 2 的截面密度，测量 a、b 的方法有两种，一种是直接测量图像上相应结构的长，另一种是利用层面剖面线测量。当 θ=90° 时，方程简化为：

$$FWHM = \sqrt{ab}$$ 公式（3-15）

用斜面测量得到的层厚及扫描层厚与斜面厚度有关，层厚测量有一定的误差，由 Mark Selikson 等人经过研究证明层厚测量误差为公式（3-16）和公式（3-17）：

$$\Delta_1 = (2\sqrt{2}\ b/a - b^2/2a^2 - b\sqrt{2}\ /a - 1) \times 100\%$$
$$(b>0.565)$$ 公式（3-16）

$$\Delta_2 = b/2\sqrt{2}\ a \times 100\% \quad (b<0.565)$$
公式（3-17）

式中 b 是斜面厚度，a 是 FWHM。

（3）结果评价与注意事项：在确保精确测量的前提下，层厚误差小于 20%。ACR 推荐标准误差不得大于 0.7mm。

进行测量时一定要将图像的对比度调到最高，且将体模定位于磁体中心。

4. 层面的位置及层间隔

（1）概念及影响因素：在临床成像中精确地确认层面相对于指示灯的位置是十分重要的。层面的位置定义为层面剖面线 FWHM 中点的绝对位置。层面的间隔定义为相邻两个层面位置之差。层

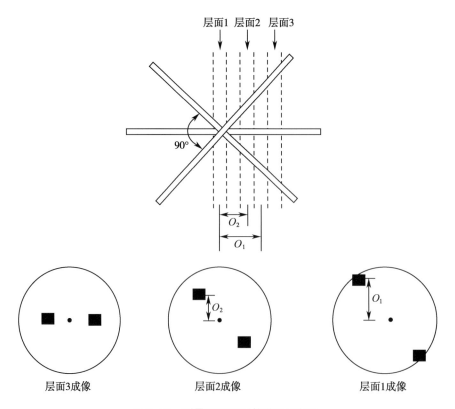

图 3-37 测量层面位置偏差及层间隔

面定位是由外部的定位设备（MR 系统的激光指示灯或扫描系统灯）或者由内部空间层面的选择而决定的。在磁共振成像中，层面选择是由选择性射频激励脉冲及选层梯度共同作用得到的，由于梯度磁场的线性及 RF 脉冲选择性的影响，层面附近的质子也会受到激励，会使层面与层面间的信号相互重叠，降低有效的空间分辨力。影响层面位置及间隔的因素有梯度磁场的均匀性、RF 场的均匀性、非共面选层脉冲、静磁场的均匀性及定位设备的准确性等。

（2）检测方法：通常可用测量层厚的体模来进行层面位置或层间距的评估，这种体模一般有参考针或外部标记来进行定位（图 3-37）。

在成像中斜面将直接显示层面的相对位置，用自旋回波序列进行测量层面的位置及间隔。从剖面线中点到标记中心（固定不动）距离 D 的测量来决定层面的相对位置 O，如果体模中斜面的交叉点精确定位于磁体的绝对中心且斜面夹角为 45°，从中心参考针到层剖面线中点的距离将与层面距磁体中心的距离相等。任意角 θ 斜面层面的偏离位置将为：

$$O=D/\tan\frac{\theta}{2} \qquad 公式（3-18）$$

（3）结果评价与注意事项：ACR 推荐标准使用外部定位标记时一般允许实际层面位置在 2.5mm 误差范围之内，层间隔误差不能大于 20% 或 1mm。

所有测量应沿着由磁场绝对中心及成像平面中心连线进行。

二、磁共振成像设备质量控制及质量控制计划

新安装磁共振成像设备在进行验收检测时需要完成全面测试，本节描述的磁共振成像主要性能参数检测仅仅是质量保证（quality assurance，QA）与质量控制（quality control，QC）测试的一部分，生产厂家和工程技术人员应对 MRI 设备进行定期维护。准确记录 QA/QC 测试结果非常重要，通常经过一段时间的比较可以得出设备运行的状况，观察系统性能有无变化，此外还应将 QA/QC 测试时的图像保存，以利于故障的分析。在每次 QA/QC 测试时一定要记录体模的摆放位置（尤其是表面线圈），并使用相同的扫描序列，在厂家进行维护或参数调整之后，及时修正基线。

QA/QC 的测试计划没有统一的标准，所用的方案也不尽相同，需要各医院根据自身的实际情况进行方案拟订。根据测试的频率可以分为日测试、月测试和年测试三类。

（一）QA/QC 日测试或周测试

QA/QC 日测试时间短，一般在 5~10min 内完成测量，并用 5~10min 时间进行分析记录，通常由有经验的技术人员完成测量并记录数据，由专业人员对数据进行分析。日测试的检测项目通常有测量中心共振频率、磁场均匀性、几何变形（空间线性）、SNR 及发射增益等。

进行日测试时可以使用厂家提供的体模或用球形、柱形均匀体模。采用自旋回波序列（TR/TE=500ms/15ms），FOV=250mm，层厚为 5mm，成像矩阵为 256×256，分辨力带宽（rBW）=200Hz/pixel，用头线圈采集信号，行横断面、矢状面和冠状面成像。需要注意的是扫描应当在体模定位 5min 后进行，以确保体模内溶液达到稳定状态，扫描完成后可按照本章第五节的方法记录并分析中心频率、磁场均匀性、发射增益、空间线性及 SNR 等参数。

（二）QA/QC 月测试

在进行 QA/QC 月测试之前应对过去日测试的结果进行分析，之后再进行月测试的内容，整个过程一般需要 20~30min 的时间，由经验丰富的技术人员完成测量并记录数据。在制订测试方案时一般要求有工程技术人员参加，月测试应对层厚、层面位置偏差、成像均匀性、空间分辨力、低对比度分辨力、涡流补偿、空间线性及 SNR（头线圈及体线圈）等参数进行详细测量并记录。

进行 QA/QC 月测试时使用球形、柱形均匀体模及多功能体模。第一步是采用自旋回波序列（TR/TE=500ms/20ms），FOV=250mm，层厚为 5mm，成像矩阵为 256×256，rBW=156Hz/pixel，用头线圈采集信号，行横断面成像。如果使用 ACR 体模，则用 ACR 特定的 T_1 加权自旋回波序列（SE）。测量完成后行层厚、层面位置偏差、成像均匀性、空间分辨力、低对比度分辨力及涡流补偿分析；第二步采用直径较大的圆形体模（直径 300mm），用体线圈进行采集，采用自旋回波序列（TR/TE=500ms/20ms），FOV=360mm，层厚为 5mm，成像矩阵为 256×256，rBW=156Hz/pixel，行横断面、矢状面及冠状面成像，并记录分析体线圈的发射增益、各个平面成像的均匀性、SNR 及各方位成像的几何变形；第三步可以对最常使用的线圈重复进行第二步测试（可以仅对一个层面进行）。

（三）QA/QC 年测试

在每年或每次设备进行大的参数调整后进行，年测试的项目除了上述日测试和月测试的项目之外，还应全面分析梯度的稳定性、射频系统的稳定性及磁体的稳定性。

优秀的 QA/QC 计划能够优化 MRI 系统的稳定性和灵敏度。每台 MRI 设备的 QA 测试都必须建立切实可行的 QA/QC 方案，并且随着测试体模及扫描序列的不断改进，将会出现更加简单的测试方法，QA/QC 计划也应随之不断完善。

（高志鹏）

第四章 磁共振成像序列

磁共振成像的实质就是一个通过脉冲序列（pulse sequence）获得所需的回波信号并将其重建为图像的过程。脉冲序列是磁共振成像的中心环节，它控制着系统施加射频脉冲、梯度磁场和数据采集的方式，并由此决定图像信号的加权、图像质量的高低以及显示病变的敏感性。目前临床常用的脉冲序列包括自旋回波序列（spin echo，SE）、梯度回波序列（gradient echo，GRE）、反转恢复序列（inversion recovery，IR）和平面回波序列（echo planar imaging，EPI）等。本章主要阐述脉冲序列的构成和分类以及临床常用序列的基本形式和特点。

第一节 脉冲序列的概述

一、基本概念

磁共振成像的信号强度受很多因素的影响，如各种成像参数及人体组织的质子密度、T_1 值、T_2 值等。如果这些影响因素无序地掺杂在一起，就无法确定图像上组织信号的变化源于何种因素，更无法通过图像上的信号强度变化对正常组织和病变组织进行正确的判断，这显然对于诊断疾病是非常不利的。因此，不同的成像目的，需要通过调整成像参数，使某一个影响因素对组织的信号强度及图像的对比度起主要作用。

在实际应用中，可以调整的成像参数主要包括射频脉冲的发射方式、梯度磁场的引入方式及磁共振信号的读取方式等。射频脉冲的调整主要包括带宽（频率范围）、幅度（强度）、何时施加及持续时间等；梯度磁场的调整主要包括梯度磁场施加方向、梯度场强、何时施加及持续时间等。我们把这种射频脉冲、梯度磁场和信号采集时刻等相关参数的设置及其在时序上的排列称为磁共振的脉冲序列。

针对不同的成像要求，可以调整相应的成像参数，相应参数的调整可以产生不同的成像效果及图像权重。磁共振成像脉冲序列的构成非常复杂，脉冲序列构成因素的些许不同，就可能产生不同的成像脉冲序列。磁共振技师需要深刻理解各种成像序列，特别是常用脉冲序列，在临床应用中根据不同的疾病及检查目的进行合理选择，并正确调整成像参数，以期获得满意的磁共振图像。

二、脉冲序列构成

一般情况下，在脉冲序列的一个周期内，射频脉冲、梯度磁场和信号采集有序进行。

射频脉冲是指具有一定宽度、一定幅度的电磁波，它是磁共振信号的激励源，因此，在任何脉冲序列中，必须具备至少一个射频脉冲；梯度磁场主要包括层面选择梯度磁场、相位编码梯度磁场和频率编码梯度磁场（也称读出梯度磁场），用以进行空间定位；信号采集是脉冲序列的最终目的，形成的磁共振信号也称为回波。因此，脉冲序列一般由射频脉冲、层面选择梯度磁场、相位编码梯度磁场、频率编码梯度磁场和磁共振信号五部分构成。这五部分排列顺序通常是从上往下，而每一部分的时序从左到右，并采用不同的波形符号分别描述脉冲序列、梯度磁场和信号采集，以及它们之间的时间对应关系，这种脉冲序列的表达方式称为时序图。时序图是最直观、最常用的脉冲序列表达方式。下面以 SE 序列的时序图为例来介绍脉冲序列的基本构成（图4-1）。

SE 序列首先使用 90° 激励脉冲使质子受到激励，纵向磁化矢量被翻转到横向平面（xy 平面），并产生一个最大的宏观横向磁化矢量，停止 90° 激励脉冲后，由于质子的弛豫，宏观横向磁化矢量呈指数式衰减，纵向磁化矢量开始恢复，这种过程中产生的信号变化方式称为自由感应衰减（free induction decay，FID），但这个 FID 信号不能被立即

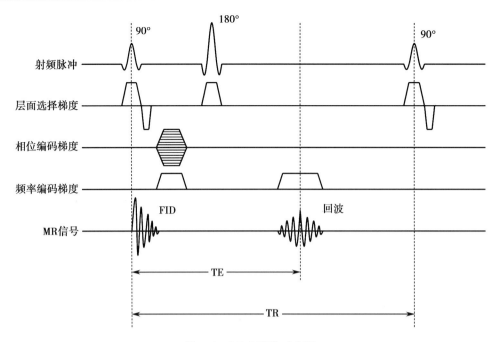

图 4-1　SE 序列的时序图

第一行是射频脉冲,常规的 SE 脉冲序列由 90°激励脉冲和 180°重聚相位脉冲及随后产生的单次自旋回波多次重复构成。第二行是 SE 序列的层面选择梯度,施加在 90°激励脉冲和 180°重聚相位脉冲时。第三行是 SE 序列的相位编码梯度,施加在 90°激励脉冲后,180°重聚相位脉冲前。第四行是 SE 序列的频率编码梯度,必须施加在自旋回波产生的过程中。第五行是 SE 序列产生的磁共振信号。

接收到。为了获得能够用于成像的信号,需要施加 180°重聚相位脉冲,使失去相位的质子在 TE 时刻发生相位重聚,产生一个回波,在 SE 序列中称自旋回波。上述过程是脉冲序列的一个周期,而完成一个层面的扫描和信号采集需要重复多个周期。

三、脉冲序列分类

目前应用于临床成像的脉冲序列有很多种,随着设备硬件和软件的进步,脉冲序列的发展较快,临床应用范围也在不断扩展。磁共振脉冲序列名目繁多,而且分类方法不一,下面给出脉冲序列常见的几种分类方法。

（一）按检测到的磁共振信号分类

1. 磁共振信号分类　磁共振脉冲激励序列通过接收线圈采集的信号有两种,即自由感应衰减（FID）信号与回波信号。目前实际临床应用的大多数序列,接收线圈采集的并不是 FID 信号,而是回波信号。回波信号又可以分为自旋回波信号与梯度回波信号。

（1）自由感应衰减信号:由于外加磁场的不均匀性和质子间的自旋自旋相互作用,受激励后的质子群在进动过程中不断失相位,造成信号矢量在 xy 平面内的大小不断衰减。在该过程中,接收线圈获得的是一个随时间呈振荡快速衰减的信号,称为

FID 信号。FID 信号的衰减速度很快,一般在 20ms 内即衰减至零。

（2）回波信号

1）自旋回波信号:是指在质子群完全失相之前,施加射频脉冲使其相位发生重聚,然后采集的信号。

2）梯度回波信号:是指通过梯度磁场的切换来实现质子失相后的相位重聚,这种方法采集的信号称为梯度回波信号。

2. 根据磁共振信号进行脉冲序列分类　这是目前最常用的脉冲序列分类方法,根据系统检测到的信号可以将脉冲序列分为三大类:①检测自由感应衰减（FID）信号的序列,如饱和恢复序列与反转恢复序列等;②检测自旋回波信号的激励脉冲序列,如自旋回波序列与快速自旋回波序列等;③检测梯度回波信号的激励脉冲序列,如扰相梯度回波序列与稳态自由进动序列等。

（二）按使用目的分类

根据使用目的,磁共振脉冲序列分为常规序列、专用序列与科研序列三大类。

1. 常规序列　是指用于人体各组织常规显像的序列,如自旋回波序列、快速自旋回波序列等。

2. 专用序列　是指针对组织器官某项特定功能或组织特性的序列,其成像结果具有差别于常规

序列的特点，如电影成像序列、血管成像序列、弥散成像序列、磁敏感成像序列以及脑功能成像序列等。由于它们特有的优势，专用序列也可能逐渐成为常规序列，致使两者间的区分不断变化和模糊。

3. 科研序列 是指为了某个科学研究而专门设计的脉冲序列，它也包含了磁共振厂家某些尚未进入临床应用的脉冲序列，以及存在某些不足、有待改进的序列等。随着磁共振成像技术的发展及应用扩展，科研序列将越来越多地被开发、完善并应用于临床。

（三）按扫描速度分类

根据脉冲序列的成像速度又可分为普通序列和快速成像序列两大类，如自旋回波序列（SE）与快速自旋回波序列（fast spin echo，FSE）。平面回波成像（echo planar imaging，EPI）技术是目前最快的MR成像技术之一，几乎可以与所有的常规脉冲序列进行组合，从而大大提高磁共振成像速度。

第二节 自旋回波序列

自旋回波序列（SE）是磁共振成像的最基本序列，SE序列的特点就是在90°射频脉冲激发后，施加180°复相位脉冲，以剔除主磁场不均匀造成的横向磁化矢量衰减。

处于静磁场中的人体组织质子群经90°射频脉冲激发后，将产生宏观横向磁化矢量，射频脉冲关闭后，横向磁化矢量开始逐渐衰减，其原因是同相位进动的质子群逐渐失去相位一致性。造成质子失

相位的原因有两个：一个是真正的T_2弛豫；另一个是由于主磁场在空间分布上的不均匀，导致质子弛豫过程中进动频率迅速出现差异，加速质子的相位离散，即T_2^*效应。为了使MR图像反映的是真正的T_2弛豫对比，必须把主磁场不均匀造成的质子失相位效应剔除，所采用的办法就是利用180°复相位脉冲。

180°复相位脉冲纠正这种质子失相位的前提是主磁场的不均匀必须是恒定的，也就是说甲处的磁场强度略高于乙处，这种差别是保持不变的，由此引起甲处的质子进动频率略高于乙处，这种质子进动频率的差别也是保持不变的。180°复相位脉冲使失相位质子相位重聚的作用可以图4-2来演示。

一、自旋回波序列的基本形式

SE序列组成的基本单元是一个90°激发脉冲和随后的一个180°复相位脉冲，施加1次90°激发脉冲和1个180°复相位脉冲后，仅能产生一个MR信号（自旋回波）。由于相位编码的需要，例如要生成一幅矩阵为256×256的MR图像就需要用不同的相位编码梯度磁场编码，并采集256个回波方能完成k空间的填充，也就是说需要进行256次1个90°激发脉冲后随1个180°复相位脉冲的重复。

SE序列由一连串90°、180°脉冲构成（图4-3）。施加90°激发脉冲后一定时间（Ti，为90°激发脉冲中点与180°复相位脉冲中点的时间间隔）给予180°复相位脉冲，再经过一个Ti后，将产生一个自旋回波，把90°激发脉冲中点与回波中点的时间间隔定

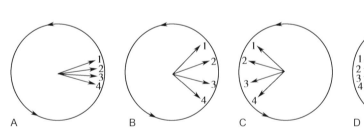

图4-2 180°复相位脉冲使失相位质子相位重聚

沿z轴方向看xy平面的横向磁化矢量变化，假定质子的进动方向为逆时针方向（圆圈上箭头所示），且进动方向保持不变。A. 90°射频脉冲激发后质子的横向磁化分矢量相位一致（质子1~4）；B. 随着时间推移，由于主磁场不均匀，质子的横向磁化分矢量逐渐失相位，质子1进动最快，其相位走在最前面，质子4进动最慢，相位落在最后面；C. 施加180°复相位脉冲后，所有质子的相位反转了180°，即进动最慢的质子4的相位到了最前面，进动最快的质子1的相位落到最后面，我们把90°射频脉冲与180°复相位脉冲的时间间隔称为Ti，与施加180°复相位脉冲前（B）相比，各质子的相位先后顺序倒排，但相位的差值保持不变，180°复相位脉冲后，各质子将以原来的频率继续进动，即质子1依然进动最快，而质子4依然进动最慢；D. 经过一个与Ti相同的时间后，进动最快的质子1正好赶上进动最慢的质子4，各质子的相位重聚，产生一个回波，我们把这个回波称为自旋回波。

71

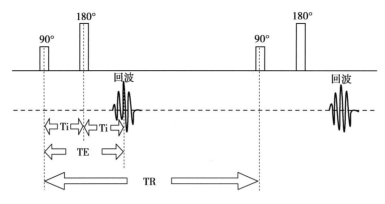

图4-3　自旋回波序列构成示意图

义为回波时间(echo time, TE)。由于90°激发脉冲后随180°复相位脉冲的过程需要反复进行,相邻两个90°激发脉冲中点的时间间隔定义为重复时间(repetition time, TR)。

二、加权成像

SE序列可以进行T_1加权成像(T_1 weighted imaging, T_1WI)、T_2加权成像(T_2 weighted imaging, T_2WI)及质子密度加权成像(proton density weighted imaging, PDWI)。SE序列中,组织的纵向弛豫特性(T_1值)在MR图像中所充当的角色,也就是说图像的T_1成分,主要由重复时间(TR)决定;组织的横向弛豫特性(T_2值)在MR图像中所充当的角色,也就是说图像的T_2成分,主要由回波时间(TE)决定。如果选用的TR很长,在下一个90°射频脉冲激发前各种组织的纵向弛豫已经完成,则图像的对比几乎不受组织纵向弛豫的影响,即选用很长的TR可以基本剔除组织的T_1值对MR图像对比的影响(图4-4A)。如果选用的TE很短,每一次90°射频脉冲产生的宏观横向磁化矢量还没来得及发生横向弛豫就已经采集信号,则MR图像的对比几乎不受组织横向弛豫的影响,即选用很短的TE可以基本剔除组织的T_2值对MR图像对比的影响(图4-4B)。

通过对SE序列中TR和TE的调整,我们可以决定MR图像中所含有的T_1和T_2成分,获得不同的加权图像。

(一)T_1加权成像

在SE序列中如果我们选用一个很短的TE,基本剔除了组织T_2成分对MR图像对比的影响(图4-5B),而选择一个合适短的TR,这样在每一次90°射频脉冲激发前由于不同组织纵向弛豫的快慢不同,已经恢复的宏观纵向磁化矢量也不同(图4-5A),使得90°射频脉冲后产生的宏观横向磁化矢量不同,这时利用180°复相位脉冲产生回波(选用很短TE),采集的MR信号则主要反映组织纵向弛豫的差别(即T_1值不同),所以是T_1WI。

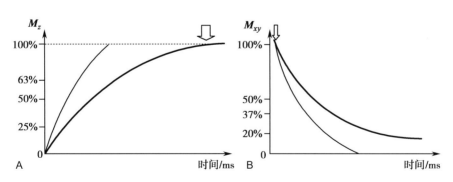

图4-4　TR、TE的选择对图像对比的影响

图中细曲线为甲组织的弛豫曲线,粗曲线为乙组织的弛豫曲线。A.两种组织的纵向弛豫示意图,如果选用的TR很长,那么在每一次90°射频脉冲激发时(向下粗空箭所示),甲、乙两种组织的纵向磁化矢量都回到平衡状态,因此采集到MR信号几乎不受组织纵向弛豫的影响。B.两种组织的横向弛豫示意图,如果选用的TE很短,那么每一次90°射频脉冲产生的横向磁化矢量还没有开始衰减即采集了MR信号(向下细空箭所示),则采集到的MR信号几乎不受组织横向弛豫的影响。

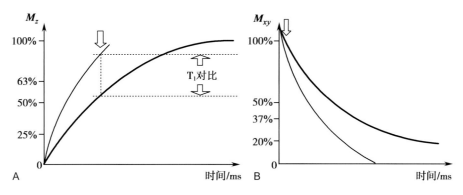

图 4-5　短 TR、短 TE 获得 T₁ 对比的 MR 信号

图中细曲线为甲组织的弛豫曲线，粗曲线为乙组织的弛豫曲线，假设甲乙两种组织的质子密度相同。选用一个合适短的 TR，这样在每一个（除第一个）90°射频脉冲施加前（A 向下粗空箭所示），由于甲组织的纵向弛豫快（T₁ 值短），相同时间内其恢复的宏观纵向磁化矢量大于乙组织，两者之间的宏观纵向磁化矢量差别即为 T₁ 对比（两条横虚线之间的距离）。90°射频脉冲将使这种宏观纵向磁化矢量的差别偏转，成为宏观横向磁化矢量的差别，这时很快用 180°复相位脉冲（很短的 TE）产生自旋回波来记录这种宏观横向磁化矢量的差别，而实际上这种宏观横向磁化矢量的差别是由于纵向弛豫不同造成的，因此所得到的图像为 T₁WI。选用很短的 TE（B 向下细空箭所示）是为了尽量减少组织横向弛豫成分对 MR 图像对比的污染。

SE 序列 T₁WI 应该选用最短的 TE，一般为 8~20ms。根据所需要的 T₁ 权重选用不同的 TR，TR 一般为 200~600ms。在一定的范围内 TR 越短，T₁ 权重越重。

（二）T₂ 加权成像

SE 序列中如果选用很长的 TR，则可以保证每一次 90°射频脉冲激发前各种组织的纵向磁化矢量都已经回到平衡状态，可以基本剔除组织的纵向弛豫成分对 MR 图像对比的影响。90°射频脉冲激发后，各组织的宏观横向磁化矢量将由于 T₂ 弛豫而发生衰减，由于各组织的 T₂ 弛豫快慢不一，在某同一时刻，各组织残留的宏观横向磁化矢量就会存在差别，我们利用 180°复相位脉冲在一个合适的时刻（合适长的 TE）产生一个自旋回波，这样采集的 MR 信号主要反映各种组织残留宏观横向磁化矢量的差别，即 T₂ 弛豫差别，得到的图像就是 T₂WI（图 4-6）。

SE 序列 T₂WI 应该选择很长的 TR，以尽量消除组织纵向弛豫成分对 MR 图像对比的污染。当然 TR 的延长将成比例地增加 MR 信号的采样时间，因此

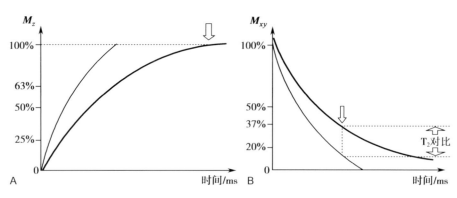

图 4-6　长 TR、长 TE 获得 T₂ 对比的 MR 信号

图中细曲线为甲组织的弛豫曲线，粗曲线为乙组织的弛豫曲线，假设甲乙两种组织的质子密度相同。选用一个很长的 TR，这样在每一个 90°射频脉冲施加前（A 向下粗空箭所示），甲、乙两种组织的纵向磁化矢量都会回到平衡状态。90°射频脉冲产生的宏观横向磁化矢量就不会带有 T₁ 弛豫信息。90°射频脉冲后，甲乙两组织将发生 T₂ 弛豫，由于甲组织 T₂ 弛豫快，到 TE 时刻（B 向下细空箭所示）甲组织残留的宏观横向磁化矢量将小于乙组织，这种宏观横向磁化矢量的差别即为 T₂ 对比（B 两条横虚线之间的距离），这样甲组织产生的 MR 信号强度将小于乙组织。这时 MR 图像的对比主要是由于甲、乙两组织的 T₂ 弛豫不同造成的，因此为 T₂WI。

利用 SE 序列进行 T_2WI 时 TR 也不宜过长,一般在场强为 0.5T 以下的低场机,TR 选择 1 500~2 000ms,在 1.0~3.0T 的高场机,TR 选择 2 000~2 500ms;选择不同的 TE 则可得到不同权重的 T_2WI,TE 一般为 50~150ms。在一定的范围内,TE 越长,T_2 权重越重。

(三)质子密度加权成像

SE 序列中,如果选择很长的 TR 基本剔除了组织纵向弛豫对 MR 图像对比的影响,这样每次 90° 射频脉冲前不同组织间的宏观纵向磁化矢量差别即为质子密度差别,90° 脉冲后把这种宏观纵向磁化矢量的差别变成宏观横向磁化矢量的差别,这时利用 180° 复相位脉冲马上产生一个自旋回波(选择很短的 TE),基本剔除组织横向弛豫对 MR 图像对比的影响,这样得到的每一个 MR 信号的对比实际上来自各组织的质子密度差异。因此采用长 TR、短 TE 后,基本剔除了横向和纵向弛豫对比对 MR 图像对比的影响,各组织间的差异主要来自质子密度,因此得到的是质子密度加权成像。利用 SE 序列进行质子密度加权成像,TR 应该与 T_2WI 的 TR 相似,而 TE 应该与 T_1WI 的 TE 相似。

总之,所谓加权成像,实际上是重点突出某方面特性,也就是说 MR 图像的对比主要取决于组织的某项特性(如 T_1 弛豫、T_2 弛豫、质子密度等),但实际上组织其他方面的特性还是会影响到 MR 图像的对比。如 T_1WI 主要是突出不同组织间 T_1 弛豫差别,但实际上组织的质子密度和 T_2 弛豫同样会影响到图像的对比。首先我们在介绍 T_1WI 时是假设不同组织间质子具有相同的密度,但实际上不同组织的质子密度是不同的,因此在 T_1WI 中质子密度的差别也会影响图像的对比。另外,尽管我们尽量采用最短的 TE,但采集回波毕竟是需要时间的,在 SE 序列中 TE 最短也需要 8~10ms,尽管很短,但在这段时间组织的横向弛豫还是不可避免要发生的,因此 T_1WI 的图像对比还是会受到组织 T_2 弛豫差别的影响。我们可以把这种质子密度和 T_2 弛豫对 T_1WI 对比的影响称为"污染"。同样 T_2WI 的对比将受到组织 T_1 弛豫及质子密度差异的污染,而质子密度加权图像的对比也将受到组织 T_1 弛豫和 T_2 弛豫差别的污染。我们在利用 SE 序列进行加权成像时,一般只能做到尽量减少污染,而做不到完全剔除污染。

三、自旋回波序列的特点

SE 序列是 MRI 的经典序列,在临床上得到广泛应用,具有以下优点:①序列结构比较简单,信号变化容易解释;②图像具有良好的信噪比;③图像的组织对比良好;④对磁场的不均匀敏感性低,因而磁敏感伪影很轻微;⑤利用 SE 序列进行 T_1WI,采集时间一般仅需要 2~5min。

SE 序列也存在着一些缺点:①90° 脉冲能量较大,纵向弛豫需要的时间较长,需采用较长的 TR(特别是 T_2WI),且一次激发仅采集一个回波,因而序列采集时间较长,T_2WI 常需要十几分钟以上;②由于采集时间长,体部 MR 成像时容易产生伪影;③采集时间长,因而难以进行动态增强扫描;④为减少伪影,激励次数(number of excitation,NEX)常需要 2 次以上,进一步增加了采集时间。

鉴于上述特点,目前即便是低场磁共振设备,也很少利用 SE 序列进行 T_2WI 和 PDWI。SE 序列目前多用于获取 T_1WI,是颅脑、骨关节、软组织、脊柱脊髓等部位成像使用的常规 T_1WI 序列。对于体部特别是腹部来说,许多医院仍把 SE 序列作为常规 T_1WI 序列,配合呼吸补偿技术,可获得质量较高的 T_1WI 图像。但对于呼吸不均匀的患者,图像容易产生运动伪影,同时由于采集时间长,不能利用 SE 序列进行动态增强扫描,因而不少专家提出用梯度回波序列替代 SE 序列作为腹部常规 T_1WI 序列。

(许庆刚)

第三节 快速自旋回波序列

快速自旋回波序列是在 SE 序列基础上开发出的快速成像序列,可减少磁共振成像的扫描时间,提高磁共振成像速度,是国内外 MR 扫描仪必备的快速序列之一,有些公司也称快速自旋回波序列为"TSE"(turbo spin echo,TSE)。

一、快速自旋回波序列的基本形式

SE 序列在一次 90° 射频脉冲后利用一次 180° 复相位脉冲,仅产生一个自旋回波信号,那么一幅矩阵为 256×256 的图像需要 256 次 90° 脉冲激发(NEX=1 时),即需要 256 次 TR,每次激发采用不同的相位编码,才能完成 k 空间的填充。与之不同的是,FSE 序列在一次 90° 射频脉冲激发后利用多个(2 个以上)180° 复相位脉冲产生多个自旋回波,每个回波的相位编码不同,填充到 k 空间的不同位置上(图 4-7)。

由于一次 90° 射频脉冲后利用多个 180° 复相位脉冲,因而产生的不是单个回波,而是一个回波

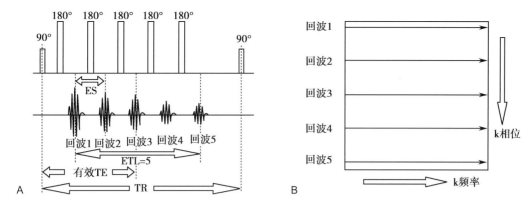

图 4-7　快速自旋回波序列构成示意图

A. 在一次 90° 射频脉冲后用 5 个 180° 复相脉冲产生 5 个自旋回波（即 ETL=5），两个相邻回波中点的时间间隔为回波间隔（echo space, ESP），两个相邻 90° 脉冲中点的时间间隔为 TR。上述 5 个回波的相位编码不同，填充在 k 空间相位编码方向的不同位置上，实际上 5 个回波的回波时间是不同的，由于填充 k 空间中央的回波决定图像的对比，因此如果把第三个回波填充在 k 空间中央（图 B），则有效 TE 为 90° 脉冲中点到第三个回波中点的时间间隔（图 A）。

链，一次 90° 射频脉冲后用了多少个 180° 复相位脉冲就会有多少个自旋回波产生，把一次 90° 射频脉冲后产生的自旋回波数目定义为 FSE 序列的回波链长度（echo train length, ETL）。在其他成像参数不变的情况下，ETL 越长，90° 脉冲所需要的重复次数越少（即 TR 次数越少），采集时间将成比例缩短，如果 ETL=n，则该 FSE 序列的采集时间为相应 SE 序列的 1/n，所以 ETL 也称为加速因子。举例说明：设 TR=3 000ms，扫描矩阵 256×256，NEX=2，即需要 512 次 TR，则利用 SE 序列成像的采集时间（acquisition time, TA）=3s×256×2=1 536s（25min36s）；如果保持上述成像参数不变，利用 ETL=8 的 FSE 序列来成像，则 TR 的次数为 512/8，即 64 次，则 TA=3s×（256/8）×2=192s（3min12s），仅为相应 SE 序列 TA 的 1/8。

二、快速自旋回波序列的序列特点

FSE 序列目前在临床上得到广泛应用，FSE 一些参数的选择将会影响图像的质量，因此有必要介绍一下 FSE 序列的特点。

（一）快速成像

前面在 FSE 原理中已经提到，由于回波链的存在，在其他成像参数不变的前提下，与相应 SE 序列相比，FSE 序列的采集时间随 ETL 的延长而成比例缩短，即 FSE 序列的 TA 为相应 SE 序列 TA 的 1/ETL。但实际上，采用了 FSE 序列后，为了提高图像质量并增加扫描层数，FSE T₂WI 序列的 TR 往往比 SE 序列要长，因此 TA 的缩短并不像理论上那么明显。

（二）回波链中每个回波信号的 TE 不同

FSE 序列中在一次 90° 射频脉冲后利用多个 180° 复相位脉冲来产生多个自旋回波信号（图 4-8A），实际上每个回波信号的 TE 是不同的，第一个回波信号的 TE 最短，最后一个回波信号的 TE 最长（图 4-8B），因此 FSE 图像实际上是由 TE 不同的回波构成的。已知填充 k 空间中心的回波主要决定 MR 图像的权重和对比，通过相位编码的调整，我们可以把回波链中的任何一个回波填充在 k 空间中心，把 90° 射频脉冲中点到填充 k 空间中心的回波中点的时间间隔定义为有效 TE（effective TE）（图 4-8A）。如果把第一个回波填充在 k 空间中心（选择很短的有效 TE），将基本剔除组织的 T₂ 弛豫对图像对比的影响，得到的将是 T₁WI 或 PDWI；如果把一个长回波链中的最后一个回波填充在 k 空间中心（选择很长的有效 TE），得到的将是权重很重的 T₂WI；如果在回波链中选择一个合适的回波信号填充在 k 空间中心（选择合适长的有效 TE），将得到权重合适的 T₂WI。实际上填充 k 空间各个位置的回波信号对图像对比都有不同程度的贡献，而回波链中各回波的 TE 不同，因此与相应 SE 序列相比，FSE 序列的 T₂ 对比将有不同程度降低，ETL 越长，对图像对比的影响越大。

（三）FSE 序列图像的模糊效应

在 90° 脉冲后，由于 T₂ 弛豫，宏观横向磁化矢量将随时间推移逐渐衰减，即随着 TE 的延长，任何组织的信号强度都在衰减。如果不考虑相位编码梯度磁场对组织信号的影响，则 FSE 序列的回波链中第一个回波信号最强，往后信号强度逐渐减弱，

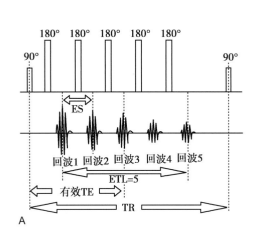
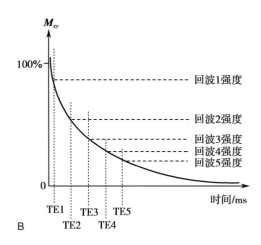

图 4-8 有效 TE、ETL 和 ESP 对图像对比的影响

最后一个回波信号最弱（图 4-8B）。这种强度具有差别的回波信号填充在 k 空间中,在傅里叶变换中将发生定位上的错误,从而导致图像模糊。ETL 越长,填充 k 空间的回波信号强度差别越大,图像越模糊。因此,ETL 延长尽管可以缩短采集时间,但将增加图像模糊,并影响图像对比。减少图像模糊的办法除了在采集时间能够接受的前提下缩短 ETL 外,还可以缩小回波间隔。回波间隔(ESP)为回波链中两个相邻回波中点的时间间隔(图 4-8A),ESP 的缩小将减少回波之间的信号强度差别,从而减少图像模糊。

（四）脂肪组织信号强度增高

脂肪组织的信号强度增加是 FSE 序列的又一特点。在 SE T_2WI 上脂肪组织呈现中等偏高信号(灰白),而在 FSE T_2WI 上,脂肪组织呈现高信号(白)。这主要是由于:①脂肪组织内的质子之间存在着 J-耦合,这种耦合结构可增加磁场的波动,加快了质子失相位,因此脂肪组织的 T_2 值并不长。FSE 序列连续的 180°脉冲可打断 J-耦合,因而脂肪组织的质子失相位减慢,延长脂肪组织的 T_2 值,因而增加脂肪组织的信号强度。②180°脉冲引起的磁化传递效应增加脂肪组织信号的强度。FSE 序列中,ETL 越长,ESP 越小,脂肪组织信号强度的增加将越明显。

（五）对磁场不均匀性不敏感

与 SE 序列相同,FSE 序列也是利用 180°复相位脉冲产生回波,180°复相位脉冲可以剔除主磁场不均匀造成的质子失相位效应,因而对磁场不均匀性不敏感。这一特点的优点在于磁敏感伪影不明显,缺点在于不利于一些能够增加磁场不均匀的病变如出血等的检出。

（六）能量沉积增加

FSE 的序列结构为 90°射频脉冲激发后利用连续的 180°复相位脉冲激发产生回波。180°脉冲能量很大,如此大的能量连续激发,会使传递到人体组织的能量在短时间内很快积聚,比吸收率(specific absorption ratio, SAR)将明显升高,可引起体温升高等不良反应,这在高场强的 MRI 仪中表现更为突出。ETL 越长,ESP 越小,SAR 值增加越明显。

三、快速自旋回波序列的衍生序列

随着磁共振软硬件技术的进步,FSE 序列有了很大的改进,衍生出很多新的序列。

（一）快速恢复 FSE 序列

快速恢复 FSE(fast recovery FSE, FRFSE)序列与 SE 序列一样,均采用 90°射频脉冲进行激发,并能够产生最大的宏观横向磁化矢量,因而得到的图像有较好的信噪比。90°射频脉冲传递给质子的能量较大,因而受激发组织的纵向弛豫将需要较长的时间,当利用 FSE 序列进行 PDWI 或 T_2WI 时,需要选择很长的 TR,以尽量剔除纵向弛豫对 MR 图像对比的污染。然而在其他成像参数不变的情况下,TR 的延长意味着扫描时间的延长。如果能够加快组织的纵向弛豫,则可选用较短的 TR,成像速度将加快。FRFSE 序列就是促使组织加快纵向弛豫的方法(图 4-9)。

FSE T_2WI 之所以要选择较长的 TR,主要是因为 T_1 值很大的组织纵向弛豫太慢。以 1.5T MR 行头颅 FSE T_2WI 为例,如果选择 TR=2 000ms、TE=100ms、ETL=8、ESP=10ms,矩阵=256×256、NEX=2,TA=2s×(256/8)×2=128s=2min8s。脑白质

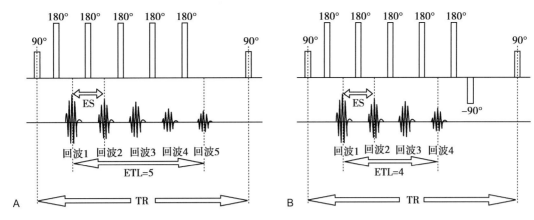

图4-9 快速自旋回波序列和快速恢复自旋回波序列构成示意图

A. 常规 FSE 序列；B.FRFSE 序列。这两个序列的其他成像参数(包括 TR、ESP 等)均相同,FSE 序列采用 5 个 180°复相位脉冲采集 5 个回波(ETL=5),FRFSE 序列也采用 5 个 180°复相位脉冲,但最后一个180°复相位脉冲产生的回波不采集(ETL=4),而在该回波的 TE 时刻采用一个负 90°脉冲,把最后一个180°复相位脉冲产生的横向磁化矢量偏转回到 B_0 方向,从而加快了组织的纵向弛豫速度。

的 T_1 值约为 450ms,脑灰质的 T_1 值约为 500ms,实际上当 TR=2 000ms,对于脑白质和灰质来说,纵向弛豫已经绝大部分完成,基本剔除了纵向弛豫对图像对比的影响,也就是说,TR 已经足够长;但脑脊液的 T_1 值约为 3 500ms,TR=2 000ms 时,其宏观纵向磁化矢量还没有恢复到平衡状态时的一半,因此脑脊液信号将不表现为高信号(白)而仅为中等偏高信号(灰白),如果把 TR 延长到 4 000ms,脑脊液的信号强度将明显升高,但扫描时间则延长到4min16s。

FRFSE 的原理并不复杂,如前所述。还是以刚才的头颅 T_2WI 为例,成像参数也不变,那么回波链中最后一个回波采集完成是在 90°脉冲后的 80ms,这时脑组织的宏观横向磁化矢量衰减到约为最大值的 45% 左右(脑组织的 T_2 值约为 100ms),而脑脊液的宏观横向磁化矢量还残留最大值的 90% 以上(脑脊液的 T_2 值为 2 500~3 000ms),负 90°脉冲将把这些横向磁化矢量偏转回 B_0 方向,显然负 90°脉冲后脑脊液的宏观纵向磁化矢量已经恢复到平衡状态的 90% 以上,这样 TR=2 000ms 的 FRFSE T_2WI 上脑脊液的信号强度将明显增高。实际上 FRFSE 就是利用 T_1 值长的组织,一般其 T_2 值也长的特点,把回波链采集后残留的较大横向磁化矢量快速偏转返回到 B_0 方向,加快了 T_1 值很长的组织(主要是接近于纯水的成分,如脑脊液等)纵向磁化矢量的恢复,从而可以选用较短的 TR 进行 T_2WI 成像。

FRFSE 只能用于 PDWI 和 T_2WI,不能用于 T_1WI。该技术相当于在短 TR 时达到长 TR 效果,从而缩短扫描时间。目前广泛应用于颅脑、脊柱、

骨关节、腹部与盆腔等部位。

FRFSE 还有 TSE-Restore、TSE-DRIVE 等名称。

(二)单次激发 FSE 序列

单次激发 FSE(single shot FSE,SS-FSE)序列是采集速度更快的 FSE 序列。常规的 FSE 序列是在一次 90°射频脉冲激发后,利用多个 180°脉冲采集多个自旋回波,需要多次 90°脉冲激发才能完成 k 空间的填充。与常规 FSE 序列相比,SS-FSE 有以下特点:①一次 90°脉冲激发后,利用连续的 180°脉冲采集了填充 k 空间所需的所有回波信号,即一次 90°脉冲后完成了 k 空间的填充(图 4-10),如果图像的矩阵=256×128,即相位编码步级为 128,则 ETL=128;②由于回波链很长,为了保证回波链中后面的回波有一定的信号,SS-FSE 回波链的 ESP很短,目前在 1.5T 扫描机上一般为 4~5ms;③由于是单次激发,所以该序列中不存在 TR 的概念,因为该序列 90°脉冲激发前所有组织的宏观纵向磁化矢量都处于平衡状态(即最大),实际上 TR 为无穷大,所以没有纵向弛豫对图像对比的污染,同时也因此 S-FSE 序列一般不能进行 T_1WI,而仅用于 T_2WI;④由于回波链太长,图像的模糊效应将比较明显,T_2 对比也将受到影响;⑤由于 ETL 很长,ESP 很短,脂肪组织的信号强度很高;⑥由于 180°脉冲连续又集中,人体内的能量沉积比较集中,SAR 明显升高,为了降低 SAR 值,SS-FSE 常采用小于 180°的复相位脉冲产生回波(图 4-10);⑦成像速度很快,如果矩阵为 256×160(即 ETL=160),ESP=4ms,NEX=1(SS-FSE 常选用 NEX 为 1),则单层图像的

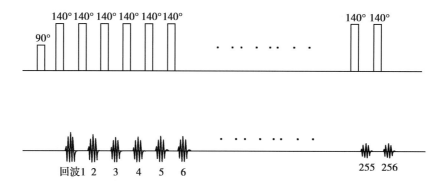

图 4-10　单次激发快速自旋回波序列构成示意图

采集时间为 640ms，因此是亚秒级的成像速度，由于采集时间很短，在体部成像时即便患者不能屏气也没有明显的呼吸运动伪影；⑧由于 ETL 很长，回波链中大部分回波的 TE 较长，因此得到的 T_2 权重很重。

鉴于上述特点，SS-FSE 的作用主要有：①颅脑超快速 T_2WI（仅用于不能配合检查的患者）；②腹部脏器屏气超快速 T_2WI；③屏气或呼吸触发水成像（如 MRCP、MRU 等）。

SS-FSE 序列也称为 SS-TSE 或 SSh-TSE。

（三）半傅里叶采集单次激发 FSE 序列

半傅里叶采集单次激发 FSE 序列是 SSFSE 的修改序列，也是在一次 90°脉冲后利用连续的复相位脉冲采集填充 k 空间所需的所有回波，不同的是该序列采集的回波只需要填充 k 空间的一半多一点即可，剩余的 k 空间则根据 k 空间对称性原理进行填充。

前面我们已经介绍了 k 空间的基本概念和特点，k 空间在相位编码方向是镜像对称的，如图 4-11A 所示，$k_y=-128$ 的回波与 $k_y=+128$ 是对称的，$k_y=-127$ 的回波与 $k_y=+127$ 是对称的，根据这一特点实际上我们只需要填充 k 空间的一半就够了，如图 4-11 中我们只需填充 $k_y=-128$ 到 $k_y=0$ 即可，k 空

间的剩余部分利用对称性原理进行模拟填充即可，即用 $k_y=-128$ 的数据来填充 $k_y=+128$，用 $k_y=-127$ 的数据来填充 $k_y=+127$。这样实际上图像数据采集时间节约了一半，但由于 k 空间中央的数据决定图像对比，因此，一般采集的数据需要填充 k 空间的一半多一点，即 k 空间中央区域的数据是需要采集的。如相位编码的步级为 256，需要采集的数据一般为 128+8=136 或 128+16=144 即可，如图 4-11B 所示，只填充略多于一半的 k 空间，即 $k_y=-128$ 到 $k_y=+8$，剩余 k 空间的相位编码线（虚线部分）利用对称性原理进行模拟填充即可。这种技术称为半傅里叶采集技术，也称半 k 空间技术或部分 k 空间技术。这种技术不单可以用于半傅里叶采集单次激发 FSE 序列，实际上几乎可以用于所有的 MR 脉冲序列，是 MR 常用的快速成像方法。

与 SSFSE 序列相比，半傅里叶采集单次激发 FSE 序列具有以下特点：①由于只需要采集填充略多于一半 k 空间的回波信号，采集时间只需要原来的一半多一点，成像速度进一步加快。②理论上空间分辨力保持不变。③由于实际采集的回波信号只有原来的一半，理论上图像信噪比有所降低，相当于原来的 70% 左右；实际由于回波链中前面回波信号较好，后面回波信号较弱，而半傅里叶采集

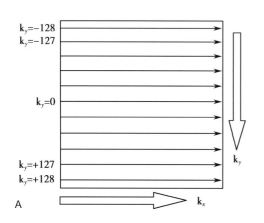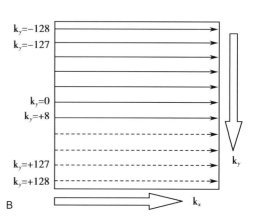

图 4-11　半傅里叶采集单次激发快速自旋回波序列构成示意图

单次激发 FSE 序列采集的是信号较强的回波,因此信噪比降低并不明显。④人体内能量的沉积减少。⑤脂肪组织信号高和 T_2 对比较差的问题依然存在。

半傅里叶采集单次激发 FSE 序列的临床应用与 SS-FSE 序列相仿,主要用于神经系统或腹部超快速 T_2WI 成像,也可用于腹部水成像如 MRCP、MRU 等。

半傅里叶采集单次激发 FSE 序列又称为 HASTE（ half-Fourier acquisition single-turbo spin-echo ）、SSh-TSE+halfscan 或 SS-TSE+0.5NEX（ 在 SSFSE 的基础上选择 NEX=0.5 ）。

（四）三维快速自旋回波成像序列

传统 FSE 的翻转角通常为一常数（ 如 180° ），组织信号呈指数衰减,且衰减速度较快,而当回波链长度到达 20 左右时,其回波信号强度基本不能用于成像。FSE 采集效率的限制主要来自:①回波链不能太长,一般在 30 以下,否则 T_2 衰减带来的模糊效应很严重;②射频能量吸收率（ SAR ）很高,尤其是在超高场系统上,比如 3.0T 系统。三维快速自旋回波成像技术在复相位脉冲中使用可变翻转角,选择合适的翻转角可使组织信号在回波链的大部分时间内都保持稳态,成功解决了上述 FSE 留下来的难题,极大地提高了 T_2 加权图像的采集效率。三维快速自旋回波成像序列构成如图 4-12 所示:第一个脉冲为 90° 选层激发脉冲,第二个为 180° 复相位脉冲,随后是可变翻转角复相位脉冲。其中,180° 脉冲和可变翻转角脉冲均采用非选择性复相位脉冲,故缩短了回波信号的间距,进而提高了图像采集效率。为适应 90° 选层激发脉冲较长的持续时间,180° 脉冲的回波间隔（ ESP ）被延长（ 称为 ESP1 ）,其后可变翻转角脉冲的回波间隔则是越短越好（ 由梯度系统、分辨力和带宽所决定,称为 ESP2 ）。在 180° 脉冲之后经过 ESP1/2 时间在 xy 平面上产生了完全回波,可变翻转角脉冲延续了此信号在 xy 平面上的时间,使回波链延长,提高了图像采集效率。需要注意的是,由于可变翻转角脉冲之间的回波间隔是 ESP2,所以第一个可变翻转角脉冲与 180° 脉冲相隔的时间是 ESP1/2+ESP2/2。

三维快速自旋回波成像技术具有如下几个特征:①基于 FSE 成像技术,即一次激发,采集若干个回波,可以获得 FSE 成像的对比度;②采用可变翻转角的超长回波链采集,根据磁共振信号衍化的基本原理,优化的可变翻转角模式可以克服 T_2 衰减效应,避免长回波链带来的模糊效应,而且由于复相位脉冲不再是统一的大角度,SAR 值也显著降低,所以即便是在 3.0T MR 系统上,三维快速自旋回波成像序列的回波链长度也可以轻松达到几百以上;③三维快速自旋回波成像序列针对质子密度对比度、T_2 以及 T_1 对比度设计了不同优化的可变翻转角模式;④三维快速自旋回波成像序列优化了序列的设计,例如采用硬脉冲作为复相位脉冲,回波间隔很短,相同的时间内,允许采集更多的数据。

由于具备上述技术优势,三维快速自旋回波成像序列能够提供快速高分辨力的三维 FSE 对比度成像,其在临床上的应用越来越广泛,从头部扫描到腹部、骨关节甚至血管成像,图像可以满足高精度的诊断需求。

三维快速自旋回波成像技术又称为 SPACE（ sampling perfection with application-optimized contrast using different flip angle evolution ）、VISTA（ volume isotropic turbo spin echo acquisition ）或 Cube（ 3D fast spin echo with an extended echo train acquistion ）。

（五）螺旋桨技术 FSE 序列

螺旋桨技术 FSE 序列是螺旋桨技术（ periodically rotated overlapping parallel lines with enhanced reconstruction, PROPELLER ）与 FSE 序列相结合的

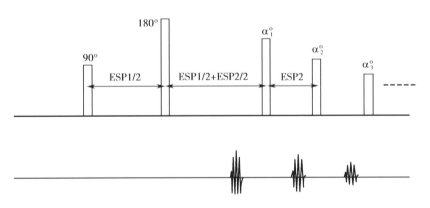

图 4-12　三维快速自旋回波成像序列构成示意图

产物。PROPELLER 技术是一种全新的 k 空间采集技术，传统的快速自旋回波（FSE）等脉冲序列的 k 空间填充方式是在相位编码方向上互相平行，采集一次回波即填充一行 k 空间，由上往下按顺序逐行填充直至填满，不具有运动校正功能，一次采集有运动会影响到整个图像。PROPELLER 技术采用螺旋桨式的相位数据填充，这种填充模式以一定厚度的"叶片"通过旋转填充 k 空间的数据。"叶片"的宽度即一次采集的相位数，也就是回波链长度。在 k 空间填充时每次采集数据的"叶片"的中心点位置是固定的，然后顺一个方向旋转，在 k 空间的边缘旋转的叶片顺序连接，形成一个完整的圆形，完成一次 k 空间的填充（图 4-13）。因此，每一块数据采集均具有运动校正功能，一次采集有运动不会对整个图像造成影响。采集一次数据，"叶片"虽然只旋转一周，但 k 空间中心部分的数据（k 空间中心区域内的数据对图像的对比度、权重起决定作用）因重叠式填充，使得其数据量明显多于边缘部分。在 k 空间数据中，每个"叶片"的信息都要经过数据采集、相位校正、旋转校正、平移校正、权重计算、剔除异常点，然后通过傅里叶变换进行图像重建。在合成图像时，进一步剔除运动幅度大且具有较低权重的失真数据，从而可以消除运动伪影和磁化率敏感伪影。PROPELLER 技术的应用使 k 空间中心区域被反复填充拥有大量翔实的数据，而周边区域的数据也有相当部分的重叠，因此经过这样去伪存真的处理后，不仅有足够的数据去重建一幅完整的图像，而且较传统 MR 图像有更高信噪比和对比度噪声比。

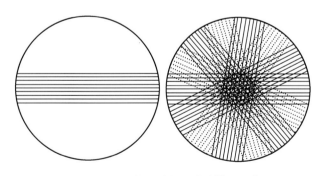

图 4-13　k 空间数据的螺旋桨式填充示意图

随着 MR 硬件、软件技术的快速发展和改进，该技术除已成熟有效地应用于头部 MRI 外，还成功应用于心脏、腹部及三维成像等，能有效改善运动伪影。

螺旋桨技术又称为刀锋技术（Blade）、风车技术（Multivane）。

（许庆刚）

第四节　反转恢复序列

一、反转恢复序列的基本形式

反转恢复（IR）序列由一个 180° 反转脉冲、一个 90° 射频激励脉冲与一个 180° 复相位脉冲组成。

扫描中先给一个 180° 射频脉冲，该脉冲使原来和静磁场方向完全一致的自旋质子的磁化矢量 M_0 反转到与主磁场完全相反的方向，因此该 180° 射频脉冲也称为反转脉冲。之后磁化矢量沿 z 轴逐渐恢复，再发射一个 90° 射频激励脉冲，使磁化矢量偏转到 xy 平面，90° 脉冲后就和 SE 序列一样在 TE/2 时刻施加一个 180° 复相位脉冲，采集一个自旋回波信号。因此，IR 序列实际上就是在 SE 序列前施加一个 180° 反转预脉冲（图 4-14）。

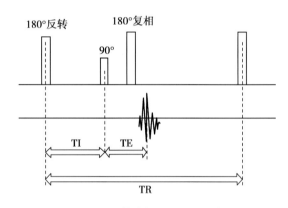

图 4-14　反转恢复序列构成示意图

IR 序列的成像参数包括反转时间（inversion time, TI）、TE、TR。IR 序列中，把 180° 反转脉冲中点到 90° 脉冲中点的时间间隔称为 TI，把 90° 脉冲中点到回波中点的时间间隔称为 TE，把相邻的两个 180° 反转预脉冲中点的时间间隔称为 TR。

IR 序列中，TI 是决定图像对比的主要因素，尤其是 T_1 对比。TI 的作用类似于 SE 序列中的 TR，而 IR 序列中的 TR 对 T_1 加权程度的作用相对要小。但 TR 必须足够长，才能容许在下一个脉冲序列重复之前，各组织的纵向磁化矢量都能基本回到平衡状态。通过选择很短的 TE，可以在 IR 序列成像过程中最大限度去除 T_2 弛豫对图像的影响，生成重 T_1WI 图像，从而精细地显示解剖结构，如脑的灰白质，因而在检测脑灰白质疾病方面具有很大的优势。

二、反转恢复序列的特点

1. T_1 对比好且信噪比高　由于 IR 序列组织的

T_1 对比效果较好且信噪比高,一般作为 T_1WI 序列应用于临床,主要用于增加脑灰白质之间的 T_1 对比和儿童髓鞘发育的研究。

2. 扫描时间长　由于 TR 较长,因而一般 IR 序列的扫描时间也长。传统的 IR 序列临床应用较少,将 IR 序列与 FSE 序列技术相结合大大缩短了扫描时间,使该序列在临床上有较广泛的应用。

三、反转恢复序列的衍生序列

使用反转恢复序列成像可获得 T_1WI 像,也可以测量样本的 T_1 值。除此之外,主要用于以下几种特殊的 MR 成像。

(一)短 TI 时间的反转恢复序列

短 TI 时间的反转恢复(short TI inversion recovery,STIR)序列是反转恢复序列的一种特殊情况,用来抑制某种组织的信号。STIR 序列通过用短 TI 时间,能使某种组织的宏观纵向磁化矢量在 TI 时刻为零,施加 90° 脉冲后该组织没有宏观横向磁化矢量产生,因此信号被抑制,图像上呈黑色。用 STIR 技术进行脂肪抑制,如图 4-15A 所示,当脂肪的宏观纵向磁化矢量为零时,即 TI 约等于 0.69 倍的脂肪 T_1 时(STIR 序列的 TI 值约等于脂肪组织 T_1 值的 69%),施加 90°RF 脉冲,此时脂肪组织没有信号产生。由于组织的 T_1 值随磁场的变化而变化,在不同场强下,组织的 T_1 值不同,因此不同设备要选用不同的 TI 值来抑制脂肪。在 1.5T 的设备上,一般 TI 选择在 150ms 左右,TR 一般要大于 2 000ms。

STIR 序列是短 TI 的 IR 脉冲序列类型,主要用于抑制脂肪信号。临床上可用于抑制骨髓、眶窝、腹部等部位的脂肪信号,以更好地显示被脂肪信号覆盖的病变,同时也可以鉴别脂肪与非脂肪结构;另外,由于脂肪不产生信号,该序列也能减少运动伪影。因此,对人体易受呼吸和心跳影响的部位,如腹部、胸部等,其病变显示可用 STIR 序列,采用

更短的 TR 和 TI 以减少运动伪影。

值得注意的是,该序列不应用于 MR 增强检查,因为当顺磁性对比剂的短 T_1 效应使被增强的组织结构的 T_1 值与脂肪 T_1 值接近时,也可能被抑制掉,因此影响诊断的准确性。

(二)液体抑制反转恢复序列

液体抑制反转恢复(fluid attenuated inversion recovery,FLAIR)序列是另一种以 IR 序列为基础发展的脉冲序列。该序列用长 TI 和长 TE,产生抑制游离水信号的 T_2WI,是一种水抑制的成像方法。

FLAIR 序列中,选择较长的 TI 时间,可使 T_1 较长的游离水信号被选择性抑制,如图 4-15B 所示。FLAIR 序列中的 TI 大约为 2 000ms,而 TR 需要大于 TI 的 3~4 倍以上,因此该序列的扫描时间较长。将 FLAIR 序列与 FSE 技术相结合大大缩短了扫描时间,也就是现在我们常用的快速 FLAIR 序列。目前快速 FLAIR 序列已作为头颅检查的常规序列。

FLAIR 序列的作用是抑制组织结构中的脑脊液信号,与常规序列相比,FLAIR 序列增加了病灶与周围组织的对比度。当脑脊液信号被抑制时,异常组织特别是含水组织周围的病变信号在图像中就会变得很突出,因此提高了病变的识别能力。目前常用于脑的多发性硬化、脑梗死、脑肿瘤等疾病的鉴别诊断,尤其是当这些病变与富含脑脊液的结构邻近时。

(三)多反转预脉冲序列

多反转预脉冲序列也是一种以 IR 序列为基础发展的脉冲序列。由于在序列每一次执行时施加 2 个或 3 个 180° 反转预脉冲,因此可以依据 T_1 值的不同选择性抑制 2 种或 3 种组织的信号,称为双反转或三反转脉冲技术。该技术可以与快速自旋回波序列或者快速梯度回波序列结合使用。临床应用较多的是多反转预脉冲快速自旋回波序列,该序列是显

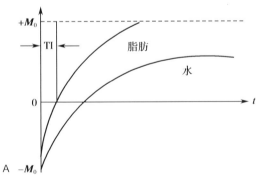

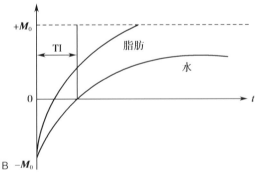

图 4-15　抑制脂肪/水信号的 TI 选择

示心脏尤其是心肌形态和信号特征的主要序列。此外，利用双反转快速自旋回波序列（DIR-FSE）可以进行心脏的黑血成像，利用三反转快速自旋回波序列（TIR-FSE）还可以在此基础上进行脂肪抑制。

（高　歌）

第五节　梯度回波序列

一、梯度回波序列的基本形式

（一）梯度回波的产生

梯度回波（GRE）就是在小角度激发脉冲后施加复相位翻转梯度磁场而产生的回波信号，又称为场回波。梯度回波和自旋回波都是利用回波产生信号从而进行成像，但主要存在以下区别：首先是产生回波的激励方式不同；其次，所有 SE 序列均以一个 90° 激励脉冲开始，而 GRE 序列总以小于 90° 的 RF 脉冲开始小角度激励。

在 GRE 序列中，RF 激励脉冲一结束，便在读出（频率编码）方向上施加一个如图 4-16 所示的梯度磁场，该磁场的特点是先负后正，这种梯度磁场的方向变化称为梯度翻转。该梯度翻转磁场与主磁场 B_0 叠加后将造成频率编码方向上的磁场强度差异，出现从大到小，又从小到大的变化过程，因此该方向上质子群的进动频率也随之出现差异，从而加快质子群的失相位，质子群的失相位的速度比自由感应衰减更快，组织的宏观横向磁化矢量很快衰减为零，我们把这一梯度磁场称为离相梯度磁场。这时立刻在频率编码方向施加一个强度相同、方向相反的梯度磁场，原来在离相梯度磁场作用下进动频率高的质子进动减慢，进动频率低的质子进动加快，使质子失相位逐渐恢复，经过与离相梯度磁场相同的作用时间后，因离相梯度磁场引起的质子失相位得到完全纠正，组织的宏观横向磁化矢量逐渐恢复直到信号幅度的峰值，我们把这一梯度磁场称为聚相梯度磁场。从此时间点后，在聚相梯度磁场的作用下质子又发生相位离散，组织的宏观横向磁化矢量又开始衰减直至零。这样将会产生一个信号幅度从零到最大、又从最大到零的完整回波信号，由于这种回波的产生利用了梯度磁场方向的切换，

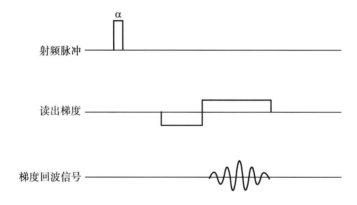

图 4-16　梯度回波序列的读出梯度示意图

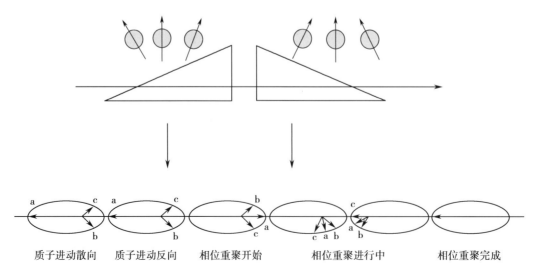

图 4-17　梯度回波信号形成过程

所以称为梯度回波,其形成过程如图4-17所示。

(二)梯度回波信号的强度

GRE信号的强度与TE、TR和RF脉冲翻转角α有关,调整这些参数能使GRE信号的强度发生变化,直接改变MR图像的对比度,达到图像加权的目的。由于缺乏180°重聚相位脉冲,故GRE序列只能获得T_2^*加权图像。在确定TE和TR的情况下,GRE信号由翻转角α决定,翻转角可在10°~80°之间选取。翻转角越小,TR就越短,有效信号就越弱,造成图像的SNR更低、图像质量下降。

(三)梯度回波序列的基本形式

GRE序列是一种人为改变磁场均匀性而获取GRE信号的方法,如图4-18所示。

从图4-18中可以看出,RF加入后,选层梯度方向就马上出现相位差,紧接着负相梯度脉冲又很快将其平衡为零。在读出方向,反向梯度(离相梯度)的出现使该方向出现反向相位差。但是,随着梯度脉冲的反转,该相位差又朝正向变化,当其过零点时便发出可供利用的回波。此后,正相位差继续加大,直到读出梯度结束。在相位编码方向,质子相位差的大小依当时相位编码梯度的幅度而定,即在不同的成像周期中质子的相位差大小是不同的。该梯度停止作用后,其相位被保留至下一成像周期。

GRE序列连续使用小角度RF脉冲进行激发,几个RF脉冲后,每个小角度RF脉冲激发前,组织

中都残留横向磁化矢量(M_{xy}),除非TR远远大于组织的T_2值。而在SE序列中,由于满足TR>>T_2的条件,下一个RF脉冲到来时M_{xy}已经基本恢复,因此,该M_{xy}对继之而来的SE信号没有贡献,但是在GRE序列中,由于TR<<T_2,故会产生剩余M_{xy},从而造成伪影。由此可见,在下一RF脉冲出现前,处理好GRE序列的剩余M_{xy}是非常重要的。在GRE序列中,按照对剩余M_{xy}的不同处理方法分为两大类:第一类是采用扰相技术的序列,第二类是采用相位重聚技术的序列。

扰相梯度一般于信号读出后至下一个小角度RF脉冲来临前,从三个梯度方向同时加入,如图4-19所示。

由图4-19可见,上述扰相脉冲的施加,将使层面选择、相位编码及频率编码三个方向均出现同方向的相位发散,人为造成磁场不均匀,加速了质子失相位,这样下个RF脉冲出现时可以彻底消除前一次α脉冲的回波采集后残留的横向磁化矢量。实施扰相的GRE序列可以在较短的TR下获得更大权重的T_1像。然而,由于它需要在不同方向各增加一个梯度脉冲,使得机器梯度系统的承载加重;此外,由于扰相脉冲需要占用一定的时间段,所以这类GRE序列不能采用太短的TR,使得每次扫描的层数受到限制。

另一类对横向磁化进行处理的方法称为相位重聚(图4-20)。与扰相技术不同,它不仅不消除剩

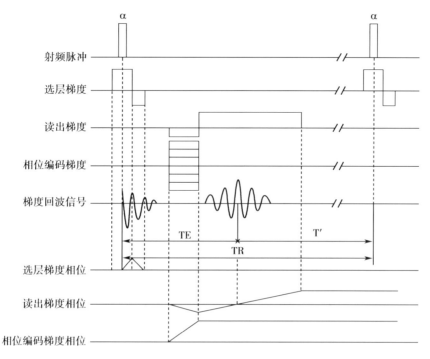

图4-18 梯度回波序列的构成示意图

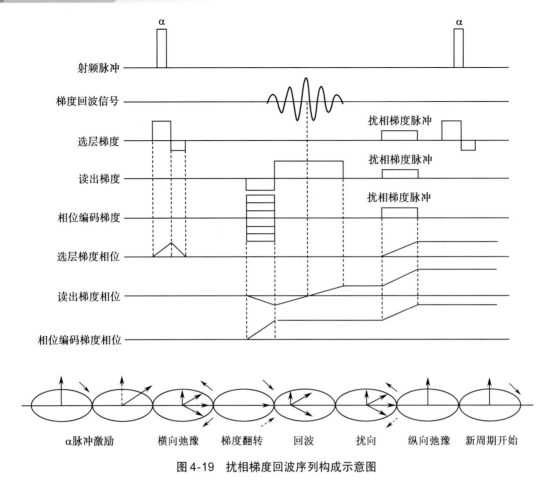

射频脉冲

梯度回波信号

选层梯度 —— 扰相梯度脉冲

读出梯度 —— 扰相梯度脉冲

相位编码梯度 —— 扰相梯度脉冲

选层梯度相位

读出梯度相位

相位编码梯度相位

α脉冲激励　横向弛豫　梯度翻转　回波　扰向　纵向弛豫　新周期开始

图 4-19　扰相梯度回波序列构成示意图

射频脉冲

梯度回波信号

选层梯度

读出梯度

相位编码梯度 —— 相位重聚脉冲

选层梯度相位 —— 相位重聚脉冲

读出梯度相位

相位编码梯度相位

α脉冲激励　横向弛豫　梯度翻转　回波形成　横向弛豫　重聚开始　重聚实现　下一周期激励 横向磁化保持

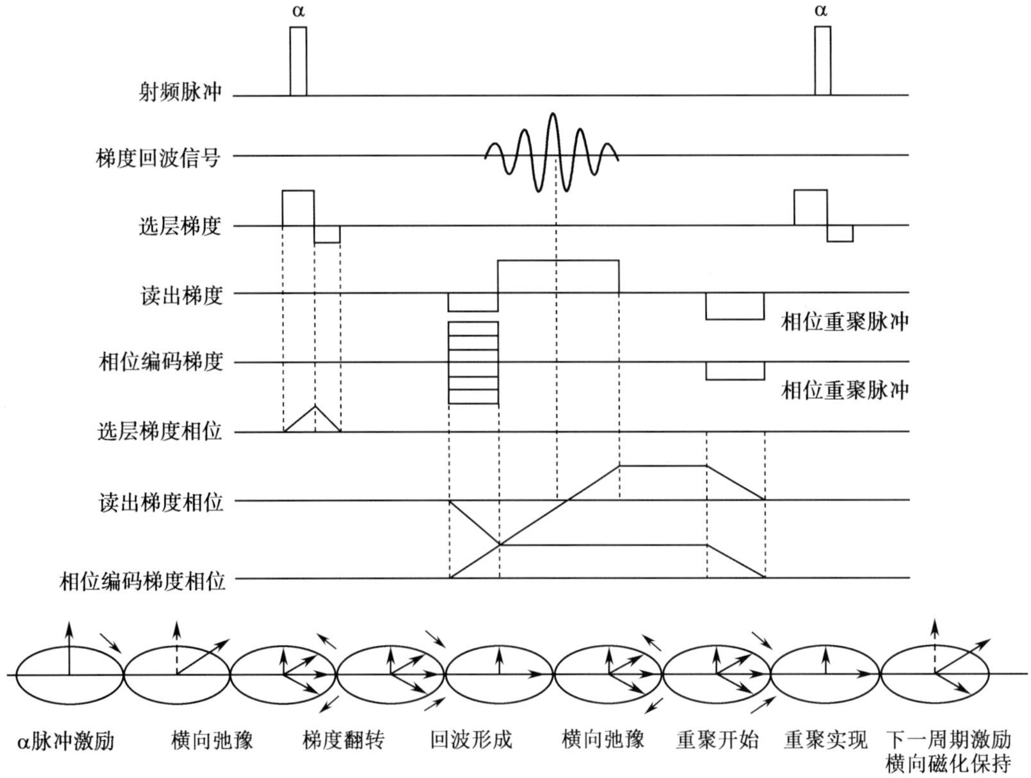

图 4-20　相位重聚梯度回波序列构成示意图

如图所示，信号读取结束后，在层面选择、相位编码及频率编码方向均施加了与相应编码梯度大小相同、方向相反的梯度磁场，使由于三个空间编码梯度磁场造成的质子失相位得到纠正，即发生相位重聚，因此施加的梯度称为相位重聚梯度。相位重聚梯度脉冲的作用就是促使"零相位"出现，采用这种方法也会增加梯度系统的负担。

余的横向磁化矢量,还设法将其保留至下一周期,使其对回波信号有益。

二、梯度回波序列的特点

(一)梯度回波序列扫描时间短

GRE 序列仅需要利用梯度磁场的切换来采集信号读出回波,所以扫描时间短、成像快。相比之下,SE 序列采集回波时,除用梯度磁场的切换外,还需要利用 180°复相位脉冲来去除由于主磁场不均匀造成的质子失相位,90°脉冲与 180°复相位脉冲之间需要一定的时间,180°复相位脉冲施加后又需要一定的时间间隔,因此采集一个完整的 SE 信号所需的时间较长,一般为 10~15ms。而目前 GRE 序列中采集一个完整的 GRE 信号所需的时间很短,在 1.5T 磁共振仪上,最短 TE 可为 1~2ms。在 TE 缩短的前提下,同样的 TR 时间内,可以采集到更多层面的信号从而缩短总采集时间。

(二)采用小角度 RF 激发

采用小角度 RF 激发脉冲能够加快成像的速度,GRE 序列一般采用小于 90° RF 脉冲对成像组织进行激发。小角度激发时,脉冲能量较小,射频能量吸收率(SAR)降低;其次,产生宏观横向磁化矢量的效率高(与 90°脉冲相比,30°脉冲的能量仅为 90°脉冲的 1/3 左右,但产生的宏观磁化矢量达到 90°脉冲的 1/2 左右);另外,小角度激发后,z 轴方向的组织会残留较大的纵向磁化矢量,纵向弛豫需要的时间明显缩短,因此可选用较短的 TR,从而明显缩短总的扫描时间,这是 GRE 序列相对 SE 序列更加快速成像的原因。

(三)梯度回波序列的信噪比低

在 GRE 序列中 RF 脉冲关闭后宏观横向磁化矢量的衰减(即 T_2^* 弛豫)很快,由于是利用梯度磁场切换产生回波,因而不能剔除主磁场不均匀造成的质子失相位,在相同的 TE 下,GRE 序列采集到的回波幅度将明显低于 SE 序列;另外 GRE 序列用小角度激发,RF 脉冲激发所产生的横向磁化矢量本来就比 SE 序列中的小,所以多种原因造成 GRE 序列图像的固有信噪比低于 SE 序列。

(四)梯度回波序列中的 T_2^* 效应

GRE 序列中翻转梯度的加入,使读出梯度方向的磁场均匀性遭到暂时性破坏,从而导致横向弛豫时间加快,通常将这一现象称为 GRE 序列的 T_2^* 效应,这个 T_2^* 弛豫信息不同于组织真正的 T_2 弛豫信息。在 SE 序列中,180°复相位脉冲可以剔除由于主磁场不均匀性造成的质子失相位从而获得真正的 T_2 弛豫信息;然而 GRE 序列中没有 180°复相位脉冲,因此不能抵消主磁场不均匀造成的质子失相位,由此来看信噪比低是 GRE 序列的固有缺点。

(五)梯度回波序列中血流常呈高信号

在 SE 序列中,回波的产生利用层面选择的 180°脉冲激发,这样只要在 90°脉冲和 180°脉冲之间(TE/2)受 90°脉冲激发过的血流离开了扫描层面,则不能接受到 180°脉冲而产生回波,因而产生了流空效应。但在 GRE 序列中的回波是利用梯度磁场的切换产生的,而梯度磁场的切换是不用进行层面选择的,因此受小角度激发产生宏观横向磁化矢量的血流,尽管离开了扫描层面,但只要不超出有效梯度磁场和采集线圈的有效范围,梯度磁场的切换仍可产生回波,不表现为流空而呈现相对高的信号强度。

(六)梯度回波序列对磁场的不均匀性特别敏感

SE 序列的特点之一是对磁场不均匀性不敏感,因为 180°复相位脉冲可以剔除主磁场不均匀性造成的质子失相位;而在 GRE 序列中,回波产生依靠梯度磁场的切换,不能剔除主磁场不均匀性造成的质子失相位,所以其对磁场的不均匀性比较敏感。这就是 GRE 序列容易产生磁敏感伪影的主要原因。这种伪影多出现在组织游离界面上,特别是气体和其他组织的界面上。优点在于可以更好显示能够造成局部磁场不均匀的病变,如出血性病变等。

三、梯度回波序列的衍生序列

GRE 序列小角度脉冲激发、扫描速度快是其最显著的特点,因此 1986 年它一出现就引起了大家的广泛关注,在众多 MRI 研发人员和 MRI 系统制造厂家间掀起了一股 GRE 热,开发了很多 GRE 序列。GRE 序列首先对 MR 设备的梯度系统提出了挑战,人们不得不对其进行改进,以适应梯度磁场快速开关的需要。在序列的开发应用上其原理大同小异,却出现了不同的名称,因而才出现了目前 GRE 序列名目繁多的局面。

前面已经讲过 GRE 序列家族可按照对剩余横向磁化矢量的不同处理方法分为两大类。一类是采用扰相技术的序列,另一类采用相位重聚技术的序列,在两大类不同的 GRE 信号采集模式的基础上再融入不同的脉冲激发模式或准备脉冲,则可以衍生出更多的 GRE 序列。

（一）扰相梯度回波序列

扰相 GRE 序列是目前临床上应用最为广泛的 GRE 序列。西门子公司称为快速小角度激发（fast low angle shot, FLASH）序列，在该序列参数设置界面的对比中通常添加"RF spoil"选项，可增加扰相的效果；GE 公司称为"SPGR"（spoiled gradient recalled echo），其序列表中的 SPGR 和 Fast SPGR 都属于扰相 GRE 序列；而飞利浦公司称该序列为 T_1-FFE（fast field echo）。不同的生产厂家有不同的名称，但该序列的共同特点是小角度激发和短 TR 带来的扫描速度的加快。前面已经讲过，在 GRE 序列中采用连续小角度脉冲激发，由于 $TR \ll T_2$，因此下一周期的 α 脉冲出现时会存在横向磁化矢量残留，从而对以后 TR 间期中的梯度回波信号产生干扰，这种干扰主要以 MR 图像中的条带状伪影的形式出现。为了消除这种伪影，必须对组织中残留的横向磁化矢量进行处理，虽然不同厂家的扰相 GRE 序列名称不同，但采用的基本原理是在前一次 α 脉冲的 MR 信号采集后、下一次 α 脉冲来临前对组织中质子群的相位进行干扰，加快其失相位，从而消除这种残留的横向磁化矢量，把这种相位干扰技术称为扰相技术。利用这种技术形成的梯度回波建立的 GRE 序列已成为临床上最常用的序列，其中在 T_1WI 的应用更为广泛。下面介绍临床常用的扰相 GRE 序列。

1. 二维扰相梯度回波腹部屏气 T_1 加权成像序列 应用于上、中腹部脏器检查，采用 TR 为 80~250ms，激发角为 60°~80°，TE 为 4~5ms 或更短。根据所选参数的不同，采集时间一般为 15~30s，所以一次屏气可扫描 15~30 层，完全可以包括肝、胆、胰、脾和双肾。该序列用于腹部扫描时，与比 SE T_1WI 序列相比，具有成像速度快、T_1 图像对比度良好的优点，但目前多被三维容积内插快速扰相 GRE TWI 序列替代。缺点在于对患者的屏气配合有较高要求，否则会出现明显的呼吸运动伪影。

2. 三维扰相梯度回波序列 用于颅脑 T_1WI，颅脑常规用的 SE T_1WI 和 FLAIR T_1WI 是采用二维采集空间，空间分辨力较低。三维扰相 GRE 序列可以在数分钟内获得各向同性空间分辨力的全脑 T_1WI，而且只需进行一个方位的扫描，其他方位的图像可通过多平面重建的方式获得，在进行脑三维表面重建时最为必要。

3. 时间飞跃法磁共振血管成像和相位对比法磁共振血管成像 二维 MRA 和三维 MRA 均可采用扰相 GRE 序列的 T_1WI 成像，二维、三维时间飞跃法磁共振血管成像（TOF MRA）实际上是一个 T_1 权重的 T_1WI，它可以抑制背景静止组织的信号，而有效地反映血液的流入增强效应，临床上可以在无需注射对比剂的情况下清楚地显示血管结构，所以该序列多用于头、颈部血管成像，简单易行。

4. 三维扰相梯度回波 T_1 加权成像增强序列 其原理比较简单，就是利用对比剂［常用钆喷酸葡胺（Gd-DTPA）］使血流的 T_1 值明显缩短，短于人体内其他组织，然后利用超快速且 T_1 权重很重的 GRE T_1WI 序列来记录这种 T_1 弛豫的差别从而显示血管。

5. 扰相梯度回波 T_1 加权成像序列 用于心脏亮血成像。亮血对比是指在不使用对比剂的前提下使血流呈高信号对比从而实现对心腔和血管腔的显示，可以单时相成像以显示形态，也可以电影成像方式成像以显示心脏的运动功能。其成像原理类似于 TOF-MRA 成像，流动的质子表现高信号，静止的质子呈现低信号，缓慢血流在流入过程中容易受到多次激励而趋于饱和，使信号减弱。

6. 扰相梯度回波 T_1 加权成像脂肪抑制序列 用于关节软骨成像，在该序列图像中，透明软骨呈高信号，而纤维软骨、韧带、肌腱、关节液、骨及骨髓均呈现低信号，能够形成良好的对比。

7. 三维容积内插快速扰相梯度回波 T_1 加权成像序列 该序列在 1.0T 以上的新型高场 MR 上使用，主要用于体部动态增强扫描，不同的厂家有不同的名字，如 VIBE、THRIVE、LAVA 等。它们共同的特点是，利用较短的 TR、TE 和较小角度的射频脉冲，因此扫描速度很快，如用于肝脏动态增强扫描，一次屏气可进行多个时相的扫描，可获得多动脉期的动态图像。

8. 二维扰相梯度回波 T_2^* 加权成像序列 随着 FSE T_2WI 的广泛应用，扰相 GRE T_2^*WI 序列的应用明显减少。目前，主要用于大关节、半月板、脊柱、椎间盘及出血病变的显示。该序列成像速度快，但对磁场不均匀性敏感。

9. 三维扰相梯度回波 T_2^* 加权成像序列 用于磁敏感加权成像（SWI），可显示小静脉及某些顺磁性物质的沉积，如出血。相较二维扰相 GRE T_2^*WI，该序列对组织的磁敏感性，以及由此带来的磁场不均匀性更为敏感。

除上述应用外，扰相 GRE 序列在实际工作中还有一些其他应用，如二维扰相 GRE T_1WI 脂肪抑制序列可用于骨与软组织的增强扫描，可获得优质图像。

（二）重聚技术的梯度回波序列

重聚技术的 GRE 序列，也称稳态自由进动（steady state free precession，SSFP）序列，稳态自由进动序列又分为普通 SSFP 序列和平衡稳态自由进动序列（Balance-SSFP）。

在扰相 GRE 序列中，利用扰相位梯度磁场或扰相位射频脉冲去除前一个回波采集后残留的横向磁化矢量（M_{xy}）。而在普通 SSFP 序列中利用重聚相位编码梯度磁场以消除相位编码梯度磁场对 M_{xy} 变化的相位干扰，但该序列仅考虑了相位编码梯度磁场对 M_{xy} 的影响，忽略了其他梯度磁场对 M_{xy} 的相位干扰。所以 Balance-SSFP 序列中在层面选择、相位编码、频率编码（读出梯度）三个方向上均施加了与相应的空间编码梯度磁场大小相同、方向相反的梯度磁场来完全抵消 M_{xy} 变化的相位干扰，和普通 SSFP 相比消除了三个空间编码梯度磁场对 M_{xy} 变化的影响，实现了真正的稳态。Balance-SSFP 序列采用很短的 TR（3~10ms）、很短的 TE（一般 TR/2 或更短）和较大的偏转角（一般 40°~80°），由于 TR 极短，每个 TR 间期内 M_z 和 M_{xy} 已经接合在一起，信号强度在同一个 TE（一般在 TR/2 处）达到峰值，而普通的 SSFP 序列 M_z 和 M_{xy} 是彼此分离的。对于稳态自由进动序列，不同的厂家有不同的名称，西门子公司称为稳态进动快速成像（fast imaging with stead-state precession，FISP），真稳态进动快速成像称 True FISP，相比 FISP，True FISP 序列的 M_z 和 M_{xy} 都达到了真正的稳态；GE 公司称为稳态采集快速成像（fast imaging employing steady state acquisition，FIESTA），而普通稳态序列就称为 GRE 序列；飞利浦公司称为平衡式快速场回波（balance fast field echo，B-FFE），而普通稳态序列称 conventional FFE。

普通 SSFP 序列的临床应用主要包括：①长 TR 2D-SSFP $T_2{}^*$WI 序列；②3D-SSFP 序列的 TOF-MRA 成像。

1. 平衡式稳态自由进动序列 由于该序列 TR 短，成像速度快，对不能进行呼吸控制的患者，不用屏气也没有明显的运动伪影，因此配合心电门控或心电触发技术进行心脏扫描，可清晰显示心腔结构，在不使用对比剂的情况下，也可较清楚地显示冠状动脉（由于受磁场敏感限制，该序列在 3.0T 磁共振上的冠脉显示图像不如 1.5T 磁共振上清楚）。此外，也可以使用该序列进行大血管病变如动脉

瘤、主动脉夹层等病变的检查。

2. 双激发平衡式稳态自由进动序列 为消除条带状伪影而采用两次 RF 脉冲激发来采集两组回波，这两次 RF 脉冲激发时 M_{xy} 处在不同的相位，得到的两组图像融合成一组，条带状伪影即可消除，这就是双激发 Balance-SSFP 序列。它和一般的 Balance-SSFP 序列相比明显减轻了图像的条带状伪影，图像的 SNR 较高，但双激发使扫描时间增加。双激发 Balance-SSFP 序列采用 3D 采集模式，主要用于内耳水成像及脑神经、脊神经根的显示。

3. 磁化准备快速梯度回波序列（MP-FGRE 序列） 在 GRE 回波采集之前先施加磁化准备脉冲，保证采集速度，提高图像质量，因此该序列主要由磁化准备脉冲和超快速小角度梯度回波采集两部分构成。不同 MP-FGRE 序列的差别在于磁化准备脉冲不同。临床主要用于心脏灌注及延时扫描评价心肌活性、腹部扫描中患者不能良好配合屏气以及颅脑高分辨三维成像等过程。

（三）其他衍生的梯度回波序列

其他衍生的 GRE 序列包括：①采集刺激回波的 GRE 序列；②同时采集两种回波的 GRE 序列；③多回波合并的 GRE 序列。由于篇幅所限在此不做细致的介绍。

（高　歌）

第六节　平面回波序列

平面回波成像（EPI）技术是目前最快的 MR 成像技术之一，它于 1978 年由 Mansfeild 及 Pykett 首次提出，但由于该技术需依赖高性能的梯度线圈，因此临床应用一直到 20 世纪 90 年代中后期才得以实现。

一、平面回波技术特点

平面回波成像是在一次或多次射频脉冲激发后，利用读出梯度磁场的连续正反向切换，每次切换产生一个梯度回波，因而会产生多个梯度回波（图 4-21）。

EPI 回波是由读出梯度磁场的连续正反向切换产生的，因此，产生的信号在 k 空间内的填充是一个迂回轨迹，这与一般的梯度回波或自旋回波序列显然是不同的。这种 k 空间迂回填充轨迹需要相位编码梯度磁场与读出梯度磁场相互配合方能实现，相位编码梯度磁场在每个回波采集结束后施加，其

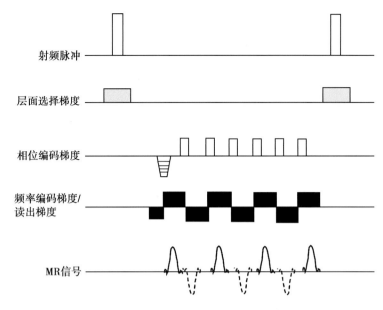

图 4-21 平面回波成像序列构成示意图

持续时间的中点正好与读出梯度磁场切换过零点时重叠。

EPI 在一次激发后采集的多个梯度回波采用不同的相位编码,因而各个回波填充于 k 空间的不同相位编码上,而且其采集了正反向的梯度回波,决定了 k 空间的填充必然是迂回轨迹。

二、平面回波序列的分类

EPI 序列的分类主要有两种:一种按照激发次数进行分类;另一种是根据其准备脉冲进行分类。

(一)按激发次数分类

按一幅生成图像需要进行射频脉冲激发的次数,EPI 序列可分为多次激发 EPI 和单次激发 EPI。

1. 多次激发 EPI(multishot EPI, MS-EPI) MS-EPI 是指一次射频脉冲激发后利用读出梯度磁场连续切换采集多个梯度回波,填充 k 空间的多条相位编码线,需要多次射频脉冲激发和相应次数的 EPI 采集及数据迂回填充,才能完成整个 k 空间的填充。MS-EPI 所需要的激发次数,取决于 k 空间相位编码步级和回波链长度(ETL)。如 k 空间相位编码步级为 128,ETL 为 16,则需要进行 8 次激发。

MS-EPI 与 FSE 颇为相似,不同之处在于:①FSE 的 k 空间是单向填充,而 MS-EPI 的 k 空间需要迂回填充;②FSE 序列是利用 180°聚相位脉冲采集自旋回波链,而 MS-EPI 是利用读出梯度磁场的连续切换采集梯度回波链;③由于梯度磁场连续切换所需的时间比连续的 180°脉冲短得多,因此 MS-EPI 回波链采集要比 ETL 相同的 FSE 序列快数

倍到十几倍。多次激发 SE-EPI 一般用于腹部屏气 T_2WI。

2. 单次激发 EPI(single shot EPI, SS-EPI) SS-EPI 是指一次射频脉冲激发后连续采集梯度回波,即在一个射频脉冲后采集所有的成像数据,用于重建一个平面的 MR 图像,这种序列称为单次激发 EPI(SS-EPI)序列。SS-EPI 序列是目前采集速度最快的 MR 成像序列,单层图像的采集时间可短于 100ms。但 SS-EPI 序列存在信号强度低、空间分辨力差、视野受限以及磁敏感伪影明显的缺点。

3. 多次激发与单次激发的优缺点 SS-EPI 的成像速度明显快于 MS-EPI,因此更适用于对速度要求很高的功能成像;由于 MS-EPI 的 ETL 相对较短,故其采集的图像质量一般优于 SS-EPI,信噪比更高,EPI 常见的伪影也更少。

(二)按 EPI 准备脉冲分类

EPI 本身只能算是一种 MR 信号的采集方式,EPI 技术需要结合一定的准备脉冲才能成为真正的成像脉冲,而且 EPI 序列的加权方式、权重和用途都与其准备脉冲密切相关。主要包括以下几种。

1. 梯度回波 EPI 序列 梯度回波 EPI(GRE-EPI)序列是最基本的 EPI 序列,结构也最简单,是在 90°脉冲后利用 EPI 采集技术采集梯度回波链。GRE-EPI 序列一般采用 SS-EPI 方法采集信号。主要用于 MR 对比剂首次通过灌注加权成像和基于血氧水平依赖(blood oxygenation level dependent, BOLD)效应的脑功能成像。

2. 自旋回波 EPI 序列 自旋回波 EPI(SE-EPI)序列是 EPI 与自旋回波序列的结合。如果 EPI

采集前的准备脉冲为一个 90°脉冲后随一个 180°脉冲，即自旋回波方式，则该序列被称为 SE-EPI 序列。180°脉冲将产生一个标准的自旋回波，而 EPI 方法将采集一个梯度回波链，一般把自旋回波填充在 k 空间中心，而把 EPI 回波链填充在 k 空间其他区域。由于与图像对比关系最密切的 k 空间中心填充的是自旋回波信号，因此认为该序列得到的图像能反映组织的 T$_2$ 弛豫特性，获得的是含有 SE 的 T$_2$WI 效应的图像。一般用作 T$_2$WI 或水分子加权成像序列。

3. 反转恢复 EPI 序列 反转恢复 EPI（IR-EPI）序列是指 EPI 采集前施加的是 180°反转恢复预脉冲。EPI 与 IR 序列脉冲结合，形成 IR-EPI，可产生典型的 T$_1$WI。利用 180°反转恢复脉冲增加 T$_1$ 对比，选择适当的 TI 时，还可以获得脂肪抑制或液体抑制图像。IR-EPI 的临床应用较少，常用作超快速 T$_1$WI，如心肌灌注加权成像以及腹部脏器的灌注加权成像。

（许庆刚）

第七节 磁共振序列参数的临床意义

磁共振序列参数是指扫描技师在 MRI 检查过程中进行设置和调整的所有参数。序列参数包括基本参数和由基本参数决定的导出参数。基本参数也称为初级参数或一级参数，就是在扫描或序列界面上可见且能修改的扫描参数，如重复时间、回波时间、层厚、层间隔、视野、矩阵、回波链长度、反转时间等。导出参数也称为二级参数，就是所能看到的图像的各种属性，包括图像对比度、信噪比、空间分辨力以及成像时间等。导出参数一般由初级参数限定，因而不可直接进行设定。磁共振脉冲序列参数的意义就在于通过对参数的设定和优化来获取一幅具有良好信噪比、对比度和空间分辨力的磁共振图像，同时还要兼顾合理的检查时间。本节主要讨论磁共振成像序列的基本参数及其对导出参数和图像质量的影响，以及基本参数的优选与优化方法。

一、基本参数及其对导出参数和图像质量的影响

（一）重复时间

重复时间（repetition time，TR）是指相邻两次射频脉冲激发的间隔时间。在单次激发序列中 TR 为顺序采集两层图像的时间间隔，而呼吸触发序列中 TR 为相邻两次呼吸触发波的间隔时间。TR 是决定信号强度的一个因素。TR 越长，各种组织中的质子越有充分的时间发生弛豫，使纵向磁化矢量增加，信号强度也随之增加；TR 短时，仅有部分纵向磁化矢量得到恢复，所以信号强度减小。因此，增加 TR 时，SNR 提高；缩短 TR 时，SNR 降低。同时，在 SE 序列和 FSE 序列中，TR 主要决定图像的 T$_1$ 对比，TR 越长，T$_1$ 权重越小；TR 越短，T$_1$ 权重越大。对于扫描时间而言，TR 越长，扫描时间越长，但扫描层数增加。

（二）回波时间

回波时间（echo time，TE）是指射频激励脉冲的中点到回波信号中点的时间间隔，它决定进动质子失相位的多少。TE 主要决定了图像的 T$_2$ 对比，TE 越短质子的横向弛豫就越小，所获图像的 T$_2$ 权重就越小，但图像的信噪比越高；反之，TE 越长图像的 T$_2$ 权重越大但信噪比下降。在包括自旋回波和梯度回波的序列中，TR 和 TE 共同决定了图像的信噪比和对比度。

（三）反转时间

在反转恢复脉冲序列中，180°反转预脉冲与 90°激励脉冲之间的时间间隔称为反转时间（inversion time，TI），两个 180°反转预脉冲之间的时间间隔为 TR，90°脉冲和回波之间的间隔为 TE。在 IR 序列中，图像的对比度主要受 TI 的影响，180°反转脉冲后质子基本处于饱和状态，然后再以不同的弛豫速度恢复纵向磁化，这时 TI 时间决定了 90°脉冲后纵向磁化矢量恢复的多少，从而决定了信号强度的对比。当反转恢复序列以抑制某种信号为应用目的时，序列的 TI 时间根据不同组织的 T$_1$ 值进行选择。例如，对脂肪信号实施抑制时选择短 TI 时间（1.5T 场强为 150~175ms，3.0T 场强为 200ms）进行扫描；对自由水进行抑制时则选择长 TI 时间（2 100~2 500ms，依据场强而定）进行扫描。而当成像目的主要是增加如脑灰质和白质等组织的 T$_1$ 对比时，则选择中等长度的 TI 时间（1.5T 场强约为 750ms，3.0T 场强约为 860ms）进行扫描。

（四）矩阵

矩阵（matrix）可分为采集矩阵和显示矩阵。对于二维图像而言，采集矩阵是指行和列方向上数据采集点的多少，对应磁共振图像就是层面内频率编码和相位编码的步数。相位编码的步数越多，图像采集时间越长。采集矩阵和成像体素是一一对应

的,在其他成像参数不变的情况下,采集矩阵越大,成像体素越小,图像层面内的空间分辨力越高,但信噪比下降。图像的显示矩阵则指图像具体呈现时的矩阵大小,显示终端的显示矩阵通常大于采集矩阵。

(五)视野

视野(field of view,FOV)是指实施扫描的解剖区域,亦称为扫描野。视野是一个面积的概念,大多数情况下为正方形。磁共振系统的最大视野由于磁场均匀性的影响而受到限制,在临床应用中,实际视野大小还受到所使用线圈有效范围的限制。在矩阵不变的情况下,视野越大,成像体素就越大,图像层面内的空间分辨力就越低,但图像的信噪比越高。

(六)层厚

磁共振成像的层厚(slice thickness)是指被射频脉冲所激发的组织厚度。在二维成像中,层面越薄,图像在层面选择方向的空间分辨力越高,但由于体素体积变小,图像的信噪比降低。因此,在选择层厚的时候既要考虑到空间分辨力,又要考虑到图像的信噪比。磁共振成像的层厚是由层面选择梯度磁场强度和射频脉冲的带宽共同控制的。在射频带宽一定的情况下,梯度磁场强度越大,层面越薄;而在梯度磁场强度一定的情况下,射频带宽越小,层厚越薄。

(七)层间隔

层间隔(slice gap)又叫层距,是指相邻两个层面之间的距离。磁共振成像中,成像层面是由选择性射频激励脉冲和层面选择梯度磁场共同确定的。在理想的情况下,只有层面内的氢质子被激励,但由于梯度磁场的线性、射频脉冲的选择性等因素,层面附近的质子往往也会受到激励,这样就会造成层面之间的信号相互影响,产生饱和现象从而导致信号减低,进而降低图像的信噪比,这一效应称为层间干扰(cross talk)或层间污染(cross contamination)。为了减少层间污染,在二维磁共振成像时往往需要设置一定的层间隔。

(八)射频带宽

射频带宽(receive band width)也称接收带宽,是指MR系统采集MR信号时所接收的信号频率范围,它与SNR之间存在反向关系,如果接收带宽变窄,就减少了信号采集的范围,即减少了背景噪声的接收量,从而可以提高SNR。但是,这可导致图像的对比度下降、一次允许扫描的层数减少、扫描时间延长、化学位移伪影增加等问题。

(九)翻转角

在射频脉冲的激励作用下,层面内的宏观磁化矢量偏离静磁场的方向,与静磁场方向之间形成的偏转角度称为翻转角(flip angle,FA)。翻转角的大小是由激励射频脉冲的强度(能量)和作用时间共同决定的。射频强度越大、作用时间越长,则造成磁化矢量的翻转角度越大。在 0°~90° 范围内,翻转角越大,宏观磁化矢量翻转为横向磁化矢量的程度越大,产生的磁共振信号越强,信噪比越高,而在 90°~180° 范围内,翻转角越大,宏观磁化矢量翻转为横向磁化矢量的程度越小,产生的磁共振信号越弱,信噪比越低。在 GRE 序列中,翻转角越大,图像越偏 T_1 权重;翻转角越小,图像越偏 T_2^* 权重。

(十)激励次数

激励次数(number of excitation,NEX)又叫信号平均次数(number of signal averaged,NSA),或信号采集次数(number of acquisitions,NA),是指每个相位编码步中信号采集的次数。NEX 增加有利于增加图像信噪比,但也同时增加了信号采集时间。激励次数增加一倍,图像信噪比为原来的 $CI = \dfrac{V_{R-T}}{V_T} \times \dfrac{V_{R-T}}{V_R}$ 倍,但扫描时间增加一倍。

(十一)回波链长度

回波链长度(echo train length,ETL)是快速成像序列的专用参数,是指射频脉冲激发后所产生和采集的回波数目,对于 k 空间填充而言就是相位编码步的数目。在常规自旋回波序列中,每个 TR 内仅采集一个回波信号,填充一行 k 空间数据;而在快速自旋回波序列中,由于回波链的存在,每个 TR 时间可进行多次相位编码,采集多个回波,填充多行 k 空间。因此,回波链也被称为快速成像序列的加速因子。回波链的存在将成比例减少 TR 的重复次数,缩短扫描时间,但是由于后面回波的 TE 延长,图像的模糊效应会越重。此外,在 T_2WI 序列中,回波链越长,脂肪在图像中的相对信号越高。

(十二)有效回波时间

在快速自旋回波序列中,一次射频脉冲激发后有多个回波信号产生,它们分别被填充在 k 空间的不同位置。由于每个回波信号的采集处于不同的 T_2 衰减时间,因此具有不同的 TE。有效回波时间(effective echo time,TEeff)就是指射频激励脉冲中点到填充于 k 空间中心的回波中点的时间间隔,也就是指处于 k 空间中心区域回波信号的 TE,因为 k 空间中心区域的信号数据决定了图像的对比度,而

k 空间边缘的数据主要影响图像的空间分辨力。在所有快速自旋回波序列中，回波时间均为有效回波时间。

(十三)回波间隔

回波间隔(echo spacing，ESP)是指快速自旋回波序列的回波链中，相邻两个回波中点之间的时间间隔。由于每个回波信号的采集处于不同的 T_2 衰减时间，导致所采集的信号幅度存在差异，缩短 ESP 将有助于减小这种差异，进而减少由此造成的图像边缘模糊伪影(blurring artifact)。另外，ESP 的大小还会影响序列有效回波时间的长短，在回波链长度相等的前提下，ESP 越小，有效回波时间越短。

二、序列参数的优选及优化方法

图像的信噪比、空间分辨力和扫描时间三者相互制约，相互牵制。空间分辨力一定时，如果要增加信噪比，势必增加扫描时间；反之，减少扫描时间，就会导致信噪比下降。图像对比度反映的是不同组织磁共振信号和解剖位置的差异，它和图像信噪比、空间分辨力没有直接关系，信噪比和空间分辨力高，图像对比度不一定好。在临床工作中，我们可以根据具体的检查部位和检查目的，通过参数的设定和优化，在合理的扫描时间内获得高质量磁共振图像。

实际工作中，我们首先要认真阅读检查申请单，厘清扫描图像重点观察的部位、医生对影像诊断的要求以及患者的实际情况，预期扫描的重点和目的。如对于躁动不安、病情较重的患者，序列参数应以缩短扫描时间为目标进行设定；对于扫描区域内存在信号相近的组织或病变，应以提高对比度为目的设定参数等。实现面向目标的扫描一般可以分四个步骤设定参数：①根据检查目的和检查部位选择合适的脉冲序列。②设置扫描层面的方向及 FOV，并确定相位编码和频率编码的方向，避免相关伪影(运动伪影、卷褶伪影等)对图像质量的影响。③选择合适的 TR、TE、TI、FA 来获取满意的图像对比度，并确定适当层厚和层间隔。④设置相位编码步数和信号采集次数。

扫描过程中，当图像的 SNR 较低时，可以通过降低空间分辨力，加大体素的方法来改进。体素的大小由层厚、扫描矩阵和 FOV 三者控制。如果将层厚增大 30% 就能使 SNR 提高 30%；如果将扫描矩阵由 256×256 降至 256×128，SNR 就增加一倍；用增大 FOV 的方法，还可使 SNR 得到更大改善，这是由于 FOV 在两个方向同时控制着体素的大小。另一个改进 SNR 的方法是增加激励次数。但激励次数加倍只能达到 SNR 增加 41% 的效果，而如果采用改变 FOV 的方案，增加 50% FOV 就可达到上述同样的效果。为了保证足够的空间分辨力，一般应选择较薄的层厚、大的矩阵和小的 FOV 进行扫描。但是，上述参数的改变将使图像的 SNR 下降。可见，提高空间分辨力与增加 SNR 的要求是矛盾的，在这种情况可以应用增加激励次数等措施来提高 SNR 以获得理想的图像，但要注意激励次数增加一倍将使扫描时间成倍延长，但却不能获得成倍增加的 SNR。在进行序列参数选择优化时，为提高效率，我们会尽量缩短 TR、相位编码步数和激励次数等有关参数来使扫描时间达到最短，但一定要正确理解及处理好图像质量和扫描时间的关系，任何试图缩短扫描时间的努力都会同时带来 SNR 和空间分辨力的下降及扫描层数的减少，我们要在满足图像质量要求的前提下，再考虑如何缩短扫描时间来提高扫描效率。

磁共振的参数优选及优化，是取得优质的 MR 图像的重要保证，它需根据临床具体情况权衡图像 SNR、空间分辨力、对比度和扫描时间儿者的关系并精心取舍从而获得满足临床诊断需要的 MR 图像。

第五章 磁共振成像技术

第一节　磁共振血管成像技术

一、非对比剂增强的磁共振血管成像技术

磁共振血管成像（magnetic resonance angiography, MRA）已经成为 MR 检查的常规技术之一。与数字减影血管造影（DSA）相比，具有无创、简便、费用低、一般无需对比剂等优势。与其他血管成像手段技术不同的是，MRA 技术不仅可提供血管的形态信息，还可提供血流的方向、流速、流量等动态信息。

（一）流动效应及影响因素

血流的信号比较复杂，与周围静止组织相比，血流可表现为高信号、等信号或低信号。信号的高低取决于血流形式、血流方向、血流速度、脉冲序列及其成像参数等。非对比增强 MRA 的最基本原理就是利用血液的流动效应进行成像，即常规 SE（包括 TSE）和 GRE 序列中常见的流空效应（flowing void effect）和流入增强效应（inflow enhancement effect）。

如果血流方向垂直于或接近垂直于扫描层面，当施加 90° 射频脉冲时，层面血管中的血流和周围静止组织同时被激励，再当施加 180° 聚焦脉冲时（TE/2），层面内静止组织受到激励发生相位重聚并在 TE 时刻产生回波；如果被 90° 射频脉冲激励过的血液在 TE/2 时间内已经离开受激励层面，则不能接受 180° 脉冲而不产生回波；而此时层面内快速流入的新鲜血液没有经过 90° 脉冲的激励，仅接受 180° 脉冲的激励也不产生回波，因此血管腔内没有 MR 信号产生而表现为"黑色"，这就是流空效应（图5-1）。在一定范围内，TE/2 越长，流空效应越明显。

如果血流方向垂直于或接近垂直于扫描层面，同时所选用的 TR 比较短，这样在扫描层面已部分饱和的血液，其质子群由于能量未完全释放，不能充分接受下一个激励脉冲所给予的能量，因而 MR 信号较低。同样层面内血管周围静止组织的质子群因没有足够的时间发生充分的纵向弛豫，不能接受新的脉冲激励，呈现饱和状态，因而信号发生衰减。对于新流入扫描层面的血液，由于其质子群已经完全弛豫，所以能更充分接受新的激励脉冲的激励，并释放出更多的能量而出现较强信号，与静止组织相比表现为高信号。也就是说，成像区的血液因流入充分弛豫的质子群而形成较强的 MR 信号。这种超过静止组织并与流入有关的信号增强称为流入增强效应（图5-2）。流入增强效应常出现在梯度回波

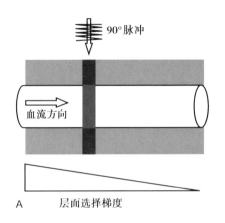

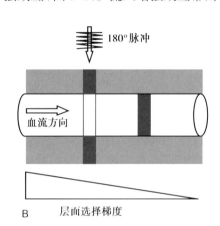

图 5-1　流空效应

93

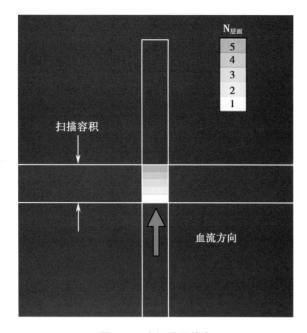

图 5-2　流入增强效应

序列，也可以出现在自旋回波序列。

时间飞越效应是指流动质子在成像过程中，因流入或流出成像层面引起的信号强度改变，包括高速血流的流空效应和低速血流的流入增强效应。相位效应（phase effect, PC）是指血流中的氢质子流过梯度磁场时失去相位一致性，而使信号减弱乃至消失，静止组织中的氢质子相位仍保持一致而使信号较强，于是血流与静止组织之间形成了对比。此外，利用预饱和技术可使流动的血液呈低信号，从而能辨别血管结构。

目前，临床常用的 MRA 方法有三种：时间飞越法（time of flight, TOF）、相位对比法（phase contrast, PC）及对比增强 MRA（contrast enhancement MRA, CE-MRA）。

（二）时间飞跃法磁共振血管成像技术

1. 基本概念与成像原理　时间飞越法是目前临床最常用也是应用最广泛的 MRA 方法。该技术基于血流的流入增强效应，一般采用 TR 较短的快速扰相 GRE T_1WI 序列进行采集，并利用流动补偿（flow compensation, FC）技术减少相位移动对图像的影响，突出流入性增强效应的血管成像方法。采用快速扫描技术，选择适当的 TR 与翻转角使静止组织处于稳定饱和状态，几乎不产生 MR 信号。刚进入成像容积的血流尚未达到稳定状态，因而吸收射频脉冲能量发出很强的 MR 信号，与静止组织之间形成较好的对比。如果血流速度足够快，在整个成像容积内会显示血管的高信号影。

2. 成像方法与成像特点　TOF-MRA 技术主要

包括二维 TOF-MRA（2D-TOF-MRA）和三维 TOF-MRA（3D-TOF-MRA），两者各有优缺点。

（1）2D-TOF-MRA：是利用 TOF 技术连续对单一层面逐层激励和数据采集，然后将整个扫描区域以连续多层方式进行图像数据处理。2D-TOF-MRA 一般采用扰相 GRE T_1WI 序列，它对流动高度敏感，可通过设置 RF 脉冲对不需显示的血管进行预饱和处理，达到仅显示动脉或静脉的目的。

2D-TOF-MRA 的优点：①扫描速度较快，采集时间短；②由于采用较短的 TR 和较大的反转角，因此背景组织信号抑制较好，可进行大容积成像；③由于是单层采集，层面内血流的饱和现象较轻，有利于静脉慢血流的显示，对颅内矢状窦等静脉窦的显示比 3D-TOF-MRA 好。

2D-TOF-MRA 的缺点：①对于与采集层面平行方向流动的血流不敏感，采集过程中患者运动可引起信号空间编码错位，可能夸大血管狭窄程度；②后处理重建的效果不如三维成像；③由于层面方向空间分辨力相对较低，体素较大，流动失相位较明显，特别是受湍流的影响较大，容易出现相应的假象。

（2）3D-TOF-MRA：是将整个容积分成几个层块进行激励和数据采集，然后利用最大密度投影（MIP）处理获得的数据（图 5-3）。3D-TOF-MRA 一般也采用扰相 GRE T_1WI 序列。

3D-TOF-MRA 的优点：①信号可在更大的体积内采集，具有较高的信噪比，信号丢失少；②具有

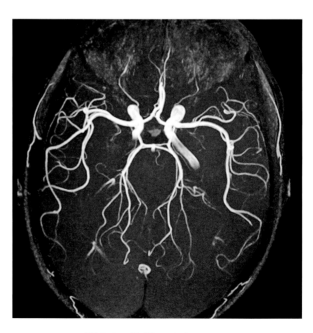

图 5-3　头部 3D-TOF-MRA

较高的空间分辨力；③由于体素较小，流动失相位相对较轻，受湍流的影响相对较小，适用于动脉瘤、动脉狭窄等病变；④后处理重建的图像质量较好。

3D-TOF-MRA 的缺点：①对于慢速血流不敏感，不利于慢血流的显示；②静脉解剖显示不可靠；③扫描时间相对较长；④背景组织的抑制效果不如二维 TOF-MRA。

3. 临床应用　TOF-MRA 是目前在临床上应用最广泛的 MRA 方法，主要应用于脑部血管、颈部血管、下肢血管等检查。在应用时要考虑以下 3 个方面的问题。

（1）血管走向：血管走行方向比较直的血管如颈部血管或下肢血管采用 2D 方法即可获得较好效果，而走行比较迂曲的血管如脑动脉则采用 3D 方法效果较好。

（2）血流速度：血流速度较快的血管如大多数动脉特别是头颈部动脉多采用 3D 方法，而血流速度较慢的静脉多采用 2D 方法。

（3）目标血管长度：对于目标血管范围较小者采用 3D 方法，而对于目标血管范围较大者如下肢血管多采用 2D 方法。

临床上，对于脑部动脉的检查多采用 3D-TOF-MRA，颈部动脉的检查可采用 2D 或 3D 技术，下肢血管多采用 2D 技术。静脉病变的检查如果要使用 TOF，多采用 2D 技术。

（三）相位对比法磁共振血管成像技术

1. 基本概念与成像原理　相位对比法 MRA（phase contrast MRA，PC-MRA）也是采用快速扫描技术，是利用流动所致的宏观横向磁化矢量（M_{xy}）的相位变化来抑制背景、突出血管信号的一种方法（图 5-4）。相位编码采用双极梯度磁场对流动质子进行编码，即在射频脉冲激发后，于层面选择梯度与读出梯度之间施加两个大小和持续时间完全相同，方向相反的梯度磁场。双极脉冲第一部分为负向，第二部分为正向。对于静止组织的质子群，两个梯度磁场的作用刚好完全抵消，第一个梯度磁场造成的 M_{xy} 的相位变化被第二个梯度磁场完全纠正，这样到了 TE 时刻静止组织的 M_{xy} 相位变化等于零，而运动的氢质子在负向期进动较慢，在正向期进动较快，净相位改变为正值。因此，运动质子与静止组织产生一定的相位偏移即存在相位差别，并与它的运动速度成正比，利用这个差别即形成相位对比，这就是 PC 法血流与静止的组织相区别的原理。采用较小的双极流动编码梯度就足以使快血

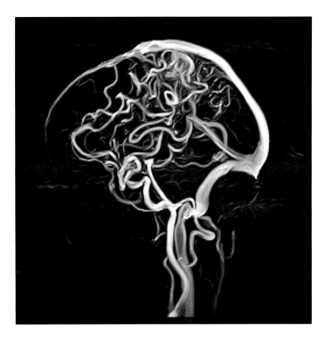

图 5-4　头部 3D-PC-MRA

流成像，而慢血流成像则需采用大的双极流动编码梯度。

2. 成像方法与成像特点　PC 法中流动质子的流动方式与信号强度密切相关。匀速前进的血流，相位位移集中，发出强信号；血液出现加速度或涡流等现象时，则相位位移分散，信号降低。

（1）PC-MRA 一般需要 3 个基本步骤，即成像信息的采集、减影和图像的显示。其中成像信息的采集包括参照物、前后方向施加流速编码、左右方向施加流速编码及上下方向施加流速编码等四组。在获得参照物成像信息和三个方向的流速编码成像信息后，通过减影去除背景静止组织，仅留下血流造成的相位变化信息，通过重建即可获得 PC-MRA 图像。

（2）PC-MRA 的关键在于流速编码（velocity encoding，Venc）的设置。对于快速的血流我们常常选择较大的流速编码值，Venc 为 80~200cm/s；对于中等速度的血流 Venc 常选择 40~80cm/s；而对于慢速的血流 Venc 常选择 10cm/s 左右。需要指出的是，只有沿流速编码方向的流动质子才会产生相位变化，如果血管垂直于编码方向，则在 PC-MRA 上不显影，应用时可沿任意方向选择编码梯度，例如层面选择方向、频率编码方向、相位编码方向或同时 3 个方向。当在每个方向都有流动时，需要沿 3 个方向施加流动编码梯度进行采集，这样扫描时间就是一个方向时的 3 倍。

（3）PC-MRA 是以流速为编码，以相位变化作

为图像对比的特殊成像技术，具有以下特点：①图像可分为幅度图像和相位图像；②幅度图像的信号强度仅与流速有关，不具有血流方向信息，血流越快，信号越强，但不能提供流速的定量值；③相位图像也称流动图像或速度图像，其血流的信号强度不仅与流速有关、可提供流速的定量信息，同时还具有血流方向信息，正向血流表现为高信号，流速越大信号越强，反向血流表现为低信号，流速越大信号越低，静止组织表现为中等信号；④采用减影技术后，背景静止组织由于没有相位变化，其信号几乎完全剔除；⑤由于血流的相位变化只能反映在流速编码梯度磁场方向上，为了反映血管内血流的真实情况，则需要在层面方向、相位编码方向和频率编码方向都施加流速编码梯度磁场。常规的PC-MRA为幅度图像，可以显示血流信号，从而显示血管结构。相位图像主要用于血流方向、流速和流量的定量分析。

（4）与TOF-MRA相比，PC-MRA的优点有：①背景组织抑制好，有助于小血管的显示；②有利于慢血流的显示，适用于静脉的检查；③有利于血管狭窄和动脉瘤的显示；④可进行血流的定量分析。缺点有：①成像时间比TOF-MRA长；②图像处理相对比较复杂；③需要事先确定编码流速，编码流速过小容易出现反方向血流的假象，编码流速过大，则血流的相位变化太小，信号明显减弱。

（5）常用的PC-MRA技术主要包括二维PC-MRA（2D-PC-MRA）、三维PC-MRA（3D-PC-MRA）和电影（cine）PC-MRA。

1）2D-PC-MRA：采用层面选择梯度即二维成像方式，依次对体积内的单个层厚或层块（slab）进行逐个成像。优点：扫描时间短，信号强度直接与血流速度相关。缺点：仅提供二维血管影像，不能进行血管结构多视角的观察。

2）3D-PC-MRA：以相位编码梯度取代层面选择梯度即三维采集方式，用非常小的体素进行采集，图像有较高的空间分辨力。优点：对快速血流和慢速血流均敏感，有利于慢血流的显示，适用于静脉的检查，血管周围静止组织信号的抑制效果好，有利于小血管的显示，经MIP重建的血管像可从多视角进行观察，大容积成像时血管显示仍清楚，进行增强扫描时动、静脉结构显示更清楚，可以产生相位图。缺点：扫描时间较长，流速值影响血管的显示。

3）电影（cine）PC：属于2D-PC法，针对感兴趣位置采用单一层面进行连续扫描，它产生的血管图像一般不形成其他不同方向的投影。电影PC法主要用于定量评价搏动或各种病理下的血液流动状态。由于图像是在心动周期的不同时刻获得，需要心电或脉搏门控。

3. 临床应用　PC法MRA在临床上的应用相对较少，主要用于：①静脉病变的检查；②心脏及大血管的血流分析；③脑脊液流速分析。

2D-PC-MRA可显示血管狭窄、颅内动静脉畸形和动脉瘤、可进行血流方向和流速定量分析、可用于评估门静脉和肝静脉状态。3D-PC-MRA可用于评估血管狭窄、颅内动静脉畸形、动脉瘤，显示颅内静脉畸形和静脉闭塞；进行全脑大容积血管成像；评估外伤后的颅内血管损伤；还可用于肾动脉成像。

与TOF-MRA相比各有优缺点，TOF更多用于动脉病变的检查，PC多用于静脉病变的检查以及心血管的血流分析。

（四）黑血血管成像技术

1. 心脏黑血成像技术

（1）成像原理：心脏磁共振常采用双反转恢复快速自旋回波进行黑血成像。首先施加第一个180°脉冲反转线圈包含范围内所有血液和组织的磁化状态，紧随其后仅在成像的层面内施加第二个180°脉冲，再次反转层面内血液和组织的磁化矢量。这两个脉冲的综合效应使得成像层面外血液和组织的磁化反转，而层面内磁化恢复初始状态。然后在激发脉冲之前需要经过一定的反转恢复时间（time of inversion, TI），通过控制TI长度等于成像层面外的血液质子反转到零点时所需的时间使得成像层面外的血液质子从负值恢复到零值。此时，施加快速自旋回波序列的90°激发脉冲。在TI期间内，血液流动导致具有反转磁化状态的血液进入成像层面，取代了恢复平衡的血液，TI结束时进入层面内的血液刚好恢复到零点时的状态，此时血液由于没有纵向磁化矢量而不能接受90°激励脉冲的激发产生横向磁化矢量，在影像上表现为无信号。而心脏组织的信号正常，可与无信号的血液形成良好的对比。

（2）临床应用：心脏黑血成像技术可提供心肌、血管壁和血池之间很高的对比显示，主要用于结构性心脏疾病成像、血管壁成像、心肌组织特征分析。

心脏黑血成像技术能有效避免血液流动性伪影和心脏支架等医源性植入物的影响，可以很好地对心脏、大血管的解剖结构进行成像，较高的空间分辨力和良好的组织对比度对结构性心脏疾病形态学异常的检测和评估十分重要。其次，黑血成像技术还可用于检测和表征大中型血管的动脉粥样硬化斑块、动脉瘤、夹层和血管炎。临床中常采用 T_1、T_2 和 T_2^* 等加权成像方法对心肌组织特征进行分析，可区分不同的心肌病并进行准确的预后评估。结合黑血成像技术有助于改善心肌的描述，并能更好地显示病理组织的异常信号变化。

2. 磁敏感加权成像技术

（1）成像原理：磁共振的信号包含强度和相位两种信息，磁敏感加权成像（susceptibility weighted imaging，SWI）是一种通过结合这两组信息以产生特定混合对比度图像的成像技术。静脉血液中含有大量去氧血红蛋白，而去氧血红蛋白为顺磁性物质，可使局部静脉的磁化率发生改变。SWI 可以去氧血红蛋白为内源性对比剂对静脉进行成像。首先使用高通滤波器从未滤波的相位图像中去除不需要的低频相位信息，产生过滤后的相位图像。然后将过滤后的相位数据转换为一个相位掩模，将相位掩模与信号强度图像相乘数次直到形成处理后的 SWI 图像。可以使用特定的乘法来提高图像中静脉与周围组织的对比度，而后对图像应用最小信号强度投影进一步抑制来自相邻组织的信号，保证了横跨数个层面的曲折静脉的连续性显示。

（2）临床应用：血管成像中 SWI 在临床主要应用于脑卒中、血管畸形、静脉血栓形成。

SWI 在卒中成像中有许多应用，包括动脉血栓评估、卒中缺血半暗带评估和出血检测。血栓的顺磁特性导致血管和周围组织之间的磁化率发生变化从而可被 SWI 检测。精准检测卒中的缺血半暗带对患者治疗和管理意义非凡，特别是对于可能受益于溶栓治疗的急性脑卒中患者。在急性缺血性卒中后，由于缺血区和未受影响的脑区间顺磁性去氧血红蛋白的含量不同，SWI 图像中可见急性缺血时的皮质静脉不对称，表明可能存在可挽救的脑组织。SWI 也有助于识别梗死区域内的出血，从而区分出血性和轻度缺血性卒中。其次，SWI 在血管畸形的检测和鉴定中起着重要的作用。SWI 检测少量顺磁性血液物质的卓越灵敏度使其非常适合于检测海绵状血管畸形。SWI 也可以用于描述动静脉畸形的动静脉分流，在 SWI 图像中表现为高强度信号。高空间分辨力和优越的血栓检测灵敏度等成像特性使得 SWI 易于检测静脉血栓的形成，在信号强

度图像和最小信号强度投影图像上表现为显著的低信号。

（五）其他类型的非对比剂增强磁共振血管成像技术

1. 三维门控快速自旋回波序列血管成像技术

（1）成像原理：三维门控快速自旋回波序列血管成像技术（electrocardiographic-Gated three-dimensional fast spin echo，ECG-Gated 3D FSE）是使用由心电触发的三维半傅里叶采集快速自旋回波序列，利用心动周期中动脉和静脉流速不同进行血管成像的非对比剂增强 MRA 技术。在舒张期，由于具有较长的 T_2 弛豫时间，动脉血保持明亮。而在收缩期，由于动脉血流速度更快，信号损失十分明显。通过心脏门控采集两个期相的图像，并在舒张期图像上减去收缩期图像便可获得动脉血管的影像。

（2）临床应用：ECG-Gated 3D FSE 在临床中主要应用于胸部动脉成像、腹部动脉成像、外周动脉成像。

ECG-Gated 3D FSE 最主要的优点是不会被静脉及非血管组织干扰，可提供良好信噪比的动脉影像。半傅里叶 FSE 减少了回波序列间距的长度，减少了单次采集时间，有效冻结了运动相关的伪影，最小化了磁化效应，可获得较好的图像质量。在较大范围的成像模式上，它的成像时间比传统的时间飞跃法和相位对比法更短，在胸部、腹部较大的动脉成像上效果较好。而且由于其成像原理不依赖血液的流入效应，因此可用于行程较长的下肢动脉和流速较慢的末梢血管，也可应用于外周动脉成像。

2. 稳态自由进动血管成像技术

（1）成像原理：稳态自由进动（steady-state free procession，SSFP）血管成像技术利用血液的内在信号特征进行血管成像，而不依赖于血液的流动效应。SSFP 是通过在层面选择、频率编码和相位编码方向中分别使用对称梯度以得到一个在三个方向上都几乎完全平衡的梯度回波序列，该序列为 T_2/T_1 加权，具有自旋回波特性。由于血液固有的 T_2/T_1 很高，因此 SSFP 可进行血管成像。该技术具有不受血液流速影响、扫描时间短、信噪比高的优势。在 SSFP 图像中脂肪组织的信号也较高，因此常与脂肪抑制技术相结合来增加血管与背景组织的对比。若仅想进行动脉成像可利用反转恢复脉冲与 T_2 准备预脉冲消除静脉和其他软组织的信号。

（2）临床应用：SSFP在临床中主要应用于肾动脉成像、外周动脉成像、冠状动脉成像。

SSFP不受血流速度和方向的影响，无论是血流复杂的病变血管还是血流缓慢的末梢血管均可获取高信噪比的血管图像，对于血管狭窄的检测具有很高的灵敏度和特异度，与脂肪抑制技术结合可获得图像质量优秀的肾动脉和外周动脉影像。其次，由于心脏脂肪成分少且血流速度很快，SSFP也很适合冠状动脉成像。通过将薄层三维SSFP与心电门控和呼吸门控相结合，可以获得高分辨力的冠状动脉血管影像。

二、对比剂增强磁共振血管成像

1. 基本概念与成像原理 对比增强MRA（contrast enhancement MRA，CE-MRA）是利用顺磁性对比剂的超短T_1作用，使血液的T_1值明显缩短，短于周围其他组织，然后利用超快速且权重很重的T_1WI序列来记录这种T_1弛豫差别的成像方法。CE-MRA显示血管的原理不同于前述MRA利用MR的流动效应，而主要取决于血管内钆对比剂的T_1特性。该技术依赖高性能梯度技术的进步及团注对比剂到达兴趣血管精确时间的选择。它允许在使用顺磁性对比剂的情况下，进行非常快速的梯度回波，实现在钆缩短T_1的一过性峰值时间内的成像。与2D-TOF-MRA技术不同，CE-MRA成像平面常与血管走行方向一致（通常采用冠状面），而前者成像平面常垂直于兴趣血管的走行方向。采用这种成像方式可以在保持最大空间分辨力的情况下，增大扫描范围。由于此技术主要依赖T_1特性而不是流动效应，因此它对在其他技术中所常见到的失相位伪影并不敏感，具有非常好的信噪比（图5-5）。目前用于CE-MRA的序列多为三维扰相GRE T_1WI序列。

2. 成像方法与成像特点 CE-MRA在实际操作时需要掌握几个关键技术。

（1）对比剂的应用：对比剂的应用是CE-MRA的关键技术之一。通常采用的对比剂为细胞外液非特异性离子型对比剂Gd-DTPA。对比剂的注射采用MR专用高压注射器。根据不同的检查部位、范围和目的，对比剂的入路、用量和注射流率应做相应调整。

一般的CE-MRA多采用肘前区浅静脉或手背部浅静脉作为入路。对于下肢静脉、髂静脉或下腔静脉的检查最好采用足背部浅静脉为入路，利用止

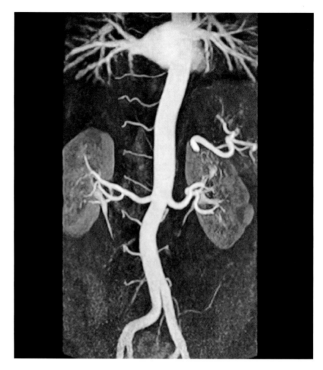

图5-5 CE-MRA腹部血管成像

血带扎在踝部阻断浅静脉血流，使对比剂经深静脉回流，对比剂需用生理盐水稀释6~10倍，最好从双侧足背静脉同时团注稀释的对比剂。

单部位的动脉成像如肾动脉CE-MRA等，建议采用双倍剂量0.2mmol/kg或0.4ml/kg，注射流率一般为2~3ml/s。多部位的动脉成像如一次完成腹主动脉、髂动脉和下肢动脉的检查，由于完成整个检查所需时间相对较长，则通常需要2~3倍剂量，分两组注射，注射流率为2ml/s和0.5ml/s。进行肾静脉、颈静脉、门静脉等血管检查时，则需要2~3倍剂量，注射流率提高到3~4ml/s效果较好。

（2）成像参数的调整：成像参数的调整对于保证CE-MRA的质量至关重要。成像参数主要有TR、TE、激发角度、容积厚度和层数、矩阵、FOV等。TE应选择最小值。TR和激发角度将决定T_1权重，在1.5T扫描机上如TR为5ms，则激发角度以30°~50°较为合适，如果TR延长则激发角度应适当加大以保证一定的T_1权重。扫描容积厚度和FOV决定采集的范围，在保证涵盖目标血管的前提下容积厚度越小越好，减少容积厚度可缩短扫描序列的采集时间（TA），或可在保持TA不变的前提下缩小层厚而提高空间分辨力。TR、矩阵和层数将决定TA的长短，在体部CE-MRA时需要通过调整这些参数来缩短TA以便屏气扫描，而在颈部或下肢等没有呼吸运动的部位则允许适当延长TA，从而提高空间分辨力。

（3）扫描时机的掌握：扫描时机的掌握是CE-MRA成败的关键。扫描序列启动得过早或过晚都会严重影响CE-MRA的质量，甚至导致检查的失败，决定图像对比的是填充 k 空间中心区域的 MR 信号。扫描序列启动的原则是"在目标血管中，对比剂浓度最高的时刻采集填充 k 空间中心区域的 MR 信号"。

决定扫描时刻前需要了解的关键参数有：①循环时间，即对比剂开始注射到目标血管内对比剂浓度达到峰值所需的时间；②扫描序列的采集时间（TA）；③扫描序列的 k 空间填充方式，这里主要是指 k 空间是循序对称填充还是 k 空间中心优先采集。如果 k 空间是循序填充，则 k 空间中心区域的 MR 信号采集是在序列开始后 TA 的一半时间，如果序列的 TA 为 20s，则 k 空间最中心的 MR 信号采集是在序列启动后 10s。k 空间中心优先采集是指序列启动后先采集填充 k 空间中心区域的 MR 信号。综合考虑上述三个参数，扫描时机的决定目前主要有三种方法。

1）循环时间计算法：循环时间常通过经验估计或试注射对比剂的方法获得。一般成人从肘静脉注射，对比剂到达腹主动脉需 12~20s，平均约 15s。试注射对比剂是从静脉推注小剂量（一般为 2ml），同时启动二维快速梯度回波序列对目标血管进行单层连续扫描，观察目标血管的信号变化，从而获得循环时间，决定从开始注射对比剂到启动扫描序列的延时时间。

2）透视监控技术：该技术无需考虑循环时间，采用 k 空间中心优先采集技术。它是在开始注射对比剂后，同时启动超快速二维梯度回波序列，对目标血管进行监控。当发现对比剂已经进入目标血管时，立刻切换到 CE-MRA 序列并启动扫描。从二维监控序列切换到三维 CE-MRA 序列并启动一般仅需要 1s。目前多采用此方法。

3）自动触发技术：在目标血管处设置一个感兴趣区，并事先设置信号强度阈值，启动超快速二维梯度回波序列动态探测感兴趣区的信号强度变化。当信号强度达到阈值时，MR 扫描机将自动切换到 CE-MRA 序列并开始扫描。

（4）后处理技术：利用三维 CE-MRA 序列采集到的只是各个单层的原始图像，这些图像需要通过计算机的后处理功能重建获得三维立体图像。目前常用的后处理技术主要是最大密度投影（MIP）和多平面重建（MPR），也可采用 VR、SSD、仿真内镜的技术进行图像重建。

（5）抑制脂肪组织的信号：尽管注射对比剂后血液的 T_1 值明显缩短，而且利用权重加强的 T_1WI 序列进行采集，其他组织的信号被有效抑制，但由于脂肪组织 T_1 值也很短，利用该序列并不能很好地抑制脂肪组织的信号，脂肪信号的存在将降低重建图像的质量。

因此，抑制或消除脂肪组织的信号对于提高 CE-MRA 的质量非常重要。CE-MRA 抑制脂肪组织信号的方法主要有：①采用频率选择脂肪饱和技术或频率选择反转脉冲进行脂肪抑制；②采用减影技术，在注射对比剂前利用 CE-MRA 序列先扫描一次获得蒙片，注射对比剂后再扫描一次。两次扫描参数完全相同，把注射对比剂后的图像减去注射对比剂前的蒙片，背景组织包括脂肪组织的信号可基本去除，留下的主要是增强后目标血管中血液的信号。

（6）CE-MRA 的优缺点：CE-MRA 主要利用对比剂实现血管的显示。与利用血液流动成像的其他 MRA 技术相比具有以下优点：①对于血管腔的显示比其他 MRA 技术更为可靠；②出现血管狭窄的假象明显减少，血管狭窄的程度反映比较真实；③一次注射对比剂可完成多部位动脉和静脉的显示；④动脉瘤不易遗漏；⑤成像速度快。缺点：①需要注射对比剂；②易受时间的影响可能产生静脉的干扰；③不能提供血液流动的信息。

3. 临床应用

（1）脑部或颈部血管可作常规 MRA 的补充，以增加可信度。CE-MRA 可清晰显示颅底动脉环（Willis 环）及其分支、椎-基底动脉、颈部椎动脉、颈动脉分叉及颈内动脉等，主要用于颈部和脑部动脉狭窄或闭塞、动脉瘤、血管畸形等病变的检查。

（2）肺动脉主要包括肺动脉栓塞和肺动静脉瘘等，对于肺动脉栓塞可很好地显示亚段以上血管的栓塞；对于肺动静脉瘘可显示供血动脉和引流静脉。

（3）主动脉主要用于主动脉瘤、主动脉夹层、主动脉畸形等病变检查。

（4）肾动脉主要用于肾动脉狭窄、动脉瘤等的检查。

（5）肠系膜血管和门静脉主要用于肠系膜血管的狭窄或血栓、门静脉高压及其侧支循环的检查。

（6）四肢血管主要用于肢体血管的狭窄、动脉瘤、血栓性脉管炎及血管畸形等病变的检查。

（夏春潮）

第二节　组织抑制成像

一、自由水抑制成像技术

（一）自由水的概念及其组织特性

人体组织中 80% 的水存在于细胞内，15% 存在于组织细胞外间隙，5% 存在于血浆中。MRI 对组织中水的变化非常敏感，人体组织中的水有自由水和结合水之分。

所谓自由水是指分子游离而不与其他组织分子相结合的水，自由水的自然运动频率很高，明显高于氢质子的拉莫尔进动频率。

而在大分子蛋白质周围也依附着一些水分子，形成水化层，这些水分子被称为结合水，结合水由于依附于大分子，其自然运动频率将明显降低而更接近于氢质子的拉莫尔进动频率。

因此，自由水的 T_1 值很长，而结合水可使组织的 T_1 值缩短。

（二）自由水抑制反转恢复脉冲序列及其成像原理

在磁共振成像中，自旋回波（spin echo, SE）序列包括快速自旋序列（turbo spin echo, TSE）是最常用的常规扫描序列，图像信噪比、对比度好，体现真正的 T_2 值。但 SE（包括 TSE）序列存在一些缺点，如脑室内的病变及脑脊液造成的部分容积效应和流动伪影使其周围病变显示不清晰（脑室旁、皮层脑沟旁）。为此液体抑制反转恢复（fluid attenuated inversion recovery, FLAIR）序列应运而生，它可以抑制脑脊液的信号（图 5-6），使靠近脑脊液旁的病变显示更加清楚，两种序列联合应用，将提供更多的诊断信息。除用于脑部的血管性、肿瘤性、外伤性、变形性等疾病外，还用于脊柱病变等。

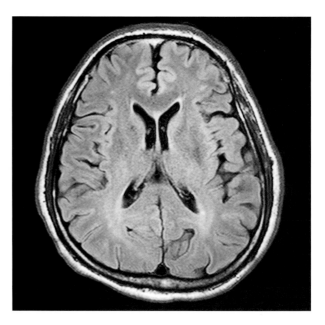

图 5-6　T_2-FLAIR 图

典型的反转恢复（inversion recovery, IR）序列是一组 2 个脉冲的序列。先用一个 180°脉冲，使组织磁化矢量 M_0 反转 180°，即与静磁场方向相反，因此，该 180°脉冲也称反转脉冲，180°脉冲的能量明显大于 90°脉冲，射频脉冲关闭后组织的 T_1 弛豫所需时间也明显延长。180°脉冲后在适当的时刻再施加 1 个 90°脉冲，这之间的时间称间隔时间（TI）或翻转时间，90°脉冲使 M_0 翻转到 xy 平面（横向磁化）后，再施加一个 180°复相位再聚焦脉冲，使散相的自旋核重聚相位，测量回波信号（图 5-7），人们习惯把这种反转恢复自旋回波序列称作反转恢复序列。

液体抑制反转恢复（FLAIR）序列在 1992 年被 Hajnal 等人首次描述，它实际上是 IR 序列的另一个类型。各种组织有不同的 T_1 值，在 180°脉冲后纵向弛豫的时间不同，T_1 值短的组织（如脂肪组织 210~260ms）弛豫快，T_1 值长的组织（如水 1 800~2 400ms）弛豫慢。自由水的小分子振动频率

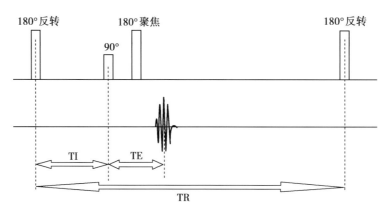

图 5-7　IR 原理

大大高于拉莫尔频率，弛豫很慢，T_1值长，如脑脊液。结合水的振动频率接近拉莫尔频率，弛豫快，T_1值短。从纵向弛豫的时间曲线上可知，在180°反转脉冲停止后，其纵向磁化矢量M_0从反向（与静磁场方向相反）最大逐渐变小到零，然后从零开始到正向（静磁场相同方向）逐渐增大到最大，如果当某组织的纵向磁化矢量M_0到零的时刻给予90°脉冲激发，也就是90°脉冲恰好作用在T_1弛豫曲线在零位时，则该组织由于没有宏观纵向磁化矢量，因此没有横向磁化矢量产生，该组织信号被饱和抑制不产生信号，利用这一特点可以选择性抑制一定T_1值的组织信号。脑脊液T_1值较长，弛豫到零时需要较长的T_1值，用长的间隔时间即T_1值就能抑制脑脊液信号，而脑组织或病变的信号在长T_1时已有相当大的弛豫，信号自然高，所以FLATR序列实际上就是长TI的IR序列，其次长回波链长度（echo train length，ETL）长有效TE，用来产生重T_2加权，所以有些厂家的设备上该序列也称T_2W-FLAIR，以便与T_1W-FLAIR序列区别。不同场强，组织的T_1值也会发生变化，要达到抑制脑脊液信号，选用的T_1值要有所不同（图5-8）。

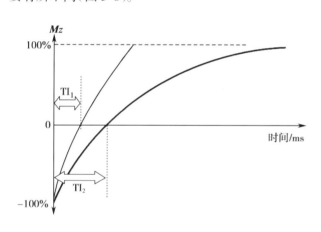

图5-8 FLAIR原理

FLAIR序列参数选择与脑脊液信号改变关系甚大。曾有学者认为，1.5T场强MR TI时间在1 700~1 800ms最好，此时脑脊液信号强度已低于脑组织。而Rydberg等则认为1.5T MR TR/TI超过11 000/2 600ms最好，此时理论上病变显示率为90%，TR/TI为6 000/2 000ms时，显示率仅为60%，他竭力推荐TR/TI应超过10 000/2 500ms，TE为110~240ms，目的是提高显示率。在临床的实际应用中，TR必须足够长，要大于TI的3~4倍以上，以便通过T_1弛豫充分建立脑脊液纵向弛豫，所以一般推荐TR为10 000~11 000ms，TI为2 600~2 800ms，TE为120~

160ms。当然TR越长扫描时间也会增加。随着MR技术的不断提高，扫描速度也越来越快。

（三）自由水抑制成像技术的临床应用

文献统计FLAIR序列发现病变的敏感性为98%，尤其是邻近脑组织-脑脊液交界区的病灶、靠近脑表面、半卵圆区、脑室旁的病变。除用于脑血管病变外，还用于脑白质病变、肿瘤、外伤、脊髓等脑实质内和蛛网膜下腔病灶。

1. 提高病灶显示率 FLAIR序列抑制自由水信号，减少脑脊液流动伪影及部分容积效应，使靠近脑脊液的病灶显示率增高，如脑表面、皮层下、脑室旁等。

2. 对水肿敏感 由于FLAIR序列只抑制自由水信号，组织间质中的结合水在FLAIR序列中仍显示高信号，故对水肿异常敏感，脑室旁间质水肿显示和病变区水肿的显示都明显高于TSE序列。TSE序列病灶与水肿混在一起，无法辨认，FLAIR序列使二者形成信号差异，水肿、病灶一目了然，起到模拟造影的效果。FLAIR序列有效显示了瘤体中的囊变成分，水肿、病灶大小的显示与增强后非常一致。

3. 判断病变性质 在TSE-T_2WI序列中，缺血性梗死新老病灶均可呈T_2WI高信号，虽然T_1WI低信号对陈旧病灶诊断有帮助，但仍有部分病灶T_1WI呈等信号，FLAIR序列对自由水信号进行抑制，陈旧软化灶可呈低信号，从而分辨出新老病变。

4. 帮助判断组织成分 对一些长T_1长T_2的病灶，常规TSE序列难以区分囊肿和肿瘤，FLAIR序列则容易鉴别，在FLAIR序列中显示为高信号或稍高信号改变。

5. 病灶周界显示清楚 无论是梗死灶、脱髓鞘、水肿FLAIR序列均比TSE序列显示的边缘锐利，有利于病变的观察测量。

二、脂肪抑制成像技术

脂肪抑制是MRI检查中非常重要的技术，合理利用脂肪抑制技术可以明显改善图像的质量，提高病变的检出率，为鉴别诊断提供更多的重要信息。

（一）与脂肪抑制技术相关的脂肪组织特性

1. 脂肪组织中氢质子的化学位移现象 同一种磁性原子核，处于同一磁场环境中，如果不受其他因素干扰，其进动频率应该相同。但是我们知道，一般的物质通常是以分子形式存在的，分子中的其他原子核或电子将对某一磁性原子核产生影响。那么同一磁性原子核如果在不同分子中,即便处于同一均匀的主磁场中,其进动频率将出现差别。在磁共振学中,我们把这种现象称为化学位移现象。化学位移的程度与主磁场的强度成正比,场强越高,化学位移越明显。

常规 MRI 时,成像的对象是质子,处于不同分子中的质子的进动频率也将出现差异,即存在化学位移。在人体组织中,最典型的质子化学位移现象存在于水分子与脂肪之间。

这两种分子中的质子进动频率相差约 3.5ppm,在 1.5T 的场强下相差约 220Hz,在 1.0T 场强下约为 150Hz,在 0.5T 场强下约为 75Hz。脂肪和水中质子的进动频率差别为脂肪抑制技术提供了一个切入点(图 5-9)。

2. 脂肪组织的弛豫特性 在人体正常组织中,脂肪的纵向弛豫速度最快,T_1 值最短。不同场强下,组织的 T_1 值也将发生变化,在 1.5T 的场强下,脂肪组织的 T_1 值为 200~250ms,明显短于其他组织。脂肪组织与其他组织的 T_1 值差别也是脂肪抑制技术的一个切入点。

(二)脂肪抑制的意义

脂肪组织不仅质子密度较高,且 T_1 值很短(1.5T 场强下为 200~250ms),T_2 值较长,因此在 T_1WI 上呈现很高信号,在 T_2WI 呈现较高信号,在目前普遍采用的 FSE-T_2WI 图像上,其信号强度将进一步增高。

脂肪组织的这些特性在一方面可能为病变的检出提供了很好的天然对比,如在皮下组织内或骨髓腔中生长一个肿瘤,那么在 T_1WI 上骨髓组织或皮下组织因为富含脂肪呈现很高信号,肿瘤由于 T_1 值明显长于脂肪组织而呈现相对低信号,两者间形成很好的对比,因此病变的检出非常容易。

从另外一个角度看,脂肪组织的这些特性也可能会降低 MR 图像的质量,从而影响病变的检出。具体表现在:①脂肪组织引起的运动伪影。MRI 扫描过程中,如果被检组织出现宏观运动,则图像上将出现不同程度的运动伪影,而且组织的信号强度越高,运动伪影将越明显。如腹部检查时,无论在 T_1WI 还是在 T_2WI 上,皮下脂肪均呈现高信号,表面线圈的应用使脂肪组织的信号强度进一步提高,由于呼吸运动腹壁的皮下脂肪将出现严重的运动伪影,明显降低图像的质量。②水脂肪界面上的化学位移伪影。③脂肪组织的存在降低了图像的对比。如骨髓腔中的病变在 T_2WI 上呈现高信号,而骨髓由于富含脂肪组织也呈现高信号,两者之间因此缺乏对比,从而掩盖了病变。又如肝细胞癌通常发生在慢性肝病的基础上,慢性肝病一般都存在不同程度的脂肪变性,这些脂肪变性在 FSE T_2WI 上将使肝脏背景信号偏高,而肝细胞癌特别是小肝癌在 T_2WI 上也往往表现为略高信号,肝脏脂肪变性的存在势必降低病灶与背景肝脏之间的对比,影响小病灶的检出。④脂肪组织的存在降低增强扫描的效果。在 T_1WI 上脂肪组织呈现高信号,而注射对比剂后被增强的组织或病变也呈现高信号,两者之间对比降低,脂肪组织将可能掩盖病变。如眼眶内球后血管瘤增强后呈现明显高信号,但球后脂肪组织也呈现高信号,两者之间缺乏对比,影响增强效果。

因此,MRI 检查中脂肪抑制的主要意义在于:

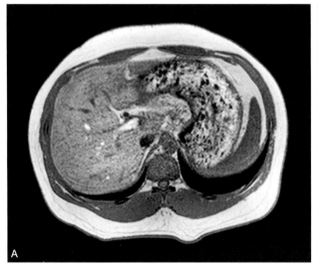
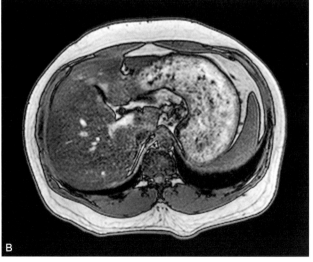

图 5-9 化学位移现象
A. 同相位;B. 反相位图。

①减少运动伪影、化学位移伪影或其他相关伪影；②抑制脂肪组织信号，增加图像的组织对比；③增加增强扫描的效果；④鉴别病灶内是否含有脂肪，因为在 T_1WI 上除脂肪外，含蛋白的液体、出血均可表现为高信号，脂肪抑制技术可以判断是否含脂肪，为鉴别诊断提供信息。如肾脏含成熟脂肪组织的肿瘤常常为血管平滑肌脂肪瘤，肝脏内具有脂肪变性的病变常为高分化肝细胞癌或肝细胞腺瘤等。

(三)磁共振成像中的脂肪抑制技术

针对上述脂肪组织的特性，MRI 可采用多种技术进行脂肪抑制。不同场强的 MRI 扫描仪宜采用不同的技术，同一场强的扫描机也可因检查的部位、目的或扫描序列的不同而采用不同的脂肪抑制技术。

1. 频率饱和法脂肪抑制技术 频率饱和法是最常用的脂肪抑制技术之一，该技术利用的就是脂肪与水的化学位移效应。由于化学位移，脂肪和水分子中质子的进动频率将存在差别。如果在成像序列的激发脉冲施加前，先连续施加数个预脉冲，这些预脉冲的频率与脂肪中质子进动频率一致，这样脂肪组织的质子将被连续激发而发生饱和现象，而水分子中的质子由于进动频率不同不被激发。这时再施加真正的激发射频脉冲，脂肪组织因为饱和不能再接受能量，因而不产生信号，而水分子中的质子可被激发产生信号，从而达到抑制脂肪的目的。

选择性频率饱和法脂肪抑制技术的优点在于：①高选择性，该技术利用的是脂肪和水的化学位移效应，因此信号抑制的特异性较高，主要抑制脂肪组织信号，对其他组织的信号影响较小；②可用于多种序列，该方法可用于 SE T_1WI 或 T_2WI 序列、FSE T_1WI 或 T_2WI 序列、TR 较长的常规 GRE 或扰相 GRE 序列；③简便易行，在执行扫描序列前，加上脂肪抑制选项即可；④在中高场强下使用可取得很好的脂肪抑制效果。

该方法也存在一些缺点：①场强依赖性较大。前面已经介绍过，化学位移现象的程度与主磁场强度成正比。在高场强下，脂肪和水中的质子进动频率差别较大，因此选择性施加一定频率的预脉冲进行脂肪抑制比较容易。但在低场强下，脂肪和水中的质子进动频率差别很小，执行频率选择脂肪抑制比较困难。因此该方法在 1.0T 以上的中高场强扫描机上效果较好，但在 0.5T 以下的低场强扫描机上效果很差，不宜采用。②对磁场的均匀度要求很高。由于该技术利用的是脂肪中质子的进动频率与水分子中质子的进动频率的微小差别，如果磁场不

均匀，则将直接影响质子的进动频率，预脉冲的频率将与脂肪中质子的进动频率不一致，从而严重影响脂肪抑制效果。因此在使用该技术进行脂肪抑制前，需要对主磁场进行自动或手动匀场，同时应该去除患者体内或体表有可能影响磁场均匀度的任何物品。③进行大 FOV 扫描时，视野周边区域脂肪抑制效果较差，这也与磁场的均匀度及梯度线性有关。④增加了人体吸收射频的能量。⑤预脉冲将占据 TR 间期的一个时段，因此施加该技术将减少同一 TR 内可采集的层数，如需要保持一定的扫描层数则需要延长 TR，这势必会延长扫描时间，并有可能影响图像的对比度。如在 1.5T 扫描机中，SE 序列 T_1WI，如果选择 TR=500ms，TE=8ms，在不施加脂肪抑制技术时，最多可采集 26 层，如果施加脂肪抑制技术，则最多只能采集 12 层。

2. 反转恢复法脂肪抑制技术 反转恢复法脂肪抑制技术主要是指短 T_1 反转恢复(short T_1 inversion recovery, STIR)技术，原理在反转恢复序列一节中已经作了介绍。STIR 技术是基于脂肪组织短 T_1 特性的脂肪抑制技术，也是目前临床上常用的脂肪抑制技术之一。STIR 技术可用 IR 或 FIR 序列来完成，目前多采用 FIR 序列。由于人体组织中脂肪的 T_1 值最短，180°脉冲后其纵向磁化矢量从反向最大到过零点所需的时间很短，因此如果选择短 TI 则可有效抑制脂肪组织的信号。抑制脂肪组织信号的 TI 等于脂肪组织 T_1 值的 69%。由于在不同的场强下，脂肪组织的 T_1 值将发生改变，因此抑制脂肪组织的 TI 值也应作相应调整。在 1.5T 的扫描机中，脂肪组织的 T_1 值为 200~250ms，则 TI 为 140~175ms 时可有效抑制脂肪组织的信号。在 1.0T 扫描机上 TI 应为 125~140ms，在 0.5T 扫描机上 TI 应为 85~120ms，在 0.35T 扫描机上 TI 应为 75~100ms，在 0.2T 扫描机上 TI 应为 60~80ms。

STIR 技术的优点在于：①场强依赖性低，由于该技术基于脂肪组织的 T_1 值，所以对场强的要求不高，低场 MRI 设备也能取得较好的脂肪抑制效果；②与频率选择饱和法相比，STIR 技术对磁场的均匀度要求较低；③大 FOV 扫描也能取得较好的脂肪抑制效果。

STIR 技术的缺点表现为：①信号抑制的选择性较低，如果某种组织(如血肿等)的 T_1 值接近于脂肪，其信号也被抑制；②由于 TR 延长，扫描时间较长；③一般不能应用于增强扫描，因为被增强组织的 T_1 值有可能缩短到与脂肪组织相近，信号被抑

制,从而可能影响对增强程度的判断。

3. 频率选择反转恢复法脂肪抑制技术 频率选择反转恢复法脂肪抑制技术需要利用连续的脉冲对脂肪组织进行预饱和,脉冲在 TR 间期占据的时间为 12~20ms。STIR 技术需要在 TR 间期占据的时间更长(1.5T 时需要 150ms 左右)。因此大大减少能够采集的层数,或需要延长 TR 从而增加 TA。而且在超快速梯度回波序列时,由于 TR 很短(往往小于 10ms),利用上述两种技术进行脂肪抑制显然是不现实的。

近年来在三维超快速梯度回波成像序列(如体部三维屏气扰相 GRE-T_1WI 或 CE-MRA)中,推出一种新的脂肪抑制技术——频率选择反转恢复法脂肪抑制技术。该技术既考虑了脂肪的进动频率,又考虑了脂肪组织的短 T_1 值特性。其方法是在真正射频脉冲激发前,先对三维成像容积进行预脉冲激发,这种预脉冲的带宽很窄,中心频率为脂肪中质子的进动频率,因此仅有脂肪组织被激发。同时这一脉冲略大于 90°,这样脂肪组织将出现一个较小的反方向纵向磁化矢量,预脉冲结束后,脂肪组织发生纵向弛豫,其纵向磁化矢量将发生从反向到零,然后到正向并逐渐增大,直至最大值(平衡状态)的过程。由于预脉冲仅略大于 90°,因此从反向到零需要的时间很短,如果选择很短的 TI(10~20ms),则仅需要一次预脉冲激发就能对三维扫描容积内的脂肪组织进行很好的抑制,因此采集时间仅略延长。

该技术的优点在于:①仅少量增加扫描时间;②一次预脉冲激发即完成三维容积内的脂肪抑制;③几乎不增加人体射频的能量吸收。缺点在于:①对场强的要求较高,在低场扫描机上不能进行;②对磁场均匀度要求较高。

频率选择反转恢复法脂肪抑制技术一般用于三维快速 GRE 序列。但如果在 STIR 技术中采用的 180° 反转脉冲是针对脂肪中质子的进动频率,则该技术也可用于 T_2WI,这种技术可以增加 STIR 技术的脂肪组织抑制的特异性。

4. Dixon 技术 Dixon 技术是一种水脂分离成像技术,是反转恢复(STIR)和脂肪饱和(fat saturation,FATSAT)等常规方法外的新抑脂技术。通过一次扫描获得多个对比度图像并能用于脂肪定量测量。磁共振信号由水、脂两个分量构成,是体素内两个信号的向量和。Dixon 方法借助向量运算将磁共振信号分解,求解出水、脂分量,实现水脂分离。

最初的水脂分离方法是由 Thomas Dixon 于 1984 年提出。通过对自旋回波序列 TE 的调整,获得水脂相位一致(同相位)图像和水脂相位相反(反相位)的图像。通过两组图像信息相加或相减可得到水质子图像和脂肪质子图像。把同相位图像加上反相位图像后再除以 2,即得到水质子图像;把同相位图像减去反相位图像后再除以 2,将得到脂肪质子图像。这种方法使用了两个不同的 TE 成像,被称为两点 Dixon 方法。

$$W=(IP+OP)/2$$
$$F=(IP-OP)/2$$

IP:inphase,同相位;OP:out of phase,反相位。

上述方法忽略了 T_2 的影响,对脂肪的估计不够准确,技术上也更易产生水脂互换伪影。为了获得更准确的水脂分离结果,研究人员提出了各种改进方案。三点 Dixon 方法是对两点 Dixon 方法的一个重要改进。三点 Dixon 方法最早由 Glover 和 Schneider 于 1991 年提出。这种方法通过三幅具有不同水、脂相位差的图像实现分离运算,能够消除 T_2 影响,获得更准确的分离结果。

与传统的反转恢复(STIR)和频率饱和(FATSAT)等抑脂技术相比,Dixon 方法有如下优势:①不影响纵向磁化;②对 $\boldsymbol{B}_0$ 的不均匀性不敏感;③对射频的不均匀性不敏感。

Dixon 技术目前在临床上主要应用于腹部(图5-10)、关节和脊椎。

5. 水激励技术 水激励(water excitation)技术实质还是基于化学位移效应,利用了水和脂肪共振频率不一样的特性。

常规频率饱和使用的是 90° 饱和脉冲,而水激励是组合脉冲,与使用单个频率特定的 90° 脉冲不同,两个非选择性 45° 脉冲可以导致仅选择性地激发水信号。在平衡态时,水和脂肪的磁化矢量都沿着纵轴指向主磁场($\boldsymbol{B}_0$)的方向。前 45° 脉冲使两个矢量部分向横轴倾斜并开始进动。因为脂肪和水的质子以不同的频率运动,所以脂肪和水的矢量在一定时间后将正好 180° 反相。此时,第二个非选择性 45° 脉冲将沿着纵轴将脂肪矢量旋转回其原始位置,同时将水矢量完全旋转到横向平面,而在磁共振信号采集时,线圈采集不到纵向磁化矢量,只能采集到横向磁化矢量。

水激励技术有以下特点:①应用在梯度回波序列中;②抑脂的特异性高;③在神经根成像中应用;④骨关节软骨成像中应用广泛,利于显示软骨细微的病变;⑤主要应用了水和脂肪的进动频率差异;

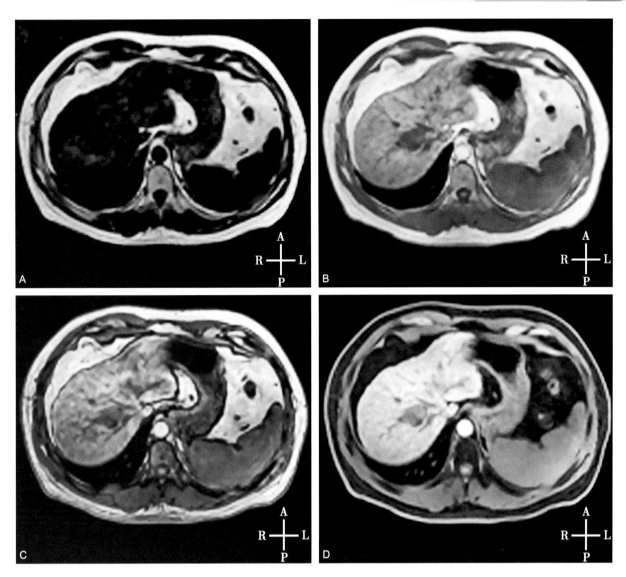

图 5-10　Dixon 成像
A. 脂相图；B. 同相位图；C. 反相位图；D. 水相图。

⑥对主磁场（B_0）的均匀性要求高；⑦对射频磁场（B_1）的均匀性要求低。

三、磁化传递

磁化传递（magnetization transfer，MT）是一种选择性的组织信号抑制技术，又称磁化传递抑制（MTS），由 MT 技术产生的图像对比称为磁化传递对比（MTC）。在 MRI 成像过程中通过 MT 技术可以有目的地增加图像对比，也可以通过磁化对比图像来获得更多的组织结构信息。

（一）磁化传递技术的成像原理

对于一般组织来说，MR 成像的对象实际上是水分子中的质子。人体组织中存在着两种不同状态的水分子即自由水（free pool）和结合水（bound pool）。所谓自由水指不依附于蛋白质分子，且运动充分自由的水分子，自由水中的质子进动频率范围很窄（磁共振波谱频带窄）、幅度高（T_2 弛豫时间长），所以只有自由水质子才能直接产生 MR 信号；结合水指依附于蛋白质、自然运动受到限制的水分子，即蛋白质水化层的水分子。蛋白质分子及结合水中的质子进动频率范围很宽（磁共振波谱频带宽）、幅度低（非常短的 T_2 弛豫时间），通常不能直接产生 MR 信号。

MR 成像时，一般都以自由水中的质子进动频率作为中心频率，MT 技术通常是在射频脉冲（GRE 序列或 SE 序列）激发前，给组织施加一个偏离中心频率 1 000~1 200Hz 的偏振 MT 饱和脉冲，那么自由水中的质子不被激发，而蛋白质分子和结合水中的质子将受激发而获得能量。蛋白质分子和结合水中的质子从射频脉冲得到的能量将传递给其周围的自由水，我们把这种能量传递称为磁化传递。由于磁化传递，获得能量的自由水将被饱和，当 MR 成像真正的射频脉冲来临时,这部分被饱和的水分子将不再接受能量,未被饱和的自由水才能受到激发,几乎各种组织都含有一定量的蛋白质和结合水,由于 MT 预脉冲的施加和 MT 现象的存在,这些组织中的自由水将不同程度产生饱和效应,因此这些组织所产生的 MR 信号幅度(强度)将稍有不同程度下降。由于各种组织中蛋白质和结合水的含量是不一样的,MT 效应造成的信号强度衰减程度也会存在差别,这种由于磁化传递现象造成的对比被称为磁化传递对比(magnetization transfer contrast,MTC)(图 5-11)。施加 MT 预脉冲后,正常骨骼肌的信号强度约衰减 60%;脑白质约衰减 40%;脑灰质约衰减 30%;血液约衰减 15%。

在某些疾病的早期,一些病变中自由水含量变化不大,因此在常规 T_1WI 和 T_2WI 上常无明显的信号异常,但如果病变组织与正常组织间的蛋白质和结合水含量出现差别,利用 MT 技术则有可能发现病变。

(二)磁化传递技术的临床应用

MT 技术对脑脊液、脂肪组织、骨髓及流动的血液无明显饱和效应。目前主要应用于脑部 3D-TOF-MRA 和对比增强扫描,通过 MT 技术使血管和增强组织与脑组织产生更大的对比。

1. 用于 TOF-MRA　TOF-MRA 技术利用血液流入增强效应制造出流动血液与静止组织之间的对比,因此背景组织信号的抑制非常重要,利用常规 TOF-MRA 技术,背景组织信号往往抑制不充分,直径小的血管因与静止组织间对比较差而不能显示。利用 MT 技术后,静止组织的信号被更好地抑制,而血液信号衰减程度很小,因此增加了静止组织与血液的对比,使小血管得以清晰显示(图 5-12)。但是 MT 预脉冲需要占据 TR 间期的一段时间,因此施加 MT 技术后,TR 需要延长 10~20ms,从而扫描时间

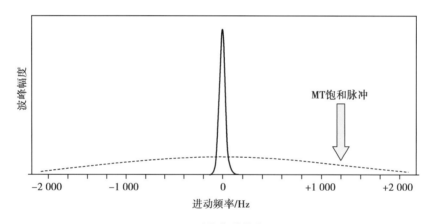

图 5-11　磁化传递技术原理

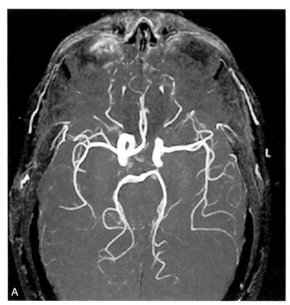
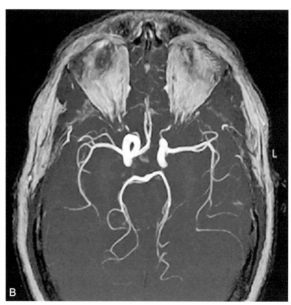

图 5-12　MT 应用
A.应用 MT 技术;B.没有 MT 技术。

相应延长。

2. 用于增强扫描 MT 技术可以抑制组织的信号,但 MRI 对比剂可以缩短组织的 T_1 值,而且其短 T_1 效应作用于自由水,与 MT 技术对组织信号的抑制无关。施加 MT 技术后,增强组织的信号衰减不明显,而未增强组织的信号得以抑制,因此增加了两者的对比,使一些轻微强化的组织得以更好显示。

有研究发现,施加了 MT 技术的单倍剂量脑增强扫描图像的增强效果与三倍剂量不施加 MT 技术的增强扫描图像接近。

需要指出的是,有些病灶使用了 MT 技术后,在没有注射对比剂前其相对信号可能增加而呈现高信号,这一点在评价施加 MT 技术后的增强图像时需要注意。最好在进行施加 MT 技术的增强扫描前,先进行施加 MT 技术的平扫,以便对照。

(三)磁化传递率及其临床应用

在保持其他成像参数完全一致的前提下,进行不施加和施加 MT 技术的 MR 扫描,利用感兴趣区对同一部位的信号强度值进行测量,可以计算磁化传递率(magnetization transfer ratio,MTR),见公式(5-1)。

$$MTR=(SI-SI_{MT})/SI \qquad 公式(5-1)$$

公式中 SI 表示未施加 MT 技术图像上组织的信号强度,SI_{MT} 表示施加 MT 技术后组织的信号强度。也可利用计算机对所有图像进行计算得到 MTR 图像。

MTR 目前多用于多发性硬化(MS)和阿尔茨海默病(AD)的研究。据研究发现,与正常脑白质相比,MS 病灶的 MTR 明显缩小,平均为 25% 左右(正常脑白质约为 40%)。对 MS 患者 T_2WI 上表现为正常信号的脑白质进行的研究也发现,这些脑白质的 MTR 也有明显缩小,可见对于 MS 的检查 MTR 比常规 MRI 更为敏感。对早期 AD 患者的研究发现,AD 患者海马和海马旁回的 MTR 均较正常对照者显著下降。

(孔祥闯)

第三节 磁共振水成像技术

一、水成像技术基本原理

磁共振水成像是利用水的长 T_2 特性,人体体内静态或缓慢流动的液体的 T_2 值远远大于其他组织,T_2 加权成像中,若选择较长的 TE 值,人体内的其他组织的横向磁化矢量几乎完全衰减,从而接收到的信号强度很低甚至没有信号,而人体体内静态或缓慢流动的液体仍保持较大的横向磁化矢量,使得该组织的信号强度较高而显影。

水样结构如胃肠内液体、脑脊液、淋巴液、胆汁、尿液等 T_2 值远大于其他组织,因 T_2 值较长而保持较大的横向磁化矢量。此类序列常用长 TR、长 TE 参数设置,常用设置如下(以 1.5T 为例)。

1. 单次激发快速自旋回波序列 TR=5 000ms,TE=976ms,平均采集次数为 1。回波链长度一般在 120~260 个左右,腹部检查时一般需要屏气扫描。目前常用于厚层胆胰管水成像和泌尿系水成像。

2. 快速自旋回波 T_2 加权序列 TR=5 000ms,TE=600ms,平均采集次数为 1。该序列配合膈肌导航或呼吸触发可用于 MRCP 和 MRU 的三维采集,后期可进行三维重建处理,也可用于内耳水成像或脊髓造影。

3. 三维平衡式稳态自由进动序列 TR=5.98ms,TE=2.67ms,平均采集次数为 1。主要用于内耳水成像或脊髓造影,该序列特点是淋巴液呈高信号,其他组织呈低信号,有时也采用双激发平衡式稳态自由进动序列替代。

二、水成像的临床应用

(一)磁共振胰胆管成像

磁共振胰胆管成像(magnetic resonance cholangiopancreatography,MRCP)是目前临床上最常用的水成像技术之一,也是一种无创的、安全有效的胆胰管系统疾病的诊断方法,MRCP 可以提供良好的胆胰管系统整体图像,多方位、全面地展示扩张胆胰管的形态、范围、梗阻的程度、平面。常用的扫描序列如下。

1. 冠状面的单次激发快速自旋回波序列,厚层一次投射法快速成像,在任意层面、各个方向的屏气扫描。

2. 横断面薄层的连续扫描,采用快速自旋回波 T_2WI 扫描,加脂肪抑制,可清晰显示梗阻部位的影像。

3. 斜冠状面三维连续扫描,配合膈肌导航或呼吸触发,平行于胰管走行的方向。

结石在 MRCP 上表现较具特征,表现为在高信号胆汁衬托下的低信号充盈缺损。良、恶性梗阻在 MRCP 上也表现为充盈缺损,有时单凭 MRCP 很难判断梗阻的良恶性,此时需与常规 MRI 扫描序列和 2D 薄层连续扫描序列相结合。常规 MRI 序列能反映梗阻端周围软组织的信号特点，2D 薄层连续扫描有助于管腔小病变的显示和 MIP 的重建，三者结合能够大大提高诊断的准确率（图 5-13）。

（二）磁共振泌尿系成像

磁共振泌尿系成像（magnetic resonance urography，MRU）是临床上常用的水成像技术之一，适用于尿路梗阻病变的诊断，对其梗阻部位和程度的判断具有很高的敏感性和特异性。对于严重肾功能不全的患者尤其适用，因为该类患者行静脉肾盂造影（intravenous pyelogram，IVP）检查时尿路不显影，或需延迟很长时间才能确定梗阻的平面，MRU 成像可以快速确定尿路梗阻部位，为临床提供较好的诊断。正常输尿管不显影或呈细线状结构，MRU 可清晰、准确地显示梗阻部位，若输尿管扩张管腔超过 5mm 或肾小盏杯口呈圆球状时，可认为有梗阻存在的可能，增强 MRU 可以评估肾脏功能。常用的扫描序列如下。

1. 冠状面单次激发快速自旋回波序列，厚层一次投射法快速成像，需屏气扫描。

2. 横断面薄层的连续扫描，采用快速自旋回波 T_2WI 扫描，加脂肪抑制，上至肾脏下至膀胱，可分段扫描以获得抑脂更均匀的图像。

3. 冠状面三维连续扫描，配合呼吸触发，可三维重建，更直观地观察梗阻部位（图 5-14）。

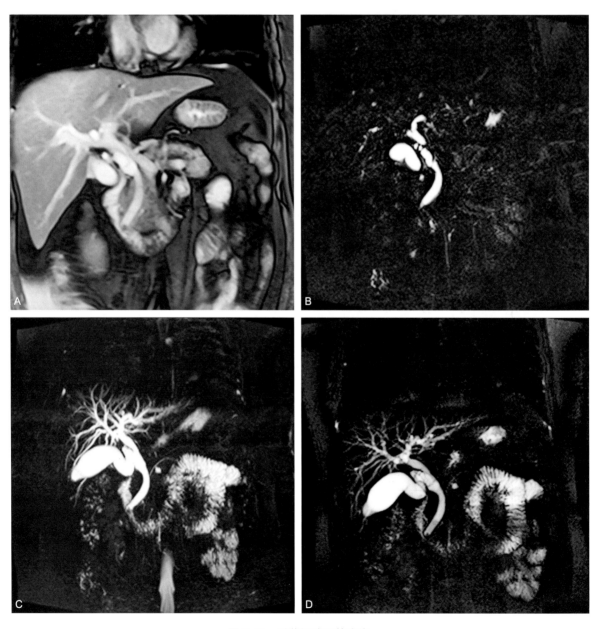

图 5-13　磁共振胰胆管成像

A. 冠状面 T_2 抑脂序列，可见胆总管末端一类圆形短 T_2 信号影，考虑结石；B. 冠状面三维连续扫描后的原始图像；C. 斜冠状面三维连续扫描的重建图像，可见一处充盈缺损影；D. 冠状面的单次激发快速自旋回波序列，厚层一次投射法快速成像。

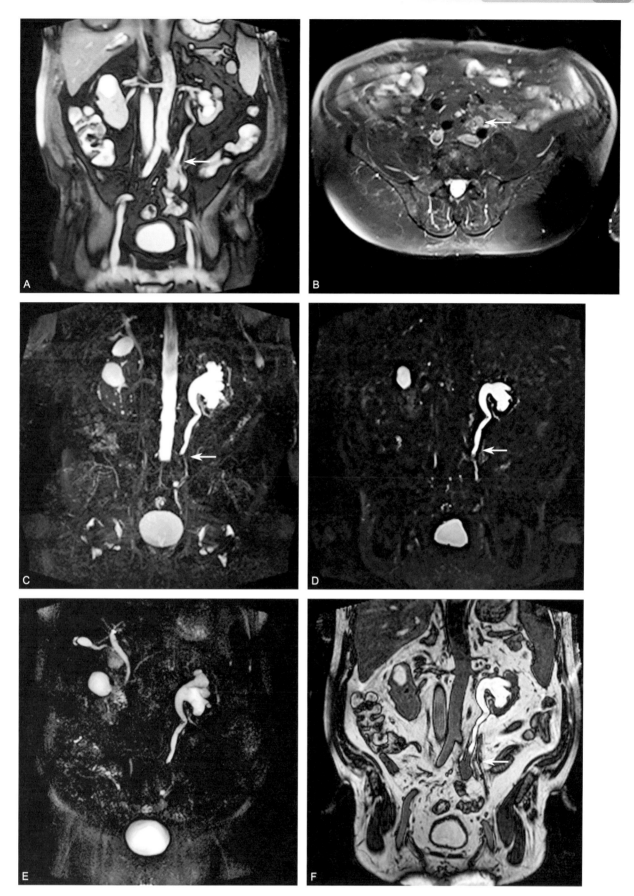

图 5-14　磁共振泌尿系成像

A. 冠状面 T₂ 抑脂序列, 显示左输尿管中段梗阻的部位, 清楚显示占位的大小; B. 横断面 T₂ 抑脂序列, 白色箭头指占位的
部位; C、D. 冠状面三维 T₂WI 连续扫描后的重建图像和原始图像, 显示输尿管肿瘤导致梗阻及左肾积水; E. 冠状面的单
次激发快速自旋回波序列, 左侧输尿管占位引起左肾积水, 右肾囊肿; F. 3D 平衡稳态自由进动序列, 更清晰显示占位的
大小及位置(白箭)。

水成像 MRU 和常规 MRI 相结合,可以清晰显示梗阻情况,病变定性及正确评估肾功能,为泌尿系结石、肿瘤的诊断提供帮助。

(三)内耳磁共振水成像

内耳磁共振水成像(inner ear magnetic resonance hydrography)逐渐应用于临床观察内耳膜迷路的检查,适用于内耳发育不良等症,采用磁共振水成像技术,突出显示内耳道的脑脊液信号和内耳膜迷路的淋巴液信号。

常用的序列:采用双激发平衡稳态自由进动序列进行三维采集,通过 MIP 进行重建,可以多角度、全方位观察内耳结构。内耳水成像结合内耳 MR 平扫为临床提供更多信息。

(四)磁共振臂丛神经成像

臂丛神经是由第 5~8 颈神经前支和第 1 胸神经前支大部分组成。其后方有椎动脉,相应的神经经椎间孔穿出,经斜角肌间隙,走行于锁骨下动脉的后上方,经锁骨后方进入腋窝。臂丛的五个神经根的纤维先合成上、中、下三干,由三干发出围绕腋动脉形成内侧束、外侧束和后束,由束发出分支主要分布于上肢和部分胸、背浅层肌。臂丛神经 MRI 检查主要以冠状面为主,扫描基线与第 5、6 颈椎椎体后缘的连线平行,两侧包括肱骨头,范围上至第 4 颈椎上缘,下至第 2 胸椎下缘。

常用序列:①冠状面 T_2 快速自旋回波序列;②冠状面 T_1 快速翻转恢复序列;③冠状面 3D 重 T_2 抑脂序列,可重建臂丛神经。通常为了抑制淋巴组织及血管的影像需增强后再做冠状面 3D 重 T_2 抑脂序列(图 5-15)。

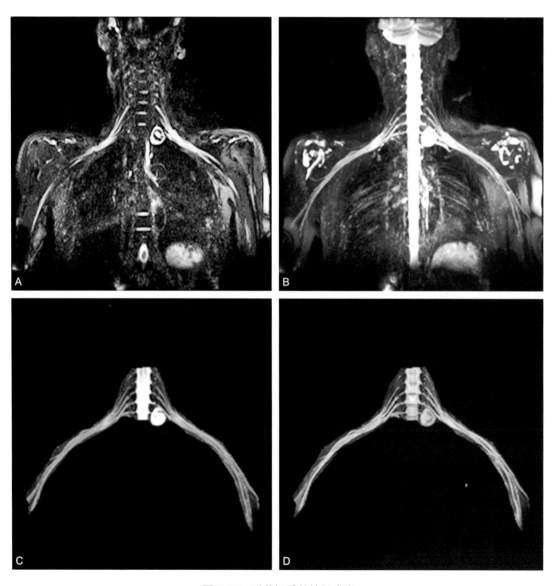

图 5-15 磁共振臂丛神经成像
A、B. 最大强度投影后的图像,可见左侧胸 1 神经根下方一类圆形异常信号影,其内信号不均,考虑神经鞘瘤;C、D.重建和剪切以后得到的图像,更清楚显示神经鞘瘤大小,与其他神经分界清晰。

（五）其他磁共振水成像

水成像技术除了应用于上述部位的疾病诊断外，还可以应用于脊髓病变的诊断、脑脊液鼻漏的诊断以及腮腺管病变的诊断等。临床上还有一类排泄性管道成像，如排泄性胆管磁共振成像、排泄性尿路磁共振成像，利用对比剂随胆道或尿路排泄后产生的对比增强效应成像，例如肝胆特异性对比剂随胆汁排泄过程中在胆道中产生的对比效应，或普通的钆对比剂随尿液在尿路中排泄产生的对比效应等，因此此类成像的图像权重是基于对比剂的T_1加权效应，而不是常规水成像的T_2加权。

（孔祥闯）

第四节　磁共振功能成像

一、弥散加权成像和弥散张量成像

（一）扩散加权成像和扩散张量成像技术及其成像原理

1. 扩散加权成像（diffusion weighted imaging） 分子扩散是指分子的随机平移运动（也称为布朗运动），由分子本身热能引起。自由介质中，在一定的时间内，分子在空间中随机移动一段距离，该距离在统计上由扩散系数（D）描述。该系数取决于分子的大小（质量）、温度和介质的性质（黏度）例如，自由水分子在37℃的水中扩散的情况下，扩散系数为$3×10^{-9}m^2/s$。磁共振成像的对象主要是水分子中的质子，扩散加权成像检测的是人体组织内水分子的扩散运动。

由于细胞膜、纤维、大分子物质的存在，生物组织水分子运动受到阻碍，D值为纯水的10%~50%，平均大约为$1.0×10^{-9}m^2/s$。人体中水分子以大约3∶1的比例分布在细胞内和细胞外间隙。通常情况下细胞外间隙水比细胞内水更自由地扩散，后者则有细胞壁、细胞器、大分子等碰撞阻碍。水分子可以在两者之间进行被动（通过膜孔）或主动（水通道蛋白通道）交换，两者之间的平衡依赖能量的钠-钾泵维持。当泵发生故障时，细胞肿胀或破裂会导致水分子扩散率的变化。扩散在生物体内大多是受限扩散，组织结构不同导致扩散系数存在差异，病理情况下组织的扩散系数也会发生改变，受限扩散是扩散加权成像的基础。

常规T_1WI和T_2WI扫描序列是利用生物组织的弛豫特性进行成像的。DWI成像是利用水分子

随机、无规则的布朗运动原理，基于组织体素内水分子不同运动状态而成像的，反映微观组织结构和微观运动信息，能在分子细胞水平提供人体组织的功能状态特征。

磁共振成像过程中，由于自身扩散，水分子自旋在磁场中位置随时发生变化，可造成组织信号的衰减。基于这个理论，出现了许多测量组织水分子扩散系数的磁共振技术，最常用的方法就是Stejskal-Tanner设计的脉冲梯度磁场自旋回波技术。Stejskal-Tanner技术在自旋回波180°脉冲前后施加两个相同的短而强大的脉冲梯度（扩散敏感梯度）。第一个梯度脉冲使得自旋在扩散梯度磁场方向上失相位，第一个脉冲结束后一段时间，组织内扩散较快的水分子所在的自旋发生位移大，第二个脉冲梯度不能使得这些自旋完全聚相位，造成信号幅度的下降，而扩散缓慢水分子的自旋则位置变化小，相位改变小，相对信号较强。扩散的信号需要一个强大的梯度磁场来区分组织水分子的扩散快慢程度，也就是组织的扩散系数。病理情况下组织的扩散系数可能会发生变化，如缺血、感染、肿瘤等，这是扩散加权成像的病理生理基础。

通过应用扩散梯度来增强扩散衰减，引入了与弛豫加权磁共振图像完全不同的对比机制，这种信号图像称为扩散加权图像。在DWI成像时，通常通过采集x、y、z三个正交方向上水分子的扩散信息，平均后计算出近似值，生成符合诊断需求的扩散加权图像。任何原因引起机体内水分子扩散率的改变均可导致DWI信号变化，这是DWI成像的基本生物学机制。扩散加权图像是目前在人体上进行水分子扩散测量与成像的唯一方法，在MRI的应用中占有重要的位置。

扩散加权成像的物理基础是利用水分子扩散差异引起的失相位，从而改变组织之间的信号对比，需施加两个扩散敏感梯度场来加大信号衰减差异。用于DWI的序列很多，包括GRE、SE、FSE、单次激发FSE序列等。扩散加权成像通常需要快速图像采集，最大限度减少体素运动对扩散图像的影响。现在临床上一般采用平面回波成像（echo planar imaging，EPI）的T_2加权序列。SE-EPI作为DWI的基本成像加权序列，成像时间短、运动伪影少，能增强由于分子扩散运动而造成的信号变化的敏感性，得到了广泛应用。b值一般选择为500~1 000s/mm^2。

DWI的伪影主要包括磁敏感伪影、N/2伪影、化学位移伪影。采用并行采集技术和PROPELLER

（Blade）技术、匀场、减小 TE 可减轻磁敏感伪影；采用相位校正法可减轻 N/2 伪影。

RESOLVE 超清扩散成像：常规的扩散加权成像是使用传统单次激发平面回波采集技术，迂回填充 k 空间，由于不同回波间存在信号差，在组织间容易产生磁敏感伪影。场强越高，磁敏感伪影越严重，T_2^* 衰减加快也使得图像更加模糊。RESOLVE 超清扩散成像技术基于 k 空间分段读出，降低 TE 和信号回波间隔来提高图像的分辨力，降低磁敏感伪影，利用回波导航技术还可以降低 SAR 值和运动产生的相位伪影。

2. 扩散张量成像（diffusion tensor imaging, DTI） 扩散在空间上是个三维的随机过程，在均匀的物质中，水分子具有单一的扩散系数，在各方向上的受限扩散是对称的，称为各向同性扩散（isotropic diffusion）。在人体组织中，由于组织结构的不同，水分子在各方向扩散运动上可能是对称的，也可能是不对称的。水分子在各方向上扩散不对称，称为各向异性扩散（anisotropic diffusion）。人体组织大都是结构化的，水分子扩散在各方向上大都表现为不同的扩散系数。各向异性扩散在人体组织中普遍存在，其中最典型的是脑白质神经纤维束。由于神经细胞膜和髓鞘沿着神经轴突的长轴分布并包绕轴突，水分子在神经纤维长轴方向上扩散运动相对自由，而在垂直于神经纤维长轴的方向上，扩散运动受到细胞膜和髓鞘的限制。

扩散张量成像（DTI）是扩散成像其中的一种应用，通过在多个不同方向应用扩散梯度获取多组扩散加权图像，检测水分子在各种介质（如脑白质）中的扩散各向异性。在扩散张量成像（DTI）中，至少要求在 6 个非线性方向上连续运用扩散敏感梯度，从扩散图像计算得到体素的 9 个扩散系数值，组成数据矩阵。以数据矩阵来表征三维空间中的水分子扩散以及如何根据方向而变化。各向异性介质的扩散特性可以用 3×3 对称张量描述，由于张量数据难以显示，因此提出了"扩散椭球"的概念。椭球是在给定的扩散时间内水分子在空间中扩散距离的三维表示。在各向同性扩散的情况下，椭球是一个球体，其大小与扩散系数成正比。在各向异性扩散的情况下，如果一个方向占主导地位，则椭球体会变长。通过数据矩阵计算出的扩散张量的特征值是三个相互正交扩散方向的扩散系数，反映扩散椭球的外形与大小。与最大特征值对应的特征向量是介质中的主要扩散方向，决定椭球的方向。可以用特征

值和特征向量数据重建反映组织各种扩散特性的图像，主要有各向异性分数图、主扩散方向图和纤维跟踪图。各向异性分数图是整个图像特征值的灰度显示，较亮的区域比较暗的区域更具各向异性。主扩散方向图是基于各向异性和方向的组合给体素分配颜色，又称纤维方向图，主特征向量的方向控制色调而各向异性分数（FA）控制亮度。纤维束跟踪图（fiber tractography）是在大脑的某个区域选择"种子体素"，跟踪该区域的进出纤维轨迹。通过跟踪每个体素中的主要特征向量（它对应着纤维束的传导方向，即纤维束的传导斜率矢量），直到遇到相邻体素来实现的。在临床上白质纤维索的追踪可以用来评价脑白质组织结构的连通性完整性。现已广泛应用于脑白质病变、脑血管病变、脑肿瘤疾病的研究。DTI 的白质纤维束跟踪与脑功能成像结合，为脑结构与功能研究提供了重要工具，脑功能成像提供认知过程中的皮层功能信息，结构成像提供相互之间的连接。

DTI 成像序列采用单次激发自旋回波-平面回波序列进行的扫描，扫描应用多个扩散敏感梯度场方向，梯度磁场方向越多，在椭球体表面选取的点就越多，各向异性的测量越准确。为了更精确显示纤维束走行方向，一般采用 15~25 个方向就可以满足临床应用。信号衰减依赖扩散系数 D 值和 b 值，其中 b 值表示应用的梯度磁场的时间、幅度、形状。b 值越高，信号衰减越大，信噪比越差，得到的信息也可以造成数据分析误差。一定的信噪比可以保证数据的有效性，临床脑组织扩散成像多用 $1\,000\text{s/mm}^2$ 左右的 b 值。

DKI 利用常规 EPI 序列，b 值范围为 $0\sim3\,000\text{s/mm}^2$，其中最大 b 值一般都在 $2\,000\sim3\,000\text{s/mm}^2$。模型拟合需要至少 3 个 b 值，因此 DKI 的采集时间比 DTI 的时间更长一些，通常在 5~10min，常规设置为 0s/mm^2、$1\,000\text{s/mm}^2$、$2\,000\text{s/mm}^2$，方向数设置为 15~30，一次扫描完成后可以利用第三方软件或者 WIP 序列转换生成峰度张量为更高维度的张量模型：K_{mean}（平均峰度图像）、K_{rad}（径向峰度图像，即与最大扩散方向垂直的平均扩散峰度）、K_{ax}（轴向峰度图像）、D_{mean}（实际上是在 DTI 成像中的 ADC 图）、D_{ax} 图（最大特征值图）、D_{rad} 图（最小和次小特征值的平均值图）。

（二）扩散加权成像和扩散张量成像参数的意义

1. 扩散敏感度值（b 值） DWI 的 b 值大小可

以用公式（5-2）来表示。

$$b=\gamma^2 G^2\delta^2(\Delta-\delta/3) \qquad 公式（5-2）$$

其中 b 值代表扩散敏感系数；γ 代表磁旋比；G 为扩散敏感梯度强度；δ 代表梯度磁场持续时间；Δ 代表梯度磁场间隔时间，单位 s/mm²。b 值越高，扩散的权重越重，信号越弱，信噪比越差。较小的 b 值可得到较高信噪比的图像，但对扩散运动检测不敏感。因此选择合适的 b 值，才能获得符合诊断需要的图像。临床上 b 值通常取 500~1 000s/mm² 之间。近年来低 b 值、多 b 值 DWI（50、300、500、700和1 000s/mm²）成为肝脏、前列腺、乳腺等组织内病灶检出研究的热点。

2. 表观扩散系数（apparent diffusion coefficient，ADC） 扩散系数 D 值是物理意义上的参数，是指水分子单位时间内自由随机扩散运动的平均范围，单位 mm²/s。在人体生理环境中，D 值受多种因素影响，尤其是毛细血管的微循环，其他如呼吸、心跳、热梯度、压力梯度、离子间的相互作用等。

扩散得到的图像是基于体素单元的信号，是在微观基础上对水分子位移进行统计的结果，所以通常用统计参数 ADC 代替物理意义上的扩散系数（D）。ADC 衡量水分子在人体组织环境中的扩散运动。通过对施加梯度磁场前后的信号强度检测，可以计算组织的表观扩散系数值。计算组织的 ADC 值至少需要 2 个或 2 个以上不同 b 值的图像，其计算如公式（5-3）。

$$ADC=\ln(SI_{低}/SI_{高})/(b_{高}-b_{低}) \qquad 公式（5-3）$$

式中 $SI_{低}$ 表示低 b 值 DWI 上组织体素的信号强度（b 值可以是零）；$SI_{高}$ 表示高 b 值 DWI 上体素的信号强度；$b_{高}$ 表示高 b 值；$b_{低}$ 表示低 b 值；ln 表示自然对数。

组织的 D 值越高，在扩散加权图像上的信号越低；扩散敏感度 b 值越高，组织的信号也越低；而组织的 D 值越高，其在 ADC 图上表现出的亮度则越高。

3. 特征值特征向量 张量是工程物理学的名称，张量是一个数学结构，是一个椭圆形结构，有三维空间，扩散张量成像可以通过应用椭球模式来描述，椭球的三个主轴构成一个坐标系，在三个本征向量（eigenvector）V_1、V_2、V_3 中，主本征向量 V_1 代表椭球的长轴方向也就是纤维束的走行方向。水分子在这三个方向上扩散的幅度分别由特征值（eigenvalue）λ_1、λ_2、λ_3 表示，量纲值只有大小没有方向，之间的关系为 $\lambda_1\geq\lambda_2\geq\lambda_3$，反映了椭圆的外形与大小。

4. 平均扩散率（mean diffusivity，MD） MD 是指 MR 成像体素内各个方向的扩散幅度均值，是水分子扩散的幅值，反映分子整体扩散运动快慢，与扩散的方向无关。此值与脑组织含水量呈线性关系，有助于鉴别脑水肿。另外用于表达扩散快慢的参数值是表观扩散系数（ADC）与平均扩散系数（average diffusion coefficient，D_{cavg}）。ADC 只代表扩散梯度磁场施加方向上水分子的扩散，而不能完全、准确地评价不同组织各向异性的特点；D_{cavg} 能更全面反映扩散运动快慢，是扩散张量矩阵的主对角线元素之和的算术平均值，反映的是所有水分子在各个方向上的位移。

5. 各向异性相关参数值 包括各向异性分数（fractional anisotropy，FA）或称部分各向异性、相对各向异性（relative anisotropy，RA）及容积比（volume ratio，VR）等。

FA 是最常用的描述扩散各向异性的指数，代表了水分子在扩散主向量轴上的运动强度，其范围从 0[各向同性（isotropic diffusion）]到 1[各向异性（anisotropy）]。0 代表最大各向同性的扩散（自由水），1 代表假设状态下最大各向异性的扩散（非常规则的大脑白质纤维），FA 可用于肿瘤的诊断与评价。肿瘤细胞破坏或取代局部脑白质纤维束，使细胞内外的液体渗入纤维束轴突之间，水分子在各个方向的扩散加快，各向异性程度减低；同时肿瘤组织内部的囊变坏死，直接导致局部细胞结构破坏而引起组织的各向异性（FA 值）减低，瘤体及周围水肿区的 FA 值与正常组织相比也均有不同程度的下降。FA 值能够作为神经受损的一个指标，也是纤维索追踪的依据。

RA 值反映水分子扩散的各向异性成分与各向同性成分的比值，其范围从 0（isotropic diffusion）到 1（infinite anisotropy）。

VR 值即表征扩散张量椭圆球体积占扩散张量球体的比例，其半径为平均扩散值 D，VR 值的范围从 1（isotropic diffusion）到 0（infinite anisotropy）

6. 体素内不相干运动（IVIM）成像 生物体内微观运动包括水分子的扩散和血液的微循环，后者即反映组织的灌注情况。IVIM 成像通过定量参数分别评价其中的扩散运动成分和血流灌注成分。IVIM 成像建立在扩散加权成像的基础上，b 为扩散敏感度值，DWI 的扩散敏感度随着 b 值的增加而增加，图像信噪比则随之下降。导致信号降低的因素除了本身扩散之外，还包括微循环的灌注。为了更加准确地表示组织本身的扩散和灌注导致的扩散改变，1986 年 Le Bihan 等人提出了双 e 指数模型的概念，即体素内不相干运动（intra voxel incoherent motion，IVIM）成像。IVIM 模型假设人体内微血管网络在空间上是直的随机分布，并且各向同性，因此血液中的水分子的流动也可以看作是随机的自由运动，其速率明显快于常规水分子的扩散。IVIM 模型可以有两种模型分别显示灌注和扩散的信息，其将扩散分为快速扩散和慢速扩散两个部分：快速部分与血流运动的速率相关，反映了灌注方面的信息；而慢速扩散则是我们常规的扩散效应，与细胞间水分子的扩散速率相关，反映了细胞密度与结构。其计算见公式（5-4）。

$$S_b/S_0=f_{fast}\exp(-b\cdot D_{fast})+f_{slow}\exp(-b\cdot D_{slow})$$

公式（5-4）

该模型的计算是基于多组 b 值（通常 7~15 个 b 值，亦可称多 b 值研究）下的信号变化。公式中 S_0 代表没有 b 值扩散梯度的信号强度，S_b 代表施加有 b 值扩散梯度时的信号强度。D_{fast} 代表组织的快速扩散系数（与灌注相关），D_{slow} 代表组织的慢速扩散系数（与细胞密度相关），单位为 mm^2/s，f_{fast}（fraction of fast ADC）和 f_{slow}（fraction of slow ADC）分别代表快速成分所占比例和慢速成分所占比例的容积分数，$f_{fast}+f_{slow}=1$。IVIM 通过双 e 指数模型（bi-exponential）来计算得到快和慢两个扩散系数，能同时反映毛细血管灌注与组织扩散的信息。

7. 扩散峰度成像（diffusion kurtosis imaging，DKI）　扩散加权成像（DWI）及 DTI 的理论前提为水分子扩散呈正态分布；而扩散峰度成像（DKI）是基于 DTI 技术上的延伸，为描绘组织内非正态分布水分子扩散的一种新的磁共振成像方法，它通过测量峰度的位移分布来表征非高斯扩散的特点，更能显示组织微观结构变化。峰度是用来衡量水分子扩散概率分布偏离高斯分布程度的无量纲指标。峰度值的大小反映了磁共振成像中单个体素内水分子扩散的复杂性，从而反映大脑结构的复杂性与异质性。

在最简单的扩散模型中，高斯分布的宽度与扩散系数 D 成正比，当时间间隔在数十毫秒时，大部分由各种类型的细胞和细胞膜构成的结构可以导致扩散位移概率分布大大偏离高斯形式。用扩散峰度来表示这种偏离高斯的形式。由于这种偏离高斯分布是由组织结构的复杂性导致的，因此这种扩散峰度可以定量测量组织的结构。

DKI 模型是由 Jensen 等人在 2005 年提出，其初始的目标是为了定量扩散偏离高斯分布的程度。常规单 e 指数模型为假设水分子扩散是不受阻碍的自由运动，水分子在随机运动的情况下其扩散运动位移满足高斯分布（即正态分布）。然而对于真实的生物组织，水分子的扩散实际上是在细胞间隙、细胞内的运动，其运动轨迹不是自由运动，因此真实的水分子扩散的运动位移是非高斯分布的。水分子扩散受周围环境的限制程度越大，体素内组织成分越混杂，扩散的非高斯性越显著。DKI 模型的公式为：

$$S_b/S_0=\exp(-b\cdot D+1/6\cdot b2\cdot D2\cdot K)$$

公式（5-5）

其中 D 为表观扩散系数，K 为扩散峰度（kurtosis）系数，反映了扩散偏离高斯分布的程度，从而能反映组织结构的受限与组织成分混杂性的程度。$K=0$ 时扩散为高斯分布，在细胞内、细胞间隙，K 一般为大于零的值。在颅脑成像中，典型的计算峰度值的范围可能从 CSF 的 $K=0$ 到灰质的 $K=0.7$ 到白质的 $K=1.0$。

（三）扩散加权成像和扩散张量成像的临床应用

1. 扩散加权成像的临床应用　扩散加权成像最初的应用主要在中枢神经系统，随着磁共振成像设备整体性能的提升以及软件的成熟，扩散加权成像的临床作用越来越重要，在体部各系统都得到了广泛的应用。扩散序列较常规序列对病变检测敏感性更高，而且可以获得定量的 ADC 值，能提供重要的影像学信息。

扩散加权图像已广泛用于神经影像学，尤其对超急性期脑梗死的诊断，可以及时发现新发梗死，对于治疗有重要的指导意义。及早地检测缺血性脑梗死早已成为缺血性卒中诊断和管理中的重要方法。与常规 T_1WI、T_2WI 图像不同，超急性、急性、亚急性期病灶在扩散加权图上呈高信号，在 ADC 图上呈低信号，而慢性期和恢复期病灶在 DWI 图呈低信号，ADC 图呈高信号，根据这点可以鉴别新旧梗死灶。扩散加权成像也适用于中枢神经系统其他肿瘤病变、感染性病变及囊肿等的鉴别。

对于体部各脏器的病变发现、肿瘤分级、鉴别诊断尤其对乳腺、肝脏、胰腺、肾脏、前列腺等实质性器官的肿瘤的鉴别，扩散加权图像可以提供重要信息。对于淋巴结转移也有重要临床价值，扩散加权图像在腹部病灶的显示上有很好的敏感性，特别是对于多发病灶（如转移瘤）、组织结构紊乱部位的病灶（如术后肿瘤复发）等，其敏感性较 T_2WI 更高。但扩散加权图像的分辨力与信噪比较常规图像差，其主要价值在于发现病变、评估治疗效果，进而为诊断提供依据。另外，扩散加权图像在鉴别椎体的骨折为骨质疏松所致骨折还是病理性骨折，以及在肌肉骨肿瘤的诊断中也有重要作用。

全身类 PET 成像是通过对人体全身横断面 DWI 扫描，采用 3D 重建技术形成的图像，主要针对全身性疾病、淋巴瘤、晚期恶性肿瘤的全身转移等进行评估。

2. 扩散张量成像的临床应用 扩散张量成像可以定量测定扩散的各向异性，具有重要的临床意义和生物学应用价值，可推断正常组织的显微结构特性以及病理改变，有助于获得正确的诊断，选择和实施合适的治疗。目前在临床方面的应用主要集中在以下几个方面。

（1）监测脑白质的发育、成熟及生理性退化过程：利用扩散张量成像，测量体素内的组织各向异性，可监测儿童脑发育过程，新生儿因神经髓鞘尚未发育完好，FA 低，以后逐渐升高，这种随年龄增长而增加的各向异性反映了白质髓鞘化过程。成人脑白质纤维的 FA 值逐渐下降，随年龄的变化反映了神经纤维数量减少、髓鞘脱失、长度变短、排列紧密程度下降等生理性老化过程。了解脑白质的生理性老化过程，可以和病理性老化及病变鉴别。目前已广泛用于多发性硬化、脑白质疏松、沃勒变性（Wallerian degeneration）、阿尔茨海默病（Alzheimer disease，AD）等的研究。

（2）在脑肿瘤中的应用：脑肿瘤分析的 DTI 参数常用的有平均扩散率（mean diffusivity，MD）和各向异性分数（fractional anisotropy，FA）。可用平均扩散度 D 的数值区分正常脑实质、肿瘤边缘、肿瘤实质及肿瘤坏死，评价肿瘤对局部组织的损伤程度、神经受损的程度。各向异性分数图可显示主要白质纤维束的走行，显示肿瘤与周围白质纤维的关系，白质纤维束受损程度，这对指导外科手术包括术前计划、术中导航以及术后评估均具有临床实用价值。

（3）在中枢神经系统中，如果神经元的轴索和髓鞘发生变化，扩散过程会变得更自由，各向异性

度降低。DTI 可以为这些疾病诊断、病因以及发病机制的研究提供新的手段。DTI 可显示急性卒中、炎症、脑外伤病变引起的脑白质的改变，可前瞻性判断病变范围，不可逆性损伤程度及远期预后。

（4）基于 DTI 的脑功能研究有可能可以从神经的形态（体积）、功能（渗透率）等方面更直接地研究大脑功能，随着 DTI 脑功能的研究逐步进入实用化，人类对脑功能的认识将更加深入。

高分辨的 DTI 成像与脑功能结合进行脑网络方面的研究，为研究癫痫、阿尔茨海默病、某些精神性疾病的发病机制提供了新的研究方法。

（5）心肌、骨骼肌、肾脏、椎间盘纤维环等结构均具有规律走行的纤维束结构，利用扩散张量成像及彩色扩散张量研究其纤维束走行规律、方向及整体性，分析其功能特点。

（6）DTI 成像可以在活体无创性显示白质纤维束的走行、病理及与肿瘤、病变的关系等（图 5-16，见文末彩图）。DKI 的早期应用是从神经研究开始，通过提供水分子的相关物理特征（如黏度、弹性、渗透率、密度及扩散率等的峰度信息），DKI 能够更好地反映出脑组织灰质与白质微观结构的改变，为实现组织微结构检测提供科学依据。近年来，DKI 已应用于其他部位疾病的研究与诊断中。

二、磁共振灌注加权成像

（一）磁共振灌注加权成像技术及其成像原理

磁共振灌注加权成像（magnetic resonance perfusion weighted imaging，MR-PWI）属于磁共振功能成像的一种，描述血液流过组织的毛细血管网时，通过测量一些血流动力学参数，来评价组织的血流灌注状态，反映组织中微观血流动力学信息。灌注包括使用外源性对比剂作为示踪剂的灌注（又叫对比剂首次通过法）技术和使用动脉血中的水质子作为内源性示踪剂的动脉自旋标记（arterial spin labeling，ASL）技术。

1. 基于外源性示踪剂的灌注成像技术 外源性示踪剂一般就是临床使用的顺磁性对比剂，利用对比剂动态增强技术进行灌注成像是临床上常用的检查方法。顺磁性对比剂在首次通过脑组织时引起局部组织信号的改变可用于计算相应的血流动力学参数，反映组织的微血管分布和血管容积。临床上常用的对比剂是 Gd-DTPA，团注对比剂进入毛细血管床便在毛细血管内外建立起多个小的局部磁场，在血管周围出现短 T_2^* 效应。经静脉团注对比

剂后,采用 SE-EPI 序列或 GRE-EPI 序列进行连续的多层面多次成像,从而得到一系列动态图像。根据信号强度和时间曲线,可以得到血流动力学参数的指标图像。扫描层厚 5mm,层数 20,对比剂注射速率 4ml/s。扫描期数为 50~60,在第 5 期末注入对比剂。

2. 基于内源性示踪剂的灌注成像技术 ASL 是一种内源性对比剂增强灌注技术,用动脉血液内水分子作为内在标记物,将血流方向的成像区上游空间预先加射频脉冲,改变血液自旋的状态,这样磁化标记完成,经过一定的时间,标记过的血液到达成像区,经过成像得到标记图。将正常对照图(参照图)与标记图相减得到灌注图。信号强度取决于血液的流速、组织和血液的 T_1 衰减、血液从标记区到达成像区的时间。

ASL 序列按标记方式可以大致分为两大类:①连续式动脉自旋标记(continuous ASL,CASL);②脉冲式动脉自旋标记(pulse ASL,PASL)。

CASL 技术在成像层面的上游施加连续 RF 脉冲,来改变血液中纵向磁化强度,标记时间长,图像信噪比高。PASL 技术一般采用单个短 RF 脉冲进行磁化标记,在标记之前,先对成像层面施加一个饱和脉冲,来消除翻转标记脉冲对层面的影响。主要有三种不同类型的脉冲标记方法:①EPISTAR(echo-planar MR imaging and singal targeting with alternating radio frequency)标记图像采集时对靠近成像平面的区域实施翻转,参照像在成像区域的镜像对称区域进行翻转;②FAIR(flow-sensitive alternating inversion recovery)的参照像通过对成像区域进行选择性翻转,标记像对大范围区域实施非选择性翻转;③PICORE(proximal inversion with a control for off-resonance effects)扫描参照像时,施

加翻转脉冲没有梯度磁场。

(二)磁共振灌注加权成像参数的意义

磁共振灌注加权成像(PWI)可以实时获得高分辨力灌注参数图像,能提供自定义感兴趣区的信号强度曲线的实时变化(图 5-17)。

常用的灌注成像参数(图 5-18,见文末彩图):

1. 局部脑血容量(regional cerebral blood volume,rCBV) 指单位体积的脑组织中的血管腔的容积量,根据浓度-时间曲线下面积计算得出。

2. 局部脑血流量(regional cerebral blood flow,rCBF) 指单位时间内通过脑组织血管结构的血流量,通过 CBV 与 AIF(动脉输入函数)反卷积计算得到。

3. 平均通过时间(mean transit time,MTT) 即指开始注射对比剂到时间-密度曲线下降到最高强化值一半的时间,反映对比剂通过毛细血管的时间。

4. 达峰时间(time to peak,TTP) 指从对比剂开始出现到对比剂浓度达到峰值的时间,是最大对比剂团峰值到达脑组织的时间。

(三)磁共振灌注加权成像的临床应用

PWI 用于评价缺血性脑卒中的危险、脑缺血性病变、颅内占位性病变、缺血性脑白质病变疏松症、创伤性脑损伤等。

1. DWI 与 PWI 相结合可以确定缺血半暗带

(1)DWI<PWI 范围,存在缺血半暗带,临床可及时溶栓。

(2)DWI>PWI 范围,说明梗死组织内有部分的血流再灌注。

(3)DWI 与 PWI 范围一致,显示梗死区侧支循环没有建立,梗死范围进一步扩大,为不可逆损伤。

(4)DWI 正常而 PWI 显示异常,提示短暂性脑

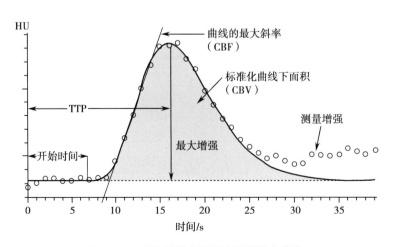

图 5-17 对比剂首次通过法信号强度曲线

缺血发作,没有梗死。

2. PWI在梗死中的临床应用价值

(1)脑缺血改变:rCBV、rCBF正常,MTT延长,提示动脉狭窄或阻塞,但代偿良好。

(2)灌注不足:rCBV、rCBF下降,MTT延长。

(3)侧支循环建立:rCBV正常或轻度增加,MTT延长。

(4)血流再灌注:rCBV增加,MTT正常或减少。

(5)血流过度灌注:rCBV明显增加。

三、磁敏感加权成像

(一)基本概念与成像原理

当某一物质被置于外加磁场中时,该物质与磁场的相互作用导致物质内部发生极化(polarization)。如果该物质极化后的磁力方向与外加磁场方向一致,则该物质被称为顺磁性物质,如果该物质极化的方向与外加磁场方向相反,则该物质被称为抗磁性物质。物质在磁场中的极化程度就是该物质的磁敏感性(susceptibility)。除了铁蛋白等含铁的组织以外,人体绝大多数组织都是微弱抗磁性物质。

任何一个磁共振信号都具有幅度和相位的概念。常规的磁共振成像技术仅利用信号的幅度值来重建图像,而丢弃了更能体现组织间磁敏感性差异的相位信息。磁敏感加权成像(susceptibility weighted imaging, SWI)就是一种充分利用组织信号的幅度值和相位值来检测和展示组织间磁敏感特性的成像技术。不同于SE、FSE或GRE,SWI是一种全新的高分辨力3D梯度回波成像技术。该技术在三个方向上施加完全的流动补偿,同时获得幅值图(magnitude image)和原始相位图(raw phase image)。原始相位图通过高通滤波后生成滤过相位图(filtered phase image),然后将滤过相位图进行比例换算,得到相位掩蒙图(phase mask),最后将相位掩蒙图与幅值图相乘得到SWI图。SWI图通过最小强度投影还可以进一步生成最小强度图(minimum intensity projection, mIP),有助显示静脉血管系统的连续性和血管的扭曲结构,帮助区分主要静脉相邻的出血。SWI对于显示静脉血管、血液成分(如出血后各期代谢产物)、钙化、铁沉积等非常敏感,已广泛应用于各种出血性病变、异常静脉血管性病变、肿瘤及变性类疾病的诊断及铁含量的定量分析。

(二)磁敏感加权图像的特点及其处理

由于气体、骨骼造成磁敏感变化和主磁场的不均匀性造成的磁敏感变化,可以采用空间高通(high pass, HP)滤波来处理。原始相位图经过HP滤波处理后的图像称为滤过相位图,主要体现了不同组织间局部磁敏感性的差异。相位掩蒙图则是对滤过相位图进行了数值的比例换算,取值范围0~1。将相位掩蒙图与T_2^*加权GRE序列采集的SWI原始幅值图像多次相乘,代表组织间磁敏感性差异的相位信息随着每一次的相乘而叠加于幅度图像中,增强了幅度图像中不同磁敏感性组织间的对比度,静脉、铁沉积和钙化等生理和病理特性得以在最终生成的磁敏感加权图像中突出显示。综上,磁敏感加权成像序列可同时获得幅值图、相位图、SWI图和mIP图四种图像。

(三)磁敏感加权成像的临床应用

磁敏感加权成像在脑组织占位、脑外伤、脑血管病、神经退行性病变等中枢神经系统病变中有较高的临床应用前景和价值(图5-19)。

1. 脑组织占位 占位性病变不仅要评价形态学信息,还需要根据各个序列中图像的信号表现观察占位的血管增生和出血等特征,对占位性病变做出性质的评判。恶性占位通常具有快速增长的血管结构和多发微量出血。应用SWI可能有助于确定占位良恶性以及恶性程度的分级。

2. 脑外伤 脑外伤后明显的出血灶常规CT就可以检查,但是小出血灶容易漏诊。SWI在显示小的出血病灶方面有明显优势,如弥漫性轴索损伤(diffuse axonal injury, DAI),DAI是由于剪切力引起的弥漫性脑白质损伤,通常有多发的小出血灶,常规CT和MRI序列很难显示较小的出血灶。

3. 脑血管病 血栓和动脉硬化性狭窄产生的脑血管局部缺血可导致急性出血性或非出血性脑梗死。SWI对出血区域很敏感,很容易显示。急性脑内出血是急性缺血性脑卒中溶栓治疗后最严重的并发症,早期发现溶栓后缺血区的微出血有助于指导运用抗凝或抗血小板治疗(图5-19)。

4. 神经退行性病变 帕金森病、多发性硬化、阿尔茨海默病、脊髓侧索硬化、亨廷顿病等多种疾病都跟铁的代谢异常有一定的关系,SWI对患者的治疗提供很大帮助,也可以提高判断预后的准确性。脑内钙化对于一些疾病的诊断能提供重要帮助。由于铁与钙均能产生磁敏感效应,所以SWI对脑内矿物质沉积的显示比其他检查更敏感。

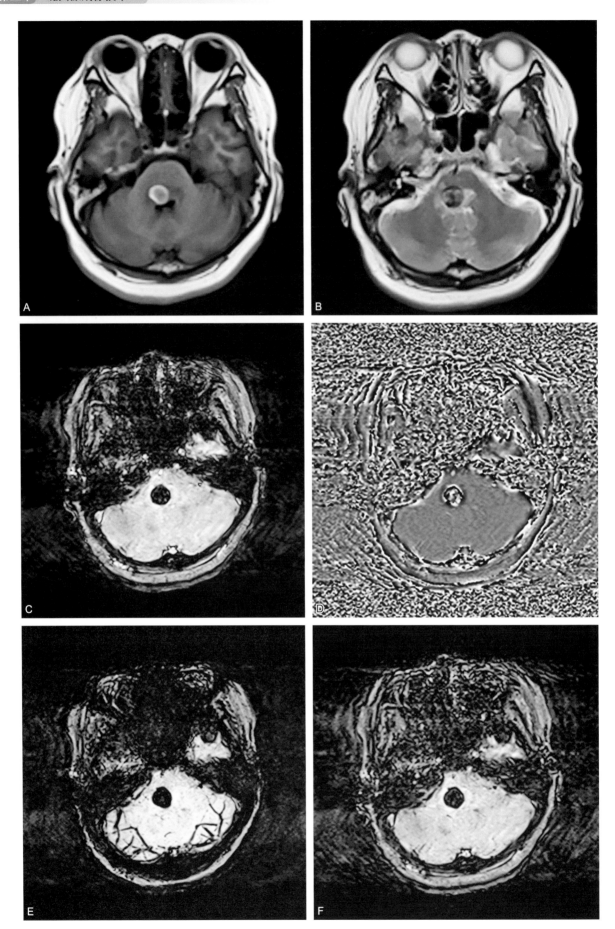

图 5-19 脑干血管瘤的磁共振图像

A、B. T₁WI 和 T₂WI，脑干可见类圆形短 T₁ 略长 T₂ 信号影，边界较清，增强呈环形强化；C. SWI 幅值图；D. SWI 相位图；E. SWI 图；F. minIP 图。考虑脑干血管瘤。

四、磁共振脑功能成像

（一）磁共振脑功能成像的基本原理

脑血氧水平依赖（blood oxygenation level dependent，BOLD）对比 fMRI 技术作为脑功能成像的主要方法已广泛用于脑组织的生理、病理及人的心理活动等方面的研究，是针对脑功能活动的一种重要的无损伤检查手段。

由于血液中血红蛋白在与氧结合成氧合血红蛋白（OxyHb）时，具有抗磁性，磁矩和顺磁性均下降，可以延长组织的 T_2 或 T_2^*，当血液中的 OxyHb 增多时，图像 T_2WI 或 T_2^*WI 的信号增强；而去氧后变成去氧血红蛋白（DeoHb）时，具有顺磁性，磁矩和顺磁性均上升，组织中的 T_2 或 T_2^* 缩短，当血液中的 DeoHb 增多时，图像 T_2WI 或 T_2^*WI 的信号降低。利用快速梯度扫描序列来观察组织 MR 信号变化，可以反映血液中 DeoHb 与 OxyHb 的比例。当大脑皮层某一运动区域受到生理刺激，局部神经元活动会明显增加，代谢率增高，局部血管扩张，血流量增加，在增加程度上有明显差异，局部组织中氧的供应量超过代谢的耗氧量，抗磁性 OxyHb 相对增加，顺磁性的 DeoHb 相对减少，表现为该区域的 T_2^* MR 信号强度相对增加，采集 T_2^*WI 呈高信号。这就是 BOLD 效应。

基于 BOLD 效应，功能成像方法（fMRI）主要是根据测量到的大脑各个区域的血氧饱和程度，来判断脑组织某个区域是否处于活动之中。耗氧量越大，OxyHb 和 DeoHb 的比例增高，说明该区域活动越强。这种方法主要用于定位大脑的各个功能区，比如听觉区、视觉区等功能区。

脑组织神经活动需要消耗氧气。脑组织消耗的氧气是由血液运输来的，耗氧量大的脑组织区域，该区域的脑血流量（CBF）就会增大。耗氧量是一个动态变化的过程，静息态时耗氧量少，一旦活动，耗氧量便随着活动的增加而增大，脑血流量（CBF）也相应增加。由于氧合血红蛋白和去氧血红蛋白磁化率存在一定的差异，脑组织的某一个区域从未激活到激活的状态，血管内流入的血流量会增加，氧合血红蛋白数量增多，信号强度就会增强，然而没有被激活的区域信号强度不变。在 MR 图像上，当有较多血液流入时，相应的区域在 MR 图像上呈较高信号，这些较高信号被认为与脑功能活动有关。

在激活区提取时，可能会出现很多的激活区，但并不是每个激活区都是由实验设计的刺激引起的。例如在语言区域刺激时，视觉区域也可能在激活状态，需要协作完成一项刺激。如果在实验过程中，存在其他刺激，实验结果就不准确。实验设计最主要的目的是尽可能排除干扰，获得增强激活信号，使得到的结果更准确。

在实验设计中，需要考虑血流动力学函数的影响。神经元被激活后，刺激一开始，神经元开始放电，血流开始增加，有反应的区域就被激活了，由于受到早期负效应的影响，血流有延迟，接收到的信号有 5~6s 的滞后。刺激停止时也一样，由于下冲现象，而且接收信号的滞后，我们把这种延迟过程描述为血流动力学函数。

脑功能的研究可以分为静息态（rest fMRI）和任务态（task fMRI）两种，下面分别从两者的图像采集、分析工具、图像处理入手来简述两种研究方法。

1. 静息态脑功能成像 该种成像方式是让受检者在静息状态下进行成像，通常会告知受检者安静平卧于检查床上，自然放松状态下进行检查，为了进一步提高图像的分析结果，常需要进行多期采集，在实际应用中，采集期相通常在 200~300 之间。采集序列以 SS-EPI 为主，近年来出现的多层同时激发（sumiltaneous multi-slice，SMS）技术也常用于静息态的图像采集，由于该序列采集速度快、分辨力高，在静息态脑功能成像中可进一步提高成像结果的准确性。静息态的分析工具常用的有基于 Matlab 的 SPM、Rest 等开源软件，有能力的实验室也可以自己开发软件进行分析，这方面的分析方法也比较多。静息态数据的处理流程常要经过运动校正、时间校正、平滑、标准化等步骤，之后可进行相应的统计分析。常用的分析指标有局部一致性（Reho）、低频率振幅（ALFF）、功能链接（FC）等。静息态的分析方法常用于颅脑退行性变、神经心理性病变的诊断等。

2. 任务态脑功能成像 该种成像方式是让受检者在特定的任务设计下进行成像，通常会告知受检者需要进行的任务配合，为了进一步提高图像的分析结果，常需要进行多期采集，在实际应用中，采集期相通常在几十到几百之间。采集序列也以 SS-EPI 为主，近年来出现的 SMS-EPI 也常用于任务态的图像采集，由于该序列采集速度快、分辨力高，在任务态脑功能成像中可进一步提高成像结果的准确性。任务态的分析工具与静息态类似，如：基于 Matlab 的 SPM、Rest 等，有能力的实验室也可以自己开发软件进行分析。任务态数据的预处理流程与静息态常类似。任务态的分析方法在颅脑退行性变、神经心理性病变的诊断中也具有较多的研究报道。

（二）磁共振脑功能成像的临床应用

功能成像（fMRI）（图 5-20，见文末彩图）的临床研究取得了很大的突破，目前的研究已不仅停留在用 fMRI 技术来显示神经活动水平上，还将该技术用来准确推断大脑高级功能，这方面已经做了大量的理论与实验的深入研究。其研究领域或方向主要包括：①大脑的高级功能，主要集中进行一些高级思维活动的 fMRI 研究，如语言、学习、记忆、分析、思考等问题；②高场磁体的应用，提高了磁体的场强，从根本上解决了 fMRI 低分辨力问题。目前应用最广的还是 1.5T 和 3.0T 磁共振成像设备。

fMRI 的空间分辨力指能区分空间的位置，主要决定体素的大小，如果体素过大，单独研究某一个区域的话，就会丢失信息，造成误差。因此，场强越高，空间分辨力越高，可以减小部分容积效应。然而提高空间分辨力，体素变小，这样就会导致信噪比（SNR）减低，同时也会增加时间。综上所述，结合场强不同，来决定体素大小，满足临床需求。

对 BOLD 功能成像的研究还有很多领域，包括静息态功能磁共振成像、实时脑功能磁共振成像（rtfMRI）、遗传学功能磁共振成像（ofMRI）等。

此外，除了 BOLD fMRI 是依靠脑部血流动力来推测大脑的活动，还有非 BOLD 脑功能磁共振成像，例如神经电流磁共振成像（ncMRI）、分子功能磁共振成像（molecular fMRI）、洛伦兹效应成像（LEI）、扩散功能磁共振成像（dfMRI）等。

（汪启东）

第五节 磁共振定量成像

一、脂肪定量成像技术

（一）脂肪定量成像技术及其基本原理

在磁共振成像技术中有两种方法可以实现脂肪组织的相对定量。一种是磁共振波谱成像，它利用水峰和脂肪峰的面积比值来相对定量组织中的水脂比例。另一种脂肪定量成像技术是质子密度脂肪分数法（proton density fat fraction，PDFF），已经在体部实质性脏器、骨髓、肌肉的脂肪定量检测中得到很好的临床应用。水脂分离的精度经常会受到多种因素的影响，包括 T_2^* 衰减以及甘油三酯的多

峰模型等。该技术利用 3D FSPGR 在一个 TR 中用 fly-back 方法采集 6 个梯度回波，同时采用并行采集技术减少成像时间并保证在一个较短屏息时间内（约 20s）完成全肝扫描，一次扫描同时产生水像、脂像、同相位、反相位、脂肪百分数图像和 R2* 弛豫图像，实现脂肪分数（fat fraction，FF）及铁含量相关参数 R2* 的定量测量（图 5-21）。为了减小 T_1 效应导致的水脂之间的信号偏差，该技术采用小角度脉冲以确保质子密度的权重。图像重建时采用区域增长算法来避免由于磁场的不均匀性导致的在水脂分离中常见的水脂互溢现象。为了去除由 B_1 场的不均匀性所带来的干扰，脂肪比利用分离出的水像与脂像，通过"脂像/（脂像+水像）"简单算得。利用"大小区分法"，即用水像与脂像中各个像素的大小计算脂肪比，避免由噪声引起的误差。在此基础上，该技术又校正了诸多干扰脂肪量化的混合因素，如 T_2^* 衰减、脂肪的多谱峰分布等。最终，生成了精确的定量图像脂肪比和 R2* 映射图。

这项技术中有两个关键的技术环节：一是多回波采集；二是利用脂肪多谱峰模型建模进行数据后处理。

1. 多回波技术 MR 脂肪定量技术是基于化学位移水脂分离的方法来实现定量分析的。在这个过程中，一个非常重要的干扰因素是 T_2^* 效应（随着回波时间的增加可导致信号明显衰减），尤其是铁存在的情况下，T_2^* 衰减效应会进一步加大，从而导致水脂分离及脂肪分数定量的错误。如果在没有 T_2^* 影响的情况下，同反相位的水脂信号分别占据了最大值和最小值的位置，可以准确得到脂肪的百分数。而在有 T_2^* 衰减的影响下，同反相位的水脂信号都发生较大的变化，如果不考虑 T_2^* 的影响，10% 脂肪含量的情况将会被误认为脂肪含量接近于零。因此，我们需要对 T_2^* 效应进行校正。增加信号采集的回波数就是 T_2^* 效应校正一个很重要的方法，通过该方法可提供更多信号衰减的采样信息。

国外学者前期的研究证实，通过 T_2^* 校正帮助实现准确的水脂分离至少需要 6 个回波。2010 年 *Radiology* 发表的一篇文章中也明确表明，采用了 15 个回波得到的脂肪定量结果与 6 个回波没有差别，采用 6 个回波就可以同时平衡较短的扫描时间和较高的 SNR。目前在 MR 平台上，脂肪定量技术通常采用 6 个回波采集。随着 MR 技术的不断发展，在新的 MR 平台上，可提供更多回波数量的选择，以满足临床研究的需要。

2. 脂肪多谱峰模型 为了更加精确地进行水

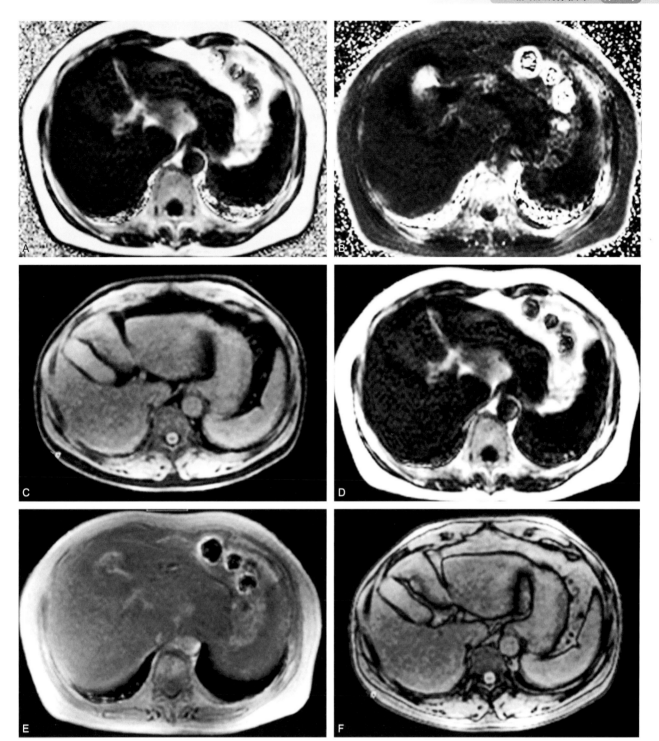

图 5-21 IDEAL-IQ 序列一次扫描得到的图像

A. 脂肪分量图像；B. R2* 弛豫率图像；C. 水像；D. 脂像；E. 同相位；F. 反相位。

脂分离，传统的单脂肪峰无法满足需要。在脂肪定量技术中，检测的脂肪成分是三酰甘油（简称甘油三酯），其质子谱非常复杂，具有多个 H 质子基团，每个 H 质子基团都具有不同的共振频率。在非常高的磁场环境中（>4.7T），采用体外波谱成像（MRS）能检测出脂肪样品中 9 个不同的脂肪谱峰，除了位于 3.5ppm 附近的—CO—CH_2—CH_2—和（CH_2）n—外，还包含—CO—CH_2—CH_2—、—CH_2—CH＝CH—

—CH_2—、—CH＝CH—、—CH—O—CO—、—（CH_2）n—CH_3、—CH＝CH—CH_2—CH＝CH—和—CH_2—O—CO—组成 9 峰脂肪共振模型。但在目前医用的 1.5T 和 3.0T 场强下，在活体内无法完全分辨出这 9 个谱峰，只能分辨出 6 个不同的脂肪峰（共振频率分别为 5.3ppm、4.2ppm、2.7ppm、2.1ppm、1.3ppm、0.9ppm），并利用检测出来的谱峰结合甘油三酯的化学结构特点计算脂肪分数（图 5-22）。

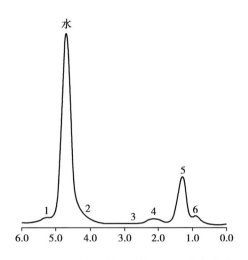

图 5-22 采用 MRS 在活体肝脏检测到 6 个脂肪谱峰,利用检测出来的谱峰结合甘油三酯的化学结构特点,即可计算脂肪分数

为了解决脂肪谱峰复杂性的难题,可利用多谱峰模型将采集到的信号数据拟合成数学模型,准确考虑脂肪质子峰的组成并进行定量计算。目前 MR 基于化学位移的水脂分离定量技术都是采用预校准脂肪多谱峰模型,在这些模型里,脂肪谱峰的相对幅度及化学位移是已知的参数。

不同的脂肪多谱峰模型中,脂肪峰的个数、峰与峰之间的化学位移及谱峰的相对幅度是不同的。目前不同厂家提供的脂肪定量技术采用的是不同个数的脂肪多谱峰模型,如 6 峰值模型、7 峰值模型。脂肪定量技术的权威专家 Scott Reeder 在 2016 年对脂肪定量技术中采用的脂肪多谱峰模型个数进行了深入研究,他的研究小组采用了不同的脂肪峰模型,对几种多谱峰模型(1、3、5、6、7、9 个脂肪峰)进行脂肪定量。通过比较,最终的结论是:脂肪的多谱峰模型对于组织内脂肪准确定量即质子密度脂肪分数(PDFF)的计算是很重要的,但是没有其中哪一种模型一定说是最好的。也就是说,采用多谱峰模型是必要的,6 峰值模型和 7 峰值模型得到的结果是没有区别的。

总之,为了去除 T_2^* 的影响因素,脂肪定量技术采用了多回波技术来预测 R2*($1/T_2^*$)衰减率,并且把这个因素包含在水脂分离的计算之中。采用多回波幅度图计算 R2* 弛豫率,通过多峰脂肪模型精确模拟甘油三酯的多共振峰,以实现全自动计算 R2* 图像和 R2* 校正以后脂肪分数图。

(二)脂肪定量成像技术的临床应用

脂肪定量成像技术不仅能帮助临床医生对某些病变发生发展的机制以及对病变进展有更深入

的认识,同时通过动态观察量化分析的结果,也能为相关疾病治疗药物的开发和疗效评价提供更客观、更科学的依据。该技术在临床中的应用不仅包括内脏脂肪测量,比如非酒精性脂肪性肝病(NAFLD)患者肝脏脂肪含量分析、肝移植供体肝脏脂肪变性分析、胰腺脂肪含量分析等,而且还包括在骨骼和肌肉系统疾病中的应用,比如骨质疏松、贫血和恶性肿瘤造成骨髓变化、肌肉脂肪浸润和退变等。

1. 脂肪定量成像技术在内脏脂肪测量中的应用

(1)评价非酒精性脂肪性肝病(NAFLD)患者肝脏脂肪含量:随着人们生活方式的改变,NAFLD 的发生率在我国呈现出快速增长的趋势,人群发生率预计达到 29%。NAFLD 包括了一整个肝脏疾病谱,从单纯的肝脏脂肪沉积到脂肪性肝炎,再进一步发展为肝纤维化、肝硬化甚至肝细胞肝癌,这代表了 NAFLD 的一个自然进展过程。大量的 NAFLD 患者需要对其肝脏脂肪含量进行长期的追踪和观察,因此,需要有合适的技术手段对上述人群的肝脂肪含量进行重复、准确地定量测量。通常情况下,脂肪含量的正常范围为脂肪比<6%(Szczepaniak 等通过利用磁共振波谱对 2 349 名脂肪肝患者进行统计,给出脂肪肝的判定标准为 5.56%),T_2^* 的正常范围为 $T_2^* \geq 20ms$(图 5-23,见文末彩图)。

(2)评价肝移植供体肝脏脂肪变性程度:由于移植的肝脏脂肪变性会增加供体和受体并发症风险,因此捐赠者肝脏脂肪变性定量评估非常关键。此外,脂肪肝会影响术后受体内肝脏的再生。因此,许多非侵入性的成像模式用于量化脂肪肝。

(3)对胰腺脂肪含量的分析:目前许多学者认为,胰腺弥漫性脂肪浸润多由胰腺脂肪含量增加表现出来,可由年龄、肥胖、糖尿病、胰腺炎、肝病、饮食缺陷、激素治疗等多个因素引起。过度脂肪浸润可导致胰腺细胞失去功能甚至死亡,定量评价早期无症状者胰腺脂肪含量对胰腺及其他系统相关疾病的诊断具有一定价值。

(4)分析鉴别乏脂肪肾血管平滑肌脂肪瘤(RAML)与肾透明细胞癌(RCCC):乏脂肪 RAML 与 RCCC 的影像学鉴别诊断比较困难,其诊断结果直接关系到临床制订治疗方案。乏脂肪 RAML 为良性肿瘤,仅需随访观察或行保留肾单位术;RCCC 为恶性肿瘤,必须实施手术治疗且多采用肾癌根治术。一般认为病灶内能否观察到脂肪组织对乏脂肪

RAML 与 RCCC 的鉴别具有重要意义。

2. 脂肪定量技术在骨骼及肌肉系统疾病中的应用 脂肪组织在髓腔中占据相当一部分空间，是影响骨髓微环境的重要因素之一。骨髓的各种生理性、病理性变化都与脂肪含量密切相关，应用磁共振骨髓脂肪定量技术监测骨髓脂肪变化，可以对骨髓病变进行诊断或对其功能状态进行评判。

（1）骨质疏松

1）骨质疏松的诊断及骨折风险的评估：骨质疏松是以骨强度下降、骨折风险性增加为特征的骨骼系统的疾病。骨强度包含骨密度和骨质量两个方面。目前诊断骨质疏松的"金标准"是应用双能X线骨密度仪测量股骨及腰椎部位的骨密度（bone mineral density，BMD）。尽管 BMD 是反映骨强度最重要的指标，但是单独应用评价骨质疏松、预测骨折风险的灵敏度却不高。有证据表明随年龄增长存在骨量下降和髓腔内脂肪增多现象，被认为可以反映部分骨质量的情况。目前的研究大多支持骨髓脂肪含量（bone marrow fat，BMF）与低骨量相关，并证实存在椎体骨折的患者有较高的 BMF（图5-24，见文末彩图）。

2）骨质疏松药物疗效监测及作用机制探究：固醇类药物可以导致骨质疏松，但其机制尚不完全明确。研究发现固醇类药物诱导的骨质疏松早期即存在骨髓脂肪细胞体积增大和血流灌注减低的现象。因此，磁共振脂肪定量技术可用于监测患者采用唑来磷酸盐治疗骨质疏松的反应。

（2）利用脂肪比定量评估盆腔恶性肿瘤放/化

疗后骨髓组成：骨髓由红骨髓和黄骨髓组成，放/化疗后会造成骨髓的损害。采用骨髓抑制剂的化疗以及放射治疗都可减少造血细胞的数目，抑制红骨髓的造血功能，并导致骨髓间充质干细胞分化为脂肪，增加黄骨髓（提高脂肪比）。这种骨髓组成变化，需要时间来恢复，常伴随造血能力下降，导致外周血细胞计数减少，并可能导致骨质流失，增加癌症患者骨折风险。因此，脂肪定量技术可提供骨髓组成信息，评估盆腔恶性肿瘤放/化疗后的骨髓组成，并对基于骨髓保存的规范的放/化疗方案的制订有重要的指导作用（图5-25）。

（3）在血液系统疾病的应用

1）再生障碍性贫血（aplastic anemia，AA）的诊断及评估：AA 是由于各种因素导致骨髓造血功能衰竭，外周血全血细胞减少的一组异质性疾病，骨髓穿刺显示有核细胞增生降低，脂肪滴增多为其特征。因此，磁共振脂肪定量测量技术可作为诊断再生障碍性贫血的辅助检查，结合外周血细胞全血胞减低和骨髓脂肪比增高，可对 AA 进行诊断。

2）血液系统恶性肿瘤的评估：血液系统恶性肿瘤包括白血病、淋巴瘤及多发性骨髓瘤等，可出现相应的髓内改变。由于髓内肿瘤细胞的大量浸润会侵占正常脂肪组织占据的空间，从而使脂肪比明显下降，而通过有效的治疗可减少骨髓中浸润的肿瘤组织，提高正常骨髓的含量。利用脂肪定量技术实时监测肿瘤患者骨髓中脂肪含量的恢复情况可帮助临床判断治疗效果及临床转归。

（4）Ⅰ型戈谢病（type Ⅰ Gaucher disease）的药

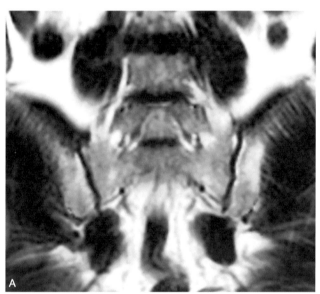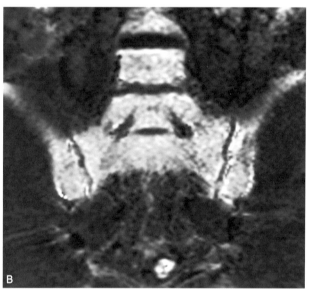

图 5-25　骨盆脂肪测量
A. 骨盆脂肪分数图；B. R2* 图。

物疗效评估:戈谢病是由于溶酶体内的酸性 β-葡萄糖苷酶缺乏,葡萄糖苷脂贮积在各器官的单核巨噬细胞系统而致病。Ⅰ型戈谢病可出现戈谢细胞向骨髓的浸润,占据骨髓内脂肪空间,使骨髓脂肪含量下降。该病可通过酶学替代疗法得到有效的治疗。利用磁共振脂肪定量技术可较为敏感地评估Ⅰ型戈谢病对酶学替代疗法的治疗反应并预测远期治疗效果。

(5)肩袖损伤后冈上肌脂肪性退变:冈上肌腱撕裂后可以导致不可逆的肌肉组织萎缩和脂肪变性,影响术后运动功能的恢复,并且肌内脂肪变性早于肌肉组织萎缩。外科手术修复应尽可能在肌肉组织出现不可逆损伤之前,脂肪变性累及一半以上肌肉组织是外科手术的禁忌证。磁共振脂肪定量成像技术能实现早期脂肪定量测定和准确评估肩袖损伤后冈上肌内脂肪浸润程度,有助于制订治疗方案和判断预后。

(6)脂肪定量测量肌肉的脂肪浸润:许多慢性疾病状态中都能观察到肌肉的脂肪浸润,包括代谢紊乱(如肥胖、糖尿病、肌少症等)、神经源性紊乱(如慢性去神经支配和肌肉营养不良、服用糖皮质激素导致晚期严重的肌肉及肌腱损伤等)。采用脂肪定量技术评估肌肉脂肪浸润,可作为重要的诊断性方法,为患者制订合理的治疗方案。

二、铁质定量成像技术的临床应用

铁是人体内非常重要的微量元素,对于血红蛋白或肌红蛋白的生成必不可少,其吸收和排泄在人体内维持一个动态平衡的过程。但是体内过度铁的集聚会导致毒性氧自由基的形成,引起细胞损伤。过量的铁进入体内可归因于3个主要机制:①增加的肠吸收,如遗传性血色病。②慢性输血,如骨髓增生异常综合征、贫血、镰状细胞疾病、地中海贫血反复输血后在内分泌腺体、肝、心、肾脏铁沉积;髓性白血病、镰状细胞疾病、重型地中海贫血等血液系统疾病需要常规输血治疗,也导致了含铁血黄素沉着症进而导致铁过载。而肝脏受上述疾病的影响导致铁过载,常常伴随肝炎、肝纤维化甚至发展为肝硬化、肝功能衰竭。心脏、肾脏也常常会受上述疾病的影响,进而发展为器官功能衰竭。③各种慢性肝病(包括慢性病毒性肝炎、酒精性肝病、非酒精性脂肪性肝病)和迟发性皮肤卟啉病也能导致肝脏铁过载。在慢性肝病,沉积铁可表现为铁蛋白和含铁血黄素的形式,铁过载导致肝损伤,最终发展为肝硬化、肝功能衰竭及肝细胞肝癌。因此,准确诊断铁过载并早期干预治疗,尤其对因血液系统疾病输血导致的铁过载至关重要。

铁质定量技术可同时得到 R2* 量化参数,R2* 值与铁的含量呈正相关,即随着脏器铁含量的大量沉积,R2* 明显增高。因此,铁质定量技术可对体内脏器如肝脏、内分泌腺体等的铁含量进行定量测量,有助于明确有无铁过载,同时对这些不同原因导致的铁过载进行治疗的过程中,利用 R2* 的测量可动态监测治疗效果。

三、磁共振波谱成像

(一)磁共振波谱成像技术及其成像原理

磁共振波谱成像(magnetic resonance spectroscopy,MRS)是获得活体内生化参数定量信息和诊断信息的一种非侵入技术,也就是在无创的情况下定量分析活体中代谢和生化的变化的技术。在一定的外磁场中,原子核受到邻近原子核的影响,如自旋自旋耦合。电子与外磁场相互作用改变了原子核周围磁场,产生化学位移。化学位移是磁共振波谱成像的基础。同一种原子核在不同化合物中频率也会有一定的差别,通过测量这种差别来分析不同的代谢产物。不同场强下,组织间的化学位移也会有差别,如水分子中的氢质子和脂肪中的氢质子的进动频率相差 3.5ppm。

对含某种组织的区域施加一种带宽较宽的频率脉冲,这种频率脉冲经过特殊处理后的脉冲频率范围包含了要检测代谢产物中质子的所有进动频率。根据质子的化学位移的差别,经过傅里叶变换区分出不同的代谢产物,为临床提供疾病的早期诊断。

具有奇数质子的原子核都有不同的磁旋比,在主磁场中有不同进动频率,例如 ^1H、^{13}C、^{19}F、^{23}N、^{31}P 等均可以产生化学位移。一般临床经常选择氢质子,几乎人体各个组织都含有氢质子。

磁共振波谱成像包括两种技术,分别是单体素技术(single voxel spectroscopy,SVS)和多体素波谱成像技术即化学位移成像技术(chemical shift imaging,CSI)。扫描时应注意避开干扰组织,如颅骨、空气、脂肪、硬膜、出血、钙化等;保持体素大小的稳定性和可比较性。场强 1.5T 条件下,水峰半值全宽应在 20 以下;场强 3.0T 条件下,水峰半值全宽应在 30 以下。这样获得波谱图曲线具有稳定性和可比性,诊断更准确。

（二）磁共振波谱成像中的代谢产物及其意义

1. N-乙酰天门冬氨酸（NAA） 神经元的标志物，波峰位于2.02~2.05ppm处，是脑MRS谱峰中最高者，神经元减少，功能受损，肿瘤侵犯时会下降甚至消失。高级别胶质瘤NAA下降，但低级别胶质瘤NAA可正常。

2. 肌酸（Cr） 位于3.03ppm（有时在3.94ppm处可见附加峰PCr），是正常脑组织的第二大峰，此代谢物是脑细胞能量依赖系统的标志、脑组织代谢状态标志物（胶质瘤Cr降低）。

3. 胆碱（Cho） 位于3.2ppm，细胞膜磷脂代谢的成分之一，主要参与细胞膜的合成和蜕变，反映细胞膜的更新。细胞膜代谢和转化状态标志物，峰值是评价脑肿瘤的重要共振峰之一，代表细胞增殖活性，胶质瘤Cho升高，以Ⅱ~Ⅲ级为主，多形性胶质母细胞瘤坏死明显，Cho可以不升高，细胞膜崩解或细胞增殖时，Cho升高。

4. 肌醇（MI） 位于3.56ppm，激素敏感性神经受体的代谢产物，为星形细胞中神经胶质的标志物，髓鞘溶解时升高，肿瘤发生时多下降。

5. 乳酸（Lac） 位于1.32ppm，有两个共振峰，TE=135时乳酸双峰向下；TE=30时乳酸双峰向上。无氧酵解的情况，成人脑瘤Lac越高恶性程度越高；儿童脑瘤常可出现Lac峰。

6. 脂质（lipid） 位于1.3ppm、0.9ppm、1.5ppm和6.0ppm处，分别代表甲基、亚甲基、等位基和不饱和脂肪酸的乙烯基，代表细胞坏死和髓鞘溶解，脑胶质瘤时升高，但也见于脓肿和脱髓鞘病变。

7. 谷氨酸（Glu）和谷氨酰胺（Gln） 位于2.1~2.5ppm，在线粒体代谢中有重要功能，峰值超过NAA升高的1/3，可以认为升高，多见于脑膜瘤，有助于鉴别颅内脑外和表浅部位的脑内肿瘤。

（三）磁共振波谱成像的临床应用

目前磁共振波谱成像在颅内的囊性病变、炎症与肿瘤的鉴别、肿瘤的分型、癫痫诊断等具有较大的应用价值，在前列腺成像中通过观察枸橼酸盐的含量鉴别占位和炎症，在乳腺中通过观察胆碱的含量鉴别占位的良恶性等在临床中均具有较多的应用。

（陈　晶）

第六节　PET/MR成像

医学影像发展的必然趋势之一是图像融合，在经历了二十多年的PET/CT一体化图像融合的临床实践后，CT高分辨的解剖图像和精确的定位为PET提供了高质量的临床诊断图像。而在此二十多年间，另一种临床影像最具潜力的MR系统，可获得解剖形态成像、功能成像等。MR和PET是医学影像学必不可少的组成部分，并且都是经临床广泛证实且极具临床诊断价值的影像诊断方法，二者具有极大的互补性。正电子发射计算机断层显像（PET），是利用放射性标记分子探针在细胞分子水平上进行人体代谢显像的医学影像技术，不仅在葡萄糖代谢，还在酶、受体、蛋白质及基因表达水平方面都能极为敏感和准确地探测到人体组织在病变过程中的异常变化。磁共振成像（MRI），在反映解剖形态和生理功能信息方面具有无可比拟的优越性。如果能够将这两种技术在可同步采集数据的系统中融合，则可获得人体有关解剖、功能和代谢方面的全方位信息，对于改进疾病的诊断和治疗具有重要价值。

PET/MR的发展历经了十多年的探索和技术革新，其发展经历了三个阶段（图5-26）。

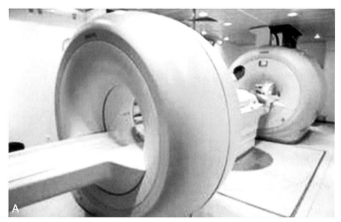
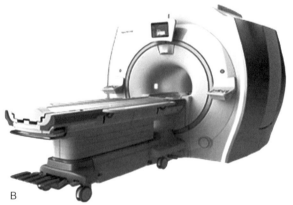

图5-26　PET/MR设备
A.异机融合，轮换扫描；B.同机融合，同时扫描

第一阶段：异室布置，异机融合（MR 和 PET）。由于无法解决 PET 和 MR 设备之间电磁场的干扰和同步采集的技术难关。早在 2000 年人们就尝试用异机图像融合软件将分别放置在不同机房的 MR 和 PET 用 DICOM 图像传输并在融合工作站上进行手动融合，这是 MR 和 PET 图像融合的最初尝试，而此阶段也只能称为"MR 和 PET 的异机图像融合"。但由于两次扫描，用两个不同的机器，其空间定位和时间点的不同，对图像融合定位精度造成了很大误差，因此这种异机融合方式并没有在临床得到真正应用。

第二阶段：同室布置，轮换扫描（MR+PET）。为了克服异机融合第一阶段空间定位的误差，在对 PET 进行有效磁屏蔽防护后，将 MR 和 PET 放置在同一机房内，两台设备间隔一定的距离，中间用一个公共的扫描床连接，患者需要分别进行 MR 和 PET 的轮换扫描，分别得到 MR 和 PET 的重建图像，然后再进行图像融合。此设计对提高空间定位和图像融合精度有一定的帮助，但仍旧是两个独立的 MR 和 PET 分别放置，没有真正做到同时扫描。

第三阶段：同时扫描，同机融合。真正的 PET/MR 一体化设备，克服了以前不同阶段所面临的技术难题，将 PET 探测器植入 MR 梯度线圈和射频线圈之间，实现了 MR 和 PET 的同时采集、同步处理、同机融合的目标。在同一个机房内，通过一次扫描得到融合 MR 和 PET 信息的全身成像，对于医学影像学的未来意义非凡。

PET/MR 与 PET/CT 常规的检查程序一致，分五个流程，包括患者准备，登记注射、静息等待、上机检查和结果分析。患者准备即让患者检查前按要求进行空腹禁食、水化、停服影响检查的相关药物、控制血糖等。登记注射即登记信息、病史采集和静脉注射 PET 显像剂。静息等待即注射完显像剂需要在低刺激环境下安静休息，避免运动，否则会影响 PET 显像的效果。上机检查即静息等待 45~60min 后（以注射 FDG 葡萄糖代谢显像剂为例）进行线圈的摆放和患者的定位，进行 PET 和 MR 检查，以及图像后处理。结果分析即医生分析图像，书写影像诊断报告。

一、PET/MR 数据采集

MR 强大的静磁场、梯度磁场、射频信号均会影响光电倍增管的正常工作，干扰 PET 探测器前端的电子线路，由于 PET 和 MR 设备之间的相互干扰，采用光电倍增管（PMT）的传统 PET 探测器是无法在 MR 的强磁场环境下正常工作。一体化 PET/MR 要实现 PET 与 MR 真正的同步扫描，对 PET 和 MR 各自的硬件都有特殊的要求。近年来，得益于科学技术的快速发展，出现了 MR 兼容的晶体，如掺铈氧化正硅酸镥（简称硅酸镥）晶体，体积大小仅为 2mm×2mm×20mm，是目前 PET 使用的最小晶体；开发了适合的 PET 探测器组件，如采用雪崩光电二极管（APD）和固态阵列光电转换器（SiPM）替代传统 PET 中的光电倍增管（PMT），这些非磁性探头具有"梯度磁场穿透"性质，不仅不会影响磁场的均匀性，同时可以有效消除磁场对 PET 数据采集链的干扰，还因为体积小的优势可以将整个探测器环嵌入在 MR 磁体腔中。同时为了避免 MR 相关的组件（例如头/颈部线圈，射频体线圈和扫描床等）对 PET 探测信号的衰减，所有相关组件都必须采用具有"PET 信号穿透性质"的低衰减材料（图 5-27）。

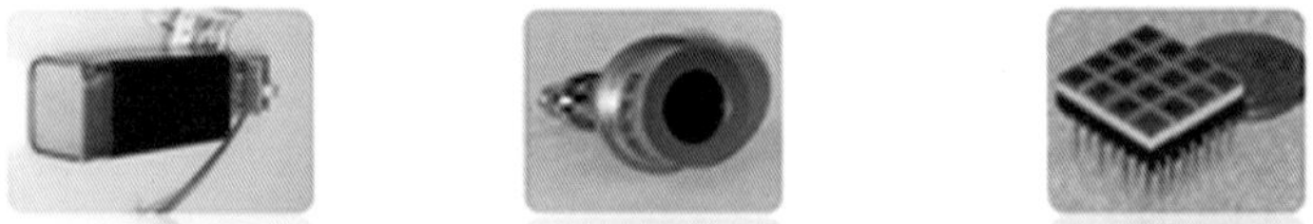

	传统光电倍增管（PMT）	雪崩光电二极管（APD）	固态阵列光电转换器（SiPM）
剖面	100mm	2mm	2mm
MR兼容性	否	是	是
探测效率	25%	50%	50%
增益	10^6	10^2	10^5~10^6
噪声	低	高	低
时间分辨率	550ps	~2 000ps	< 400ps

图 5-27　PMT、APD、SiPM 比较

一体化 PET/MR 的扫描方式与 PET/CT 有极大的区别。PET/CT 是 CT 和 PET 顺序采集, CT 的扫描速度远快于 PET, CT 全身扫描时间在 1min 之内, 而 PET 扫描时间约 15min (每个床位需要 1~3min); 一体化 PET/MR 是 PET 和 MR 同时扫描, PET 的每个床位扫描时间可以设定在 2~3min, 但是 MR 的扫描时间跟所选 MR 的序列种类和数目密切相关, 一般为 2~6min。PET 的 TOF 技术在一体化 PET/MR 设备同步扫描中也发挥了重要的作用, 能够实现在 18s 内完成一个床位扫描。在进行局部或全身扫描过程, 无论是否带有呼吸门控技术, 设置每个床位扫描的时间在 3min 左右, 能够提高 PET 图像对比度, 具有消除热器官征象和正电子穿透效应伪影的作用。

PET 图像具有两个特点: ①精准定量; ②3D 扫描模式。精准定量要求 MR 扫描序列优先选择具有精准定量化的扫描序列或技术, 比如 3D 准连续式动脉自旋标记技术、精准脂肪定量技术和扩散加权成像 (DWI) 技术等。PET 的扫描是采用 3D 模式, 这也要求 MR 信号校正 (magnetic resonance attenuation correction, MRAC) 图以 3D 模式采集的序列为基础, 才能实现 MR 图像与 PET 图像完美的图像配准和融合, 而 MR 用于诊断的图像可采用任意序列, 包括血管成像序列等。

PET/MR 的扫描时间主要由 MR 的序列和种类所决定。例如: 选用快速的 MR 序列和较少的 MR 序列, 可快速完成 PET/MR 扫描; 根据病史需要 MR 局部高清扫描及加扫高级功能成像时, PET/MR 的扫描时间会延长, 可人为增加 PET 的扫描时间 (与 MR 一致), 提高 PET 图像的信噪比, 同时可以使用更少的放射性药物剂量。

等同容积是指一体化 PET/MR 的每一个扫描床位中, 两个扫描的范围是相同的, 在等中心、相同扫描范围内获得相同的扫描容积。同步扫描是在同一扫描床位, PET 和 MR 的一个序列是在同一时间内完成扫描的。要实现真正同步扫描, 不仅在硬件上具有特殊的要求, 而且在扫描结束后还需要进行精准的图像后处理, 将 PET 扫描数据与每一个序列达到一一对应, 实现真正的同步扫描 (图 5-28)。

热器官征象 (hot organ) 和正电子穿透效应 (shine-through in PET/MR imaging) 均可产生伪影。热器官征象是一体化 PET/MR 特有的伪影征象之一。由于静磁场、梯度磁场和射频磁场等三方面的因素对 PET 探测器的影响, 导致 PET 探测器产生微小干扰信号, 尽管这种干扰信号非常小, 但 PET 所有的探测器接收并经过滤波反投影 (filtered back projection, FBP) 后会在 PET 视野的中心位置产生一个星状伪影, 即使采用迭代图像重建方法也无法消除, 该伪影主要发生在空腔脏器, 特别是在磁场中心位置会更加明显。正电子穿透效应是由静磁场产生的, 正电子核素 (示踪剂或药物) 带有正电荷, 在磁场中将会运动, 这种运动主要沿着磁场的方向进行。目前通过一些先进的技术 (如 TOF 技术), 能够消除热器官征象和正电子穿透效应伪影 (图 5-29、图 5-30)。

在一体化 PET/MR 设备上, PET 与 MR 通过同一门控信号触发后同步开始 PET 和 MR 扫描。门控方法包括呼吸门控或呼吸导航、心电门控和指脉门控三种技术。门控方法是目前最常用、最方便、效果最好, 而且性价比最高的生理性运动伪影校正和进行心脏功能分析的技术。门控方法能够消除生理运动伪影, 获得非常满意的高质量临床解剖结构图像。但是, 门控校正方法的缺点是需要增加一些硬件成本和后处理软件工具, 同时会增加扫描时间。

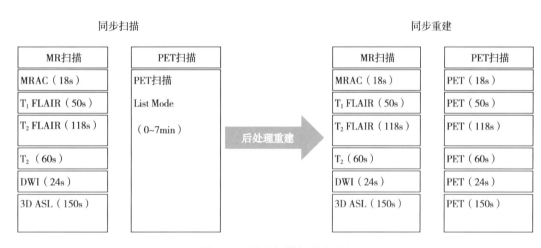

图 5-28　同步扫描与同步重建

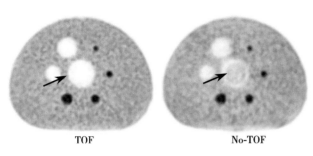

图 5-29　TOF 消除热器官征象

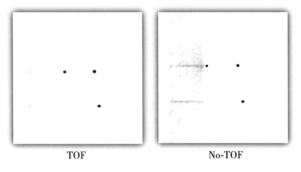

图 5-30　TOF 消除正电子穿透效应伪影

二、PET/MR 影像融合

影像融合技术（imaging fusion technique）在医学影像学中是指将解剖形态图像和功能图像融合在一起。PET/MR 影像融合则是将采集到的 PET 图像和 MR 图像有机组合到一幅图像上。PET/MR 数据采集后的图像融合方法有加权法、多分辨塔式融合、小波变换法、彩色空间法、主成分分析法、人类视觉系统分析法等。

1. 分体设计的 PET/MR 影像融合技术　分体设计的 PET/MR 是将现有的 PET 和 MR 设备串联放在一起，PET/CT 就是这种方法，患者躺在扫描床上，顺序地在两设备之间移动。图像重建后使用传感器编码的扫描床位置信息，进行采集数据的配准和图像融合。基于物联网基础上的 PET/MR 影像融合技术是将现有的独立 PET/CT 和 MR 设备通过网络技术连接起来，并对 PET/CT 和 MR 原始图像做进一步图像处理，获得 CT/MR 和 PET/MR 融合图像，以提高对疾病诊断的准确性，满足临床医疗、科研和教学的需求。该技术的最大优势在于不影响 PET/CT 和 MR 设备各自功能的前提下，实现 PET/MR 图像融合，提高 PET/CT 与 MR 设备的经济效益和社会效益。但其缺点是两种设备不能实现真正的同步扫描，而且会增加扫描时间，同时患者的生理活动和不同设备之间转运引起的运动，可导致图像配准误差。

2. 一体化 PET/MR 影像融合技术　一体化 PET/MR 设备，克服了以往不同阶段所面临的技术难题，将 PET 探测器植入 MR 磁体腔内，实现了 MR 和 PET 的同时采集、同步处理、同机融合。在同一个机房内，通过一次扫描得到 MR 和 PET 信息的全身融合成像。

一体化 PET/MR 和基于物联网基础上的 PET/MR 影像融合技术（PET/CT-MR）在结构、成像机制和临床应用既具有相同之处也有一些差异。一体化 PET/MR 的影像融合技术实时性更好、速度更快、适应性更优。PET/CT 与 MR 是临床诊疗、科研和教学必备的影像设备，而一体化同步扫描 PET/MR 设备在脑科学研究，以及胃肠道等运动脏器疾病研究中发挥重要的作用。也有学者认为一体化 PET/MR 是转化医学和精准医学的"研究锐器"。

三、PET/MR 衰减校正

PET 成像实质是探测正负电子发生湮灭辐射时发射出能量相等（511keV）、方向相反的两个 γ 光子，然后计算出正负电子发生湮灭辐射的位置，也就是正电子核素分布的位置和放射性核素的活度。PET 探测正电子核素在体内组织、细胞分布的方法也被称为符合探测（coincidence detection, CD）技术。根据此原理获得正电子核素标记化合物（示踪剂）在组织细胞内的分布，并获得组织细胞功能、代谢、受体分布和活性，以及基因表达的信息。由于 γ 射线从体内穿透组织细胞到体外的过程存在散射和严重的衰减，其散射和衰减的程度与组织密度直接相关，密度越大的组织 γ 射线散射和衰减就越明显。如果要对正电子示踪剂的分布进行精准的定量，须对 γ 射线在组织细胞的衰减进行精确的衰减校正。由于 PET 成像的基础是符合探测技术，其 γ 射线衰减比单光子发射计算机体层显像仪（SPECT）严重得多。所以，PET 成像过程必须对 PET 图像进行衰减校正。

传统的 PET 设备在其 PET 探测器机架上安装含有正电子核素 ^{68}Ga 放射线源（^{68}Ge-^{68}Ga），该线源在机架能够按照一定的速度匀速旋转，线源中 ^{68}Ga 发生湮灭辐射效应后释放的 γ 射线能够穿透人体组织细胞，从而获得 γ 射线在人体组织细胞衰减图（attenuation coefficient map, μ-map）。以 γ 射线衰减图作为基础，然后对从人体组织细胞中发射的原始 γ 射线图像进行衰减校正。PET 成像过程对 γ 射线在体内组织细胞衰减校正不但能够提高 PET 图像对比度和分辨力、发现体内深部小的病灶,更重要的是能够实现对 PET 图像进行定量分析。反之,PET 图像要进行定量分析,就必须对 PET 图像进行衰减校正。

1. 从 PET 到 PET/CT 设备中 PET 衰减校正技术发展 传统 PET 采用含有正电子核素线源穿过人体组织细胞来获得人体组织衰减图,然后对 PET 图像进行衰减校正。该方法中穿透人体组织的 γ 射线与从组织中发射出来的 γ 射线能量相同,确保衰减校正的准确性。但 PET 衰减校正用的放射性线源中的正电子核素存在物理衰变,比如 ^{68}Ge 的半衰期为 270.8d,经过 1~2 个半衰期后就需要更换放射性线源;经过衰变后的放射性线源放射活性度不可能太高,放射性线源转动穿透人体获得满意的图像需要比较长的时间,并且其图像质量远不如 CT。另外,放射性线源在运输、保存中均给使用者增加了难度,限制了 PET 的普及化使用。为此,一些学者提出采用 X 线 CT 设备替代 PET 机架中的放射性线源,即采用 X 线 CT 图像信息进行校正[CT 衰减校正(CT attenuation correction,CTAC)]。虽然用 X 线 CT 图像信息进行 CTAC 存在着一定的问题,但 X 线 CT 图像具有简单、方便、图像质量高和容易实现定量化等优势,这使得 CTAC 技术得到普及化使用。

在 PET/CT 成像过程中从正负电子湮灭辐射发射出的 γ 射线在组织细胞中的衰减导致只要进行 PET 成像就必须进行 CT 扫描。一般在 1min 以内就可以完成全身 CT 扫描,经过计算得出 γ 射线在人体组织的衰减矫正图。但用 X 线 CT 图像信息进行 CTAC 的固有缺陷也是明显的,那就是产生对人体组织不可避免额外的辐射。这就要求 PET/CT 设备中的 CT 进行扫描时一般需要尽可能低的 X 线剂量,以降低 X 线对人体组织细胞电离辐射的损伤。

2. 从 PET/CT 到 PET/MR 设备中 PET 衰减校正技术存在的挑战 MRI 信号信息对 PET 成像过程中 γ 射线在组织细胞中的衰减进行衰减校正(magnetic resonance attenuation correction,MRAC)克服了 X 线在组织细胞中的电离辐射损伤,提供高分辨力软组织结构用于诊断和对疗效的评估,并且能够准确获得组织的水、脂肪(甘油三酯)信息用于诊断和 PET 图像衰减校正。因此,用 MRI 信号信息对 PET 图像进行衰减校正具有很多的优

势。采用 MR 图像信息对 PET 图像进行衰减校正首先需要对 MRI 不同组织细胞的信号信息进行精确的分割(segmentation),以达到对组织进行分类(classification)的目的,然后对不同种类的组织采用不同的衰减系数进行衰减校正。

目前,采用 MR 图像信息对 PET 图像进行衰减校正的方法可大致分成三种类型:基于 MRI 信号的组织分类方法(segmentation-based method)、基于 MRI 信号组织分割结合图谱(集)的方法(atlas-based method)和 MRI 组织分割结合 TOF PET 图像技术的方法。

(1)基于 MRI 信号的组织分类方法:是基于原始的 MRI 信号信息对组织进行分类的方法。从 MRI 信号来看可以采用 T_1、T_2 和质子加权信号,也可以将 T_1 与 T_2 信号结合起来。组织 MRI 信息与 CT 信息具有本质的不同,用常规的 MRI 序列无法直接获得组织密度信息,对 MRI T_1 加权图像进行组织分类的精确度会影响 MRAC 的准确性。采用 T_2 超短回波时间(ultrashort echo time,UTE)获得 T_2 图像需要双回波或多回波,然后通过计算获得骨骼结构。这样明显提高了头颅 PET 图像衰减校正的准确性。采用 UTE 结合 Dixon 水、脂同反相位(phase in/phase out)信号对组织进行分类,将组织分类从原来的 3 种类型提高到 4 种类型。结果表明 UTE 结合 Dixon 的分类方法明显优于单独的 T_1 加权信号方法。但是采用 UTE 获得骨骼结构,Dixon 序列获得水、脂肪的信号,造成扫描时间延长,增加了临床操作的复杂性。

基础和临床研究结果表明无论是双回波还是多回波的 UTE 都并不能精准地获得骨骼皮质结构,原因在于临床常用脉冲序列 TE 时间一般在 2~200ms 之间,而人体组织中的骨皮质、肌腱、韧带等 T_2^*/T_2 的时间均比常规序列的 TE 短,表现为在射频激励后,其横向磁化矢量迅速衰减至零,常规序列在信号采集时已读取不到任何信息,从而在图像上表现为低信号。在骨骼组织中衰减表现最明显的就是骨皮质结构,所以针对骨骼的衰减矫正,开发了新的 MR 技术,即零回波时间(zero time of echo,ZTE)技术。ZTE 和常规序列不同,ZTE 采集过程中,先进行梯度磁场的爬升,而后才施加射频,射频结束后立刻进行信号读取,去除了射频之后的梯度切换,从而获得接近零回波时间的质子加权图像信息,ZTE 序列中回波时间一般小于 10μs,而 UTE 序列能够获得的最小回波时间也在 75μs。这

就是 UTE 不能获得而 ZTE 可以获得骨皮质结构的原因。依据 MRI 信号信息对人体组织进行分类后，将分类的组织按照 511keV 能量 γ 射线的衰减系数进行校正。由于头颅骨骼结构的特殊性，头颈部一体化 PET/MR 图像 MRAC 采用 ZTE 技术进行衰减校正方法已经被广泛应用（表 5-1）。

表 5-1　UTE 与 ZTE 技术进行衰减校正方法比较

	UTE	ZTE
采集模式	2D	3D
回波	双回波/多回波	单回波
回波时间	75μs/1.8ms	0~100ps
图像	骨小梁	骨皮质
扫描时间	35~6.0min	<1.0min

（2）组织分割结合图谱的方法：图谱方法是将从一定临床受检者中获得 MR 图像进行统计，获得平均分布的图像信息。以平均分布的图像作为图谱模板，与具体患者的 MR 图像进行配准，进行组织分割。通过该方法获得人体轮廓、胸腹部解剖结构，达到提高组织分割精度的目的。将 MRI 信息结合解剖结构图谱能够明显提高对组织分割的精度，实际应用中常常将图谱方法与模拟识别技术相结合以提高对组织分类的精确度。

（3）MRI 组织分割结合 TOF PET 图像方法：如果将 PET 的时间飞跃技术（time of flight，TOF）图像与 MR 图像信息结合就能够获得预期精准度的衰减校正图像，降低胸部、腹部 PET 图像的伪影。TOF 技术将响应时间引入到数据重建中，即通过一条响应线上两个光子到达探测器的时间差，计算出响应线上正电子湮灭发生的具体位置，从而精确定位病灶的空间位置，而探测器的时间分辨力越高，定位的精度也就越高。PET 的 TOF 技术能够提高图像对比度、降低伪影（特别是体内异物造成的伪影），并提高图像分辨力。另外，TOF 图像能够提供准确的人体轮廓，以弥补 MR 图像的缺陷。最新研究结果表明 PET 的 TOF 技术还能够消除热器官征象和正电子穿透效应引起的伪影，这些明显提高了原始未进行 MRAC 前 PET 图像的真实性，从根本上提高了 MRAC 和 PET 图像的准确性。

3. 一体化 PET/MR 衰减校正技术原理和方法　一体化 PET/MR 衰减校正是指采用 MR 信息对 PET 成像过程 γ 射线的衰减进行校正。一般是采用 MR 扫描获得组织的水、脂肪、软组织、气体和骨骼的信息后，产生衰减系数图像（μ-map），然后对 PET 图像进行校正（图 5-31）。

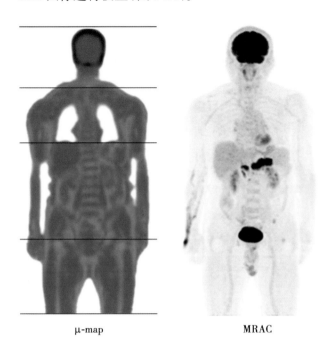

μ-map　　　　　MRAC

图 5-31　μ-map 图和 MRAC 图

一体化 PET/MR 与传统 PET/CT 在衰减校正上最大的区别在于，前者是采用 MRAC 技术，特别是采用 MRI（ZTE）能够获得骨骼解剖结构（骨皮质），明显提高了 MRAC 精准度。使用 PET 的 TOF 技术后明显提高扫描速度、降低了示踪剂的注射剂量。尤其是 PET 与 MR 实现真正同步扫描，同时获得高质量的 PET 和 MR 的图像。而且用 ZTE 序列进行 PET 衰减校正实现真正的 PET 精准定量化，并且确保 PET 和 MRI 达到真正同步扫描。

一体化 PET/MR 采用将 TOF 与 ZTE 结合的技术对 PET 图像进行 MRAC 后，推动 TOF-PET/MR 从半定量进入精准定量化、从简单定性诊断推向具有精准定量化诊断的新阶段，提高了病灶诊断的准确性。对于胸部、腹部运动脏器，PET/CT 图像常常存在 PET 与 CT 图像错误的问题，而 PET/MR 同步扫描就有望彻底克服 PET/CT 在运动脏器成像中存在的固有缺陷，扩大其临床应用，提高 SUV 值在运动脏器和骨骼系统病灶的准确性和精确性（图 5-32）。

PET 图像衰减校正技术从传统 PET 到 PET/CT，采用 CT 图像信息对 PET 图像进行校正（CTAC）明显提高了 PET 图像质量、缩短了 PET 成像时间，推动 PET 进入常规的临床应用。但是，PET/CT 中的 PET 和 CT 是序列化扫描，并且 CT 的软组织分辨力较低使其在神经系统临床应用受到限制。一体化

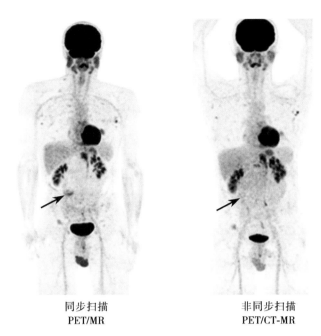

同步扫描
PET/MR

非同步扫描
PET/CT-MR

图 5-32　PET 与 MR 同步扫描消除运动伪影（左图），PET/CT 与 MR 不同步扫描产生运动伪影（右图）

PET/MR 不但提高了 PET 图像质量，确保 PET 和 MRI 实现同步扫描，更重要的是将 PET 的 TOF 技术与 MRI 的 ZTE 技术相结合实现 MRAC 的精准定量化，推动 PET/MR 从定性阶段进入精准定量化的阶段。

（夏春潮）

第六章　磁共振对比剂

第一节　对比剂增强机制

一、磁共振对比剂的历史及原理

MR 成像的软组织对比度良好，组织的质子密度及其纵向弛豫（T_1）和横向弛豫（T_2）时间决定成像组织的信号强度。但是病理组织与周围正常组织的弛豫时间往往有较大的重叠，从而造成两种组织之间没有显著信号差异，在观察图像时不利于发现病灶。

因此，在 MR 应用于临床后不久，MR 对比剂的研究也着手进行。MR 对比剂是间接对比剂，本身不会产生影像，而是通过改变组织内质子的弛豫时间来发挥作用，主要为缩短组织 T_1 和 T_2 弛豫时间，增强病理组织的信号强度，从而改善病变和正常组织之间的对比度。MR 对比剂对组织信号强度的影响取决于对比剂浓度、对比剂积聚处组织弛豫性、对比剂在组织内相对弛豫性及 MR 扫描序列参数等。随着 MRI 检查的完善和发展，MR 对比剂在发现平扫未显示的病变、鉴别肿瘤、明确病灶范围以及显示血管病变等方面发挥着不可或缺的作用。

目前临床最常用的 MR 对比剂是顺磁性的钆对比剂，因为钆有 7 对不成对电子，相比于其他元素具有最强的改变邻近质子弛豫时间的能力。其中钆喷酸葡胺（gadoppentetate dieglumine，Gd-DTPA）是目前国内应用最广泛的 MR 对比剂。它于 1982 年在德国制备成功，在 1988 年在全球上市，成为历史上第一个磁共振对比剂。

总之，MR 对比剂不仅可以提高病灶的检出率，动态增强模式还可用于器官的功能、代谢和组织血流的动态观察和分析。MR 对比剂不良反应的发生率远远低于 CT 碘对比剂，部分原因是 MR 对比剂的使用浓度和剂量明显低于 CT 碘对比剂。另外，MR 对比剂亲水性较强，所以与剂量依赖的毒性反应较少（专为亲脂性设计的对比剂除外）。因此，未来 MR 对比剂的研究开发不是主要集中在安全性的提高方面，而是对其功能方面做出更多的探索。

二、磁共振对比剂分类

MR 对比剂种类繁多，在既往研究报道中，已做过动物实验研究的对比剂化合物已达数百种，可以从不同角度进行分类。我们根据对比剂的磁敏感性，对信号强度的影响，对弛豫的影响，以及在体内生物分布等特点对其分类。

（一）根据对比剂磁敏感性的不同分类

1. 顺磁性对比剂　由顺磁性金属元素组成，如 Gd、Mn；其化合物溶于水，呈顺磁性，常用其 T_1 效应作为 T_1 加权像中的阳性对比剂。其中，钆对比剂（GBCA）是临床上使用最广泛的对比剂。钆对比剂以 Gd 作为中心离子，根据 Gd 离子状态的不同（电荷的不同）分为离子型和非离子型对比剂，而根据其化学结构，可分为线性螯合物和大环状螯合物两类。不同类型钆对比剂综合稳定性由高至低排序如下：大环状对比剂>离子线性对比剂>非离子线性对比剂。（表 6-1）

基于使用钆对比剂后发现脑内钆沉积，以及线性钆对比剂存在更高的钆游离倾向等证据，欧洲药品管理局（EMA）于 2017 年 7 月正式禁止了部分线性钆对比剂的使用，即在欧盟范围内，撤销静脉用线性对比剂钆双胺、钆弗塞胺，以及钆喷酸葡胺静脉剂型的上市许可。由于钆塞酸二钠、钆贝葡胺部分经肝代谢，这两种静脉用线性钆对比剂可继续用于肝脏 MR 扫描。此外，由于用药剂量很小，钆喷酸葡胺的关节内剂型可继续使用。经审核后的所有大环状钆对比剂（钆布醇、钆特酸葡胺、钆特醇）均可继续使用。

而美国食品药品监督管理局（FDA）2017 年 5 月发表说明，确认目前 MRI 钆增强导致的脑部钆沉

表6-1 钆对比剂在健康志愿者体内分布的药代动力学特征

对比剂	化学结构（电荷*）	使用部位	批准剂量/（mmol·kg⁻¹）	浓度/（mol·L⁻¹）	蛋白结合率	血清消除半衰期[b]	消除途径	弛豫率/（mmol⁻¹·s⁻¹）	
								1.5T	3.0T
钆双胺	线性螯合物（非离子型）	中枢神经系统，全身	0.1~0.3	0.5	无	70min	肾	4.3	4.0
钆弗塞胺	线性螯合物（非离子型）	中枢神经系统，全身	0.1	0.5	无	103min	肾	4.7	4.5
钆喷酸葡胺	线性螯合物（离子型）	中枢神经系统，全身	0.1~0.3	0.5	无	90min	肾	4.1	3.7
钆贝葡胺	线性螯合物（离子型）	中枢神经系统，全身	0.05~0.1	0.5	<5%	70~102min	肾≥96%，胆汁≤4%	6.3	5.5
钆磷维塞三钠	线性螯合物（离子型）	中枢神经系统，全身	0.03	0.25	>85%	18.5h	肾≥91%，胆汁≤9%	19.0	10.0
钆特酸葡胺	大环状螯合物	中枢神经系统，全身	0.1~0.3	0.5	无	96min	肾	3.6	3.5
钆特醇	大环状螯合物	中枢神经系统，全身	0.1~0.3	0.5	无	96min	肾	4.1	3.7
钆布醇	大环状螯合物	中枢神经系统，全身	0.1~0.3	1.0	无	78~126min	肾	5.2	5.0
钆塞酸二钠	器官特异性线性螯合物（离子型）	肝脏	0.025	0.25	<10%	60min	肾50%，胆汁50%	6.9	6.2

注：* 仅对于线性螯合物的重要特征；b: 在健康志愿者体内。

积没有危害，所以未批准对钆对比剂的使用限制。

类似地，我国的影像学专家已经关注到了 MR 对比剂的安全性隐患，考虑到了患者的用药安全，所以选择钆对比剂时，应考虑包括药代动力学、弛豫率、检查效能、潜在的不良反应、患者的年龄、需要重复检查的概率和检查的成本等多种因素。区分高危患者，延长重复使用钆对比剂的间隔时间，有助于增加对比剂应用的安全性。此外，目前没有证据显示脑内钆沉积有害，脑内钆沉积并无已知的风险。鉴于线性对比剂风险的高度不确定性以及已经证实的益处，线性对比剂在现有情况下仍可以使用。

2. 超顺磁性对比剂 指由磁化强度介于顺磁性和铁磁性之间的各种磁性微粒或晶体组成的对比剂，如超顺磁性氧化铁（superparamagnetic iron oxide，SPIO）。目前 SPIO 广泛用于基础研究中，比如分子影像探针。

3. 铁磁性对比剂 它是由铁磁性物质组成的一组紧密排列的原子或晶体，如枸橼酸铁铵（ferric ammonium citrate，FAC）。

（二）根据对信号强度影响的不同分类

1. 阳性对比剂 常用的有 Gd-DTPA、Mn-DPDP 等。其作用主要使 T_1 缩短，在 T_1 加权像上呈高信号。

2. 阴性对比剂 常用的有 SPIO，其作用主要使 T_2 缩短，在 T_2 加权像上呈低信号。

（三）根据对弛豫影响的不同分类

1. 纵向弛豫（T_1）增强对比剂 T_1 对比剂是通过水分子中的氢核和顺磁性金属离子直接作用来缩短 T_1，从而增强信号，图像较亮。

2. 横向弛豫（T_2）增强对比剂 T_2 对比剂是通过对外部局部磁性环境的不均匀性进行干扰，使邻近氢质子在弛豫中很快产生复相（diphase）来缩短 T_2，从而减弱信号，图像较暗。

然而这种分类并不绝对，因为有些 MR 对比剂既可影响 T_1 弛豫性，又可影响 T_2 弛豫性。

（四）根据体内生物分布特点分类

1. 非特异性对比剂 又称细胞外间隙对比剂，或肾性对比剂。临床常用的是以 Gd-DTPA 为代表的钆螯合物。

2. 特异性对比剂 又称非肾性对比剂，包括肝胆细胞特异性对比剂、网状内皮细胞特异性对比剂、血池对比剂、单克隆抗体特异性对比剂和胃肠道对比剂等。

（1）肝胆细胞特异性对比剂：是以肝细胞为靶细胞，经肝细胞摄取，并在肝细胞滞留相当一段时间，再通过胆汁排泄至消化道，故又称为肝胆性 MR 对比剂。

肝胆特异性对比剂目前有两大类，第一类为顺磁性金属螯合物的结构上加上脂溶性基（芳香环），使对比剂同时具有脂溶性和水溶性两种性质，脂溶性质使其经肝、胆排泄，包括钆塞酸二钠（gadoxetic acid disodium, Gd-EOB-DTPA）、钆贝葡胺（gadobenate dimeglumine, Gd-BOPTA）和锰福地吡三钠（mangafodipir trisodium, Mn-DPDP）。钆塞酸二钠和钆贝葡胺的肝细胞摄取率分别为 50% 和 5%，肝胆特异期因肿瘤不摄取对比剂呈现低信号，显影时间分别为 20~40min 和 40~120min。钆塞酸二钠应用比较广泛，其诊断小肝癌（≤2.0cm）的灵敏度和特异度分别为 90.0%~96.0% 和 87.0%~96.6%，并可发现直径≤1.0cm 肝癌，灵敏度 69.0%~83.0%，特异度 46.0%~93.0%，结合 DWI 可鉴别肝硬化结节、低度异型增生结节（LGDN）、高度异型增生结节（HGDN）和早期肝细胞癌。第二类肝胆对比剂为受体型对比剂，指通过肝细胞膜受体发生摄粒作用而进入肝细胞的一类对比剂。

（2）网状内皮细胞特异性对比剂：包括脂质体颗粒和氧化铁颗粒两大类。脂质体颗粒对比剂相关的文献报道少，经验不多，均处于不同阶段试验研究中。氧化铁颗粒对比剂是以氧化铁晶体微粒为核心被外包层包裹而成，根据颗粒大小可分为超顺磁性氧化铁颗粒（SPIO）和超小型超顺磁性氧化铁（USPIO）两大类。

（3）血池对比剂：指一些大分子结构，分子量 >20 000Da 的对比剂。这一类对比剂的血浆半衰期较长，通过毛细血管向血管外渗出非常缓慢，能较长时间保留在血管内。血池对比剂主要用于血管成像和检测器官组织的血流灌注情况。

（4）单克隆抗体特异性对比剂：利用抗肿瘤单克隆抗体为载体，将 MRI 对比剂标记到抗体上，通过抗体与肿瘤抗原的特异性结合，将对比剂运送到肿瘤部位，达到选择性改变肿瘤部位组织磁共振信号，从而起到肿瘤靶向诊断的目的。

（5）胃肠道对比剂：可以改善胃肠道的显示，使其与腹部实质脏器、后腹膜结构等形成鲜明对比，主要包括阳性对比剂（如 Gd-DTPA、枸橼酸铁铵、植物油、脂类等）和阴性对比剂（如 SPIO、硫酸

钡混悬液等）两大类。

（康　庄）

第二节　临床应用

尽管 MR 具有多参数、多序列、多方位和三维成像以及较高的软组织分辨力，但在临床的实际应用中存在某些病变与正常组织的弛豫时间无明显差异；或者虽有明显的信号异常，但仍难以诊断和鉴别；或者病灶较小，仅平扫不易显示及鉴别。在这些情况下，我们需要依靠磁共振对比剂增强扫描，以发现病变并显示其特性。同时，磁共振对比增强也为那些 CT 检查异常，但因碘对比剂过敏不能做进一步 CT 增强检查的患者提供新的选择。随着磁共振对比剂在临床上的广泛应用，对比剂的使用已不仅仅局限于增加病变与正常组织间的信号对比度而进行定性诊断，越来越多新的成像技术如三维动态血管成像技术、灌注成像以及其他定量诊断技术等已逐渐进入临床应用。

一、磁共振对比增强

目前临床上 MRI 对比剂在各部位对比增强的应用非常广泛。

（一）头颈部

在颅脑疾病的临床诊断中，MRI 对比增强检查已广泛应用。钆剂经静脉注射，一般以 0.1mmol/kg 的标准剂量实施对比增强，多发性硬化和转移瘤可用至 0.2~0.3mmol/kg，以发现更多病变。

钆剂在颅脑的增强机制和血-脑屏障的完整性有关。正常情况下，血-脑屏障可阻止钆螯合物进入颅内的组织间隙，使其被限制在血管内。当出现缺血、炎症、创伤、肿块等病理结构改变时，血-脑屏障被破坏，出现异常的对比增强。对比剂通过血-脑屏障进入组织间隙，在其中聚集引起强化反应，使颅脑病变得以更清晰显示。病变的强化显示在注射钆对比剂后持续较长时间，除垂体以外一般的颅脑疾病在不同的时间点观察并没有太大的意义。

MRI 对比增强能更有效地检出颅内病变，如肿瘤、炎症、梗死等，同时显示病变的内部结构，对于颅内病变的定位、定性、分期及预后评估等具有重要的作用：①提高病灶的检出率，发现平扫未发现的病灶，尤其是脑外等信号的病变以及小于 5mm 的病灶；②区分强化后病灶与周围水肿，确定病灶边缘；③区分肿瘤性病变与非肿瘤性病变，活动程

度与血-脑屏障被破坏程度有关，确定脑内肿瘤或脑外肿瘤，缩小鉴别诊断范围；④进一步显示肿瘤内部结构，为治疗方案的确定和肿瘤术后的疗效评价提供依据。

脑梗死发生后，T_2WI 一般在 8h 后显示梗死区域，DWI 在梗死 6h 之内可发现高信号。应用磁共振灌注成像可检出平扫难以发现的早期梗死征象，甚至在皮质梗死发生几分钟内检出异常。并且能准确显示出梗死的范围，以此来推算出脑梗死病变的进程。

脑膜瘤的 T_1、T_2 弛豫时间非常接近正常的脑灰质，MRI 平扫难以定性诊断，必须要借助于 MRI 对比剂，使血供丰富的脑膜瘤明显强化（图 6-1）。

MRI 动态对比增强扫描对于避免垂体微腺瘤漏诊非常重要，增强早期正常垂体强化呈高信号，微腺瘤呈低信号。随后肿瘤组织增强，显示出增强的肿瘤轮廓、边界。

眼眶部位的磁共振对比增强检查常结合化学位移脂肪抑制技术，使视神经炎的视神经强化呈高信号，T_2 加权成像（T_2WI）的脂肪抑制技术能鉴别神经胶质增生和水肿。眼球内肿块（黑色素瘤、转移瘤、

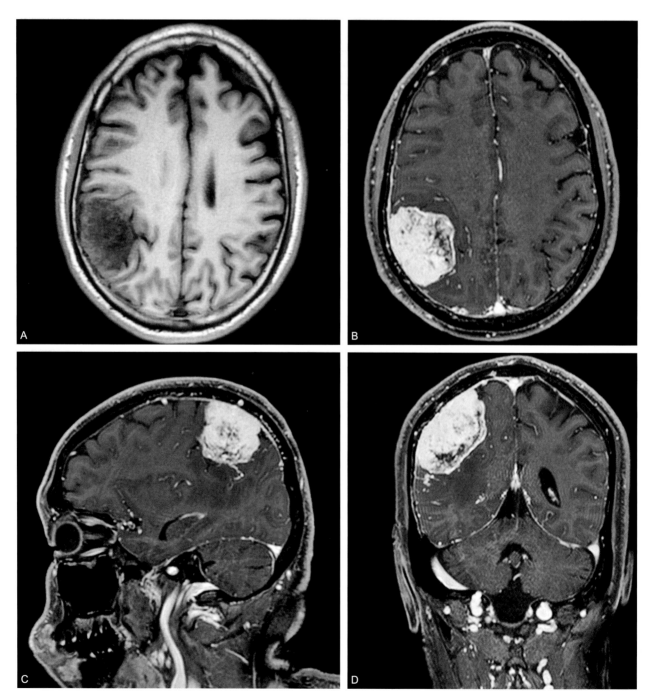

图 6-1 脑膜瘤增强扫描
A. 平扫横断面 T_1WI；B. 增强后横断面 T_1WI；C. 增强后矢状面 T_1WI；D. 增强后冠状面 T_1WI。

血管瘤）在 MRI 动态对比增强中均强化显著，而脉络膜增厚、渗出及视网膜的渗出均无强化表现。

鼻咽部的磁共振对比增强检查对于鼻咽癌的诊断，确定肿瘤的大小、范围及浸润程度，明确是否有颅底转移非常有帮助，同时利于随访，评估鼻咽癌的疗效。

（二）胸部

磁共振成像可用于诊断胸腔和纵隔病变，但通常不需要应用对比剂增强检查。MRI 对比增强检查用于纵隔主要为了区分血管性病变和非血管性病变，对评价纵隔淋巴瘤的活动性残余病变和支气管肺癌的分期也有一定价值。

在心脏方面，磁共振对比增强扫描常用于评价心脏肿瘤的侵犯范围，而心脏灌注成像，可诊断心肌缺血或梗死，评价心肌活性。

乳腺动态对比增强 MRI（dynamic contrast enhanced MR imaging，DCE-MRI）是乳腺 MRI 检查中最常用的方法之一，它采集的是 T_1 信号，不仅能够提供肿瘤的形态学特征，通过分析还能揭示病灶的血流动力学特点，反映肿瘤的微循环，从而来评

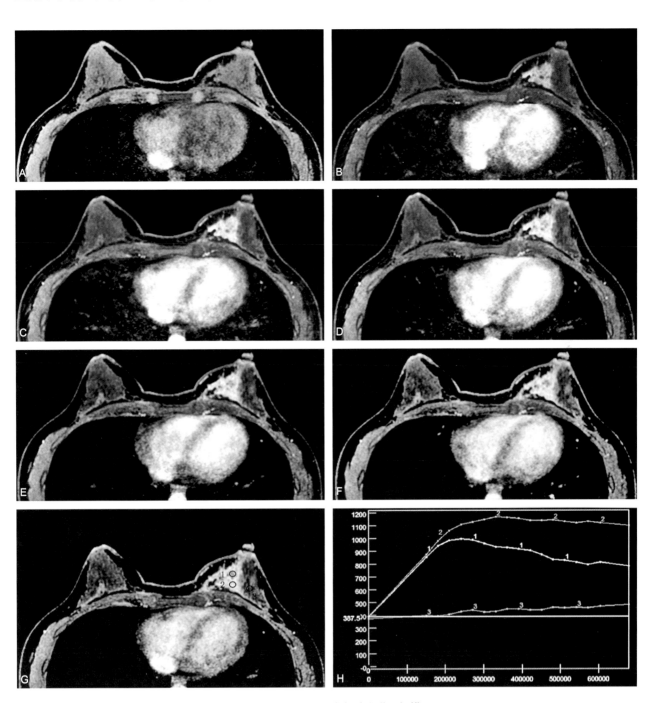

图 6-2　乳腺 MRI 动态对比增强扫描
A. 动态对比增强对比剂注射前期期相；B~F. 动态对比增强对比剂注射后各期期相；G. 在动态对比增强最后一期画三个 ROI；H. 所画 ROI 对应的动态曲线。

估乳腺肿瘤的良恶性（图6-2），提高乳腺癌的诊断准确率，减少误诊率，从而可避免部分乳腺良性肿瘤的切除术与穿刺术，在乳腺癌分期、治疗方案的制订和治疗后随访中发挥着重要作用。

（三）腹部

随着快速扫描序列（如 GRE 序列）和脂肪抑制技术等磁共振成像技术的应用，磁共振成像在腹部的应用越来越广泛。在多数情况下，MRI 对比增强检查对可疑肿瘤病变的发现、定位和定性诊断起着关键的作用，尤其是对碘剂过敏不能行 CT 增强扫描者。

1. 腹部实质性脏器　与磁共振平扫相比，增强扫描能显示肝脏的更多病变特征，利于定性诊断肝脏病变。细胞外对比剂 Gd-DTPA 增强扫描时，需要快速动态 T_1WI 扫描，以获得不同期相的肝脏增强图像，使正常组织与病变之间形成良好的组织对比。在三期或多期动态对比增强 T_1WI 扫描图像中，血管瘤表现为持续强化，转移瘤常显示冲刷样边缘强化，诊断准确率高。当然也有一部分肿块因强化特征不典型，给定性诊断带来很大的困扰。

肝脏特异性对比剂可提高 MRI 诊断的特异性和敏感性，对于肝局灶性病变的显示优于平扫 MRI。例如，钆塞酸二钠和钆贝葡胺注射后增强扫描有助于鉴别肝细胞性和非肝细胞性肿瘤；超顺磁性氧化铁颗粒可精确显示局灶性结节增生的特性。

胰腺磁共振成像对炎性疾病和肿瘤的显示已可与 CT 媲美，且对胰腺癌分期和胰岛细胞瘤的显示明显优于增强 CT 检查。但对一些小病变的鉴别与定性仍存在困难。

脾脏肿瘤，特别是淋巴瘤，在 MRI 平扫检查中与正常脾脏的信号强度极其类似，此时必须通过增强 MRI 检查来提高淋巴瘤诊断的准确性。常用的对比剂一般是 Gd-DTPA。

磁共振增强扫描可用于肾内、外肿瘤的诊断与鉴别诊断，可比较清楚地显示肾细胞癌的轮廓，有助于外科手术前肾肿瘤的准确分期。

对肾上腺病变进行磁共振增强扫描，应用屏气快速成像序列薄层成像，可对大部分肾上腺肿瘤、恶性肿瘤及嗜铬细胞瘤作出鉴别。甚至可以了解肿瘤的血供和灌注情况，分辨肿瘤组织的来源。

2. 胃肠道　由于呼吸运动、胃肠道蠕动以及磁敏感伪影的干扰，使胃肠道 MRI 的应用大大受到限制。近年来，随着磁共振快速成像及线圈技术的发展，时间和空间分辨力的提高，胃肠道磁共振图像

质量明显改善，使胃肠道 MRI 检查逐渐普及。遗憾的是，尽管各种阳性、阴性对比剂种类繁多，但目前临床应用中，还没有一种胃肠道对比剂能完全满足胃肠道所有部位的磁共振检查需求，必须按照临床检查的要求选择合理的对比剂，才能获得满意的胃肠道对比图像。例如，上消化道检查可选用水或水制剂；对小肠检查可选用顺磁性或逆磁性对比剂；直肠和乙状结肠检查则用钡剂灌肠为佳。另外，可通过静脉注射胰高血糖素或消旋山莨菪碱，降低肠张力、抑制蠕动及延长充盈时间，减轻胃肠道蠕动引起的运动伪影。

（四）盆腔

盆腔内脏器受呼吸运动的影响最小，是磁共振检查的优势部位。由于多方位、多序列、多参数的成像优势，磁共振扫描被广泛应用于盆腔多种病变的诊断，甚至钆剂增强 MRI 检查在术前评价肿瘤和术后肿瘤复发鉴别方面远胜于 CT 增强检查。应用 T_1WI 增强 MRI 扫描有助于：①显示肿瘤分期和病变范围，三期多平面 T_1WI 动态增强对于评价肿瘤血供和边缘比普通增强更有价值；②鉴别子宫及卵巢的囊性或实性病变；③显示肿瘤的内部信息及外部结构。但不能鉴别在子宫或前列腺同时发生且形态相似病变的良恶性。在盆腔扫描中，所有增强序列均采用脂肪抑制技术，以消除脂肪信号对图像的影响。

（五）脊柱

对于椎体肿瘤和椎管内的脊髓肿瘤，应用钆剂增强扫描有助于一些平扫时呈等信号、无明显占位效应的髓外小肿瘤的显示；能够明确生长在脊髓内伴有脊髓继发性空洞的肿瘤的实际范围，有效减少手术时不必要的探查和损伤；能够确定骨髓炎的范围和诊断感染性的椎间盘炎症；能够提高脊椎动静脉畸形的检出率；对于脊髓内病变，通过对比剂增强扫描能够定位病变的位置是在髓内、髓外、硬膜内或硬膜外，区分病变与周围水肿、显示髓内囊性病变的特征及结构。

（六）肌肉骨骼系统

钆剂 MRI 增强扫描肌肉骨骼系统时敏感性与核素扫描相近，高于 CT 扫描。可以区分骨肿瘤、无菌坏死以及副交感神经营养不良性骨改变，并可大致区分骨肿瘤的组织学类型，为术前定位和定性提供依据。在区分治疗后（放疗或化疗）改变与肿瘤复发同其他部位类似，肿瘤复发多有异常强化，治疗后纤维化（除形成早期）通常无异常强化。

二、磁共振对比增强血管成像

磁共振血管成像（MRA）用于评价血管疾病已在临床上广泛应用。磁共振对比增强血管造影（CE-MRA）是利用顺磁性对比剂使血液的 T_1 值明显缩短，短于人体内的其他组织，同时由于血液 T_1 值明显缩短的持续时间短暂，因此采用 T_1 权重很重的超快速 T_1WI 序列采集显示图像，可获得最佳的图像对比度。

（一）CE-MRA 临床应用

目前 CE-MRA 临床应用主要在以下几个方面（图 6-3）。

1. 脑部及颈部血管 CE-MRA 作为常规 MRA 的补充检查，主要用于鉴别脑部和颈部动脉的狭窄或闭塞、动脉瘤、血管畸形等病变。

2. 基于高分辨力磁共振成像（high-resolution magnetic resonance imaging，HRMRI）技术的颅内血管壁成像（vessel wall MR imaging，VW-MRI）可以较好地显示血管壁细节，提供更多有用的病理生理信息，判断导致血管腔异常的病因，并评估预后。可用于因血管重构现象而导致的管壁病变但不伴管腔狭窄的情况或血管炎性病变的诊断。增强 2D 或 3D T_1 序列可以显示血管壁强化情况。

3. 肺动脉 CE-MRA 主要用于诊断肺动脉栓塞和肺动静脉瘘等，CE-MRA 能够很好地显示亚段以上血管的栓塞以及供血动脉和引流静脉。

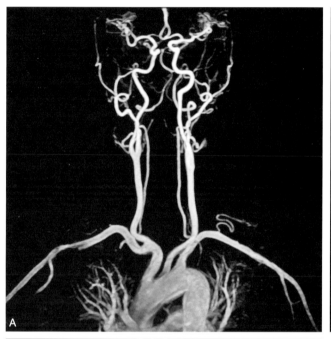
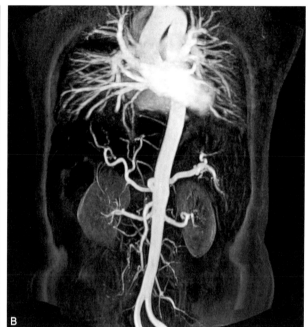
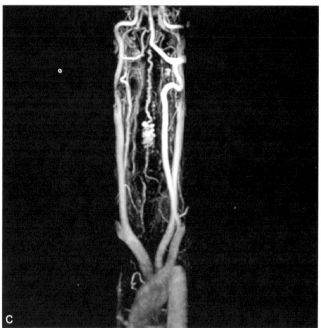

图 6-3　CE-MRA 临床应用
A. 颈部血管 CE-MRA；B. 腹部血管 CE-MRA；C. 脊髓畸形血管 CE-MRA。

4. 主动脉 CE-MRA 主要用于诊断主动脉瘤、主动脉夹层、主动脉畸形等病变。

5. 肾动脉 CE-MRA 主要用于诊断肾动脉狭窄、动脉瘤等病变。

6. 肠系膜血管和门静脉 CE-MRA 主要用于诊断肠系膜血管狭窄或血栓、门静脉高压及侧支循环等病变。

7. 四肢血管 CE-MRA 主要用于诊断肢体血管狭窄、血管畸形、动脉瘤等疾病。

通过静脉团注钆剂后，对比增强 MRA 检查能有效提高颈内动脉、主动脉、肾动脉和下肢动脉 MRA 的图像质量及诊断的准确性，减少漏诊和误诊。获得高质量检查图像的关键是在钆剂首过受检动脉时选择快速成像序列获取图像，否则血管内的钆剂将进入细胞外间隙，或使静脉血管强化，图像质量降低，影响诊断。

（二）在 CE-MRA 中对比剂的使用

一般 CE-MRA 检查多采用肘前区浅静脉或手背部浅静脉进行团注，其中对于下肢静脉、髂静脉或下腔静脉检查时最好采用足背部浅静脉团注。如肾动脉这种单个部位的动脉增强成像，采用单倍剂量（0.1mmol/kg）或 1.5 倍剂量，注射流速为 1.5~3.0ml/s。如一次完成腹主动脉、髂动脉和下肢动脉检查这种多部位的动脉增强成像，由于时间较长，则一般需要 2~3 倍剂量，注射速率为 1.5~2.0ml/s。而行肾静脉、颈静脉、门静脉等血管检查时，需要 2~3 倍剂量，注射速率需提高到 3.0~5.0ml/s。钆布醇因其弛豫率高、浓度高（1.0mol/L），在 CE-MRA 的应用明显优于常规浓度（0.5mol/L）钆类对比剂。注射等摩尔量的钆布醇（常规浓度钆类对比剂的一半剂量）有利于减少对比剂在血管内的扩散，获得更为紧凑的团注效果，进而使血管显影更加清晰，同时可以增加动脉相和静脉相的时间差，减少静脉污染，有利于观察动脉的

情况，从而提供更理想的血管与周围组织的对比，提高血管尤其小血管的显示能力。

（三）特异性对比剂在心血管疾病的研究动态

目前分子影像学在心血管疾病方面的研究是研究热点，即通过一些特异性磁性物质，使某些病变细胞成像。例如，经静脉注射 USPIO 24~48h 后，采用磁敏感 T_2^* 梯度回波序列进行 MR 成像，可见存在局灶性铁微粒沉积斑块明显的信号降低，以此来评价斑块稳定性及动脉粥样硬化炎症过程；应用靶向 $\alpha_v\beta_3$ 整合素的顺磁性微粒作为 MR 的成像靶，使动脉粥样硬化中的新生血管出现对比增强，以此评价血管生成的分布与程度；应用靶向纤维蛋白的特异性顺磁性对比剂可对血栓进行 MR 成像。

三、磁共振对比增强在特殊人群中的应用

（一）肾功能不全患者

根据 2012 年改善全球肾脏病预后组织（Kidney Disease Improving Global Outcomes，KDIGO）指南建议，慢性肾脏病（chronic kidney disease，CKD）的判断标准为：肾小球滤过率<6 015ml/(min·1.73m²)或出现肾损害的标志物，以及既往病程>3 个月。根据 2007 年急性肾损伤网络专家组（Acute Kidney Injury Network，AKIN）建议，急性肾损伤（acute kidney injury，AKI）的判断标准如下。如果在肾毒性事件后 48h 内发生下列情况之一，则进行 AKI 的诊断：①血清肌酐升高≥0.3mg/dl（>26.4μmol/L）；②血清肌酐的百分比增加超过 50%（高于基线的 1.5 倍）；③尿量降至 0.5ml·kg⁻¹·h⁻¹，至少 6h。估算的肾小球滤过率≤3 015ml/(min·1.73m²)的肾功能不全患者，需谨慎使用钆对比剂，如必须使用，需采取必要的预防措施。对于常规执行隔天透析的患者，使用钆对比剂后推荐连续 2d 透析。不同肾功能的患者，钆对比剂的使用推荐见表 6-2。

表 6-2　钆对比剂的推荐意见

不同肾功能程度	推荐意见
6 015ml/(min·1.73m²)≤GFR<9 015ml/(min·1.73m²)	无须选择特定对比剂
3 015ml/(min·1.73m²)≤GFR<6 015ml/(min·1.73m²)	建议选择大环状对比剂或离子型线性对比剂
1 515ml/(min·1.73m²)≤GFR<3 015ml/(min·1.73m²)	建议禁用非离子型线性对比剂，慎重选择离子型线性对比剂，建议选择大环状对比剂
GFR<1 515ml/(min·1.73m²)	建议选择大环状对比剂
急性肾损伤	建议选择大环状对比剂
透析	建议选择大环状对比剂

注：GFR. 肾小球滤过率。

（二）妊娠患者

目前尚不清楚钆对比剂对胎儿的影响，因此，妊娠患者和备孕患者应当谨慎使用钆对比剂。只有当增强 MR 成像检查对妊娠患者或胎儿明显利大于弊时，才考虑使用。对于必须使用增强 MR 成像检查的妊娠患者，应选择大环状对比剂（包括钆布醇、钆特酸葡胺、钆特醇），并根据说明书使用足以获取诊断结果的最低剂量。对妊娠过程中的母亲给予钆对比剂后，没有必要进行任何新生儿检验。

（三）哺乳患者

哺乳患者使用钆对比剂后，仅有非常少量的钆对比剂会通过乳汁排泄并被婴儿摄取。如果担心微量钆对比剂对婴儿的影响，可以舍去注射钆对比剂后 12~24h 内的乳汁。24h 后可以正常进行母乳喂养。然而，具有肾损伤的妊娠或哺乳患者不得给予钆对比剂。

（四）儿童患者

对新生儿、婴幼儿和儿童使用对比剂时，安全性方面的考虑和成人相似，但并不完全相同。首先，必须根据患儿的年龄和体重调整对比剂用量。在使用血清肌酐等指标时，必须应用和具体年龄相对应的正常值。推荐使用校正的 Schwartz 公式计算 eGFR。

$$eGFR[ml/(min·1.73m^2)]=36.5×身高/sCr(sCr$$
单位为 μmol/L；身高单位为 cm)

儿童处在不断发育状态，机体生理功能并不完善，在接受 MR 检查时具有特殊性，建议使用大环状钆对比剂。因为并非所有对比剂都被批准用于儿童，因此在使用前应详细阅读相关对比剂的产品特性摘要。目前在我国获批的全身全年龄段适应证的钆对比剂包括钆喷酸葡胺以及钆布醇。如果无法获得被批准用于儿童的适当对比剂，则在进行适应证外使用前，获得患儿家长的知情同意。但是若患儿具有某种对比剂的绝对禁忌证，那么即使获得知情同意，也不能使用。对确定有肾功能异常、正在使用具有肾毒性的药物、脱水、全身性复杂性疾病、接受碘对比剂 24h 以内的儿童，应慎重使用钆对比剂；对患有严重肾功能不全的儿童，应禁用钆对比剂。

（陈群林）

第三节　对比剂不良反应

一、对比剂不良反应机制

目前临床最常用的钆类对比剂是化学毒性强

的重金属离子钆的螯合物。钆对比剂进入人体后主要通过肾小球滤过和肾脏排泄，也有部分钆剂从肾脏排泄的同时又从胆道排泄。国内外临床使用钆剂的数据表明，钆对比剂按标准剂量使用都是安全的。欧洲泌尿生殖放射学会（ESUR）指南 10.0 版指出，使用低剂量钆对比剂时其渗透压负荷非常低，钆对比剂急性不良反应风险与对比剂渗透压无关。同时，各种细胞外钆对比剂的急性不良反应发生率无差异。此外，以批准剂量使用钆对比剂时，对比剂后急性肾损伤（postcontrast acute kidney injury，PC-AKI）风险非常低。

钆对比剂化学合成时应尽量降低重金属离子钆的活性以达到毒性灭活状态，但是对比剂的化学合成形式仍然是产生不良反应化学作用的决定因素；钆剂对于人体各脏器仍是有不同作用的异物，加上对比剂的纯度不一，以上因素都会造成钆对比剂使用时出现各种过敏反应。综合上述，钆对比剂的不良反应产生机制主要有三种：物理作用、化学作用和过敏反应等。

二、对比剂不良反应分类

对比剂的不良反应主要表现为皮肤症状、消化道症状、中枢神经症状等；按其不良反应的发生时间及症状可分为如下四种类型。

（一）急性不良反应

对比剂注射后 1h 内出现的不良反应。根据不良反应的症状轻重，分类如下。

1. 轻度不良反应　一过性胸闷、鼻炎、咳嗽、恶心、全身发热、荨麻疹、瘙痒、血管神经性水肿、结膜炎、喷嚏等。

2. 中度不良反应　上述反应加重、面部/喉头水肿、低血压和支气管痉挛等。

3. 重度不良反应　喉头水肿、反射性心动过速、惊厥、震颤、抽搐、意识丧失、休克、呼吸停止、心搏骤停等，甚至死亡或其他不可预测的不良反应。

对比剂注射后 1h 内患者出现的症状并不一定都是对比剂不良反应。同时，患者的焦虑也可致注射对比剂后出现症状（Lalli 效应）。而既往研究发现，一种新的对比剂首次用于临床时，其不良反应有被过度报告的趋势（Weber 效应）。

（二）迟发性不良反应

对比剂注射后 1h~1 周内出现的不良反应。对比剂给药后可出现各种迟发性症状（例如恶心、呕吐、头痛、骨骼肌肉疼痛、发热），但许多症状与对比剂应用无关，临床需注意鉴别；与其他药疹类似的皮肤反应是真正的迟发性不良反应，它们通常为轻度至中度，并且为自限性。

（三）极迟发性不良反应

通常在对比剂注射 2~3 个月后出现的不良反应。肾功能不全的患者，尤其是 eGFR<15ml/（min·1.73m²）的患者，注射钆对比剂后可能会引起四肢皮肤的增厚和硬化，最后可造成关节固定和挛缩，甚至可能引起致死性肾源性系统性纤维化（nephrogenic systemic fibrosis，NSF）。NSF 的发病机制尚不清楚，可能是因为肾衰竭患者钆清除时间明显延长，引起 Gd^{3+} 解离，血液中游离的 Gd^{3+} 可溶性差，可与阴离子结合形成沉淀，堆积于肌肉、骨骼、肝脏、皮肤及其他器官，引起炎性细胞浸润，从而导致纤维化。

大部分 NSF 病例报告与钆双胺相关，钆喷酸葡胺和钆弗塞胺给药后亦出现过 NSF。风险随对比剂剂量的增加而增加，但单次给药后亦可能出现 NSF。

（四）注射部位对比剂外渗

个别患者可能引起皮下对比剂外渗积存，造成皮下组织肿胀、疼痛、麻木感，甚至溃烂、坏死等；极个别患者可能发生非感染性静脉炎。

三、对比剂不良反应的处理

MR 钆对比剂用量较少，其急性不良反应的风险比 CT 碘对比剂低，但仍可发生严重副反应，应引起高度重视。使用钆对比剂前，应向患者或其监护人告知钆对比剂使用的适应证、禁忌证、可能发生的不良反应和注意事项，建议签署《钆对比剂使用患者知情同意书》。对一般状况极差、支气管哮喘、重度肝肾功能障碍、透析的患者以及既往有中度或重度急性钆对比剂不良反应史的患者原则上禁用；对于家族有过敏体质、曾经出现其他药物过敏、有痉挛发作史的患者以及孕妇、老弱患者应慎用。

（一）急性不良反应

1. 预防对比剂急性不良反应措施

（1）高危患者慎用，必要时可采取措施以降低急性不良反应的风险：选用其他检查方法替代；考虑使用其他钆对比剂；注入对比剂前加用预防性用抗过敏药物。

（2）用保温箱加温对比剂到 37℃ 再进行静脉给药。

（3）给药过程中，患者出现中、重度急性不良反应时，应立即停止注射对比剂，中断扫描并及时进入检查室查看或救治患者。

（4）患者注射对比剂完成检查后，仍需留在观察室进行医疗观察 30min 才能离开检查科室。

（5）检查室必须具备急救车、输氧装置、吸痰器等齐全的复苏药品和设备。

（6）检查室建立抢救应急通道，建立对比剂重度不良反应抢救的应急快速增援机制，确保患者发生重度不良反应后，能呼叫急诊室或其他相关科室的临床医师及时赶到抢救现场进行急救。

2. 急性不良反应的处理措施

（1）轻度不良反应是一过性的，一般停止注药，建立静脉通道，监测生命体征，包括观察在内的支持性治疗。

（2）中度不良反应要求半坐位给氧，建立静脉补液。有荨麻疹时加入抗过敏给药如地塞米松；心动过缓、血压下降时加入阿托品；痉挛性咳嗽和呼吸困难时加注肾上腺素或氨茶碱等。

（3）重度不良反应是全身过敏样反应，休克时先进行心肺复苏术，再求助医院复苏急救小组；半坐位氧气面罩吸氧，注射肾上腺素，静脉补液加入地塞米松或多巴胺或氨茶碱等；必要时重复给药。

（二）迟发性不良反应

迟发性不良反应处理措施为对症治疗，与其他药物引起的皮肤反应的治疗相似。

（三）极迟发性不良反应

钆对比剂极迟发性不良反应特指肾源性系统性纤维化，发生在从用药当天起，至 2~3 个月后，有时可在用药数年后出现。

1. 给药前针对严重肾功能不全高危患者采取甄别预防措施。肾功能减低，尤其是肾小球滤过率 eGFR<15ml/（min·1.73m²）的透析患者，应禁用对比剂。

2. NSF 的发病率很低（肾病患者中<0.1%），单 NSF 尚无有效的治疗方法，预后较差。绝大多数 NSF 报道与钆双胺相关，严重肾功能不全患者注射钆双胺后 NSF 发生率为 3%~18%；钆弗塞胺和钆喷酸葡胺也有 NSF 的报道，严重肾功能不全患者使用钆喷酸葡胺后 NSF 发生率为 0.1%~1.0%；注射剂量越多，风险越大，但也有单次剂量注射发生 NSF 的报道。故对严重肾功能不全患者，需严格控制钆对比剂的类型及用量。目前无证据表明血液透析可以保护肾功能受损患者不出现肾源性系统性纤维化。

（四）钆对比剂外渗

钆对比剂外渗分为轻度与中重度两类。

1. 轻度外渗 注射部位的皮下组织多数损伤轻微，无须处理，嘱咐患者注意观察；如外渗加重，应及时就诊；对个别疼痛明显者，外渗局部给予普通冷湿敷。

2. 中重度外渗 注射部位外渗造成局部组织肿胀、皮肤溃疡、软组织坏死和间隔综合征。应进行积极的处理：早期使用 50% 硫酸镁保湿冷敷，1d 后改硫酸镁保湿热敷；同时嘱咐患者抬高患肢，促进患侧肢体血液回流以减轻肢体肿胀。对于钆对比剂外渗极其严重的患者，在局部外用敷药基础上再请临床医师联合用药。

（雷军强）

第七章 磁共振检查技术的临床应用

第一节 磁共振检查前注意事项

一、磁共振检查适应证

MRI适用于人体多种疾病的诊断,包括肿瘤性、感染性、寄生虫性、血管性、代谢性、中毒性、先天性、外伤性等疾病。利用特殊的成像技术和序列,能简便、无创地实施MR血管成像和MR水成像。

MRI检查适用于人体的任何部位,包括颅脑、耳、鼻、咽、喉、颈部、心脏、肺、纵隔、乳腺、肝、胆、胰、脾、胃肠道、肾及肾上腺、膀胱、前列腺、子宫及附件、四肢骨关节及软组织、脊柱、脊髓、外周血管及神经等。

MRI在中枢神经系统的应用最具优势。对于肿瘤、感染、血管性病变、脑梗死、脑白质病变、先天性颅脑发育异常、脑积水、脑萎缩、退行性病变、脑室系统及蛛网膜下腔病变、出血性病变等的检出均优于CT。MRI无骨伪影的干扰,对后颅凹及颅颈交界区病变的诊断具有独特的优势。目前,MRI在中枢神经系统的应用,已扩展到分子水平。

MRI在脊柱及脊髓的应用也具有很强的优势,如脊膜膨出和脊髓脊膜膨出、脊髓创伤、硬膜外脓肿和硬膜下脓肿、椎管内血管畸形、脊髓空洞症、脊髓萎缩、椎间盘突出、椎管狭窄等。

MRI具有软组织分辨力高的特点及血管流空效应,可清晰显示咽、喉、甲状腺、颈部淋巴结、血管及颈部肌肉,对颈部病变诊断具有重要价值。可对鼻咽、颌面部及颈部的良恶性肿瘤进行准确的诊断和鉴别诊断。

纵隔内血管流空效应及纵隔内脂肪高信号的特点,形成了纵隔MR图像的良好对比。MRI对纵隔及肺门肿大淋巴结,占位性病变的诊断具有很高的价值。但是,肺的MR成像质量相对较差,如对肺部钙化及小病灶的检出常不如CT,这与MR成

像原理有关:MRI信号强度与氢质子含量有关,肺为含气器官,与其他组织相比,相同体积的肺组织氢质子含量较少,信号弱,同时伴有呼吸运动伪影的影响。因此,肺的MRI成像质量相对CT欠佳。

心脏具有周期性搏动,为了减少其运动伪影影响,可运用心电门控技术进行MR成像。MRI可对心肌、心腔、心包病变、某些先天性心脏病作出准确诊断,并可对心肌功能作定量分析。MRI亦可直观地显示主动脉瘤、主动脉夹层等大血管病变。

MRI多参数成像及快速和超快速序列在肝脏病变的鉴别诊断中具有重要价值,对典型病例不需用对比剂即可通过T_1加权像和T_2加权像直接鉴别肝脏良、恶性病变。在肝脏病变的鉴别诊断方面,MRI可用于肝脏的原发性或转移性肿瘤以及肝海绵状血管瘤、肝寄生虫病、弥漫性肝病、肝先天性发育异常、肝脓肿、肝局限性结节增生和肝炎性假瘤等的诊断及鉴别诊断。磁共振胰胆管成像(magnetic resonance cholangiopancreatography, MRCP)应用MR水成像技术,不需用对比剂即可获得造影效果,对胆囊、胆道及胰腺疾病的诊断有很大的价值。如胆道梗阻,可以明确梗阻的部位与程度。

由于肾与其周围脂肪囊在MR图像上形成鲜明的对比,肾实质与肾盂内尿液形成良好的对比,MRI对肾脏疾病的诊断具有重要价值,可用于显示肾区肿块、肾脏感染性病变(肾结核、肾周脓肿等)、肾脏外伤、肾脏实质性病变、肾移植术前供体肾血管评估、肾移植及肾脏手术后随访、肾脏先天性畸形等。还可以直接进行磁共振尿路成像(magnetic resonance urography, MRU),对诊断输尿管狭窄、梗阻具有重要价值。另外,在肾上腺相关疾病诊断中也具有重要价值,MRI可用于诊断功能性肾上腺病变(原发性醛固酮增多症、嗜铬细胞瘤、皮质醇增多症等)及无功能性肾上腺病变(无功能性腺瘤、转移瘤、囊肿、肾上腺结核等)。

MRI 可显示出胰腺及胰腺导管,MRCP 对胰腺疾病亦有一定的帮助,在对胰腺病变的诊断中 CT 与 MRI 两者具有互补性。

MRI 多方位、大视野成像可清晰地显示盆腔的解剖结构,能很好显示女性子宫、男性前列腺的带状结构,对盆腔内血管及淋巴结的鉴别较容易,是盆腔肿瘤、炎症、子宫内膜异位症、转移癌等病变的最佳影像学检查手段。

MRI 可清晰显示软骨、关节囊、关节液及关节韧带,对关节软骨损伤、半月板损伤、关节积液等病变的诊断具有其他影像学检查无法比拟的价值。在关节软骨的变性与坏死诊断中,早于其他影像学方法。另外,MRI 还可用于骨关节及肌肉软组织肿瘤、肿瘤样病变与非肿瘤病变的诊断与鉴别诊断。

二、磁共振检查禁忌证

MRI 是利用磁场与特定原子核的磁共振作用所产生的信号来成像的,MRI 系统的强磁场和射频磁场有可能使心脏起搏器失灵,也容易使各种体内金属植入物移位,在射频脉冲的激励作用下,体内的金属还会因发热而对受检者造成伤害。因此,MRI 检查具有绝对禁忌证和相对禁忌证。

1. 绝对禁忌证　指受检者进入磁体孔后,会导致生命危险或伤害的情况。

(1)体内装有心脏起搏器者,除外起搏器为新型的 MRI 兼容性产品。

(2)体内植入电子耳蜗、磁性金属药物灌注泵、神经刺激器等电子装置者。

(3)妊娠三个月内的孕妇。

(4)眼眶内磁性金属异物者。

2. 相对禁忌证　指受检者进入磁体孔后,可能导致潜在伤害的情况。例如下列情况,应在做好风险评估、成像效果预估的前提下,权衡病情与检查的利弊关系后,慎重考虑检查。

(1)体内有弱磁性植入物者,如心脏金属瓣膜、血管金属支架、血管夹、螺旋圈、滤器、封堵物等,如病情需要,一般建议术后 6~8 周再检查,并且最好在 1.5T 以下场强设备进行。

(2)体内有骨关节固定钢钉、骨螺丝、固定义齿、避孕环等,一般不会造成严重的人身伤害,主要以产生的金属伪影是否影响检查目标的观察而考虑是否检查。

(3)体内有金属弹片、金属人工关节、假肢、假体、固定钢板等,应视金属植入物距扫描区域(磁场中心)的距离情况,以确保人身安全为首要考虑因素,慎重选择检查,而且建议在 1.5T 以下场强设备进行。

(4)危重患者或可短时去除生命监护设备(磁性金属类、电子类)的危重患者。

(5)癫痫患者(应在充分控制症状的前提下进行磁共振检查)。

(6)高热患者。

(7)妊娠三个月以上的孕妇。

(8)幽闭恐惧症患者,如必须进行 MRI 检查,应在给予适量镇静剂后进行。

(9)不合作患者,如小儿,应在给予适量镇静剂后进行。

3. 投射效应　是指铁磁性物体靠近磁体时,因受磁场吸引而获得很快的速度向磁体方向飞行。这类铁磁性物体进入磁体间内,可对受检者和工作人员造成灾难性甚至致命性伤害。因此,应禁止将磁性氧气活塞、推车、担架、剪刀、镊子等非 MRI 兼容性急救设备、监护仪器、呼吸器以及钥匙、硬币、发夹、手机、手表等金属物体带入扫描室内。

对 MRI 检查的安全性,操作者一定要重视。检查前必须详细询问,弄清楚是否存在禁忌证,严禁将磁性金属物品带入扫描室,以确保人身安全及图像质量。

三、磁共振检查前准备

MRI 检查前需做相应的准备工作。

1. 检查前,认真核对 MRI 检查申请单,确认是否为患者本人,了解病史,明确检查目的和要求。对检查目的、要求不清的申请单,应与临床申请医师核准确认。

2. 确认受检者没有禁忌证,并嘱受检者认真阅读检查注意事项,按要求准备。凡体内装有铁磁性金属植入物者,应严禁 MRI 检查。

3. 进入扫描室前,嘱受检者及陪同家属除去随身携带的所有金属物品(如手机、手表、刀具、硬币、钥匙、发夹、别针、磁卡、推床、轮椅等)并妥善保管,严禁带入检查室。

4. 给受检者讲述检查过程,消除恐惧心理,争取检查时的合作。告知受检者所需检查时间、扫描时机器会发出较大噪声;嘱受检者在扫描过程中不要随意运动;按检查部位要求,训练受检者呼吸、闭气;告知受检者若有不适,可通过配备的通信工具(如报警器)与扫描室外工作人员联系。

5. 婴幼儿、烦躁不安及幽闭恐惧症受检者，应给予适量的镇静剂或麻醉药物（由麻醉师用药并陪同），以提高检查成功率。

6. 急危重受检者，必须做 MRI 检查时，应由临床医师陪同观察，所有抢救器械、药品必须在扫描室外就近备齐，受检者发生紧急情况时，应迅速移至扫描室外抢救。同时，在检查过程中，应配备使用相应的监护设施，如磁共振兼容的监护仪等。

（丁莹莹）

第二节 中枢神经系统磁共振检查

一、颅脑磁共振常规检查

（一）适应证

1. **脑血管性疾病** 如脑梗死、脑出血、脑血管畸形等。

2. **颅内占位性病变** 如脑良恶性肿瘤、脑囊肿、脑囊虫病等。

3. **颅内感染与炎症** 如脑膜炎、脑炎、脑膜脑炎等。

4. **脑部退行性病变** 如阿尔茨海默病（Alzheimer disease，AD）、帕金森病（Parkinson disease，PD）等。

5. 颅脑先天性发育异常、脑积水、脑萎缩。

6. **脑白质病变** 如脑白质脱髓鞘病变等。

7. **颅脑外伤** 尤适用于 CT 检查阴性者。

8. 颅骨骨源性疾病。

（二）检查技术

1. **线圈** 头单通道线圈、头多通道线圈、头正交线圈、头相控阵线圈以及头颈联合线圈等均适用。若特殊情况下，也可使用其他线圈代替，如腹部线圈等（图 7-1）。

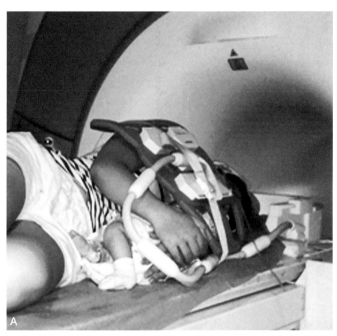

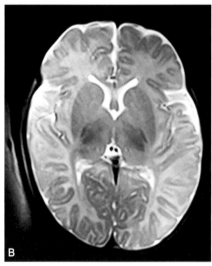
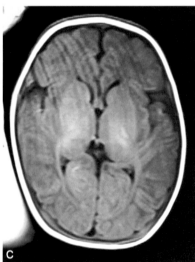
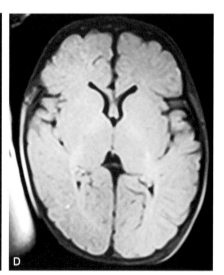

图 7-1 用腹部线圈行头部检查的病例
患儿，女，1 个月，临床怀疑颅内缺氧行头部检查。该患儿易惊醒，多次尝试将其放入磁共振线圈内，均以失败告终。最后，让其躺在母亲怀里，用腹部线圈进行扫描获得成功。A.患儿的体位摆放图；B.患儿的 T_2WI；C.患儿的 T_1WI；D.患儿的 T_2-FLAIR。

2. 体位 仰卧,头先进,头部置于线圈内,眉间线对线圈中心,定位线对线圈中心标线及眉间线。锁定定位线,将定位中心送至磁体扫描中心。MRI对体位摆放的要求,一般较宽松,以舒适为主,以便适应较长时间的检查。如某些不能仰卧的患者,也可采用侧卧位或俯卧位进行头部常规磁共振扫描。

3. 成像方位、序列及参数

(1)成像方位:首先采用三平面(3-plan)快速定位成像序列同时扫出横、矢、冠状三平面定位像,再在三平面定位像上设置不同方位的成像。

1)横断面成像:①在矢状面定位像上设置横断面的扫描层面,可使横断面扫描层面平行于前-后联合连线;②在冠状面定位像上设置横断面,扫描层面可平行于两侧颞叶底部连线;③在横断面定位像上调正视野,使头部横断图像位于FOV正中,且不旋转倾斜。横断面成像范围下至枕骨大孔,上至颅顶。若有需要,可在扫描层面范围上、下方设置预饱和带,消除血流搏动伪影(图7-2)。

2)矢状面成像:①在横断面图像上设置矢状面成像,需使成像层面与大脑正中矢状裂平行;②在冠状面定位像上与大脑正中矢状裂、脑干及延髓平行;③在矢状面定位像上调整视野范围。矢状面成像范围视病情包含病灶或全脑(图7-3)。

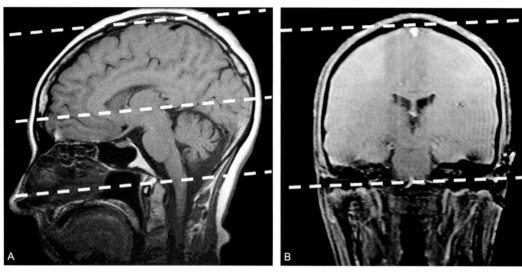

图7-2 头部横断面定位线的设置
A.头部横断面在矢状定位像上的设置;B.头部横断面在冠状定位像上的设置。

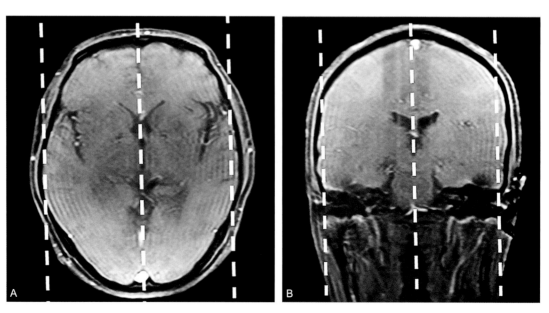

图7-3 头部矢状面定位线的设置
A.头部矢状面在横断面定位像上的设置;B.头部矢状面在冠状定位像上的设置。

3）冠状面成像：在横断面图像上设置冠状面成像，使成像层面与大脑正中矢状裂垂直，在矢状面像上使冠状成像层面与脑干大致平行（要求较宽松），在冠状面定位像上调整视野。冠状面成像范围视病情包含病灶或全脑。若遇特殊病变，也可根据解剖部位及病情适当调整冠状面的倾斜角度，如怀疑海马病变时，可垂直海马长轴行斜冠状扫描（图7-4）。

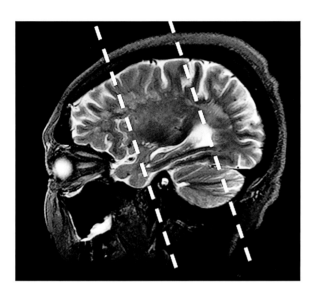

图7-4 海马病变的斜冠状定位线的设置

（2）成像序列：常规序列组合一般选择横断面（Tra）T_1WI、T_2WI、T_2-FLAIR，矢状面（Sag）T_2WI 或 T_1WI 或冠状面（Cor）T_1WI。必要时加做 T_2^*WI、SWI、DWI 序列扫描及脂肪抑制技术。

T_2WI 及 T_1WI 为首选序列，T_2-FLAIR 序列为抑制自由水信号的 T_2 加权序列。相较于 T_2WI，T_2-FLAIR 对某些病灶更敏感，如脑白质脱髓鞘病变（图7-5）、多发性硬化等。因此，常规应用此三个序列作为颅脑成像的基本序列。

相较于 T_2 FSE 序列，T_2^*WI 由于缺乏 180° 重聚脉冲，对磁场不均匀性更敏感，因此，更易检测出急性脑出血、铁质沉积等病变（图7-6）。

相较于 T_2 FSE 序列，T_2-FLAIR 及 DWI 序列对脑梗死较敏感（图7-7），尤其 DWI 对早期脑梗死最敏感。

若病变在 T_1WI 及 T_2WI 序列均显示为高信号时，可采用脂肪抑制技术，以鉴别高信号病灶成分是否为脂肪。

（3）参数：因场强、机型等而有所不同。基本参数可参考表7-1。

4. 增强扫描 常用对比剂 Gd-DTPA，常规剂量为 0.1mmol/kg 体重，以 0.5~1.0ml/s 速度静脉注射后，做横、矢、冠状面 T_1WI 成像。由于 T_1WI 像脂肪及 Gd-DTPA 增强区域均为高信号，为增加强化后的病变与背景组织间的对比差异，增强后的 T_1WI 可采用脂肪抑制（图7-8）或者磁化传递技术。另外，增强后的扫描层面应保持与平扫一致。

磁共振对比剂的使用有如下优势：①注射对比剂后，可增加病灶与背景组织的对比（图7-8），有利于病灶检出，特别是提高小病灶的检出率；②有助于了解病灶血供特征，有利于定性诊断及鉴别诊

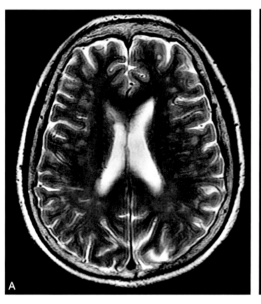
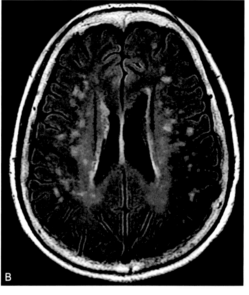

图7-5 脑白质脱髓鞘病变
A. T_2WI；B. T_2-FLAIR。

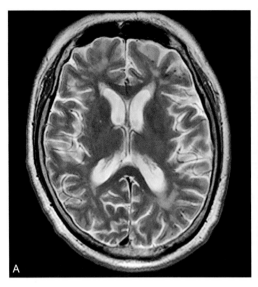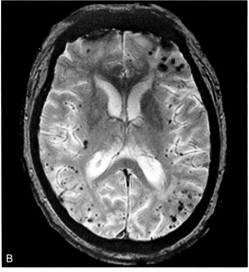

图7-6　颅内散在微小出血灶的磁共振表现
A. T₂WI；B. T₂*WI。相较于T₂WI，T₂*WI上可见更多的细小低信号区域，提示颅内散在微出血。

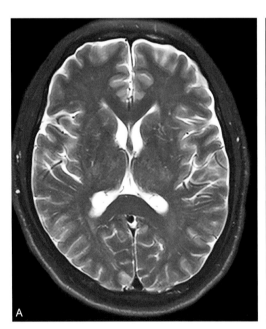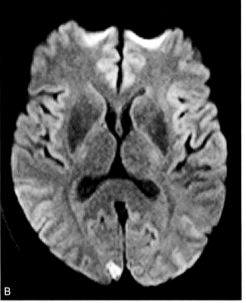

图7-7　急性脑梗死的磁共振表现
A. T₂WI；B. DWI。

表7-1　常规头部MRI扫描基本参数

基本序列	视野/mm²	层厚/mm	间隔/%	矩阵	TR/ms	TE/ms	相位编码方向
横断 T₂WI	24×20	5~6	10~20	384×224	3 000~4 500	80~120	左右
横断 T₁WI△	24×20	5~6	10~20	320×192	400~700	5~30	左右
横断 T₂-FLAIR	24×20	5~6	10~20	320×192	6 000~10 000	80~120	左右
矢状 T₂WI	24×20	5~6	10~20	384×224	3 000~4 500	80~120	前后

　　注：△若扫描仪 **B**₀≤1.5T，T₁WI可选用SE序列。若 **B**₀=3.0T时，则可采用T₁-FLAIR序列，参数为：TR=1 000~2 000ms，TI=700~1 000ms，TE=5~30ms。

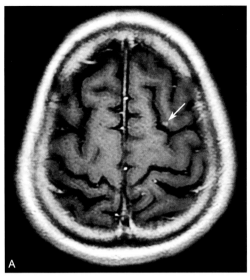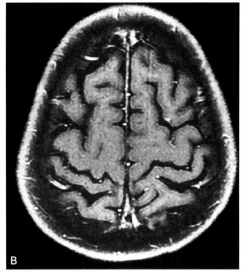

图 7-8 肺癌脑转移瘤(箭)T₁WI+C 脂肪抑制与否的比较

A. T₁WI+C 不加脂肪抑制；B. T₁WI+C+ 脂肪抑制。

断，尤其是怀疑炎症、寄生虫感染及肿瘤等疾病时宜常规选择做增强 MRI 扫描。

针对多数颅内病灶而言，其最佳强化时间为注射对比剂后 5~10min(图 7-9)。而 Gd-DTPA 为顺磁性对比剂，主要影响的是 T₁ 弛豫，对 T₁WI 改变大，而 T₂WI 基本不受顺磁性对比剂影响。因此，为节约检查时间，可在扫描 T₂WI-TSE 前注射顺磁性对比剂，待扫描完 T₂WI 后再扫描增强 T₁WI。另外，由于 3D 序列的空间分辨力较 2D 好，有利于小病灶的检出，增强扫描最好选择 3D 扫描进行冠状面、矢状面、横断面重建。

5. 图像后处理 颅脑常规 MRI 一般不需要特殊后处理。

6. 图像优化技巧

（1）颅脑 MRI 常规扫描方案以横断面 T₂WI、T₁WI、T₂-FLAIR，及矢状面 T₂WI 或 T₁WI 或冠状面（Cor）T₁WI 组合为主。必要时可根据病情及病变需要，加做相应的优势序列。

（2）扫描参数应与序列对应，在不同的机器上扫描参数可有少许差异。

（3）相位编码方向：由于相位编码方向与图像重建 k 空间填充有关。对于常规的快速自旋回波序列（FSE）而言，相位编码方向上的矩阵与扫描时间成正比。因此，设置原则为将相位编码方向尽量放置在解剖部位的短轴上，以节省扫描时间。例如横断面成像颅脑左右径短于前后径，相位编码方向

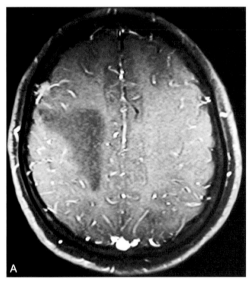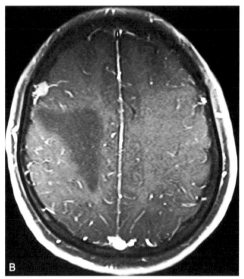

图 7-9 颅内转移瘤增强 T₁WI

A. 注射对比剂后 3min 采集得到的 T₁WI；B. 注射对比剂后 9min 得到的 T₁WI。

取左右向可以节省 k 空间填充时间,从而节省扫描时间,同时可避免眼球运动伪影前后方向叠加于脑区。但需要注意的是血管搏动伪影、运动伪影通常也会沿相位编码方向排列,因此要注意避免这些伪影对病变的干扰。若相位编码方向在解剖部位的短轴上恰好会因为血管搏动等伪影影响对病变的显示,则以清晰显示病变为准来选择相位编码方向。

(4)增强扫描序列为 T_1WI,施加脂肪抑制技术可提高增强组织与背景组织的对比度,并可鉴别脂肪信号。

二、鞍区磁共振检查

(一)适应证

1. 鞍区肿瘤 如垂体微腺瘤和垂体腺瘤。
2. 鞍区感染性疾病。
3. 鞍区血管性病变。
4. 鞍区骨源性疾病。
5. 鞍区先天性发育异常。
6. 外伤累及鞍区等。

(二)检查技术

1. **线圈** 同颅脑磁共振常规检查。
2. **体位** 同颅脑磁共振常规检查。
3. **成像方位、序列及参数**

(1)成像方位:鞍区 MRI 常规采用高分辨、薄层 Sag-T_1WI、Cor-T_1WI、Cor-T_2WI 扫描。矢状面(图 7-10)、冠状面(图 7-11)层面分别平行并经过垂体柄长轴。

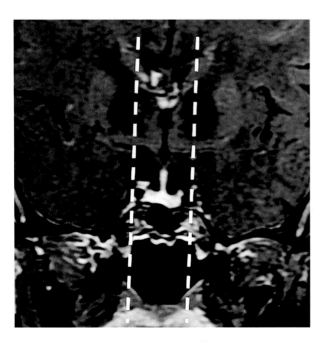

图 7-10 鞍区 MRI 矢状面扫描定位像

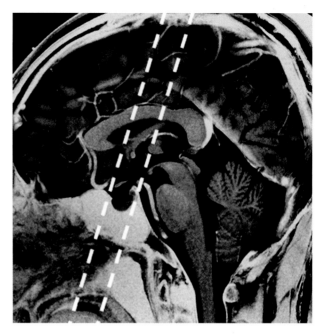

图 7-11 鞍区 MRI 冠状面扫描定位像

(2)序列:以矢状面 T_1WI、冠状面 T_1WI 及 T_2WI 为主。如需鉴别鞍区病变的出血或脂肪成分,则需加做 T_1WI 脂肪抑制序列。垂体微腺瘤病变需行动态增强扫描。

(3)参数:小视野及薄层扫描。因设备场强、机型不同,具体参数参考如下:FOV 为 160~200mm,相位编码方向抗卷褶,以消除小 FOV 产生的卷褶伪影;层厚为 2~3mm(微腺瘤 2mm),层间隔为 0 或为层厚的 10%~20%,矩阵为(128~256)×(256~448)。T_2WI 序列:TR=2 000~4 000ms,TE=90~120ms,重聚脉冲翻转角度为 150°~160°,激励次数为 1~2。T_1WI 序列:TR=300~700ms,TE=10~30ms,激励次数为 2~4。T_1WI 动态扫描序列:TR=300~400ms,TE=5~10ms,激励次数为 1~2,层数为 3~7。

4. **图像后处理**

(1)对动态增强扫描所获原始图像,可进行 T_1 灌注时间-信号强度曲线分析。

(2)胶片打印时,可针对垂体局部放大显示。

5. **图像优化技巧**

(1)薄层、高分辨力扫描。

(2)垂体动态增强扫描:垂体微腺瘤以及小于 1cm 的垂体瘤常需做动态增强扫描,即多时相采集,冠状面或矢状面 T_1WI 脂肪抑制序列快速动态连续成像 4~10 次时相不等,单次采集时间 30s 以内,因设备性能不同而异,在保证图像信噪比前提下时间越短,时间分辨力越高,动态效应越好,第一时相采集后,立即静脉快速团注 Gd-DTPA 对比剂,注射速率 2~3ml/s,连续采集全部时相(图7-12)。

(3)鞍区普通增强扫描:垂体大于 1cm 以上的病变或鞍区病变可做普通增强扫描,采用 Sag-T₁WI 和 Cor-T₁WI 加脂肪抑制,与平扫同层面,必要时做横断面扫描,观察垂体组织受压移位的方向。

(4)由于垂体位于颅底,紧邻筛窦等含气腔隙,因此在怀疑垂体微腺瘤时,应尽量避免使用梯度回波进行采集,也不能为节省时间而使用三维序列进行重建冠矢状图像。而应采用 2D 快速自旋回波分别行冠状和矢状扫描(图7-13)。

三、脑神经磁共振检查

(一)适应证

1. 各类脑神经病变引起的疾病 如:视神经病变引起的视神经萎缩、视力障碍及视野缺损;动眼神经病变引起的眼肌瘫痪、复视、斜视等;三叉神经病变引起的面部感觉障碍、咀嚼肌瘫痪等。

2. 脑神经相关肿瘤 如听神经瘤(图7-14)、舌咽神经纤维瘤等。

3. 脑神经各段受压导致的一系列临床症状 如椎动脉压迫三叉神经(图7-15)导致三叉神经痛等。

(二)检查技术

1. 线圈 同颅脑磁共振常规检查。

2. 体位 同颅脑磁共振常规检查。

3. 成像方位、序列及参数

(1)成像方位:横断面平行于前颅窝底,矢状面平行于头颅矢状面,冠状面平行于头颅冠状面及/或脑干、延髓上下长轴线。

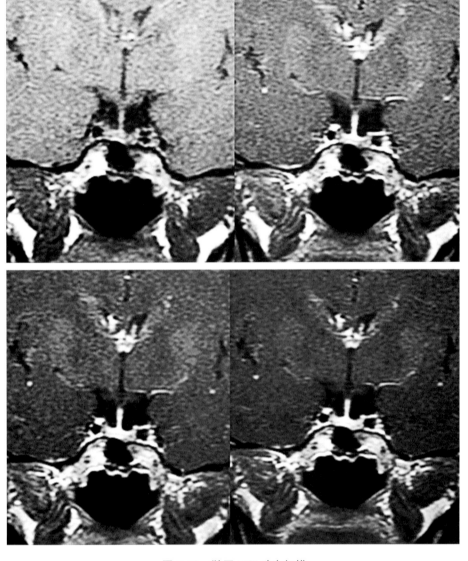

图 7-12 鞍区 MRI 动态扫描

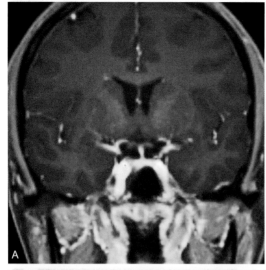

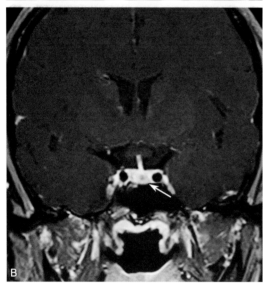

图 7-13　垂体微腺瘤冠状 T₁+C

A. 3D-FLASH 重建的 T₁+C，层厚 =3mm；B. FSE T₁+C，层厚 =3mm。图 B 可清晰显示垂体微腺瘤（箭），而图 A 则不能显示。

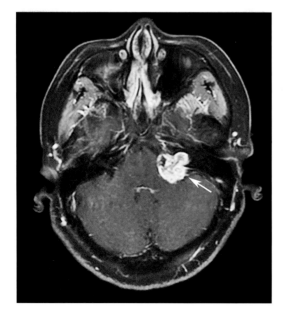

图 7-14　听神经瘤（箭）T₁+C

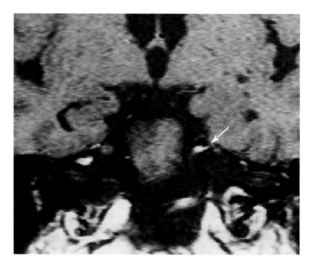

图 7-15　三叉神经 T₁WI

可见左侧椎动脉（箭）压迫三叉神经。

（2）序列：常规平扫可行薄层横断面 T₂WI、T₁WI、T₂-FLAIR 序列及矢状面、冠状面 T₁WI/T₂WI 序列扫描。必要时（如胆脂瘤）加脂肪抑制技术。需观察神经与血管毗邻关系者，可进行横断面 3D-T₁WI-MRA、3D-T₂WI- 水成像序列扫描。观察内听道病变，可进行 3D-T₂WI 水成像序列扫描。

（3）参数：FOV 为 200~250mm，层厚为 2~5mm，层间隔为相应层厚的 10%~20%，矩阵为 256×300 以上。3D-T₁WI 及 3D-T₂WI 为三维扫描，层厚 0.3~1.0mm 不等，层间隔为 0 或重叠扫描，具体参数因不同设备场强及性能而有差异。增强扫描按常规剂量静脉注射 Gd-DTPA 对比剂后，进行 T₁WI 脂肪抑制序列横断面、矢状面、冠状面扫描，与平扫尽量保持同层同方位。

4. **图像后处理**　2D 序列无需特殊后处理。3D-T₁WI-MRA 序列原始图像可进行血管与神经的最大密度投影（maximum intensity projection, MIP）和多平面重组（multiplanar reformation, MPR）；3D-T₂WI 水成像序列原始图像可进行内耳膜迷路水成像最小密度投影（minimum intensity projection, minIP）重建（图 7-16）。对有病变的神经进行细节显示时，可局部放大显示。

5. **图像优化技巧**

（1）薄层、高分辨力扫描。

（2）根据病变选择优势序列成像，例如 3D-T₁WI-MRA 序列、3D-T₂WI- 水成像序列。不同的序列对各个脑神经的显示情况也有不同（图 7-17）。

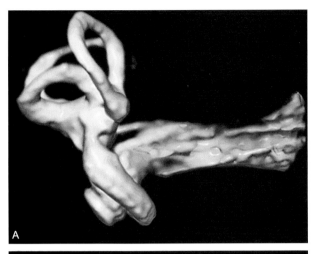

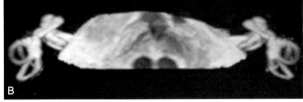

图 7-16 内耳膜迷路水成像（3D-T$_2$WI）
A. VR 重建；B. minIP 重建。

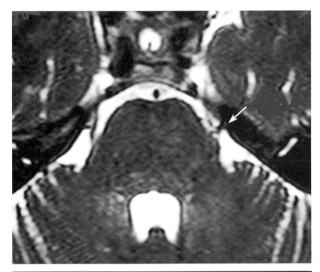

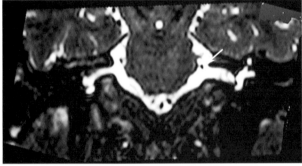

图 7-17 3D-FRFSE T$_2$WI 对三叉神经的显示
可见左侧小脑上动脉压迫三叉神经（箭）。

四、颅脑磁共振血管成像检查

（一）适应证

1. 脑动脉瘤。

2. 烟雾病（moyamoya disease）。

3. 脑血管狭窄和闭塞。

4. 颅底动静脉畸形及其供血动脉和引流静脉。

5. 颅内动脉粥样硬化。

6. 肿瘤血管的血供。

7. 肿瘤压迫邻近血管结构并使之移位。

（二）检查技术

颅脑磁共振血管成像中常用的方法有 3D/2D 时间飞跃（time of flight，TOF）法血流成像、3D/2D 相位对比（phase contrast，PC）法血流成像、3D 对比增强磁共振血管成像法（contrast enhanced MRA，CE-MRA）。

1. 3D-TOF-MRA 主要用于流速较快的动脉血管成像，能良好显示颈内动脉系统及椎-基底动脉系统动脉血管主干及主要分支。TOF 法在脑血管成像中应用非常广泛。

（1）线圈：各种头线圈及头颈联合线圈均适用。

（2）体位：同颅脑磁共振常规检查。

（3）成像方位、序列及参数

1）成像方位：在矢状面定位像图像上设置 3D-TOF-MRA 横断面扫描块，层面与多数颅内动脉走行垂直或成角，或与前-后联合连线平行，在冠状面像上与两侧颞叶底部连线平行，在横断面像上调整视野（图 7-18）。

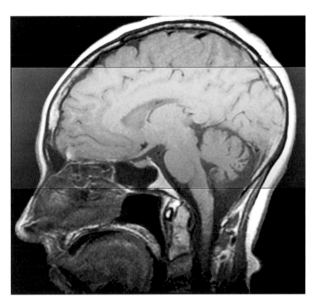

图 7-18 常规颅脑动脉 TOF-MRA 定位图

2）序列：3D-TOF-FLASH 快速梯度回波序列。

3）参数：因场强、机型等而有所不同。TR=20~40ms，TE= 最小值（3.34~10.00ms），FOV 为200~220mm，层厚为 0.5~2.5mm，层间隔为 0，重叠覆盖层面（overlap）为 1~2mm，矩阵为（128~400）×（256~512），翻转角为 20°~30°。

（4）图像后处理：将所得原始图像进行最大密度投影（MIP）重建产生三维血管解剖图。重建后MIP 图可作任意方位、角度旋转重建；亦可对感兴趣区进行靶 MIP 重建，减少背景噪声，提高感兴趣区血管病变的检出率。

（5）图像优化技巧

1）扫描范围：3D-TOF-MRA 成像层数根据MR 图像所示病情而定。如在怀疑患者脑梗死时，务必扫描至梗死灶下方的动脉血管（图 7-19）。

2）扫描层块：3D-TOF-MRA 的扫描可采用单个 3D 块，也可多个 3D 块重叠衔接扫描。相较于单个 3D 成像块，多个 3D 块的重叠采集的优点有：①可减轻血流的流出层面饱和效应（图 7-20）；②有利于慢血流和动脉细小分支的显示；③有效成像范围加大。缺点是：①各个层块交界处可因对血流的

饱和程度不同而出现分界线；②为弥补"分界线"缺点，多个 3D 层块采集时需要进行层块的重叠采集，但同时也会增加相同扫描范围的扫描时间。

3）饱和带的设置：行颅脑动脉成像时，预饱和带设置在颅顶，以饱和矢状窦及其引流静脉血流。当运用 TOF 法行颅脑静脉成像时，预饱和带应设置在采集层面下方，以饱和从下往上流动的动脉血。运用流动补偿技术，以增强血流信号及消除流动伪影。对动静脉畸形病例，取消预饱和带，可同时显示动静脉畸形的动脉、畸形血管及引流静脉。

4）血流饱和效应的纠正：3D-TOF-MRA 层面设置，一般尽量使层面与成像部位中多数血管相垂直，以使血流达到最高信号强度。由于 3D-TOF-MRA 采集是激发整个层块，受 TR、翻转角及流速的影响，血流流经一定距离后，逐渐产生饱和效应，信号逐渐减弱。因此，3D 块越厚，血管远端及分支信号则越弱。可通过以下几种方法改善这种状况：①倾斜优化非饱和激励（tilted optimized nonsaturating excitation, TONE），又称为信号等量分配技术，即在成像过程中逐渐加大翻转角，接近流入方向部分，流入效应较强，血流质子多未饱和，可

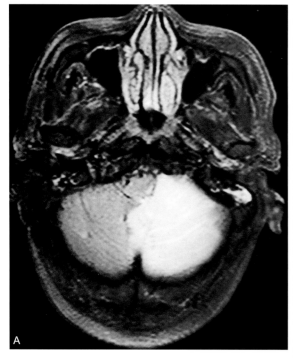
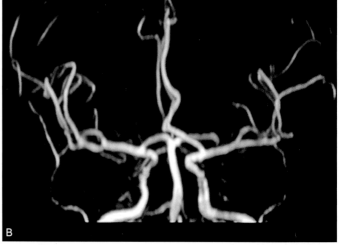
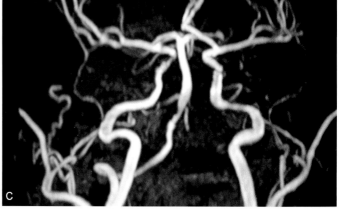

图 7-19　脑梗死患者的 TOF-MRA

A. T$_2$-FLAIR，可见左侧小脑梗死灶；B. 按照常规定位得到的 TOF-MRA，血管未见明显异常；C. 将扫描范围移至梗死灶下方得到的 TOF-MRA，可见左侧椎动脉梗阻。

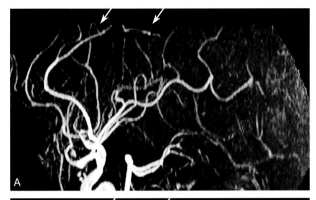
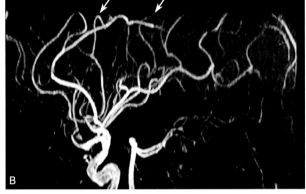

图 7-20 单层块 TOF-MRA 与多层块 TOF-MRA 的比较
A. 单层块 TOF-MRA；B. 多层块 TOF-MRA。可见多层块
TOF-MRA 对动脉细致的显示优于单层块 TOF-MRA（箭）。

用小的翻转角激励，接近流出方向，血流质子逐渐
饱和，需逐渐加大翻转角，以产生较大的信号，从而
使流入层面和流出层面的血流信号强度基本一致。
②多薄层块重叠血管成像（multiple overlapping thin
slab angiography, MOTSA）：对较大的扫描范围用
多个相对小的 3D 块在衔接处重叠采集。③磁化传
递（magnetization transfer, MT）：该技术可抑制背景
静止组织信号，从而提高血管高信号与周围静止组
织信号的对比（图 7-21）。④运用三维部分 k 空间技
术和层面选择方向内插技术，可提高成像速度及层
面选择方向的分辨力。

　　2. 2D-TOF-MRA　主要用于矢状窦、乙状窦的
静脉血管成像。
　　（1）线圈：同 3D-TOF-MRA。
　　（2）体位：同颅脑磁共振常规检查。
　　（3）成像方位、序列及参数
　　1）成像方位：取颅脑斜矢状面或冠状面成像，
斜矢状面扫描范围比冠状面小（颅脑左右径比前后
径小），可节省扫描时间。在横断面定位像上设置
2D-TOF-MRV 斜矢状面扫描层面，与颅脑正中矢状
面大约呈 15° 角，这样能使成像层面最大限度地与
尽量多的颅内静脉成角，扫描范围在横断面及冠状

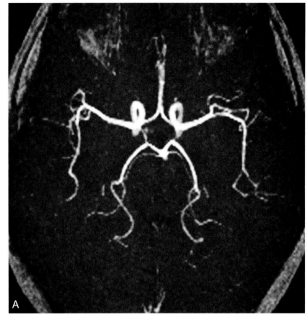
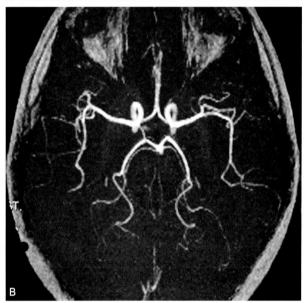

图 7-21 MT 技术对颅脑 TOF-MRA 成像的影响
A. 未加 MT 的 TOF-MRA；B. 施加 MT 的 TOF-MRA。可见
图 B 的血管与背景的对比明显优于图 A。

面定位像上包含左右侧乙状窦外缘，在矢状面定位
像上调正 FOV，在 FOV 下方设置预饱和带，消除动
脉血流影响。
　　2）序列：2D-TOF-FLASH 快速梯度回波序列。
　　3）参数：因场强、机型等而有所不同。TR、
TE 设置为最小值，翻转角为 50°~70°。FOV 为
200~220mm，层厚为 0.5~2.0mm，层间隔为 0 或
重叠覆盖层厚的 20%~50%，矩阵为（192~256）×
（256~512），激励次数为 1~2 次。
　　因场强、机型等而有所不同。TR、TE 设置为最
小值，FOV 为 200~220mm，层厚为 1.5~2.0mm，层
间隔为 0，矩阵为（128~256）×（256~512），翻转角

为 40°~60°。

（4）图像后处理：与 3D-TOF-MRA 相同。

（5）图像优化技巧

1）注意扫描层面尽量与大多数血管走向垂直或成角，因此，一般采用颅脑斜矢状面或冠状面扫描。

2）扫描参数与序列对应。

3）2D-TOF-MRA 扫描时，为避免血流中的质子多次受到激发而饱和，应逆血流方向进行采集。与 3D-TOF-MRA 比较，逆血流方向采集的 2D-TOF-MRA 的优势有：①无 3D 层块扫描的末端血管信号低于起始端的血管信号不均匀现象；②可采集较大范围；③流动-静止对比好；④对慢速血流、血流方向一致的血管显示好；⑤相同容积 2D-TOF-MRA 较 3D-TOF-MRA 成像时间短。缺点为：①2D-TOF-MRA 层面厚，空间分辨力差；②相位散相强，弯曲血管信号有丢失；③SNR 较低。

3. 3D-PC-MRA　在颅脑血管中，可用于动脉或静脉成像，最多的还是用于矢状窦、乙状窦的静脉血管成像。

（1）线圈：同 3D-TOF-MRA。

（2）体位：同颅脑磁共振常规检查。

（3）成像方位、序列及参数

1）成像方位：由于 PC-TOF-MRA 的成像不依赖于血流的流入增强效应，因此成像方位取颅脑横断面、矢状面或冠状面均可。

2）序列：采用 3D-PC 相位对比梯度回波序列。

3）参数：因场强、机型等而有所不同。TR=20~60ms，TE 设置为最小值，FOV 为 200~250mm，层厚为 0.5~2.0mm，层间隔为 0，矩阵为（128~400）×（256~512），翻转角为 10°~20°。PC 流速编码（velocity encoding，VE），应根据感兴趣区血流速度设定。通常在扫描前根据需观察的血流速度选择 VE 值，使某种速度的血流产生的相位差最大，则该速度的血流在图像上信号最高。颅脑静脉一般取 10~30cm/s，颅脑动脉一般取 75cm/s。

（4）图像后处理：同 TOF-MRA。

（5）图像优化技巧

1）成像方位取颅脑横断面、矢状面或冠状面均可。

2）参数应与序列对应。正确设置靶血管流速编码值。

3）3D-PC-MRA 的特点：①仅血流呈高信号，背景抑制优于 3D-TOF 法；②与 3D-TOF 相比，饱和效应更小（图 7-22）；③能区分各种流速并进行编码，显示动脉与静脉；④成像容积内信号均匀一致；⑤有很宽的流速敏感范围，可显示动脉与静脉；⑥能定量和定性分析，但成像时间较长。可用于分析可疑病变区的细节，检查流量与方向，大量血肿未吸收时，观察被血肿掩盖的血管病变。

3D-PC 的缺点：成像时间长；需要先行 2D-PC 造影以确定最佳流速编码；对湍流引起的信号丢失较 TOF 法更敏感。

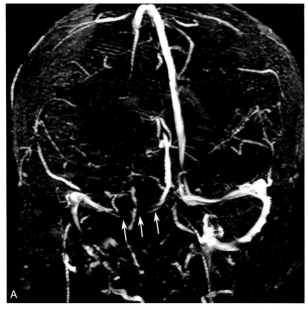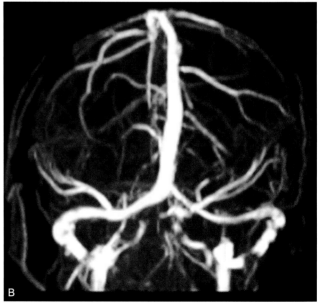

图 7-22　3D-TOF 法及 3D-PC 法对颅脑静脉的显示
A. TOF-MRV；B. PC-MRV。可见右侧横窦（箭）在图 B 上的显示明显优于图 A。

4. 2D-PC-MRA 可用于头部动脉和静脉成像。

（1）线圈：同 3D-TOF-MRA。

（2）体位：同颅脑磁共振常规检查。

（3）成像方位、序列及参数

1）成像方位：取冠状面扫描，范围可视兴趣血管而定。

2）序列：2D-PC 相位对比梯度回波序列。

3）参数：因场强、机型等而有所不同。TR=20~40ms，TE 设置为最小值，FOV 为 200~250mm，层厚为 40~100mm，矩阵为（128~400）×（256~512），翻转角为 10°~20°，激励次数为 1。PC 的 VE 值，可根据估计感兴趣区血流速度设定，例如 10~40cm/s。

（4）图像后处理：直接获得血管造影像，无需特殊处理。

（5）图像优化技巧：2D-PC-MRA 具有仅血流成高信号及采集时间短的特点，可用于显示需极短时间成像的病变，亦可用于筛选流速成像，作为 3D-PC-MRA 的流速预测。对欲行 3D-PC-MRA 的靶血管做 2D-PC-MRA，在短时间内可预测其大致流速，然后再行 3D-PC-MRA。

5. 3D-CE-MRA 主要用于颅脑大面积血管病变，也可用于显示颅内病变与血管之间的关系（图 7-23）。可在不同时相观察到动脉或静脉病变，亦可做减影显示病变。

（1）线圈：同 3D-TOF-MRA。

（2）体位：同颅脑磁共振常规检查。

（3）成像方位、序列及参数

1）成像方位：取矢状面或冠状面扫描均可，定位方法同颅脑 MRI，扫描范围包含全颅外缘。

2）序列：采用快速动态采集 3D-FLASH 梯度回波序列。

3）参数：因场强、机型而有所差异。TR、TE 设置最小值（如 5.1~10.0ms），翻转角为 30°~40°，层厚为 0.5~2.0mm，层间隔为 0 或覆盖重叠扫描。FOV 为 400~440mm，矩阵（110~192）×（400~512）。激励次数为 0.5 或 1。

（4）图像后处理：将注射对比剂后的多期扫描图像对应减去注射对比剂前的图像（蒙片），即得到只有对比剂高信号的血管影像，再将其进行 MIP 重建即可产生连续的三维血管造影像。

（5）图像优化技巧

1）以 19~22G 静脉留置针建立肘静脉通道，以 1.2mm 三通连接管分别接 50ml 生理盐水及剂量为 0.1~0.2mmol/kg 体重的 Gd-DTPA。

2）先行矢状面 3D 快速扫描（蒙片），受检者体位不变，快速团注 Gd-DTPA（亦可采用高压注射器），并进行连续 2 次以上的动态多期扫描（动脉期和静脉期）。扫描开始时间是 CE-MRA 成败的关键。

3）计算扫描开始时间的方法有：①按公式计算，Ts=Tt–Tk。Ts 是扫描开始时间（即从注射对比剂算起，到启动扫描的时间），Tt 为对比剂达峰时间，Tk 为 k 空间中心填充的延迟时间。因为 k 空间

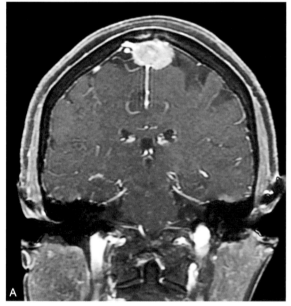
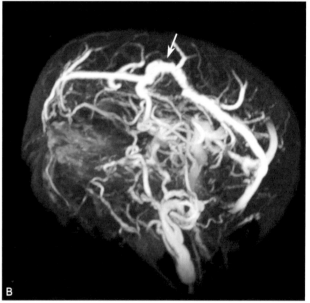

图 7-23　矢状窦旁脑膜瘤

患者，女性，64 岁。A. T$_1$WI+C；B. CE-MRV。可见脑膜瘤（箭）对矢状窦的推挤。

中心决定图像对比,因此这样做的目的在于使填充图像 k 空间中心时,目标血管的血药浓度最高。我们可预先用 2ml 对比剂试验获得 Tt 时间,后用该公式计算出 Ts。②经验值估算,根据正常的颅内血管内血流的生理循环时间进行估算。但此种方法受到患者个体差异的限制,因此精确性欠佳。③采用透视扫描目测触发扫描,在透视序列扫描的同时推注对比剂,目测观察到颈内动脉起始段有对比剂显影后,即刻转入 CE-MRA 序列扫描。④智能感应触发序列,应用智能感应触发序列,预设对比剂感兴趣区于颈内动脉起始段,注射对比剂并启动智能感应序列,程序自动启动序列转入数据采集扫描。⑤超快速序列动态扫描,超快速序列扫描时间极短(3~5s/期),注射对比剂即开始超快速连续多期动态扫描,可获得几乎实时的动态图像,无需预算开始扫描的时间。

五、脑弥散加权成像检查

弥散加权成像是一种主要体现组织内水分子弥散情况的技术。它可通过两个及以上不同弥散敏感度(b 值),来体现分子弥散敏感梯度方向上水分子布朗运动状况。根据不同的成像技术获取不同的参数指标。

(一)弥散加权成像

通过弥散加权成像(DWI)图像可计算出弥散敏感梯度方向上水分子的表观弥散系数(apparent diffusion coefficient, ADC)。ADC 值反映了水分子的弥散运动能力: ADC 值越高,表示水分子弥散能力越强; ADC 值越低,表示水分子弥散能力越弱。

1. 适应证

(1)早期、超早期脑梗死的诊断。

(2)脑肿瘤恶性级别的评估。

(3)脑转移瘤的鉴别诊断。

(4)脑脓肿的鉴别诊断。

(5)脑炎。

2. 检查技术

(1)线圈:同颅脑磁共振常规检查。

(2)体位:同颅脑磁共振常规检查。

(3)成像方位、序列及参数

1)成像方位:一般采用颅脑横断面扫描。可适当倾斜层面以避开颅底骨的磁敏感伪影(图 7-24)。视病变部位的需要尚可设定矢状面及冠状面扫描(例如脑干病变)。

2)序列: EPI-DWI 序列。

3)参数: FOV 200~250mm,层厚 5~8mm,层间隔为相应层厚的 10%~20% 或为 0,矩阵(77~128)×(112~128)或以上。T R = 6 000~8 000ms,TE = 90~100ms,选择 2 个以上弥散加权系数,即 b 值,通常为 0 和 1 000/mm²,亦可进行多个 b 值及高 b 值成像。x, y, z 三轴方向均施加弥散梯度。不同于常规

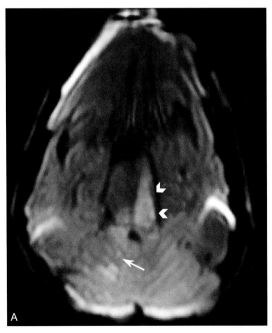 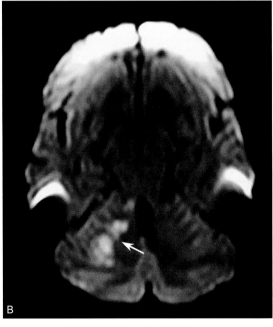

图 7-24 常规横断 DWI 与斜横断 DWI 在义齿患者上的比较

患者,女性,67 岁,有义齿。A. 常规横断 DWI; B. 斜横断 DWI。可见图 B 对小脑梗死灶(箭)的显示较图 A 好,且脑干处可见伪影(燕尾箭头)。

头部序列，头部 DWI 的相位编码方向取前后向。

（4）图像后处理：2 组 b 值的原始图像经 DWI 后处理软件处理，可生成 ADC 图像和/或 EADC 图像（图 7-25，见文末彩图）。

（5）图像优化技巧：扫描参数与序列对应，b 值 2 个以上，相位编码方向取前后向可最大限度减少磁敏感伪影（图 7-26）。另外，也可运用多次激发的 DWI 序列（如 RESOLVE DWI）代替单次激发 DWI 减小磁敏感伪影（图 7-27）。

（二）弥散张量成像

在均质介质中，水分子的运动是无序随机运动的，其向各个方向运动的概率即弥散程度是相同的，具有各向同性（isotropy）的特征。然而，在人体组织中，由于受到组织细胞结构的影响，水分子在各个方向的弥散程度是不同的，具有方向依赖性，即具有各向异性（anisotropy）的特征。由于 DWI 序列只在 x、y、z 轴三个方向上施加弥散敏感梯度脉冲，不能完全、正确地反映不同组织中水分子在三

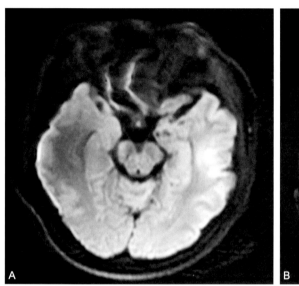
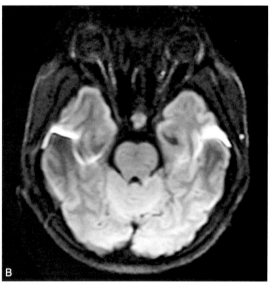

图 7-26 不同相位编码方向的头部 DWI
A. 相位编码方向为左右方向；B. 相位编码方向为前后方向。可见图 B 的变形较图 A 轻。

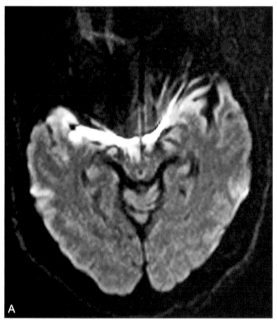
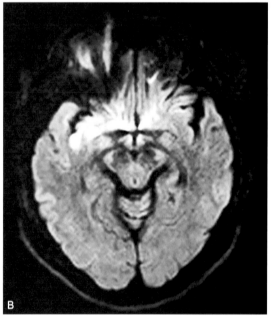

图 7-27 单次激发 DWI 与多次激发 DWI
患者女性，65 岁，固定义齿。A. 单次激发 DWI；B. 多次激发 DWI。可见图 B 的伪影明显小于图 A。

维空间内各个方向上不同的弥散情况,组织的各向异性程度被低估。

DTI是在DWI的基础上发展和深化而来的,能够更准确地定量分析组织内各个方向上水分子不同弥散程度的特性。它引入了张量(D)的概念,通过至少在6个不同方向上施加弥散敏感梯度及采集1个不施加弥散敏感梯度(即b值为0)的图像,从这些弥散加权像分别和非弥散加权像的信号强度衰减差异中得到多组表观弥散系数ADC图,再将这些数据进行六元一次方程组的数学模式处理,求得每个体素的有效弥散张量D值。一般而言,施加的弥散敏感梯度方向越多,DTI数据越准确。

1. 适应证

(1)脑梗死:DWI有助于临床诊断早期、超早期脑梗死的及时诊断,而DTI在检测脑梗死后皮质脊髓束损伤有着显著优势。

(2)脑肿瘤:DTI可定量分析肿瘤组织的特征以鉴别肿瘤的级别,鉴别正常脑白质纤维、水肿及肿瘤区域。测量肿瘤周围水肿的平均ADC值和FA值,以分析鉴别转移瘤和胶质瘤,但目前这些研究尚未取得一致结论。显示脑白质纤维和肿瘤的相互关系,这对指导外科手术具有重要的临床价值。

(3)大脑发育不良及衰老:DTI可定量分析不同部位脑组织的各向异性程度,显示大脑的发育过程及衰老过程。

(4)脑白质变性疾病:应用DTI随访追踪脑白质变性疾病的病理变化过程,如多发性硬化(MS)、缺血性白质疏松(LA)、肌萎缩侧索硬化(ALS)、阿尔茨海默病(AD)。

(5)其他:如精神分裂症、慢性酒精中毒、弥漫性轴索损伤等,应用DTI参数评估,均有一定价值。

2. 检查技术

(1)线圈:同颅脑磁共振常规检查。

(2)体位:同颅脑磁共振常规检查。

(3)成像方位、序列及参数

1)成像方位:DTI-横断面,3D-T$_1$WI。

2)序列:EPI-DTI、3D-T$_1$WI。由于EPI-DTI的空间分辨力较低,因此,需要与高分辨的3D-T$_1$W进行融合,得到既能体现水分子弥散情况又能展示准确解剖结构的图像。

3)参数:仅供参考。FOV为200~250mm,层厚为2~5mm,层间隔为0,矩阵为192×192。TR=6 000~10 000ms,TE=90~100ms,激励次数为2~6次。2个b值:b=0和1 000~1 500s/mm²。选择

6个以上弥散加权梯度方向,弥散梯度方向越多越能准确反映组织中水分子运动状态,但扫描时间也相应增加。

(4)图像后处理:利用设备工作站或DTI后处理软件,将3D-T$_1$WI图像与DTI图融合。在DTI弥散模型处理可获得以下量化指标(图7-28,见文末彩图)。

1)平均弥散率(mean diffusivity, MD):成像体素内各个方向弥散程度的平均值。为了对组织某一体素或区域的弥散状况进行全面的评价,必须消除各向异性弥散的影响,并用一不变的参数来表示,也就是说这一参数的变化不依赖弥散的方向。MD只表示弥散的大小,而与弥散的方向无关。MD越大,组织内所含自由水分子则越多。

2)部分各向异性指数(fractional anisotropy, FA):指弥散的各向异性部分与弥散张量总值的比值。反映了各向异性成分占整个弥散张量的比例。取值0~1之间。0代表了最大各向同性的弥散,比如在完全均质中的水分子弥散,1代表了假想下最大各向异性的弥散。例如大脑白质纤维FA值接近1。

3)相对各向异性(relative anisotropy, RA)和容积比(volume ratio, VR):RA为各向异性和各向同性成分的比例,它的变化范围从0(各向同性弥散)到$\sqrt{2}$(无穷各向异性)。VR等于椭球体的体积与半径为平均弥散率的球体体积之比。由于它的变化范围从1(即各向同性弥散)到0,所以临床上更倾向于应用1/VR。RA的意义与FA相似,越接近$\sqrt{2}$说明水分子的各向异性程度越高。而VR越接近1说明水分子的弥散越趋向于各向同性。

4)DTI的彩色弥散张量图:根据体素弥散的最大本征向量的方向决定白质纤维走行的原理,通过将x、y、z轴方向的本征向量分别配以红、绿、蓝三种颜色,得到DTI彩色弥散图。

5)白质纤维束示踪像(图7-29,见文末彩图):利用最大本征向量对应纤维束传导方向,将大脑中枢神经纤维束轨迹追踪出来,实现直观地查看和研究活体中枢神经以及周围神经系统的神经通路的连接和连续性走行。方法:从一个设置的种子点位置开始追踪,直到遇到体素的FA值小于设定的阈值(通常为0.2),即可追踪出由该种子点开始的神经纤维束走行的通路及形态。

DTI虽然在临床应用具有以上价值,但它的局限性也是显然的。首先,存在"证实"问题:如何证实DTI所追踪出的白质纤维走行的精确度与人体

是否符合,是当前待研究解决的关键问题。其次,结果准确性问题:DTI结果分析还受后处理操作因素的影响,例如选取分析感兴趣区的大小、位置、FA阈值、采用的算法以及对神经解剖学知识的熟知程度等均影响示踪成像结果的准确性。最后,受弥散梯度方向和追踪算法的影响,DTI不能很准确地显示交叉纤维束,高角度分辨力弥散加权成像(high angular resolution diffusion imaging,HARDI)和弥散谱成像(diffusion spectrum imaging,DSI)对交叉纤维束的显示要优于DTI,期待HARDI和DSI在临床应用及科研中发挥更大的作用。

(5)图像优化技巧:扫描参数与序列对应,6个以上弥散加权梯度方向,具体方向数量应当由临床检查或科学研究目的而定。另外,与MR的加速技术,如同时多层成像(simultaneous multi-slice,SMS)技术、压缩感知(compressed sensing,CS)技术等相结合,可以大大地缩短扫描时间。

六、脑灌注加权成像检查

脑灌注加权成像(perfusion weighted imaging,PWI)分两大类,一类是依赖外源性示踪剂的动态磁敏感对比成像(dynamic susceptibility contrast,DSC),另一类是内源性示踪剂即动脉自旋标记(arterial spin labeling,ASL)灌注成像。

(一)DSC

1. 适应证 DSC利用外源性示踪剂(一般为含钆的对比剂,如Gd-DTPA等)对颅脑的磁敏感效应的改变,获取颅脑相应的动态T_2^*WI进行成像。DSC脑灌注成像适用于观察颅脑血管微循环的血流灌注情况,如脑梗死、脑出血、脑肿瘤等。

2. 检查技术

(1)体位:同颅脑磁共振常规检查。

(2)线圈:同颅脑磁共振常规检查。

(3)成像方位、序列及参数

1)成像方位:一般取颅脑横断面扫描,可先做弥散加权成像,作为诊断及病变定位图像。

2)序列:可选用EPI-自旋回波序列(EPI-SE)、EPI-梯度回波序列(EPI-GRE)、EPI-自由衰减序列(EPI-FID),即GRE-EPI-T_2^*加权快速成像序列。

3)参数:灌注扫描序列TR=1 000~1 500ms,TE=30ms,翻转角为90°,FOV为230~250mm,矩阵为128×128,层厚3~5mm,层间隔为层厚的10%~50%,激励次数为1。按设备允许的最大扫描层数(15~30层)包含感兴趣区,连续动态扫描

40~60期,每期1~2s(1个TR)内或更短(设备性能允许的情况下)扫完所设层面,对比剂在启动扫描1~2期后开始快速静脉团注,注射速度3~5ml/s(尽可能地快速,以实现团注效应)。

(4)图像后处理:在工作站用信号强度-时间变化曲线分析软件,分析血流灌注过程,并计算T_2^*图像信号变化率,根据T_2^*变化率计算出局部脑血容量(rCBV)、达峰时间(TTP)、局部血流平均通过时间(MTT)和局部脑血流量(rCBF)(图7-30,见文末彩图)等参数。

(5)图像优化技巧:①在满足图像质量要求前提下,每期的扫描时间越短(即时间分辨力越高),所反映的组织灌注精确性越好;②使用高压注射器注射对比剂,以便于对比剂匀速且快速地注入;③同DWI序列,头部DSC灌注序列的相位编码方向为前后方向,以减少图像变形及伪影;④注射对比剂前需要采集几个期相的平扫图像,以获取时间-信号强度曲线的平台期。

(二)ASL

1. 适应证 ASL利用自身动脉血中的水分子作为内源性示踪剂来获取组织微循环的灌注信息。它不需要注射对比剂,相较于DSC灌注成像,其安全性高,对人体无害。而且水分子能自由弥散,因此,ASL的灌注结果准确性高。目前,3D-ASL已被广泛应用于临床,如脑血管疾病(脑缺血、脑梗死、脑出血、脑血管畸形、儿童的脑血管疾病),脑肿瘤及肿瘤恶性分级,感染或炎症性疾病、癫痫等的研究。

2. 检查技术

(1)线圈:同颅脑磁共振常规检查。

(2)体位:同颅脑磁共振常规检查。

(3)成像方位、序列及参数

1)成像方位:取横断面扫描,范围可包含全脑。

2)序列:3D-ASL或2D-ASL序列。可在GRE或FSE序列上进行采集。并且可以采集与ASL序列同层的T_1WI或T_2WI作为解剖像,与ASL序列进行融合,同时反映脑灌注情况及解剖结构。

3)参数:1.5s 1 000次标记脉冲激励,螺旋式k空间填充。两次采集(标记组及非标记组),TR=2 500~4 000ms,TE=10~20ms,翻转角为90°,FOV=220~250mm,矩阵64×64,层厚4~8mm,标记后延迟时间(PLD)1.0~2.5s。

(4)图像后处理:用ASL处理软件获取脑血流量(CBF)、脑血容量(CBV)(目前处于科研阶段)、

血流平均通过时间（MTT）参数（目前处于科研阶段）。在图像后处理伪彩图时，要以良好表现出病灶为准，并且可以与T₁WI+C融合，同时显示灌注信息及解剖结构（图7-31，见文末彩图）。

（5）图像优化技巧

1）2D-ASL：对流入动脉血液的标记脉冲为脉冲式，二维激励，基于梯度回波序列采集。理论上可获得脑血流量BF（用于临床定量指标）、脑血容量BV（科研理论）及平均通过时间MTT（科研理论）。

2）3D-ASL：对动脉血液的标记为连续式，三维全脑激励，基于快速自旋回波序列采集根据成像目的不同，标记后延迟时间（PLD）或TI时间可以进行相应的设置。在大部分临床工作中只需要设置一个PLD时间，而且根据扫描对象的不同要进行相应的调整，如儿童血流速度快则PLD时间要短，老年人要延长PLD时间。多个PLD的使用常见于脑血管病患者，由于血流动力学的改变，导致单个PLD无法准确评估CBF，但多个PLD会明显延长扫描时长。

七、脑功能磁共振成像检查

脑功能磁共振成像（functional MRI，fMRI），分为广义的脑功能成像和狭义的脑功能成像。广义的脑功能成像包括脑弥散加权成像、灌注成像、血氧水平依赖（blood oxygen level dependent，BOLD）测定以及MR波谱分析（magnetic resonance spectroscopy，MRS），狭义脑功能成像仅指BOLD。

（一）适应证

BOLD-fMRI在临床中主要用于功能皮层中枢的定位，包括视觉、运动、听觉、感觉、语言等皮层中枢的定位研究，这对于指导临床外科手术定位及术后随访、评估预后具有重要的参考意义。fMRI的应用目前已扩展至类似于记忆等认知功能的研究领域。fMRI检查可协助脑外科医生制订手术计划，避免术中损伤皮层。fMRI可用于评价脑卒中患者的中枢损害及功能重组情况，在指导康复中起重要作用。fMRI还能应用于癫痫的评价等。

（二）检查技术

BOLD-fMRI成像需做特殊的准备：①根据所观察活动中枢配备适当的刺激工具，如刺激呈现设备等；②扫描前，可与受检者充分讨论检查过程，使受检者熟悉刺激过程，并做出正确的反应；③注意将受检者头部尽量靠近磁场中心，头前后径小的受检者应在颅后加垫，使头颅前后径中心与正中冠状面一致，因EPI成像无中心偏置，用束带固定器将

受检者头固定，保持受检者头部无运动。

1. 线圈　同颅脑磁共振常规检查。

2. 体位　同颅脑磁共振常规检查。

3. 成像方位、序列及参数

（1）成像方位：取横断面成像。

（2）序列：BOLD-FID-EPI-T₂*加权序列；SE-T₁WI或GRE-T₁WI序列作为基础解剖图像，用于后处理时与功能图像叠加融合。

（3）参数

1）SE-T₁WI序列：层厚2~6mm，扫描范围10~20层包含感兴趣区或包含全脑。GRE序列可用3D FSPGR，体素为1mm×1mm×1mm，包括全脑。

2）BOLD-FID-EPI-T₂*加权序列：具体扫描参数视场强、机型而异。TR=2 000~3 000ms，TE=20~30ms，翻转角90°，FOV 200~250mm，矩阵64×64，层厚3~5mm。激励次数为1次。需注意相位编码方向为前后方向。

4. 图像后处理　可用一些成型的软件包，常用的有SPM、DPABI、GRETNA、RESTplus、AFNI、MEDx、Analyze等。

（1）功能图像的产生：将刺激活动的平均像与休息平均图像对应相减，产生每一层的功能图像。

在后处理分类计算中，通常只需要将刺激活动组与休息组分类，其余统计计算工作由计算机自动完成，并最终产生功能图像。在此过程中，常常涉及一个Z分数阈值的设定，通常Z分数阈值设定为最大Z值的一半或最大Z值减去0.5~1，标准的Z分数阈值设定为2。

（2）功能图像与解剖图像的叠加：运用图像动态处理功能，将功能图像对应叠加在相应功能层面的基础解剖图像上，使解剖关系与活动功能关系达到统一（图7-32，见文末彩图）。

（3）信号的统计比较：统计动态曲线分析功能，选取一个有明显信号改变的功能区为感兴趣区，将全部时相扫描按时间顺序依次做时间-信号强度曲线，可见MR信号呈交替波动曲线（图7-33）。

5. 图像优化技巧　可根据需要（如任务刺激的设计）设置扫描时相。例如：延迟时间3~10s，每5个时相为一组，共分12组。1、3、5、7、9、11组为刺激活动组（A），2、4、6、8、10、12组为休息组（N）。两组交替扫描，每组扫描做出正确反应，直至全部时相扫描完成。

BOLD-fMRI对运动非常敏感。在扫描过程中，应保证受试者头部保持不动。并在检查过程中平静

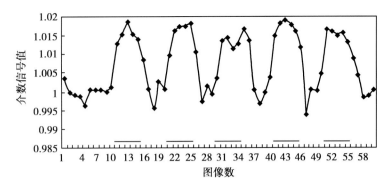

图 7-33　BOLD-fMRI 的 MR 信号呈交替波动曲线

呼吸,避免吞咽、咳嗽等容易引起头部运动的动作。扫描结束后,可立即利用相关软件查看头动情况,若头动超过 1mm,建议重新扫描。

八、脑波谱分析检查

(一)适应证

1. 脑肿瘤代谢(图 7-34)。

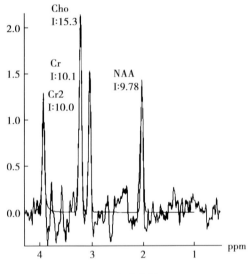

图 7-34　胶质瘤的 MRS

2. 脑发育成熟程度。
3. 感染性病变。
4. 脱髓鞘病变。
5. 感染。
6. 缺血性病变等。

(二)检查技术

1. **线圈**　同颅脑磁共振常规检查。
2. **体位**　同颅脑磁共振常规检查。
3. **成像方位、序列及参数**

(1)成像方位一般需要先做横断面、矢状面及冠状面 T_2WI 平扫,在此三个方位的图像上精确设置 MRS 采集区。

(2)序列:可根据需要,选择点分辨波谱成像(point-resolved spectroscopy,PRESS)或激励回波采集模式(stimulated-echo acquisition mode,STEAM)成像。STEAM 序列与 PRESS 序列的比较见表 7-2。

(3)参数:扫描体素根据具体扫描需求调节,但需要注意体素越小,SNR 越低。常用参数为:20mm×20mm×20mm,TR=2 000ms,TE=35ms(STEAM 序列)或 135~270ms(PRESS 序列)。

4. **图像后处理**　获得波谱后主要进行:①选择感兴趣波段;②过滤杂波;③基线、相位校正;④测量各代谢物的峰下面积,进行分析评价。

5. **图像优化技巧**

(1)定位技术:为更集中地采集到病变所在部位的病理生理信息,精确的定位技术非常关键。先做平扫,然后根据平扫所得到图像进行空间定位波谱成像。

(2)感兴趣区大小的选择:原则上感兴趣区太小,SNR 很低,为了进行弥补,可增加 NEX,但扫描时间延长;反之,感兴趣区过大,则易受所测组织之外脂肪、骨骼及液体的污染,导致谱线变形。

表 7-2　STEAM 序列与 PRESS 序列的比较

序列	扫描方式	SNR	水抑制	TE	对短 T_2 代谢物的观察	对运动的敏感性
STEAM	常用单体素	较低	效果好	较短	容易	敏感
PRESS	单体素或多体素	较高	不如 STEAM	较长	较 STEAM 难	不敏感

（3）水抑制：在生物体中，水的含量较高，其信号远大于其他组织，不利于探测其他信号微弱的代谢产物。因此，MRS 信号采集前，通常采用化学位移选择饱和法先行水抑制。一般认为，水抑制的百分数越高，则水信号抑制越彻底，MRS 波谱质量越好。

（4）匀场：波谱的信号和分辨力部分取决于谱线线宽，谱线线宽受原子核自然线宽及磁场均匀度的影响。磁场的均匀度越高，线宽越小，波谱分辨力越高。新一代的磁共振扫描仪都是自动匀场并具有水抑制功能。若自动匀场效果不佳时，可进行手动匀场。

九、脑磁敏感加权成像检查

（一）适应证

1. 脑外伤。

2. 脑肿瘤。

3. 脑血管畸形。

4. 脑血管病。

5. 神经变性病等。

（二）检查技术

1. 线圈 同颅脑磁共振常规检查。

2. 体位 同颅脑磁共振常规检查。

3. 成像方位、序列及参数

（1）成像方位：一般做横断面 SWI。

（2）序列：常规用基于 T_2^* 的 3D-GRE 序列。

（3）参数：TR 设置为最小值，TE=20ms，翻转角为 10°~20°。FOV 为 200~230mm，层厚为 1.0~2.0mm，矩阵 256×256，激励次数 1 次。

4. 图像后处理

（1）SWI 的相位图可通过滤波减少不必要的场效应，这一过程通常由机器后台自动处理，不需要人为干预。

（2）利用相位图对强度图进行增强处理，这也是由后台自动处理生成。

（3）图像重建方式选择最小密度投影（图 7-35）。

5. 图像优化技巧

（1）目前颅脑所用的 SWI 序列均为 3D-GRE 序列，因此，其在层面方向上可有卷褶伪影。在采集时，应注意避免该伪影。如适当加大采集范围，增加层面和相位编码方向的过采样，丢弃开始及最后几幅图像等。

（2）可在三个方向上（频率编码方向、相位编码方向、层间方向）施加完全流动补偿。以避免由于脑脊液流动等引起的相位偏差。

（3）需要获取相位图像（图 7-36）。

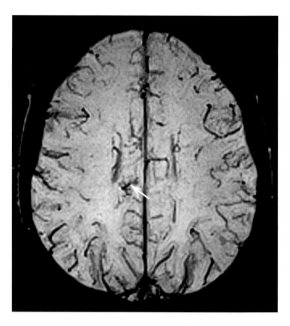

图 7-35 颅脑 SWI 图像
可见动静脉畸形（箭）。

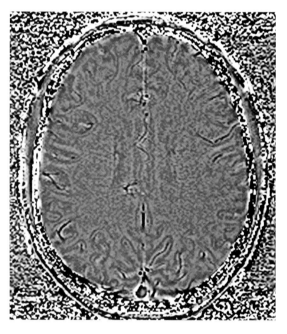

图 7-36 SWI 的相位图

（付修威）

第三节 头颈部磁共振检查

一、眼部病变磁共振检查

（一）适应证

1. 眼球疾病 如视网膜母细胞瘤、脉络膜黑色素瘤等。

2. 眼眶疾病 如视神经病变、炎性假瘤、海绵状血管瘤、格雷夫斯眼病（Graves' ophthalmopathy）等。

（二）检查技术

1. 线圈 头颅相控阵线圈或小视野柔软表面线圈。

2. 体位 头先进，仰卧位。听眦线为定位中心，"十字"定位灯的横线对准眼外眦连线，纵线对准头颅正中矢状线。头部制动，闭眼以减少眼球的运动及由此产生的运动伪影。

3. 成像方法、序列及参数

（1）成像方法：眼部磁共振检查的扫描范围要包括眼眶上缘和下缘，以横断面（Tra）、冠状面（Cor）和斜矢状面（Osag）为基本检查方位。横断面（Tra）扫描以矢状定位像作参考，平行视神经定位（图7-37A）。冠状面（Cor）扫描以横轴定位像作参考，垂直于硬腭定位（图7-37B）。如遇视神经病变，则需加做双侧视神经斜矢状面（Osag）扫描，以横轴定位像作参考定位，平行于视神经的长轴（图7-37C）。

（2）序列：横断面 T_2WI 脂肪抑制、横断面 T_1WI；冠状面 T_2WI 脂肪抑制、冠状面 T_1WI；斜矢状面 T_2WI 脂肪抑制。

（3）参数：横断面（Tra）以左右方向作为相位编码方向，扫描野（scan field of view，SFOV）一般为150~200mm，层厚一般为2~3mm，层间隔一般为0.2~0.3mm，矩阵一般为（288×192）~（256×192）。冠状面（Cor）以左右作为相位编码方向，扫描野（FOV）一般为150~200mm，层厚一般为2~3mm，层间隔一般为0.2~0.3mm，矩阵一般为（288×192）~（256×192）。斜矢状面（Osag）以左右作为相位编码方向，加无相位卷褶技术。扫描野（FOV）一般为150~200mm，层厚一般为2~3mm，层间隔一般为0.2~0.3mm，矩阵一般为（288×192）~（256×192）。

4. 增强扫描

（1）横断面脂肪抑制 T_1WI 序列：横断面（Tra）扫描以矢状定位像作参考，平行视神经定位。以左右方向作为相位编码方向，扫描野（FOV）一般为150~200mm，层厚一般为2~3mm，层间隔一般为0.2~0.3mm，矩阵一般为（288×192）~（256×192）。

（2）冠状面脂肪抑制 T_1WI 序列：冠状面（Cor）扫描以横轴定位像作参考，垂直于硬腭定位。以左右作为相位编码方向，扫描野（FOV）一般为150~200mm，层厚一般为2~3mm，层间隔一般为0.2~0.3mm，矩阵一般为（288×192）~（256×192）。

（3）斜矢状面脂肪抑制 T_1WI 序列：斜矢状面（Osag）扫描以横轴定位像作参考定位，平行于视神经的长轴。以左右作为相位编码方向，扫描野（FOV）

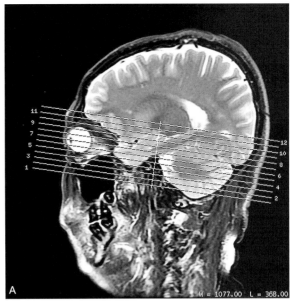

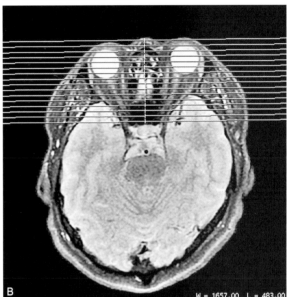

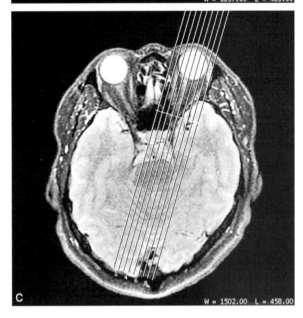

图7-37 眼部磁共振检查的扫描定位

A. 横断面扫描定位；B. 冠状面扫描定位；C. 矢状面扫描定位。

一般为 150~200mm，层厚一般为 2~3mm，层间隔一般为 0.2~0.3mm，矩阵一般为（288×192）~（256×192）。

（4）对比剂：常规剂量采用 0.2ml/kg，手推注射，或高压注射器注射，注射器流速为 2ml/s。

5. 图像后处理　眼部常规 MRI 一般不需要特殊后处理。

6. 图像优化技巧

（1）脂肪抑制扫描应采用局部匀场，注意局部匀场大小的设定与扫描范围要匹配。

（2）在合理的扫描时间内，尽可能采用小的扫描野，以获得较高的空间分辨力。

（3）采用流动补偿，在成像层面上下分别设定预饱和带。

二、颞骨、内耳磁共振检查

（一）适应证

1. 感音神经性耳聋。

2. 内耳先天发育异常。

3. 人工耳蜗植入术前评估。

（二）检查技术

1. 线圈　头相控阵线圈或头颈联合相控阵线圈。

2. 体位　头先进，仰卧位。听眦线为定位中心，"十字"定位灯的横线对准听眦下线，纵线对准头颅正中矢状线。头部制动。

3. 成像方法、序列及参数

（1）成像方法：颞耳部磁共振检查扫描范围要包括内耳和内听道区。以横断面（Tra）和冠状面（Cor）为基本检查方位。横断面（Tra）扫描以冠状定位像作参考，平行于两侧颞叶底部连线定位（图 7-38A）。冠状面（Cor）扫描以横断面定位像为参考，平行于两侧内听道连线定位（图 7-38B）。内耳膜迷路成像采用横断面三维重 T_2WI 序列扫描，以冠状定位像作参考，平行于两侧颞叶底部连线定位（图 7-38C）。

（2）序列：横断面 T_2WI 脂肪抑制、横断面 T_1WI；冠状面 T_2WI 脂肪抑制、冠状面 T_1WI；横断面三维重 T_2WI。

（3）参数：横断面（Tra）以左右方向作为相位编码方向，扫描野（FOV）一般为 150~200mm，层厚一般为 3mm，层间隔一般为 0.3mm，矩阵一般为 288×224。冠状面（Cor）以左右作为相位编码方向，扫描野（FOV）一般为 150~200mm，层厚一般为 3mm，层间隔一般为 0.3mm，矩阵一般为 288×224。内耳迷路横断面三维重 T_2WI 以前后作为相位编码

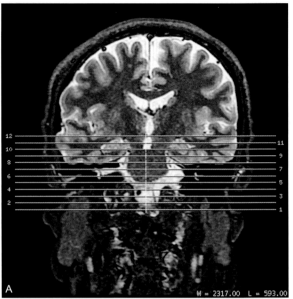

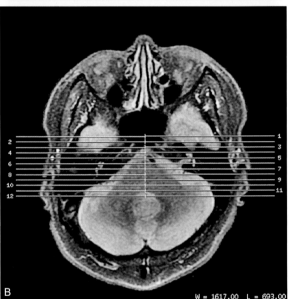

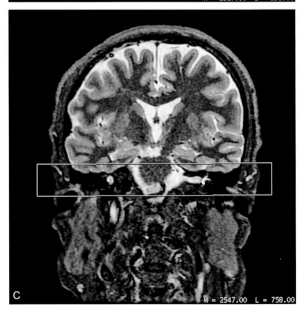

图 7-38　颞耳部磁共振检查

A. 横断面扫描定位；B. 冠状面扫描定位；C. 横断面三维重 T_2WI 序列扫描定位。

的方向,扫描野(FOV)一般为150~200mm,层厚一般为3mm,矩阵一般为512×256。

4. 增强扫描

(1)横断面脂肪抑制 T_1WI 序列:横断面(Tra)扫描以冠状定位像作参考,平行于两侧颞叶底部连线定位。以左右方向作为相位编码方向,扫描野(FOV)一般为150~200mm,层厚一般为3mm,层间隔一般为0.3mm,矩阵一般为288×224。

(2)冠状面脂肪抑制 T_1WI 序列:冠状面(Cor)以横断面定位像为参考,平行于两侧内听道连线定位。以左右作为相位编码方向,扫描野(FOV)一般为150~200mm,层厚一般为3mm,层间隔一般为0.3mm,矩阵一般为288×224。

(3)对比剂:常规剂量采用0.2ml/kg,手推注射或高压注射器注射,注射器流速为2.0ml/s。

5. 图像后处理 内耳迷路横断面三维重 T_2WI 图像需要进行最小密度投影(minIP)多角度、多方位重建,重建过程中尽可能地除外内耳和内听道以外的影像。

6. 图像优化技巧

(1)脂肪抑制扫描应采用局部匀场,注意局部匀场大小的设定与扫描范围要匹配。

(2)在合理的扫描时间内,尽可能地采用小的扫描野,获得较高的空间分辨力。

(3)采用流动补偿,在成像层面上下分别设定预饱和带。

三、鼻、鼻窦磁共振检查

(一)适应证

1. 鼻窦疾病 如:鼻窦肿瘤、鼻窦囊肿、嗅神经母细胞瘤、鼻窦炎性病变等。

2. 鼻咽部疾病 如:鼻咽纤维血管瘤、鼻咽癌等。

(二)检查技术

1. 线圈 头相控阵线圈或头颈联合相控阵线圈。

2. 体位 头先进、仰卧位。鼻根部为定位中心,"十字"定位灯的横线对准鼻根部,纵线对准头颅正中矢状线。头部制动。

3. 成像方法、序列及参数

(1)成像方法:鼻和鼻窦磁共振检查的扫描范围是从口底至额窦上界的全部鼻腔和鼻窦。以横断面(Tra)和冠状面(Cor)为基本检查方位。横断面(Tra)扫描以矢状面定位像作参考,平行于硬腭的平行线定位(图7-39A)。冠状面(Cor)扫描以矢状面定位像为参考,垂直于硬腭的平行线定位(图7-39B)。

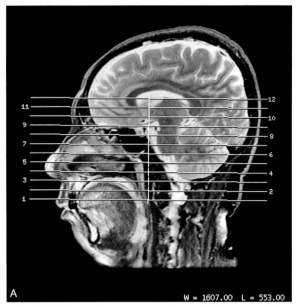

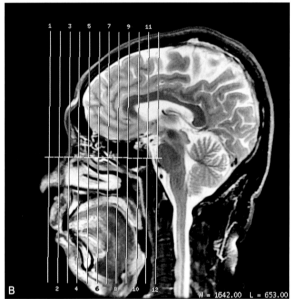

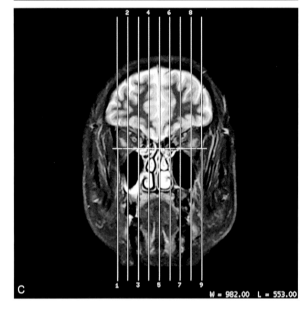

图7-39 鼻和鼻窦磁共振检查定位

A. 横断面扫描定位;B. 冠状面扫描定位;C. 矢状面扫描定位。

矢状面(Sag)扫描以冠状面定位像为参考,平行于大脑纵裂定位(图 7-39C)。

(2)序列:横断面 T_2WI 脂肪抑制、横断面 T_1WI;冠状面 T_2WI 脂肪抑制、冠状面 T_1WI、矢状面 T_2WI 脂肪抑制。

(3)参数:横断面(Tra)是以左右方向作为相位编码方向,扫描野(FOV)一般为 200mm,层厚一般为 4mm,层间隔一般为 0.4mm,矩阵一般为 320×256。冠状面(Cor)是以左右方向作为相位编码方向,扫描野(FOV)一般为 220mm,层厚一般为 4mm,层间隔一般为 0.4mm,矩阵一般为 320×192。矢状面(Sag)是以前后方向作为相位编码方向,扫描野(FOV)一般为 220mm,层厚一般为 4mm,层间隔一般为 0.4mm,矩阵一般为 320×192。

4. 增强扫描

(1)横断面脂肪抑制 T_1WI 序列:横断面(Tra)是以左右方向作为相位编码方向,扫描野(FOV)一般为 200mm,层厚一般为 4mm,层间隔一般为 0.4mm,矩阵一般为 288×192。

(2)冠状面脂肪抑制 T_1WI 序列:冠状面(Cor)是以左右方向作为相位编码方向,扫描野(FOV)一般为 220mm,层厚一般为 4mm,层间隔一般为 0.4mm,矩阵一般为 288×192。

(3)矢状面脂肪抑制 T_1WI 序列:矢状面(Sag)是以前后方向作为相位编码方向,扫描野(FOV)一般为 220mm,层厚一般为 4mm,层间隔一般为 0.4mm,矩阵一般为 320×192。

(4)对比剂:常规剂量采用 0.2ml/kg,手推注射或高压注射器注射,注射器流速为 2ml/s。

5. 图像后处理 鼻、鼻咽部常规 MRI 一般不需要特殊后处理。

6. 图像优化技巧

(1)脂肪抑制扫描应采用局部匀场,注意局部匀场的设定与扫描范围要匹配。

(2)采用流动补偿,在成像层面上下分别设定预饱和带。

四、咽部磁共振检查

(一)适应证

1. 咽部肿瘤 如舌根癌、口咽癌等。

2. 咽部脓肿。

(二)检查技术

1. 线圈 头颈联合相控阵线圈。

2. 体位 头先进、仰卧位。听眦线为定位中心,"十字"定位灯的横线对准听鼻线,纵线对准头颅正中矢状线。头部制动,扫描过程中禁止做吞咽动作。

3. 成像方法、序列及参数

(1)成像方法:咽部磁共振检查的范围是从颅底到环状软骨的下缘。以横断面(Tra)、冠状面(Cor)和矢状面(Sag)为基本检查方位。横断面(Tra)扫描以矢状面定位像作参考,平行于硬腭的平行线定位(图 7-40A)。矢状面(Sag)扫描以冠状面定位像作参考,平行于颈椎定位(图 7-40B)。冠状面(Cor)扫描是以矢状面定位像作参考,垂直于硬腭的平行线定位(图 7-40C)。

(2)序列:横断面 T_2WI 脂肪抑制、横断面 T_1WI;矢状面 T_2WI 脂肪抑制、矢状面 T_1WI;冠状面 T_2WI 脂肪抑制。

(3)参数:横断面(Tra)是以左右方向作为相位编码方向,扫描野(FOV)一般为 200mm,层厚一般为 4mm,层间隔一般为 0.4mm,矩阵一般为 320×192。矢状面(Sag)是以前后方向作为相位编码方向,扫描野(FOV)一般为 280mm,层厚一般为 4mm,层间隔一般为 0.4mm,矩阵一般为 320×192。冠状面(Cor)是以左右方向作为相位编码方向,扫描野(FOV)一般为 280mm,层厚一般为 4mm,层间隔一般为 0.4mm,矩阵一般为 320×192。

4. 增强扫描

(1)横断面脂肪抑制 T_1WI 序列:横断面(Tra)是以左右方向作为相位编码方向,扫描野(FOV)一般为 200mm,层厚一般为 4mm,层间隔一般为 0.4mm,矩阵一般为 320×192。

(2)冠状面脂肪抑制 T_1WI 序列:冠状面(Cor)是以左右方向作为相位编码方向,扫描野(FOV)一般为 280mm,层厚一般为 4mm,层间隔一般为 0.4mm,矩阵一般为 320×192。

(3)矢状面脂肪抑制 T_1WI 序列:矢状面(Sag)是以前后方向作为相位编码方向,扫描野(FOV)一般为 280mm,层厚一般为 4mm,层间隔一般为 0.4mm,矩阵一般为 320×192。

(4)对比剂:常规剂量采用 0.2ml/kg,手推注射或高压注射器注射,注射器流速为 2ml/s。

5. 图像后处理 咽部常规 MRI 一般不需要特殊后处理。

6. 图像优化技巧

(1)脂肪抑制扫描应采用局部匀场,注意局部

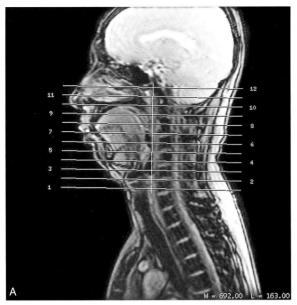

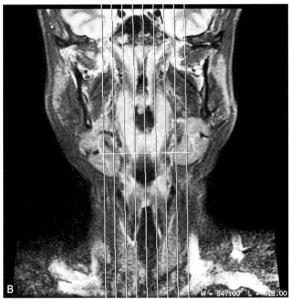

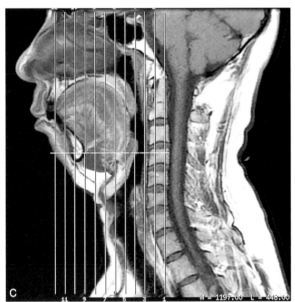

图 7-40　咽部磁共振检查

A.横断面扫描定位；B.矢状面扫描定位；C.冠状面扫描定位。

匀场的设定与扫描范围要匹配。

（2）采用流动补偿，在成像层面上下分别设定预饱和带。

五、颞下颌关节磁共振检查

（一）适应证

1. 颞下颌关节炎。

2. 颞下颌关节紊乱综合征。

（二）检查技术

1. 线圈　头相控阵线圈或双颞下颌关节表面线圈。

2. 体位　头先进、仰卧位。听眦线为定位中心，"十字"定位灯的横线对准听眦下线，纵线对准头颅正中矢状线。头部制动，训练患者做张闭口动作。

3. 成像方法、序列及参数

（1）成像方法：颞下颌关节磁共振检查的范围是从颅底至舌骨的下缘（第 5 颈椎水平）。以横断面（Tra）、冠状面（Cor）和斜矢状面（Sag）为基本检查方位。横断面（Tra）扫描以矢状面定位像作参考，平行于硬腭的平行线定位（图 7-41A）。冠状面（Cor）扫描是以横断面定位像作参考，垂直于髁状突定位（图 7-41B）。斜矢状面（Osag）以冠状面定位像作参考，平行于髁状突长轴定位（图 7-41C）。

（2）序列：横断面 T_2WI 脂肪抑制、横断面 T_1WI；冠状面 T_2WI 脂肪抑制、矢状面 T_1WI；斜矢状面 PD 脂肪抑制；斜矢状面动态电影。

（3）参数：横断面（Tra）是以左右方向作为相位编码方向，扫描野（FOV）一般为 200mm，层厚一般为 4mm，层间隔一般为 0.4mm，矩阵一般为 288×224（图 7-41A）。冠状面（Cor）是以左右方向作为相位编码方向，扫描野（FOV）一般为 280mm，层厚一般为 3mm，层间隔一般为 0.4mm，矩阵一般为 320×192（图 7-41B）。斜矢状面（Osag）是以前后方向作为相位编码方向，扫描野（FOV）一般为 160mm，层厚一般为 3mm，层间隔一般为 0.4mm，矩阵一般为 256×192（图 7-41C）。斜矢状面（Osag）动态电影是以前后方向作为相位编码方向，扫描野（FOV）一般为 280mm，层厚一般为 3mm，层间隔一般为 0.4mm，矩阵一般为 288×224（图 7-41C）。

4. 图像后处理　颞下颌关节常规 MRI 一般不需要特殊后处理。

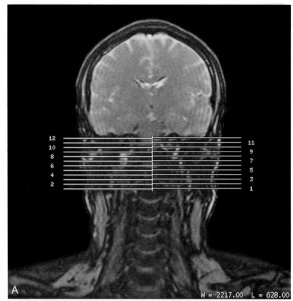

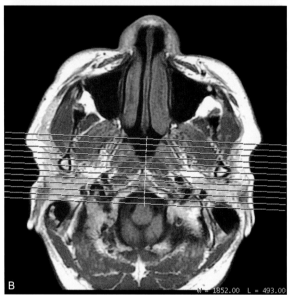

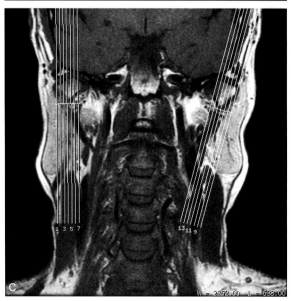

图7-41 颞下颌关节磁共振检查定位
A.横断面扫描定位；B.冠状面扫描定位；C.矢状面扫描
定位。

5. 图像优化技巧

（1）脂肪抑制扫描应采用局部匀场，注意局部匀场大小的设定与扫描范围要匹配。

（2）采用流动补偿，在成像层面上下分别设定预饱和带。

（3）斜矢状面（Osag）动态电影一般采用五个动态，每个动态电影大约40s，每次动态扫描前依次提示患者最大范围开口或闭口。

六、颌面、口腔磁共振检查

（一）适应证

1. 颌面、口腔炎性病变。

2. 颌面、口腔肿瘤性病变。

3. 颌面部血管瘤。

4. 腮腺、颌下腺病变。

5. 颌面部外伤。

（二）检查技术

1. 线圈 头颈联合线圈或头相控阵线圈。

2. 体位 头先进、仰卧位。听眶线为定位中心，"十字"定位灯的横线对准听眶下线，纵线对准头颅正中矢状线。头部制动。

3. 成像方法、序列及参数

（1）成像方法：颌面部磁共振检查的范围是从颅底至舌骨的下缘（第五颈椎水平）。以横断面（Tra）、冠状面（Cor）和矢状面（Sag）为基本检查方位。横断面（Tra）扫描以矢状面定位像作参考，平行于硬腭的平行线定位（图7-42A）。冠状面（Cor）扫描是以矢状面定位像作参考，垂直于硬腭的平行线定位（图7-42B）。矢状面（Sag）扫描以冠状面定位像作参考，平行于人体正中矢状线定位（图7-42C）。

（2）序列：横断面T_2WI脂肪抑制、横断面T_1WI；冠状面T_2WI脂肪抑制、冠状面T_1WI；矢状面T_2WI脂肪抑制。

（3）参数：横断面（Tra）是以左右方向作为相位编码方向，扫描野（FOV）一般为200mm，层厚一般为4mm，层间隔一般为0.4mm，矩阵一般为320×192。冠状面（Cor）是以左右方向作为相位编码方向，扫描野（FOV）一般为280mm，层厚一般为4mm，层间隔一般为0.4mm，矩阵一般为320×192。矢状面（Sag）是以前后方向作为相位编码方向，扫描野（FOV）一般为280mm，层厚一般为4mm，层间隔一般为0.4mm，矩阵一般为320×192。

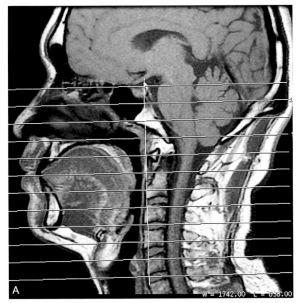

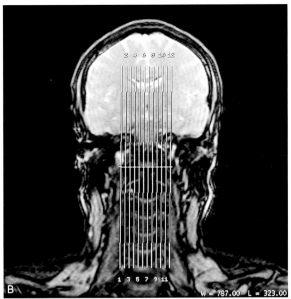

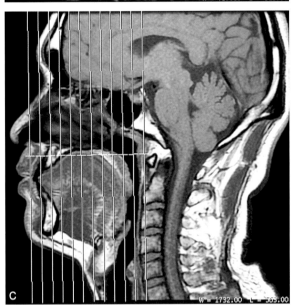

图7-42 颌面部磁共振检查

A.横断面扫描定位;B.冠状面扫描定位;C.矢状面扫描定位。

4. 增强扫描

(1)横断面脂肪抑制 T_1WI 序列:横断面(Tra)是以左右方向作为相位编码方向,扫描野(FOV)一般为 200mm,层厚一般为 4mm,层间隔一般为 0.4mm,矩阵一般为 320×192。

(2)冠状面脂肪抑制 T_1WI 序列:冠状面(Cor)是以左右方向作为相位编码方向,扫描野(FOV)一般为 280mm,层厚一般为 4mm,层间隔一般为 0.4mm,矩阵一般为 320×192。

(3)矢状面脂肪抑制 T_1WI 序列:矢状面(Sag)是以前后方向作为相位编码方向,扫描野(FOV)一般为 280mm,层厚一般为 4mm,层间隔一般为 0.4mm,矩阵一般为 320×192。

(4)对比剂:常规剂量采用 0.2ml/kg,手推注射或高压注射器注射,注射器流速为 2ml/s。

5. 图像后处理 颌面部及口腔常规 MRI 一般不需要特殊后处理。

6. 图像优化技巧

(1)脂肪抑制扫描应采用局部匀场,注意局部匀场的设定与扫描范围要匹配。

(2)采用流动补偿,在成像层面上下分别设定预饱和带。

七、喉部及甲状腺磁共振检查

(一)适应证

1. 喉部肿瘤性疾病。

2. 喉部感染性疾病。

3. 声带疾病。

(二)检查技术

1. 线圈 头颈联合线圈或颈部相控阵线圈。

2. 体位 头先进、仰卧位。下颌角为定位中心,"十字"定位灯的横线对准下颌角,纵线对准人体正中矢状线。颈部制动,扫描过程中禁止做吞咽动作。

3. 成像方法、序列及参数

(1)成像方法:喉部及甲状腺磁共振检查的范围是从硬腭到第 1 胸椎的下缘。以横断面(Tra)、冠状面(Cor)和矢状面(Sag)为基本检查方位。横断面(Tra)扫描以矢状面定位像作参考,垂直于气管定位(图 7-43A)。冠状面(Cor)扫描以矢状面定位像作参考,平行于气管定位(图 7-43B)。矢状面(Sag)扫描是以冠状面定位像作参考,平行于人体正中矢状线定位(图 7-43C)。

(2)序列:横断面 T_2WI 脂肪抑制、横断面 T_1WI;冠状面 T_2WI 脂肪抑制;矢状面 T_1WI、矢状

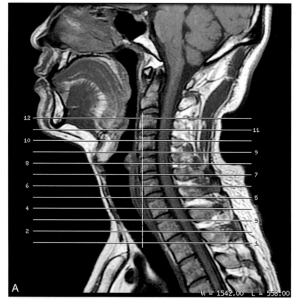

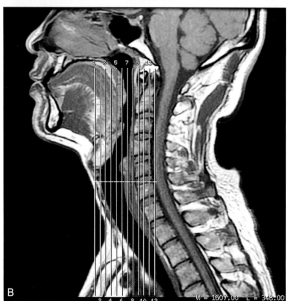

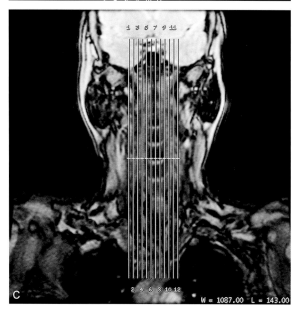

图 7-43 喉部及甲状腺磁共振检查定位
A. 横断面扫描定位；B. 冠状面扫描定位；C. 矢状面扫描定位。

面 T_2WI 脂肪抑制。

（3）参数：横断面（Tra）是以左右方向作为相位编码方向，扫描野（FOV）一般为 200mm，层厚一般为 3~4mm，层间隔一般为 0.3~0.4mm，矩阵一般为 320×192。冠状面（Cor）是以左右方向作为相位编码方向，扫描野（FOV）一般为 280mm，层厚一般为 3~4mm，层间隔一般为 0.3~0.4mm，矩阵一般为 320×192。矢状面（Sag）是以前后方向作为相位编码方向，扫描野（FOV）一般为 280mm，层厚一般为 3~4mm，层间隔一般为 0.3~0.4mm，矩阵一般为 320×192。

4. 增强扫描

（1）横断面脂肪抑制 T_1WI 序列：横断面（Tra）是以左右方向作为相位编码方向，扫描野（FOV）一般为 200mm，层厚一般为 3~4mm，层间隔一般为 0.3~0.4mm，矩阵一般为 320×192。

（2）冠状面脂肪抑制 T_1WI 序列：冠状面（Cor）是以左右方向作为相位编码方向，扫描野（FOV）一般为 280mm，层厚一般为 3~4mm，层间隔一般为 0.3~0.4mm，矩阵一般为 320×192。

（3）矢状面脂肪抑制 T_1WI 序列：矢状面（Sag）是以前后方向作为相位编码方向，扫描野（FOV）一般为 280mm，层厚一般为 3~4mm，层间隔一般为 0.3~0.4mm，矩阵一般为 320×192。

（4）对比剂：常规剂量采用 0.2ml/kg，手推注射或高压注射器注射，注射器流速为 2ml/s。

5. 图像后处理 喉部常规 MRI 一般不需要特殊后处理。

6. 图像优化技巧

（1）脂肪抑制扫描应采用局部匀场，注意局部匀场大小的设定与扫描范围要匹配。

（2）采用流动补偿，在成像层面上下分别设定预饱和带。

八、颈部软组织磁共振检查

（一）适应证

1. 颈部肿瘤性疾病。

2. 颈部感染性疾病。

3. 颈部皮下血管瘤。

4. 甲状腺相关疾病。

5. 颈部淋巴结相关疾病。

（二）检查技术

1. 线圈 头颈联合线圈或颈部相控阵线圈。

2. 体位 头先进、仰卧位。下颌角为定位中心，

"十字"定位灯的横线对准下颌角,纵线对准人体正中矢状线。颈部制动,扫描过程中禁止做吞咽动作。

3. 成像方法、序列及参数

（1）成像方法：颈部磁共振检查的范围是从硬腭到第 1 胸椎的下缘。以横断面（Tra）、冠状面（Cor）和矢状面（Sag）为基本检查方位。横断面（Tra）扫描以矢状面定位像作参考,垂直于气管定位（图 7-44A）。冠状面（Cor）扫描以矢状面定位像作参考,平行于气管定位（图 7-44B）。矢状面（Sag）扫描是以冠状面定位像作参考,平行于人体正中矢状线定位（图 7-44C）。

（2）序列：横断面 T_2WI 脂肪抑制、横断面 T_1WI；冠状面 T_2WI 脂肪抑制、矢状面 T_1WI；矢状面 T_2WI 脂肪抑制。

（3）参数：横断面（Tra）是以左右方向作为相位编码方向,扫描野（FOV）一般为 200mm,层厚一般为 4mm,层间隔一般为 0.4mm,矩阵一般为 320×192。冠状面（Cor）是以左右方向作为相位编码方向,扫描野（FOV）一般为 280mm,层厚一般为 4mm,层间隔一般为 0.4mm,矩阵一般为 320×192。矢状面（Sag）是以前后方向作为相位编码方向,扫描野（FOV）一般为 280mm,层厚一般为 4mm,层间隔一般为 0.4mm,矩阵一般为 320×192。

4. 增强扫描

（1）横断面脂肪抑制 T_1WI 序列：横断面（Tra）是以左右方向作为相位编码方向,扫描野（FOV）一般为 200mm,层厚一般为 4mm,层间隔一般为 0.4mm,矩阵一般为 320×192。

（2）冠状面脂肪抑制 T_1WI 序列：冠状面（Cor）是以左右方向作为相位编码方向,扫描野（FOV）一般为 280mm,层厚一般为 4mm,层间隔一般为 0.4mm,矩阵一般为 320×192。

（3）矢状面脂肪抑制 T_1WI 序列：矢状面（Sag）是以前后方向作为相位编码方向,扫描野（FOV）一般为 280mm,层厚一般为 4mm,层间隔一般为 0.4mm,矩阵一般为 320×192。

（4）对比剂：常规剂量采用 0.2ml/kg,手推注射或高压注射器注射,注射器流速为 2ml/s。

5. 图像后处理
颈部常规 MRI 一般不需要特殊后处理。

6. 图像优化技巧

（1）脂肪抑制扫描应采用局部匀场,注意局部匀场大小的设定与扫描范围要匹配。

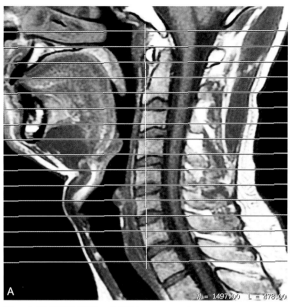
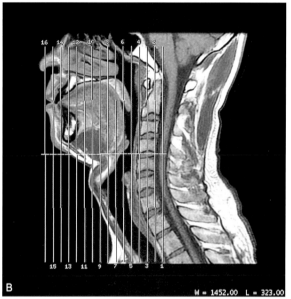
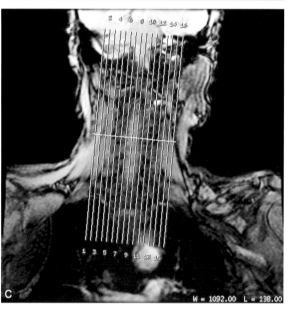

图 7-44 颈部磁共振检查定位

A. 横断面扫描定位；B. 冠状面扫描定位；C. 矢状面扫描定位。

（2）采用流动补偿,在成像层面上下分别设定预饱和带。

（3）颈部磁共振检查的定位要根据扫描的器官、部位或所需显示的结构确定。

九、颈部血管磁共振检查

（一）适应证

1. 颈部血管性病变　如颈动脉狭窄、阻塞、畸形、颈动脉瘤,椎动脉狭窄、阻塞等。

2. 颈部包块。

（二）检查技术

1. 线圈　头颈联合线圈或颈部相控阵线圈。

2. 体位　头先进、仰卧位。下颌角为定位中心,"十字"定位灯的横线对准下颌角,纵线对准人体正中矢状线。颈部制动,扫描过程中禁止做吞咽动作。

3. 成像方法、序列及参数

（1）成像方法:非增强颈动脉(MRA)及非增强颈静脉(MRV)扫描范围是从主动脉弓至颅底。非增强颈动脉(MRA)以横断面(Tra)3D-TOF-MRA为基本检查方位,以矢状面定位像作参考,垂直于颈部血管定位(图7-45A)。非增强颈静脉(MRV)以横断面(Tra)3D-PC-MRV为基本检查方位,以冠状面定位像作参考,垂直于颈部血管定位(图7-45B)。

（2）序列:横断面 3D-TOF-MRA;横断面 3D-PC-MRV。

（3）参数:横断面(Tra)3D-TOF-MRA 是以前后方向作为相位编码方向,扫描野(FOV)一般为230mm,层厚一般为1mm,层间隔一般重叠30%左右,矩阵一般为320×256。横断面 3D-PC-MRV 是以前后方向作为相位编码方向,扫描野(FOV)一般为230mm,层厚一般为2mm,无层间隔,矩阵一般为320×256。

4. 增强扫描

（1）增强颈部血管成像(CE-MRA)扫描范围是从主动脉弓至颅底,以冠状面为基本检查方位,以横断面定位像作参考,平行于颈椎椎间孔定位(图7-45C)。

（2）增强前扫描一次作为蒙片(mask),使用小剂量团注试验法(test bolus)计算启动时间(启动时间 = 团注试验达峰时间 -k 空间填充中心的延迟时间)或透视触发法(观察到主动脉弓显影时,手动/自动启动扫描),注药后无间隔采集2次时相,第1期为动脉期,第2期为动静脉期,与蒙片减影,用

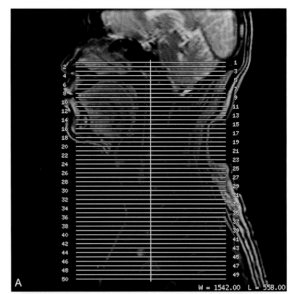

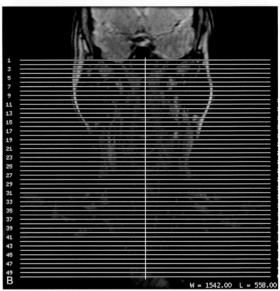

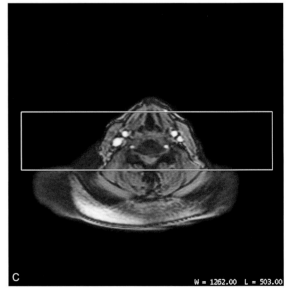

图7-45　颈部血管磁共振检查定位

A. 非增强颈动脉(MRA)横断面(Tra)3D-TOF-MRA 扫描定位;B. 非增强颈静脉(MRV))横断面(Tra)3D-PC-MRV 扫描定位;C. 增强颈部血管成像(CE-MRA)冠状面扫描定位。

减影图像作最大密度投影（MIP），多角度重建。

（3）增强颈部血管成像（CE-MRA）是以前后方向作为相位编码方向，扫描野（FOV）一般为350mm，层厚一般为1mm，无层间隔，矩阵一般为512×384。

（4）对比剂：小剂量团注测试对比剂剂量一般为2ml，注射速率2ml/s，10ml盐水冲刷。常规剂量采用0.2ml/kg，2ml/s团注，20ml盐水冲刷。

5. 图像后处理 增强颈部血管成像（CE-MRA）减影后图像分别做动脉期和静脉期的最大密度投影（MIP），之后可进行多角度重建。

6. 图像优化处理

（1）非增强颈动脉横断面（Tra）3D-TOF-MRA扫描时，要在层块上方设置饱和带以饱和静脉影。

（2）非增强颈静脉冠状面（Cor）3D-PC-MRV扫描时，一定要设定好血管的流速，因磁共振扫描仪的不同，其值也有差异，一般设定为30~35，要根据所使用的磁共振扫描仪适当调整。

（3）团注测试方法启动扫描时间的确定要根据所使用扫描序列的k空间填充技术来计算，k空间循环对称填充的启动时间是达峰时间减去1/2采集时间，k空间中心优先填充序列的启动时间就是达峰时间。团注测试方法的对比剂注射速率要与静脉团注速率一致。

（4）透视触发法一般使用k空间中心优先填充序列。

（刘昌盛）

第四节 胸部磁共振检查

一、肺/纵隔磁共振检查

（一）适应证

胸部病变的定位、定性诊断，明确病灶对周围结构的侵犯范围，鉴别胸腔积液性质。

1. 纵隔肿瘤性病变。

2. 纵隔感染性病变。

3. 纵隔淋巴结病变。

4. 肺部占位性病变。

（二）检查技术

1. 线圈 体部相控阵线圈。

2. 体位 仰卧位，头先进，身体置于检查床正中与床面平行，双臂上举置于头颈部两侧（注意：两手不要交叉为环路）。胸骨角与剑突连线中心为定位中心，"十字"定位灯的横线对准胸骨角与剑突连线中心，纵线对准人体正中矢状线。体部制动，训练患者均匀呼吸及屏气配合，于下胸部或上腹部呼吸运动最明显处放置呼吸感应器。佩戴耳机，保护患者听力。

3. 成像方位、序列及参数

（1）成像方位：肺/纵隔的磁共振扫描范围是从胸廓入口至膈肌脚，以横断面（Tra）和冠状面（Cor）为基本扫描方位。横断面（Tra）扫描以冠状面定位像作参考，垂直于胸廓长轴定位（图7-46A）。冠状

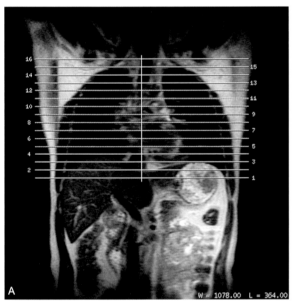
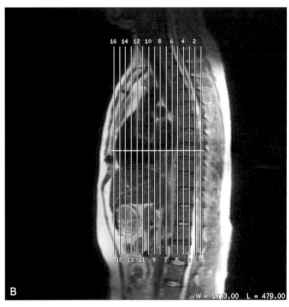

图7-46 肺/纵隔MR扫描定位

A.横断面扫描定位；B.冠状面扫描定位。

面(Cor)扫描以矢状面定位像作参考,平行于胸廓长轴定位(图7-46B)。

(2)序列:呼吸触发横断面 T_2WI 脂肪抑制、屏气横断面 T_1WI;呼吸触发横断面弥散加权成像(diffusion weighted imaging,DWI),呼吸触发冠状面 T_2WI 脂肪抑制。

(3)参数:横断面(Tra) T_2WI 和 T_1WI 是以左右方向作为相位编码方向,视野(field of view,FOV)一般为360~400mm,层厚一般为5~8mm,层间隔一般为相应层厚的10%~20%,矩阵一般为288×224。横断面(Tra)弥散加权成像是以前后方向作为相位编码方向,视野、层厚和层间隔与横断面 T_2WI 和 T_1WI 保持一致,矩阵一般为128×128,弥散敏感度值(b 值)选择600s/mm²。冠状面(Cor)是以左右方向作为相位编码方向,视野一般为360~400mm,层厚一般为4~6mm,层间隔一般为相应层厚的10%~20%,矩阵一般为320×192。

4. 增强扫描

(1)横断面(Tra)三维容积内插快速扰相GRE T_1WI 序列:扫描范围和定位同平扫横断面。增强前扫描一次作为蒙片(mask),采用透视触发法(观察到左心室显影最亮时,手动/自动启动扫描),注药后屏气依次采集3次时相,第1期为动脉期,第2期为静脉期,第3期为平衡期。横断面(Tra)三维容积内插快速扰相GRE T_1WI 序列是以前后方向作为相位编码方向,视野一般为360~400mm,层厚一般为3~5mm,无层间隔,矩阵一般为288×160。

(2)冠状面(Cor)三维容积内插快速扰相GRE T_1WI 序列:扫描范围和定位同平扫冠状面,以左右方向作为相位编码方向,视野一般为360~400mm,层厚一般为3~5mm,无层间隔,矩阵一般为256×160。

(3)对比剂:常规剂量采用0.1mmol/kg或0.2ml/kg,2~3ml/s团注,20~30ml生理盐水冲刷。

5. 图像后处理 肺/纵隔平扫MRI一般不需要特殊后处理,增强扫描可根据临床需要进行最大密度投影(maximum intensity projection,MIP)和多平面重组(multiplanar reformation,MPR)重建。

6. 图像优化技巧

(1)使用呼吸门控或心电门控,采用流动补偿,在成像层面上下分别设定预饱和带,以减少血管搏动伪影。

(2)脂肪抑制扫描应采用局部匀场,注意局部匀场的设定与扫描范围要匹配。

(3)根据病变的实际情况,调整扫描的范围、方位和层厚等参数。

(4)横断面(Tra)弥散加权成像(DWI)常规采用平面回波成像(echo planar imaging,EPI)方式采集信号,即DWI-EPI。在图像磁敏感性伪影重、变形大的情况下,可以采用快速自旋回波序列(turbo spin echo,TSE)采集信号,即DWI-TSE。

二、胸壁磁共振检查

(一)适应证

1. 胸壁发育异常。
2. 胸壁感染性病变。
3. 胸壁肿块。
4. 胸壁肌肉病变。

(二)检查技术

1. 线圈 体部相控阵线圈。

2. 体位 仰卧位,头先进,身体置于检查床正中与床面平行,双臂上举置于头颈部两侧(注意:两手不要交叉为环路)。胸骨角与剑突连线中心为定位中心,"十字"定位灯的横线对准胸骨角与剑突连线中心,纵线对准人体正中矢状线。体部制动,训练患者均匀呼吸及屏气配合,于下胸部或上腹部呼吸运动最明显处放置呼吸感应器。佩戴耳机,保护患者听力。

3. 成像方位、序列及参数

(1)成像方位:胸壁的磁共振扫描范围是从胸廓入口至膈肌脚,以横断面(Tra)和矢状面(Sag)为基本扫描方位。横断面(Tra)扫描以冠状面定位像作参考,垂直于胸廓长轴定位(图7-47A)。矢状面(Sag)扫描以冠状面定位像作参考,平行于胸廓长轴定位(图7-47B)。

(2)序列:呼吸触发横断面 T_2WI 脂肪抑制、屏气横断面 T_1WI;呼吸触发横断面弥散加权成像(DWI),呼吸触发矢状面 T_2WI 脂肪抑制。

(3)参数:横断面(Tra) T_2WI 和 T_1WI 是以左右方向作为相位编码方向,视野一般为360~400mm,层厚一般为5~8mm,层间隔一般为相应层厚的10%~20%,矩阵一般为288×224。横断面(Tra)弥散加权成像是以前后方向作为相位编码方向,视野、层厚和层间隔与横断面 T_2WI 和 T_1WI 保持一致,矩阵一般为128×128,弥散敏感度值(b 值)选择600s/mm²。矢状面(Sag)是以前后方向作为相位编码方向,视野一般为360~400mm,层厚一般为4~6mm,层间隔一般为相应层厚的10%~20%,矩阵一般为320×192。

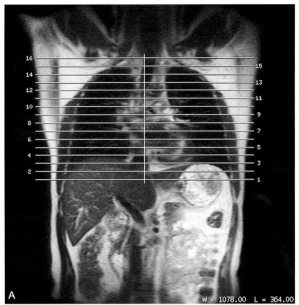

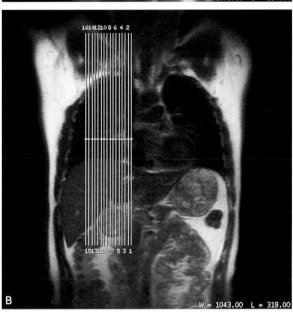

图 7-47 胸壁 MR 扫描定位
A.横断面扫描定位；B.矢状面扫描定位。

4. 增强扫描

（1）横断面（Tra）三维容积内插快速扰相 GRE T_1WI 序列：扫描范围和定位同平扫横断面，以前后方向作为相位编码方向，视野（FOV）一般为 360~400mm，层厚一般为 3~5mm，无层间隔，矩阵一般为 288×160。

（2）矢状面（Sag）三维容积内插快速扰相 GRE T_1WI 序列：扫描范围和定位同平扫矢状面，以前后方向作为相位编码方向，视野（FOV）一般为 360~400mm，层厚一般为 3~5mm，无层间隔，矩阵一般为 256×160。

（3）对比剂：常规剂量采用 0.1mmol/kg 或 0.2ml/kg，手推注射。

5. 图像后处理 胸壁平扫 MRI 一般不需要特殊后处理，增强扫描可根据临床需要进行多平面重组（MPR）重建。

6. 图像优化技巧

（1）根据病变的实际情况，调整扫描的范围、方位和层厚等参数。

（2）脂肪抑制扫描应采用局部匀场，注意局部匀场的设定与扫描范围要匹配。

（3）使用呼吸门控，采用流动补偿，在成像层面上下分别设定预饱和带，以减少血管搏动伪影。

（4）横断面（Tra）常规采用 DWI-EPI。在图像磁敏感性伪影重、变形大的情况下，可以采用 DWI-TSE 采集信号。

三、乳腺磁共振检查

（一）适应证

1. **诊断与术前评估** 对乳腺 X 线或超声探查困难或难以定性的病变，确定恶性病变侵犯范围，确定多灶性或多中心病灶，发现隐匿性乳腺癌。

2. **评价疗效与随访** 对新辅助治疗疗效评估，对乳腺手术后的随访与复发的监测，假体植入与乳房成形术后评价。

3. 乳腺癌高危人群筛查。

4. MRI 引导下穿刺活检或定位。

（二）检查技术

1. **线圈** 乳腺专用相控阵线圈。

2. **体位** 俯卧位，头先进或足先进。双侧乳腺体自然下垂，置于线圈中心，皮肤与乳腺无皱褶产生，双臂前伸置于头颈部两侧（注意：两手不要交叉为环路）。乳头连线为定位中心，"十字"定位灯的横线对准乳头连线，纵线对准身体正中矢状线。体部制动，平静呼吸，佩戴耳机，保护患者听力。

3. **成像方位、序列及参数**

（1）成像方位：乳腺磁共振扫描的范围要包括全部乳腺腺体及腋下淋巴结。以横断面（Tra）和斜矢状面（Osag）为基本扫描方位。横断面扫描（Tra）以冠状面定位像作参考，平行于双侧乳腺体中心定位（图 7-48A）。斜矢状面（Osag）扫描以横断面定位像作参考，平行于乳腺长轴定位（图 7-48B）。

（2）序列：横断面 T_2WI 脂肪抑制、横断面 T_1WI；双侧乳腺斜矢状面 T_2WI 脂肪抑制、横断面弥散加权成像（DWI）。

（3）参数：横断面（Tra）T_2WI 和 T_1WI 是以左右方向作为相位编码方向，视野一般为 320~400mm，

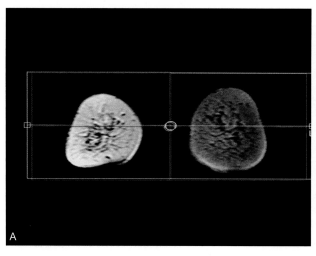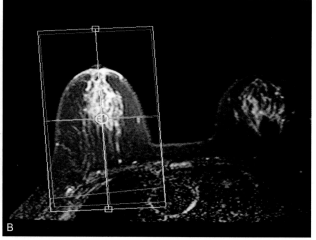

图 7-48 乳腺 MR 扫描定位
A. 横断面扫描定位；B. 斜矢状面扫描定位。

层厚一般为 3~5mm，层间隔一般为相应层厚的 10%~20%，矩阵一般为 288×224。横断面（Tra）弥散加权成像（DWI）是以前后方向作为相位编码方向，视野、层厚和层间隔与横断面 T_2WI 和 T_1WI 保持一致，矩阵一般为 128×128，弥散敏感度值（b 值）选择 1 000s/mm^2。斜矢状面（Osag）T_2WI 是以前后方向作为相位编码方向，视野一般为 200~300mm，层厚一般为 2~4mm，层间隔一般为相应层厚的 10%~20%，矩阵一般为 288×224。

4. 增强扫描

（1）横断面（Tra）三维容积内插快速扰相 GRE T_1WI 高分辨动态增强扫描：动态增强扫描一般要求单期的时间分辨力在 60~90s，总时间为 7~9min，以保证增强峰值不会缺失。第一个动态扫描作为蒙片（mask），注药后延迟 10s 开始动态增强扫描。横断面（Tra）三维容积内插快速扰相 GRE T_1WI 高分辨动态增强的扫描范围和定位同平扫横断面，以左右方向作为相位编码方向，视野一般为 320~400mm，层厚一般为 1~3mm，无层间隔，矩阵一般为 320×256。

（2）对比剂：常规剂量采用 0.1mmol/kg 或 0.2ml/kg，2~3ml/s 团注，20~30ml 生理盐水冲刷，延迟 10s 后扫描。

5. 图像后处理

（1）分析处理所有横断面三维容积内插快速扰相 GRE T_1WI 高分辨动态增强扫描图像，计算时间-信号强度曲线（time-signal intensity curve，TIC）。

（2）将增强后动态扫描所有时相影像逐一与作为蒙片（mask）的第一个动态扫描影像进行数字减影处理后，进行 MIP 重建。

（3）动态增强扫描可根据临床需要进行 MPR 重建。

6. 图像优化技巧

（1）脂肪抑制扫描应采用局部匀场，注意局部匀场的设定与扫描范围要匹配。

（2）有假体植入的患者要手动调整中心频率，以免系统错误地将硅胶峰当作水峰，硅胶假体植入的患者建议水和脂肪同时抑制，或选用专门的乳腺假体序列扫描。

（3）三维动态增强扫描要注意增强扫描的时间，如时间过短得到的时间-信号强度曲线（TIC）不能准确反映病变强化时间的长短，将会影响 BI-RADS 的分类评估。

（4）减影后所得的每个动态影像都需要进行 MIP 重建，对病变的诊断很有帮助。

（5）采用流动补偿，在成像层面上下分别设定预饱和带。

（6）患者的最佳检查时间是月经周期的第二周，此时体内激素水平相对较低，腺体受到激素影响轻，可以避免生理性强化，更利于病灶与腺体间的对比，能够提高诊断的特异性。

（7）时间-信号强度曲线（TIC）反映增强前后病灶信号强度的变化，主要依据曲线的形状对病灶进行鉴别诊断，分为早期增强和延迟增强。早期增强（注射对比剂后的前 2min）分为缓慢、中等、快速强化，延迟增强（注射对比剂 2min 后）分为流入型、平台型和流出型。

（丁莹莹）

第五节　心脏磁共振检查

一、心脏大血管形态学磁共振检查

（一）适应证

1. 心肌病。

2. 心脏瓣膜病。

3. 心包疾病。

4. 先天性心脏病。

（二）检查技术

1. 线圈　心脏专用表面线圈、体部矩形相控阵线圈、体线圈。

2. 体位　仰卧，头先进，双手置于身体两旁。将心脏置于线圈中心。呼吸门控感应器置于腹部或胸部呼吸运动起伏最明显处。按各厂家电极安放要求连接 VCG（或 ECG）电极，外周门控感应器夹于

右手拇指或示指。定位线对线圈中心。

3. 成像方位、序列及参数

（1）成像方位：按美国心脏协会（AHA）在2002年对心脏的断层解剖成像命名进行各房室及大血管扫描方位的成像。常用成像方位有横断面、冠状面、二腔心位、短横断面、四腔心位、左心室流出道位（三腔室位）、右心室流出道位、主动脉弓位等。

1）横断面成像：在胸部冠状面定位像上设置横断面扫描层面，与人体上下轴垂直。扫描范围包含主动脉弓至心尖。相位编码取前 - 后方向（图7-49）。

2）冠状面成像：在横断面像上设置冠状面扫描层面，与人体前 - 后轴垂直。相位编码取左 - 右向（图 7-50）。

3）二腔心位：在横断面像上设置扫描层面由左心室心尖部与二尖瓣口中心连线（图 7-51）。

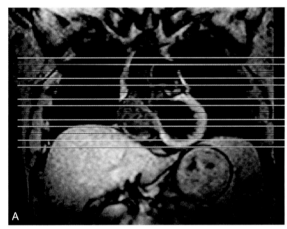
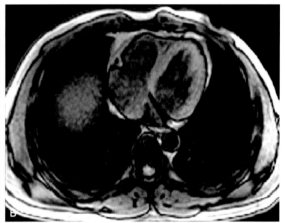

图 7-49　心脏横断面成像
A.心脏横断面扫描定位线；B.心脏横断面梯度回波 T₁WI。

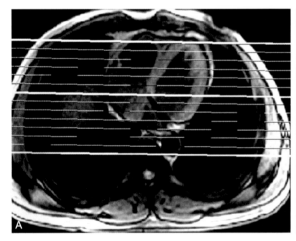
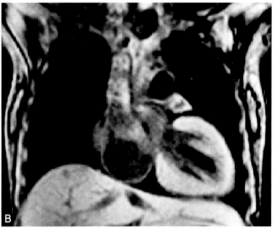

图 7-50　心脏冠状面成像
A.横断面设置冠状面扫描层面；B.冠状面黑血序列像。

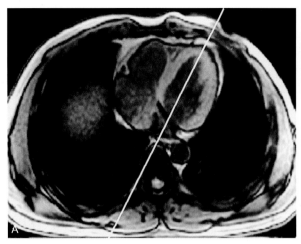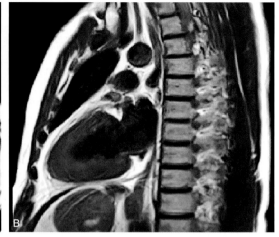

图 7-51　二腔心位成像
A.二腔心定位,在横断面像上设置扫描层面平行于室间隔;B.二腔心位像。

4)左心室短横断面:在二腔心位像上设置扫描层面,左心室心尖与二尖瓣口的连线垂直(图7-52)。

5)四腔心位:在二腔心位像上设置扫描层面为由左心室心尖部与二尖瓣口中心的连线,同时在左心室短横断面像上设置扫描层面垂直室间隔,并且经过二尖瓣口中心、三尖瓣口中心及心尖3点。经此3点获得的四腔心平面可显示左、右心房及左、右心室4个腔。该方位可显示心室最大长径,主要显示房室间隔,二尖瓣、三尖瓣、心房、心室、心肌肌壁等(图7-53)。

6)短横断面:在四腔心与两腔心定位像上双定位设置扫描层面垂直于心脏左心室心尖部与二尖瓣口中心的连线,主要显示心脏后侧壁、室间隔、乳突肌腱,用于观察心室、心肌形态、心功能分析及心

肌血供评价等(图7-54)。

7)左心室流出道位:也称三腔心或双口位。在短横断面及四腔心上设置扫描层面由左心室经过主动脉瓣、心尖及升主动脉根部三点定一平面扫描。可显示左心室、左房、二尖瓣口(左心室流入道)及主动脉口、升主动脉(左心室流出道)(图7-55)。

8)右心室流出道位:在横断面显示肺动脉段及左右肺动脉分叉的层面图像上,设置扫描层面由前至后经过(或平行)左右肺动脉分叉前的肺动脉段,注意往下的层面经过部分右心室(图7-56)。

9)主动脉弓斜冠状面成像:在胸部横断面图像上设置扫描层面经过升主动脉、主动脉弓和降主动脉(图7-57)。

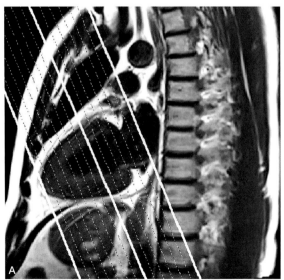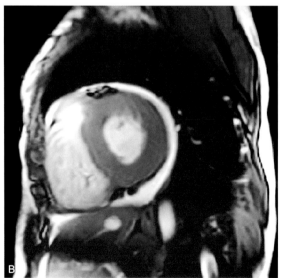

图 7-52　左心室短横断面成像
A.二腔心位上设置扫描层面;B.扫描得到的左心室短横断面图像。

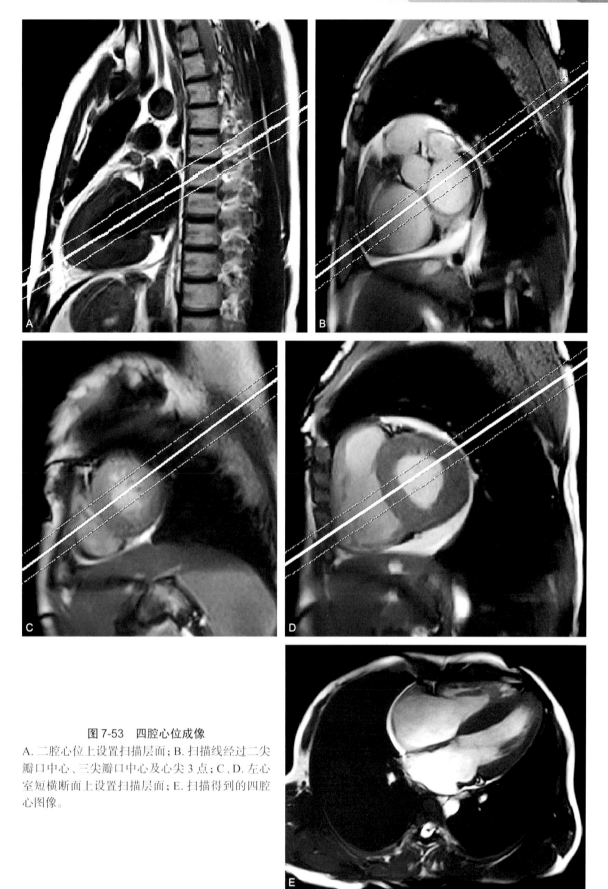

图 7-53 四腔心位成像
A. 二腔心位上设置扫描层面；B. 扫描线经过二尖瓣口中心、三尖瓣口中心及心尖 3 点；C、D. 左心室短横断面上设置扫描层面；E. 扫描得到的四腔心图像。

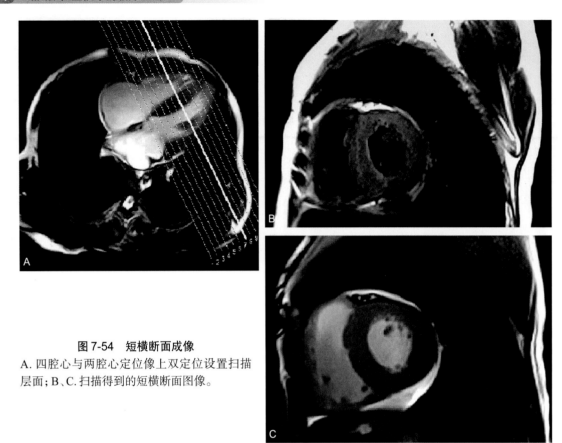

图7-54 短横断面成像
A.四腔心与两腔心定位像上双定位设置扫描
层面；B、C.扫描得到的短横断面图像。

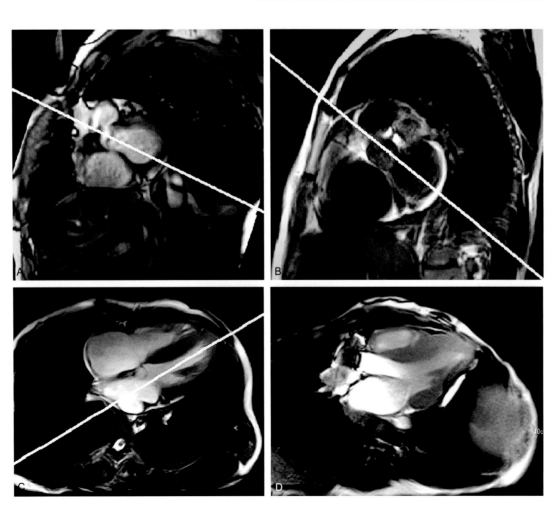

图7-55 左心室流出道位成像
A~C.短横断面及四腔心上设置扫描层面；D.扫描得到的左心室流出道位图像。

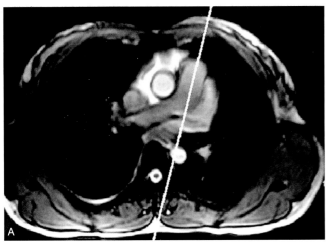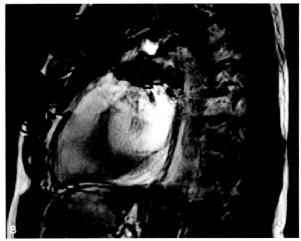

图 7-56 右心室流出道位成像
A. 横断面设置扫描层面；B. 扫描得到的右心室流出道位图像。

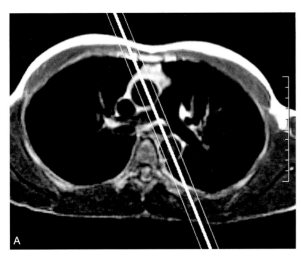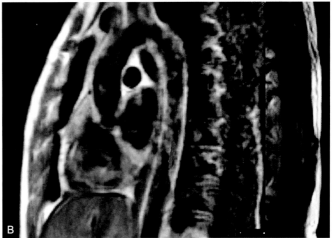

图 7-57 主动脉弓斜冠状面成像
A. 胸部横断面图像上设置扫描层面；B. 扫描得到的主动脉弓斜冠状面图像。

（2）序列：根据检查目的不同，可选用不同序列。

1）黑血序列：如双反转 DIR-FSE、三反转 DIR-FSE-fs 等，用于鉴别心肌或心腔富含脂肪病变，对心脏肿瘤、心包和心肌病变的鉴别诊断具有重要意义，亦可采用幅度脂肪抑制反转恢复序列。

2）亮血序列：主要是梯度回波序列，以平衡稳态自由进动（balance steady state free procession，Balance-SSFP）梯度回波为主要序列，可以单相位成像显示形态，也可以电影成像方式显示心脏的运动功能。

3）T_1 mapping、T_2 mapping：磁共振纵向弛豫时间定量（T_1 mapping）及磁共振横向弛豫时间定量（T_2 mapping）技术的临床应用始于心脏磁共振（cardiac magnetic resonance，CMR）对心肌病变的诊断。

T_1 mapping 是指一种心脏磁共振技术在扫描时产生的心脏参数图。通过测量扫描图像中每一像素的 T_1 值，达到定量监测心肌病变信号变化程度目的，可间接观测病变心肌纤维化程度，进而对心肌病变做出明确诊断。

T_2 mapping 是指某种组织在未给予对比剂情况下的横向弛豫时间值。T_2 mapping 技术以 T_2WI 黑血序列为基础，使用多次快速自旋回波序列（multi-echo spin echo，MEFSE）进行图像扫描，依据回波时间 TE 不同，将扫描图像添加伪彩生成对应伪彩图，然后定量测算图像中每一像素的 T_2 值，通过测算比对病变心肌与正常心肌 T_2 值的差别，可用于定量评价心肌水肿程度。研究认为，与传统 T_2WI 影像相比，T_2 mapping 在梗死后心肌高信号的检测中有更高的诊断价值。

此外，T_1 mapping 及 T_2 mapping 扫描技术在扫描过程中图像质量受线圈表面信号强度变化的影响较小且不易受到患者心脏搏动伪影和呼吸运动伪影干扰,图像失真情况较前大幅度改善。所以 T_1 mapping 及 T_2 mapping 技术可用来早期、定量、全面地评价心肌水肿、出血及纤维化等心肌损伤的程度和范围,从而有助于评估心肌损伤危险区域和心肌活性,为临床干预措施的选择提供更多的诊治信息。

(3)参数:层厚 6~8mm,层间隔为 0 或为层厚的 10%~20%,FOV 300~400mm。采用心电门控或外周门控及呼吸门控技术。

1)心电门控技术:心脏 MRI 通常采用前瞻性或回顾性心电门控触发采集,获得心动周期特定时相或任一时相的图像,同时可减少心脏、大血管搏动及血流伪影。

2)参数选择:单时相扫描序列 TR 为一个或数个 R-R 间期。延迟时间(TD)选择 "shortest" 或 "minimum"(最小值或最小),或设定于一个 R-R 间期的特定时间。门控不应期值取决于 TR,且受心律的影响,门控不应期为(0.7~0.9)×N,N 为 TR 内含 R-R 间期的个数。心律齐时选 0.9×N,心律不齐时选 0.7×N。心律不应期拒绝窗:设定为 50%~70%。时相数:GRE 序列设为 1~64,SE 序列设为 1~8。间隔时间可设为 "shortest"(最小值)、"longest"(最长)或根据需要设置。

4. 增强扫描

(1)普通增强:指低场 MR 设备采用 SE-T_1WI 序列进行的心脏增强扫描,必要时加脂肪抑制技术,对心脏肿瘤、心包和心肌病变的诊断与鉴别诊断具有一定意义。

(2)心肌灌注和心肌延迟强化成像。

心脏增强扫描一般指心肌灌注和心肌延迟强化成像。一般需在配备有高级成像包的高场 MR 设备才能完成。

5. 图像后处理 心脏 MRI 常规平扫序列一般不需要特殊后处理。

6. 图像优化技巧

(1)向受检者讲解检查注意事项,训练呼吸、屏气动作,以取得其积极配合。

(2)消除患者恐惧心理,以尽量减少心律波动。

(3)正确放置心电门控导联电极及呼吸门控感应器。

(4)电极连接后让受检者在磁孔中稍事停留片刻,待心电图基线平稳、R 波清晰后再开始扫描。

(5)扫描过程中每个序列在扫描前即时更新心率,尽量避免提前太长的时间预先更新。

(6)尽量首选心脏专用线圈。

(7)统一按 AHA 心脏的断层解剖成像命名进行成像,断层角度和方位要标准。以提供真实可靠的影像数据。

(8)磁敏感伪影一般在超高场 MR 设备较明显。采用手动容积匀场可不同程度地减轻磁敏感伪影,提高图像质量。1.5T 场强的 MRI 设备一般可获得较理想的图像。

二、心功能分析磁共振检查

(一)适应证

心脏疾病需做心脏功能分析者,包括心肌厚度、心肌容积、心室容积、射血分数、心脏几何和功能评价等。

(二)检查技术

1. 线圈 同心脏大血管形态学磁共振检查。

2. 体位 同心脏大血管形态学磁共振检查。

3. 成像方位、序列及参数

(1)成像方位:MR 心功能分析一般在标准心脏短横断面上进行。获取短横断面的定位顺序和形态学 MRI 定位顺序一致,即横断面—二腔心位—左心室短横断面—四腔心位—短横断面。

(2)序列:在电影亮血序列四腔心位的舒张末期图像上设置短横断面电影亮血序列,从心尖到心底(房室瓣口)逐层屏气扫描(图 7-58)。

(3)扫描参数:TR 选最小值(由心律决定,超高场机型可短至 3.8ms),TE 选最小值(可短至 1.6ms),翻转角 45°,层厚 6~8mm,FOV 280~300mm,矩阵(126~280)×(256~300),每层 25~30 个时相(phase)。

4. 图像处理

(1)将整个心动周期的各层短横断面电影图像输入心功能分析软件包,用手动或半自动方法可分别在舒张期、收缩期对左、右心室的内侧壁勾画轮廓(图 7-59A)。

(2)产生心脏功能报告表,内容包括心肌肌块(平均肌块、肌块标准差)、左心室腔容积(EDV-0 相位、ESV-6 相位、第二 EDV-14 相位)、心功能数据(射血分数、每搏输出量、心排血量、峰射血率、高峰充盈率)、时间数据(收缩期持续时间、舒张期持续时间、高峰充盈时间及心率)及舒张末期容积差等(图 7-59B)。

(3)产生左心室容积以及容积变化率曲线图(图 7-60)。

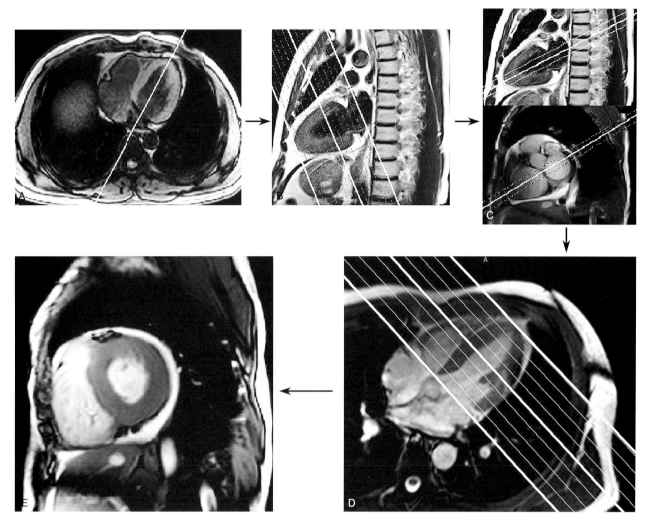

图 7-58　MR 心功能分析定位

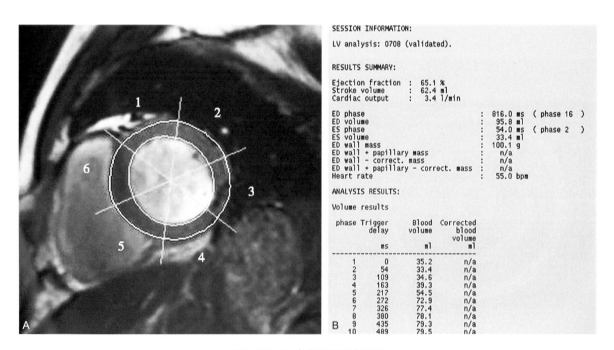

图 7-59　心功能分析图像处理
A. 左心肌层轮廓勾画；B. 心脏功能报告表。

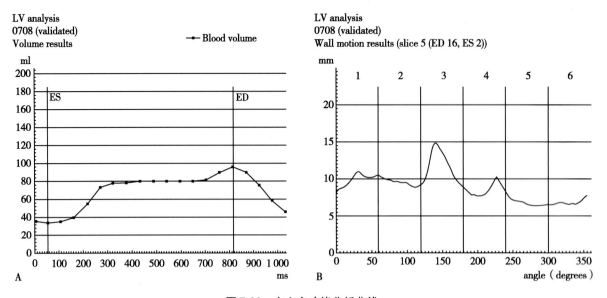

图 7-60 左心室功能分析曲线
A. 左心室容积以及容积变化率曲线图;B. 心脏运动过程中心肌厚度变化曲线。

（4）心肌厚度分析：在已勾画的心室心肌内侧壁的基础上再勾画其外侧壁轮廓,确定放射状区域,并计算结果,以表格或"牛眼"图的形式显示出来,包括心肌厚度的百分比、厚度差和绝对厚度（图 7-61）。

（5）心脏磁共振几何和功能评价：内容包括心室容积、心肌肌块、左心室和心肌的区域功能、心室的时间-容积曲线。

1）心室容积计算：利用短横断面电影多层采集图像获得心室舒张末期容积（EDV）和心室收缩末期容积（ESV）,每搏输出量（SV）和射血分数（EF 百分比）即可计算出：

$$SV = EDV - ESV \qquad 公式（7\text{-}1）$$
$$EF = (SV/EDV) \times 100\% \qquad 公式（7\text{-}2）$$

2）心肌肌块：正常心肌的密度值为 1.05g/cm^3。

3）心脏运动过程时间-压力、容积变化。

4）心脏血流动力学正常值（表 7-3）。

三、心肌灌注磁共振检查

（一）适应证

心肌病变、心内膜病变等。

（二）检查技术

1. 线圈 同心脏大血管形态学磁共振检查。

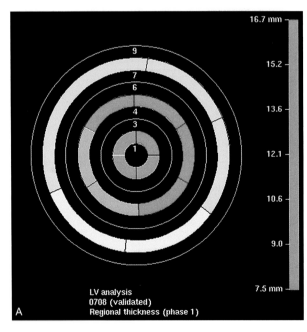

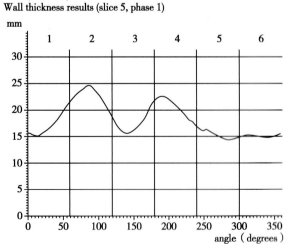

图 7-61 左心室心肌厚度分析
A. 勾画室壁内、外轮廓,并描绘心肌厚度"牛眼图";B. 心肌厚度曲线图。

表7-3　心脏血流动力学正常值

心室	CO	CI	SV	SVI	EF	EDV	ESV
左心室	3.7~7.5	2.6~2.4	53~83	30~65	55~75	79~154	28~67
右心室	—	—	28~70	—	54~79	48~100	13~37

注：CO. 心脏输出量（L/min）；CI. 心脏指数[L/（min·m²）]；SV. 每搏输出量（ml）；SVI. 每搏输出指数[ml/（stroke·m²）]；EF. 射血分数（%）；EDV. 舒张末期容积（左心室舒张末期容积）（ml）；ESV. 收缩末期容积（左心室收缩末期容积）（ml）；CO=SV× 心率（次/min）；CI=CO/A；SV=EDV－ESV（左心室）；SVI=SV/A；EF=（SV/EDV）×100%；A 为人体体表面积。

2. 体位　同心脏大血管形态学磁共振检查。

3. 成像方位、序列、参数及分析

（1）心肌灌注扫描：现多采用磁化准备梯度回波 T_1W 灌注序列，一般在两个 R-R 间期完成 4~6 个层面采集，短横断面成像，层厚为 6~8mm，扫描范围从房室沟至心尖，或 2 个方位同时成像，即短横断面 3 层＋四腔位 1 层。扫描 30~50 个时相，一个血液循环 50~60s 完成。高压快速团注对比剂 Gd-DTPA，建议一般按 0.1mmol/kg 体重给药，速率为 4~5ml/s，2~3s 内注射完毕，以保证在单次循环内

完成对比剂注射。续以 15~20ml 生理盐水冲洗。灌注扫描和注药同时开始。

（2）心肌灌注分析：方法包括定性和定量分析。

1）定性分析：通过电影回放的方式从视觉上判断低灌注（无对比剂信号或信号较周围低）的区域。

2）定量分析：与心肌局部功能分析方式类似，在描记出心内膜和心外膜的分界和以前室沟划分心肌阶段后，测量每个阶段心肌信号随时间变化的曲线，并通过积分方式计算心肌血流速度、血流量、最大增强斜率和对比剂的平均通过时间等心肌灌注参数（图7-62）。

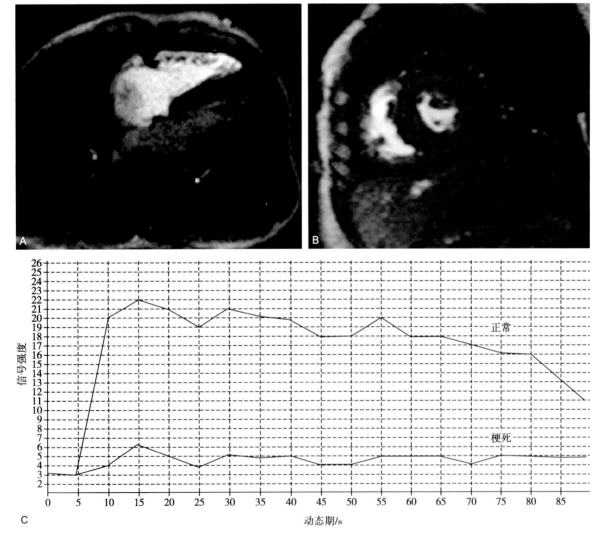

图7-62　心肌灌注分析

A. 四腔心位；B. 短横断面；C. 心肌信号随时间变化的曲线图。

4. 图像优化技巧 心肌灌注要求快速扫描,采用多种优化技术缩短周期扫描时间,以提高时间分辨力。时间分辨力越短,灌注效果越好。一般每两个 R-R 间期完成 4~6 个层面采集。基于冠状动脉血供分段的解剖特性,心肌灌注成像多选择短横断面成像(或短横断面 3 层 + 四腔位 1 层),成像范围从心尖至房室沟。对比剂给药方式要求高压快速团注,以达到灌注的目的。

四、心肌延迟强化磁共振检查

(一)适应证

心肌病变、心内膜病变等。

(二)检查技术

1. 线圈 同心脏大血管形态学磁共振检查。

2. 体位 同心脏大血管形态学磁共振检查。

3. 成像方位、序列及参数 灌注扫描结束后,补充注射钆对比剂,一般建议按 0.2mmol/kg 体重给药,注射速率为 0.5~1.0ml/s,注射后正常心肌需要 5~8min 排空对比剂,开始扫描,采用反转快速梯度回波序列(IR-FGRE)或相位敏感反转梯度回波序列(PSIR),以短横断面和四腔位为主要成像方位,扫描范围包含全心。TI 时间一般在 230~350ms 之间,TI 需根据 TI 预测扫描序列的图像对比度做出即时的调整,一般选择心肌信号最黑的图像对应的时间输入 IR-FGRE 序列。如采用 PSIR 序列则无需进行 TI 预测序列扫描。也不需根据心率、对比剂注射后延迟时间进行调节。

4. 图像后处理 通过心肌延迟强化扫描图像,观察心肌强化信号,存在强化高信号的区域,反映局部心肌钆剂渗透延迟及对钆剂的清除力减弱,从而对心肌活力作出判断(图 7-63)。

5. 图像优化技巧 利用钆对比剂延迟渗透进入以及延迟退出凝固坏死心肌区域的特性,显示心肌梗死或纤维化的存在和范围。在心肌灌注扫描完成后补充对比剂,延迟 5~8min 后扫描,以短横断面和四腔心位为主要成像方位,由于注射钆对比剂后影响正常心肌 T1 值,IR-FGRE 序列需要根据对比剂注射后的延迟时间和心率实时调整 TI 时间,以抑制正常心肌信号。PSIR 序列则无需调节。

目前多数钆对比剂为细胞外对比剂,在正常心肌内可被迅速廓清;当心肌发生凝固性坏死或纤维化时,细胞膜的完整性被破坏,对比剂通过渗透的方式进入梗死的部位并聚积,其廓清时间较正常心肌慢,当使用 T1W 序列在 8~20min 扫描时,正常心肌钆对比剂已廓清呈现无或低信号,梗死心肌钆对比剂残留而呈现高信号,从而反映心肌活性及功能。

五、冠状动脉磁共振检查

(一)适应证

1. 缺血性心脏病(冠心病)。

2. 冠状动脉先天畸形。

3. 冠状动脉血管成型术后随诊等。

(二)检查技术

1. 线圈 同心脏大血管形态学磁共振检查。

2. 体位 同心脏大血管形态学磁共振检查。

3. 成像方位、序列及参数 序列可采用二维闭

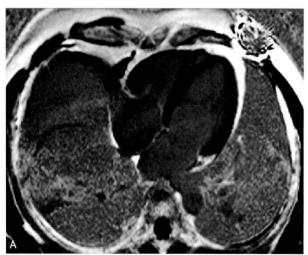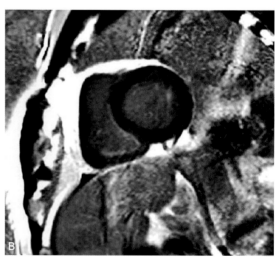

图 7-63 心肌延迟强化分析
A. 四腔心位;B. 短横断面。

气超快速梯度回波序列或三维自由呼吸导航全心采集快速梯度回波序列。

（1）二维闭气超快速梯度回波序列：二维采集、脂肪抑制、心电门控触发、k空间分段采集。

1）成像方位：以显示冠状动脉为目的而设置扫描方位。常规作横断面，垂直于室间隔的心脏短横断面和右前斜30°横断面，以及能最大程度显示冠状动脉的任意方位成像。①横、矢、冠三平面定位像；②横断面成像，可显示左右冠脉起始部及部分左冠状动脉前降支（LAD），并于左右心室层面显示室间隔；③以冠状面显示室间隔的层面为定位像，自心右缘至室间隔左缘进行平行于室间隔的斜切面扫描，显示心右缘冠状沟（即房室沟）、左冠状动脉前降支；④在③中显示冠状沟的图像上，作平行于房室沟的斜切面扫描，可显示左冠状动脉回旋支（LCX）和右冠状动脉（RCA）；⑤在③中显示左冠状动脉前降支层面的图像上，分别作正切于室间隔层面心表面前缘上部和前缘下部的斜切面扫描，可显示左冠状动脉前降支大部。

2）扫描参数：TR选最小值（7~10ms），TE选最小值（1.5~8.0ms），层厚为1.0~2.0mm，层间隔为0，翻转角为20°~30°，FOV为280mm，矩阵为（128~280）×（256~300），时间分辨力为100~158ms，平面分辨力为（1.6~2.0）mm×（1.1~1.6）mm，心电R波触发延迟时间为400~600ms。

（2）自由呼吸导航快速梯度回波序列：包括自由呼吸导航、脂肪抑制、心电门控触发。优点是受检者可自由呼吸，可进行二维或三维全心采集。三维采集可提高空间分辨力。

1）成像方位：等容舒张早期至等容舒张末期时间，需作四腔心亮血电影序列。定位顺序为横断面—二腔心—短横断面—四腔心。冠脉采集成像方位：在四腔心电影图像上找出冠脉采集时间窗（即等容舒张早期至等容舒张末期时间），依二维采集或三维采集而采用不同的成像方位。

二维成像方位：以能最大程度显示冠脉走行为目的的任意方位，如心脏横断面、心脏长横断面、短横断面、斜位等。也可用3pps法（3点平面定位法）进行成像方位的精确定位。该法主要技术要点为：在四腔心像上逐层翻阅图像，在兴趣血管（右冠状动脉或左冠脉）走行上设定3个有一定距离的不同点，这3个点将连成一个平面，即为成像平面，可最大程度地显示冠脉的连续走行。

三维成像方位：三维呼吸导航全心冠脉采集只需进行横断面成像，而后对三维原始图像进行冠状动脉的MPR重建。3D块扫描范围应包含升主动脉根部，即冠脉发出的位置至心尖膈顶。

2）扫描参数：自由呼吸导航梯度回波序列可采用3D-FISP：TR、TE取最小值，层厚为1.5~2.0mm，层间隔为0或-1.0~-0.5mm（重叠、覆盖扫描），FOV为280~300mm，矩阵为（128~280）×（256~300），3D块厚或2D层数以覆盖冠脉走行为准。呼吸导航感应区放置于右侧膈顶最高处，使竖长方形的感应区域1/3位于膈顶上方肺野内，2/3位于膈顶下方。

冠脉采集时间心率范围百分比（R-R Window）的选择，例如，心率为57次/min，心电周期全长1 053ms，选出的显示冠脉灌注较好的等容舒张早期时间（即开始冠脉采集时间）为600ms，等容舒张末期时间（即结束采集时间）为900ms，则开始采集时间位于心率的57%处，结束采集时间位于心率的85%处（位于心率后半部15%），采集间期位于57%~85%之间。将57%设为触发窗，15%设为结束窗，作为冠脉采集序列参数选项"R-R Window"的2个值（图7-64）。

4. 图像后处理 利用设备自带或第三方研发的各种曲面重建软件，对二维或三维冠脉成像原始图像或MPR图像进行三维立体曲面重建（图7-65）。

六、心脏血流定量分析检查

（一）适应证

1. 可用于主动脉、肺动脉及冠状动脉的流速测定及流量估算，左右心室心搏容积的测量、瓣膜反流的动量分析，流量差的测定，瓣膜和血管狭窄两侧压差的评价等。

2. 评价心脏每搏输出量及主动脉瓣功能。

3. 对肺动脉高压具有一定的诊断价值。

4. 可无创显示冠脉主干及其主要分支，评价冠脉血管扩张储备，对检测冠脉循环生理完整性的应用具有潜在价值。

（二）检查技术

1. 线圈 同心脏大血管形态学磁共振检查。

2. 体位 同心脏大血管形态学磁共振检查。

3. 成像方位、序列及参数 血流定量测量采用2D-PC相位对比流速编码梯度回波电影序列。

（1）成像方位

1）主动脉：在主动脉弓位像上，作垂直于升、降主动脉的横断面成像（图7-66）。

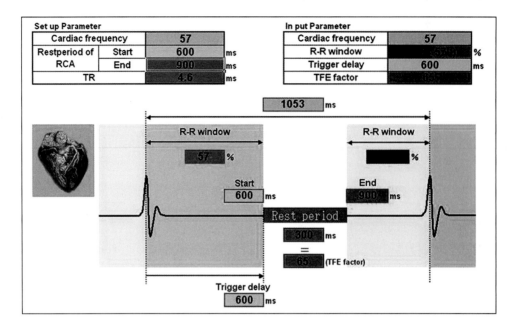

图 7-64　冠脉采集时间心率范围百分比(R-R window)选择

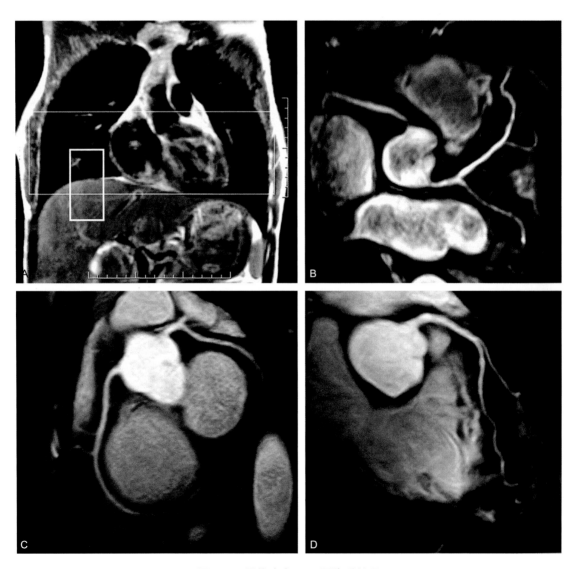

图 7-65　冠状动脉 MRA 图像后处理

A. 冠状面设置扫描；B~D. 三维立体曲面重建。

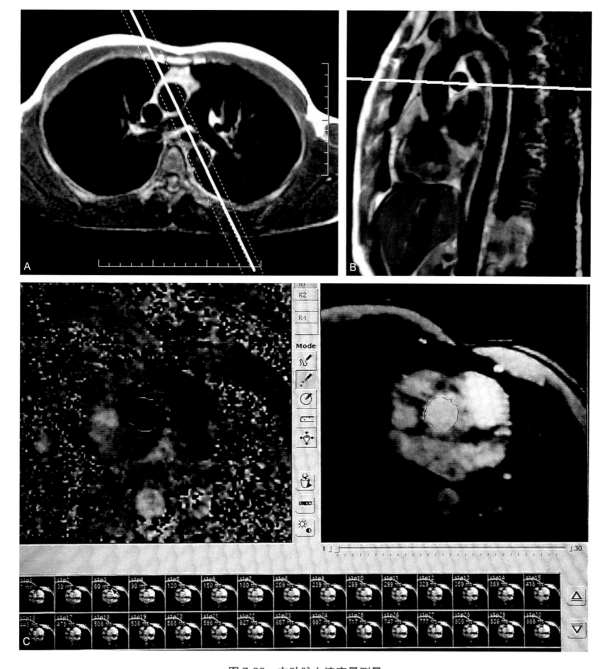

图 7-66　主动脉血流定量测量
A. 横断面上设置主动脉扫描；B. 主动脉弓位像设置相位对比流速测量序列；C. 血流分析图像。

2）肺动脉：先在显示部分肺动脉主干及左右肺动脉分叉的横断面定位像上，作平行于肺动脉主干的倾斜矢状面成像，所获得的倾斜矢状面图像显示肺动脉瓣及肺动脉主干。再在此斜矢状面像上，于肺动脉瓣口上 2cm 处作垂直于肺动脉主干的斜横断面成像（图 7-67）。

3）冠状动脉：分别以显示左右冠脉主干、LAD、LCX、RCA 的图像为定位图像，再取与之垂直的层面作定量分析扫描。

（2）扫描参数：2D-FLASH 序列，TR 为 20~40ms，TE 为 5~10ms，层厚为 4~6mm，FOV 为 280~

300mm，矩阵为（160~256）×（256~300），翻转角为 20°~30°，30 个时相。

（3）流速编码（VE）的选择

1）主动脉：冠状面或主动脉弓位成像，即平行于层面的动态观察图像，VE 选择 250cm/s，用以显示主动脉夹层；显示主动脉瓣口的冠状面或矢状面成像，即平行于层面的动态观察图像，VE 选择 500cm/s；垂直于升、降主动脉的横断面定量测量图，VE 选择 500cm/s，用于评价、测量主动脉瓣狭窄的近端与远端的流体情况。

2）肺动脉：VE 为 150cm/s。

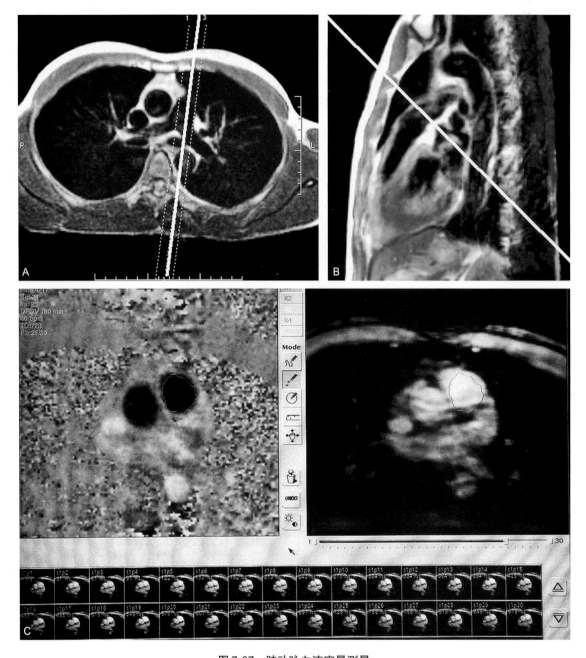

图 7-67　肺动脉血流定量测量

A.横断面上设置肺动脉扫描；B.肺动脉主干图像上设置相位对比流速测量序列；C.血流分析图像。

3）冠状动脉：VE 为 75cm/s，TR 为 125ms，TE 为 5ms，FOV 为 240mm，矩阵为（110~160）×（128~256）。

4.图像后处理　相位对比流速编码梯度回波电影序列产生 2 组图像，即幅度图像（magnitude imaging）和相位对比流动图像（phase-contrast flow imaging）。扫描所获得的原始数据在一个心动周期内产生一系列时间间隔相等的图像，它代表速度在心动周期内作时间的函数。在相位对比图像上勾画出感兴趣区（ROI）的截面轮廓，利用流动分析软件计算出每一心动周期内流体的峰速、平均流速（cm/s）、流量（cm³/s）。

在相位对比图像中，白色（高信号强度）代表正向流体，而黑色（低信号强度）代表逆向流体。

（晏子旭）

第六节　大血管磁共振检查

一、颈部血管磁共振造影检查

颈动脉血管疾病严重危害人类健康，具有高致病率与高病死率特点。大量临床研究证实，颈动脉血管疾病与动脉粥样硬化疾病密切相关。颈动脉血管疾病临床事件的主要责任病变是动脉粥样硬化易损斑块破裂与血栓形成。易损斑块是指具有导致缺血事件发生倾向的一组容易破裂的斑块，其诊断的标准主要包括活动性炎症、薄纤维帽和大坏死脂质核心、斑块内出血、内皮剥脱伴表面血小板聚集、斑块有裂隙或损伤以及严重的狭窄。研究发现易损斑块会增加卒中事件的发生风险。因此，早期诊断易损斑块对预防卒中、降低卒中事件发生率至关重要。

（一）适应证

1. 颈动脉斑块。

2. 颈动脉瘤。

3. 颈动脉狭窄。

（二）检查技术

1. 线圈 头颈联合线圈及颈部 6 通道专用线圈。

2. 体位 仰卧，头先进，头部置于线圈内，颈4 对线圈中心，定位线对线圈中心标线。锁定定位线，将定位中心送至磁体扫描中心。MRI 对体位摆置的要求一般较宽松，以舒适为主，以便适应较长时间的检查。

3. 成像方位、序列及参数

（1）成像方位：一般取冠状面成像。

（2）序列：采用 T₁W-VISTA、3D-快速梯度回波序列，如 3D-FLASH、3D-GRE 等。

（3）扫描参数：依设备性能而不同，仅供参考。

1）T₁W-VISTA：线圈选择颈部 6 通道专用线圈，TR 选 600ms，TE 选 26ms，激励次数 1 次，冠状面成像，FOV 250~300mm（矩形），矩阵 416×270，层厚 0.6mm，层间隔 0，3D 块厚及层数以颈动脉分叉为中心覆盖颈内、颈外及颈动脉，大约 100 层，1 次扫描时间（重复时间）4~5min（高性能设备，扫描时间快）。

2）3D-快速梯度回波序列：线圈选择头颈联合线圈，TR 选最小值（5~7ms），TE 选最小值（1~6ms），翻转角为 20°~45°，激励次数 1 次，冠状面成像，FOV 为 350~400mm（矩形），矩阵为 456×456，层厚为 0.7mm，层间隔为 0，3D 块厚及层数应覆盖上至威利斯环，下至主动脉弓，即包含颈动脉前缘及后缘，脂肪抑制，1 次扫描时间为 20~30ms（高性能设备，扫描时间快）。扫描 2 次以观察颈动脉及颈静脉。对比剂 Gd-DTPA 总用量为 0.2~0.4mmol/kg 体重，高压注射器静脉团注，注射速度为 2.5~3ml/s，随后等速注射生理盐水 20ml。

4. 成像方法 以 22G 穿刺针建立肘静脉通道，用 1.2m 长的连接管相连，其远端接三通开关，三通的另两端分别接上 50ml 生理盐水和 0.2~0.4mmol/kg 体重的对比剂，采用高压注射器，以 3ml/s 速度注射对比剂后，嘱受检者吸气屏住气，开始造影扫描，进行 2 次扫描。

注射对比剂后开始扫描的时间是造影成败的关键。可采用以下方法启动扫描。

（1）透视法：通过实时透视序列观察对比剂到达颈动脉立刻转入造影序列扫描，k 空间填充方式一定是中心填充（常用）。

（2）智能追踪法：采用智能血管对比剂追踪成像序列，系统自动探测感兴趣区，血管对比剂浓度，当浓度达到一定预设值（例如 20% 时），5~8s（供受检者吸气—呼气—闭气，可预设）后系统即自动转入血管造影数据采集扫描开始数据采集。

（3）生理循环时间：经验预估对比剂到达颈动脉的时间（早期使用，现少用）。

（4）公式预算

$$T_d=T_p-T_i/2-T_{(time\ to\ center)} \qquad 公式（7-3）$$

T_d 为开始注射对比剂到开始扫描的时间，T_p 为颈动脉血管内对比剂的生理达峰时间，T_i 为注射对比剂时间，$T_{(time\ to\ center)}$ 为 k 空间填充中心的延退时间。目的是让血管内对比剂浓度达高峰时的数据采集线落在 k 空间中心，以保持最大的造影对比。

（5）对比剂实验法：实验性注射对比剂 2ml，观察实验性对比剂到达颈动脉的时间，以此作为开始扫描时间用于造影扫描。

5. 图像后处理 分期作 MIP、MPR 重建等处理，分别得到颈动脉血管动、静脉的影像。

二、胸部血管磁共振造影检查

（一）适应证

1. 先天性心脏病。

2. 主动脉瘤。

3. 主动脉夹层。

4. 肺血管畸形。

（二）检查技术

1. 线圈 同心脏大血管形态学磁共振检查。

2. 体位 同心脏大血管形态学磁共振检查。

3. 成像方位、序列及参数

（1）成像方位：一般取冠状面成像。

（2）序列：采用 3D-快速梯度回波序列，如 3D-FLASH、3D-GRE 等。

（3）扫描参数：依设备性能而不同，仅供参考。

TR 选最小值（5~7ms），TE 选最小值（1~6ms），翻转角为 20°~45°，激励次数 0.5 或 1 次，冠状面成像，FOV 为 400~480mm（矩形），矩阵为（100~192）×（400~512），层厚为 1~3mm，层间隔为 0，3D 层块厚度及层数以覆盖心脏大血管为准，即包含心脏前缘及降主动脉后缘，脂肪抑制，1 次扫描时间（重复时间）3~25ms 不等（高性能设备，扫描时间快）。重复扫描 2~4 次不同时相影像。对比剂 Gd-DTPA 总用量为 0.2~0.4mmol/kg 体重，高压注射器或手动静脉团注，注射速度 3ml/s 或前半部 3ml/s，后半部 1ml/s 维持，随后等速、等量或半量注射生理盐水。

4. 成像方法 以 19~22G 穿刺针建立肘静脉通道，用 1.2m 长的连接管相连，其远端接三通开关，三通的另两端分别接上 50ml 生理盐水和 0.2~0.4mmol/kg 体重的对比剂，采用高压注射器，以 3ml/s 速度注射对比剂后，嘱受检者吸气-呼气后屏气，开始造影扫描，可进行多次（多期）扫描。

注射对比剂后开始扫描的时间是造影成败的关键。可采用以下方法启动扫描。

（1）透视法：通过实时透视序列观察对比剂到达上腔静脉入右心房时转入造影序列扫描。

（2）智能追踪法：采用智能血管对比剂追踪成像序列，系统自动探测感兴趣区（设置于上腔静脉和右心房附近）血管对比剂浓度，当浓度达到一定预设值（例如 20% 时），5~8s（供受检者吸气-呼气-闭气，可预设）后系统即自动转入血管造影数据采集扫描开始数据采集。

（3）生理循环时间：经验预估对比剂到达上腔静脉入右心房的时间。

（4）公式预算：见公式（7-3）。

（5）对比剂实验法：实验性注射对比剂 2ml，观察实验性对比剂到达上腔静脉入右心房的时间，以此作为开始扫描时间用于造影扫描。

5. 图像后处理 分期作 MIP、MPR 重建等处理，分别得到心脏大血管动、静脉循环过程中的不同时相的影像（图 7-68）。

三、腹部血管磁共振造影检查

（一）适应证

1. 腹主动脉及其分支血管病变。

2. 血管周围病变观察与血管的关系。

（二）检查技术

1. 线圈 腹部线圈。

2. 体位 仰卧，头先进。定位中心对脐孔及线

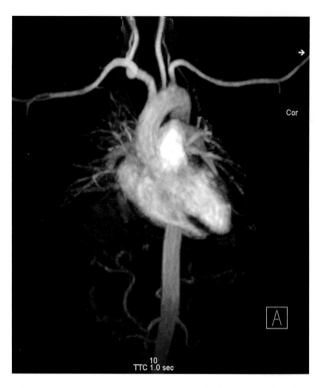

图 7-68 心脏大血管 CE-MRA 图示主动脉弓、降主动脉

圈中心。

3. 成像方位、序列及参数

（1）成像方位：一般取斜冠状面成像，层面平行于腹主动脉长轴，范围包含腹主动脉前后缘及其主要分支血管。

（2）序列：3D- 快速梯度回波序列，如 3D-FLASH、3D-GRE 等。

（3）扫描参数：同"胸部血管磁共振造影检查"。

4. 成像方法 参考"胸部血管磁共振造影检查"。

（1）透视法：透视序列观察对比剂到达腹腔动脉上 2cm 处的腹主动脉时转入造影序列扫描。

（2）智能追踪法：自动探测感兴趣区设置于腹腔动脉上 2cm 处的腹主动脉。

（3）生理循环时间：比心脏大血管造影长 1~2s。

（4）公式预算：见公式（7-3）。

（5）对比剂实验法：实验靶区为腹腔动脉上 2cm 处的腹主动脉。

5. 图像后处理 分期作 MIP、MPR 重建等处理，分别得到腹部大血管不同时相的影像（图 7-69）。

四、全身血管磁共振造影检查

（一）适应证

1. 主动脉及其分支血管病变。

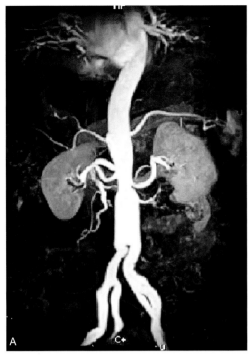

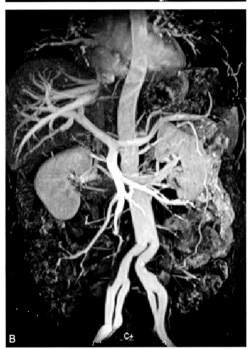

图 7-69　腹主动脉瘤术后 CE-MRA
A. 动脉期 MIP 重建图像；B. 门脉期 MIP 重建图像。

2. 明确血管周围病变与血管的关系。

（二）检查技术

1. 线圈　选用头部线圈 + 颈部线圈 + 体部相控阵线圈 + 全脊柱线圈 + 全下肢相控阵线圈或采用体线圈。

2. 体位　可选用足先进，亦可选用头先进，取仰卧位，将受检者上肢远端垫高，使其与近段水平高度一致，且小腿端垫软垫使其稍抬高，与大腿水平高度一致，尽可能使分段检查视野角度一致以利

于拼接。

3. 成像方位、序列及参数

（1）成像方位：一般取冠状面成像。范围包含头颈部血管、心脏前缘、降主动脉后缘、腹主动脉及主要分支血管、下肢血管及主要分支血管。

（2）序列：3D- 快速梯度回波序列，如 3D-FLASH、3D-GRE 等。

（3）成像参数：参考"胸部血管磁共振造影检查"。

4. 成像方法　以 19~22G 穿刺针建立肘静脉通道，与双筒高压注射器连接。在高压注射器控制面板设置注射参数：对比剂总量 0.2mmol/kg 体重，注射速度 3ml/s，对比剂注射完毕，再等量、等速注射生理盐水。采取分段采集方式进行采集：

（1）一次注射对比剂：首先以 3ml/s 速率，按 0.15~0.2mmol/kg 体重注射对比剂；再以 0.5ml/s 速率，20ml 滴注对比剂；再以第一次注射对比剂等量、等速注射盐水。分四段 3D 块，从头部至下肢足部采集全身血管成像。最后将四段血管影像拼接形成全身全景血管图像。

（2）二次注射对比剂：首先以 3ml/s 速率，按 0.2mmol/kg 注射对比剂，从下胸部到足部分三段采集血管成像数据；后再以 3ml/s 速率，按 0.15mmol/kg 注射对比剂，再从头部至上胸部一段采集血管成像数据，最后亦将四段血管影像拼接形成全身全景血管图像。

（3）扫描参数设定：在各段定位像上设定 CE-MRA 的 3D 块，各段的 3D 块对齐、衔接处应部分重叠。血管内对比剂浓度达到阈值时，触发扫描。如行胸腹部血管成像，需屏气采集，系统提示 5~8s 后（供受检者吸气或呼气后闭气，由操作者设定长短）即开始造影数据采集。

（4）扫描程序设定：第一个 3D 块采集完毕，检查床自动进床，进入下一段血管 3D 块采集，直至完成所有 3D 块采集。此为第一轮（动脉期）采集。紧跟着进行第二轮（静脉期）反向采集，检查床自动反向移床，如此往返，直至完成所设周期的扫描，一般 3~4 期。每期在胸腹部的扫描应嘱受检者闭气。整个成像过程首先行平扫，再将造影后图像与平扫减影，以利于背景抑制。

5. 图像后处理　将各段各期原始数据进行 MIP、MPR、VR 等后处理，再将处理后的图像进行无缝拼接，也可以先将各段各期原始数据进行无缝拼接，再进行 MIP、MPR、VR 等后处理，从不同视角显示全身全景血管图像（图 7-70）。

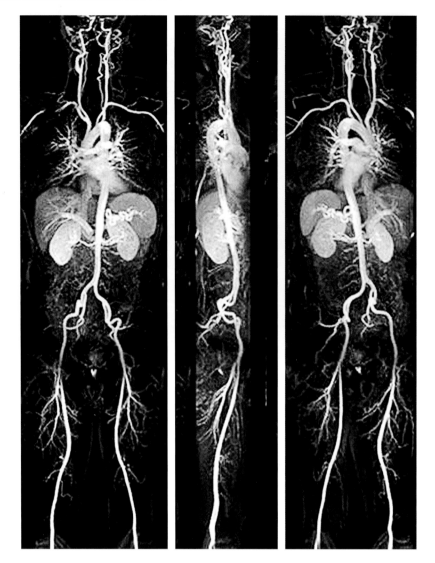

图 7-70　全身血管 CE-MRA

图示 MIP 重建拼接并多角度旋转的全身血管造影图。

6. 图像优化技巧　注意使受检者体位长轴中心一致,适当垫高下肢使下肢血管与心脏、大血管、腹部血管尽量在同一平面;注意各段 3D 扫描块尽量上下衔接对齐,避免角度过大,衔接处重叠过多或过少,使拼接处最大限度平滑无痕无缝;注意拼接时调整各段图像窗宽窗位大致一致。

五、下肢血管磁共振造影检查

(一)适应证

1. 下肢血管及其分支血管病变。

2. 明确血管周围病变与血管的关系。

(二)检查技术

1. 线圈　可根据与观察范围选用全下肢相控阵线圈、体部相控阵线圈、脊柱线圈、体线圈。

2. 体位　可选择足先进,亦可选用头先进,取仰卧位,将小腿端稍垫高,使其与大腿在同一水平。

3. 成像方位、序列及参数　原理与一般 CE-MRA 相同。一般取冠状面成像,采用 3D-快速梯度回波序列,如 3D-FLASH、3D-GRE 等。但因肢体无运动倾向,故不需屏气。可采用高分辨力采集及减影技术,以充分显示血管。对静脉性血管病变的观察,通常需要采集 3~4 个周期,以便充分显示静脉。注射对比剂前,应做团注试验,测量对比剂的峰值通过时间,以便获得最佳的成像效果,也可采用对比剂追踪血管成像序列。

对比剂注射一般采用一次注射。根据目标范围选择单段或多段采集。成年人全下肢血管造影,一般分三段采集,拼接形成全下肢血管造影图像。

(晏子旭　徐国斌)

第七节 消化系统磁共振检查

一、肝胆脾磁共振检查

（一）适应证

磁共振多参数成像特点决定了其在肝、胆、脾病变的诊断及鉴别诊断中的重要价值，脾脏虽为免疫造血器官，由于与肝脏同位于上腹部，检查技术相似，因此并入消化系统阐述。绝大多数的肝、胆、脾病变都可以通过 MRI 检查得到明确诊断，包括肝占位性病变，如肝癌、肝转移瘤、肝血管瘤等；肝内弥漫性病变，如肝硬化，脂肪肝等。MRI 亦对胰胆管病变的诊断有独特的优势。

（二）检查技术

1. 线圈 线圈选择：腹部线圈、心脏线圈（次选）。

2. 体位 患者仰卧位，双手上举置于头颈部两侧（注意：两手不要交叉在一起），避免卷褶伪影。正中矢状面对准线圈竖中心，在肋缘下方安放呼吸门控。线圈放置也很重要，表面线圈上缘在双侧乳头以上，应该把肝脏上下方向的中点置于线圈上下方向中点。一般把剑突下缘置于线圈中心即可。

3. 受检者准备 患者需空腹，禁食、禁饮 4h 以上，无需服用消化道对比剂（怀疑胰腺占位病变的患者，检查前喝 1 000ml 以上清水）。嘱患者检查前进行屏气训练。

4. 成像方位、序列及参数

（1）成像方位：肝胆脾成像方位一般选择横断面为主，辅助以冠状面，必要时可增加矢状面。①定位扫描：横断面、冠状面、矢状面定位像成像。②在冠状面及矢状面定位相上设置横断面成像层面，使层面与腹部纵轴垂直，层面范围覆盖全肝胆脾及感兴趣区，在横断面定位相上调整视野大小和位置。③横断面定位相上设置冠状面成像，使层面与腹部左右轴平行，在冠状、矢状面定位相上调整视野大小和位置。

（2）序列

肝脏 T_1WI 序列：

1）SE 序列：该序列要求受检者均匀呼吸，并施加呼吸补偿技术或长程平均技术。该序列的优点：①图像有较高信噪比；②序列结构简单，信号变化容易解释；③无需屏气，有利于儿童或年老体弱患者的检查。缺点：①存在不同程度的呼吸运动伪影；②存在运动相关的部分容积效应，减低了图像

的 T_1 对比；③采集时间比较长，不能进行动态增强扫描。由于上述缺点，SE T_1WI 在肝脏 MRI 检查中仅用于不能屏气但可以均匀呼吸的受检者。

2）二维扰相 GRE 序列：是目前常用的肝脏 T_1WI 序列，优点：①采集速度快，一次屏气可以完成全肝的 T_1WI 的采集；②图像有足够的信噪比和良好的组织对比；③既可用于平扫，又可用于动态增强扫描；④可以进行化学位移成像。缺点：①屏气不佳者图像有明显运动伪影；②层厚一般大于三维采集序列，且有层间距，不利于微小病灶的诊断。

3）三维扰相 GRE 序列：是目前最常用的肝脏 T_1WI 序列之一，这类序列具有以下优点：①快速采集，如果同时采用多种快速采集技术，其采集速度超过二维扰相 GRE 序列；②与二维采集相比，图像层厚可更薄，有利于小病灶诊断；③容积内连续采集，更有利于后处理重建；④可用于增强扫描，可以同时得到肝实质和血管的图像。缺点：①对硬件要求较高，高场机效果较好，在 0.5T 以下的低场机的采集速度不足以在一次屏气采集全肝图像；②图像的 T_1 对比不及二维扰相梯度回波序列。该序列在高场机主要用于肝脏动态增强扫描。

4）二维反转恢复快速梯度回波序列：二维反转恢复快速梯度回波（IR-FGRE）序列属于超快速的 T_1WI。优点：采集速度快，单层采集时间在 1s 以下，因此即使受检者不屏气也没有明显呼吸运动伪影。缺点：①图像信噪比低；②由于图像是一层层分别扫描，因此动态增强扫描时，同一次屏气扫描的不同层面可能不完全在同一时相。该序列在肝脏一般仅用于不能屏气者或动态增强扫描，也可用于肝脏单层灌注加权成像。

肝脏 T_2WI 序列：

1）呼吸触发中短回波链 FSE（TSE）T_2WI 序列：是目前应用最广泛的肝脏 T_2WI 快速序列，ETL 常为 7~16，采集时间一般为 3~6min，由于 ETL 较短，其 T_2 对比与常规 SE 序列相近；而采用的呼吸触发技术明显减少了呼吸运动伪影。一般把该序列作为腹部 T_2WI 的首选序列。该序列的缺点在于呼吸不均匀的受检者仍有严重的运动伪影。

2）长回波链屏气 FSE（TSE）T_2WI 序列：该序列 ETL 常在 20 以上，可在 20~30s 获得 15~20 层图像，优点如下：①成像快速，可以进行屏气扫描；②可以进行权重较重 T_2WI，有利于实性病变与良性富水病变的鉴别。缺点在于 ETL 长，图像的软组织 T_2 对比较差，不利于实性病变特别是小肿瘤的检

出,该序列在肝脏主要用于可较好屏气的受检者。

3）半傅里叶采集单次激发快速 SE（SSFSE 或 HASTE）T$_2$WI 序列：该序列的特点有①信号采集速度快，单层成像时间不到 1s，即便不屏气也几乎没有运动伪影；②与单次激发 FSE（TSE）T$_2$WI 序列相比，选用了相对较短的有效 TE（60~80ms），适合于肝脏 T$_2$WI 检查；③由于回波链很长，因此图像的软组织 T$_2$ 对比相较于屏气的长回波链 FSE 更差。该序列在肝脏仅用于不能屏气又不能均匀呼吸的受检者。

4）SE-EPI T$_2$WI 序列：SE-EPI T$_2$WI 可采用单次激发或多次激发技术，用于肝脏时多采用单次激发，单次激发 SE-EPI T$_2$WI 序列的优点在于：①成像速度快，单层图像采集时间不足 1s；②在所有的屏气 T$_2$WI 序列中，其 T$_2$ 对比最好；③可以用于 DWI。缺点在于伪影较重，不少受检者由于伪影存在，图像几乎不能用于诊断。该序列可用作前述三个 T$_2$WI 的补充序列。

5）Balance-SSFP 序列：该序列的优点包括：①水样成分如血液、胆汁、胰液等与软组织之间的对比很好，水样成分呈现很高信号，而软组织为中等偏低信号；②由于勾边现象，脏器的轮廓显示清晰；③图像信噪比良好。缺点在于：①软组织对比很差，不利于肝脏实性病变的检出；②容易产生磁敏感伪影。该序列在肝脏主要作为补充序列，用于肝内外脉管结构的显示，切不可用该序列来替代常规的 T$_2$WI 序列。

5. 增强扫描

（1）脉冲序列选择：如果受检者配合较好，首选三维容积内插快速扰相 GRE T$_1$WI，其次为二维扰相 GRE T$_1$WI 序列；如果受检者不能很好屏气，选择 IR-FGRE T$_1$WI 序列。一般选择最小值的 TE 或可选择在反相位（1.5T 时为 2.2ms 左右）；在设备条件和受检者屏气时间都允许的前提下，最好施加脂肪抑制技术。

（2）对比剂的使用：肝脏动态增强扫描可以使用离子型或非离子型细胞间隙对比剂（如钆喷酸葡胺和钆双胺注射液等），也可采用双相对比剂钆贝葡胺。标准剂量均为 0.1mmol（即 0.2ml）。成人剂量一般为 15ml 左右。注射流率均为 2~3ml/s，可用高压注射器推注。上述各种钆对比剂的黏度均明显低于碘对比剂，采用手推的方法完全可以达到与高压注射器一样的流率和团注效果。

（3）扫描时相掌握：受检者循环状态正常情况下，肝脏动脉期的时刻一般为 23~25s，扫描时，原则上应该把 k 空间中心数据采集时刻置于开始注射对比剂后 23~25s。门静脉期的扫描时刻一般在注射对比剂开始后 50~60s，平衡期为 3~4min，相比动脉期，门脉期和平衡期对时相的要求不是很严格，并可根据具体的情况进行延时扫描。

（4）肝脏动态增强扫描时相是否准确的判断标准：动脉期动脉腔内信号应该很高，脾脏花斑状强化，肾脏皮髓质分界清楚，正常肝实质可有轻度强化，门静脉腔内可有少量对比剂，肝静脉不应该有对比剂。若肝静脉内已经有对比剂充盈（从腔静脉逆流者除外），说明时相已经太晚，已经进入门脉期。门静脉期则表现为门静脉明显升高，肝实质信号强度达到高峰，肝静脉腔内对比剂填充，正常脾脏均匀强化，正常肾脏皮髓质分界仍较清楚。平衡期则动脉血与静脉血信号接近，肝实质呈均匀强化但信号强度较门静脉期有所降低，正常肾脏皮髓质分界不清，肾盂肾盏内可有对比剂排泄（图 7-71）。

6. 肝胆脾 MRI 常规检查的建议方案（1.0~3.0T）

（1）方案一：适用于可以均匀呼吸且能够较好屏气的受检者。化学位移成像（同/反相位）序列可作为肝脏 MRI 检查的常规序列。二维梯度回波 T$_1$WI 动态增强扫描时相：动脉期 15~17s，门脉期 45~70s，平衡期 3~5min。采用 k 空间优先采集技术的三维扰相梯度回波 T$_1$WI 动态增强扫描时相：动脉期 23~25s，门静脉期 50~70s，平衡期 3~5min（表 7-4）。

（2）方案二：适用于可以均匀呼吸但屏气不佳的受检者。该方案采用反转恢复超快速梯度回波 T$_1$WI 进行动态增强扫描，扫描时相调整为：动脉期 23~25s，门脉期 50~70s，平衡期 3~5min（表 7-5）。

（3）方案三：适用于不能均匀呼吸但可以很好屏气的受检者，这类受检者所有序列均采用屏气扫描。动态增强扫描时相：动脉期 15~17s，门脉期 45~70s，平衡期 3~5min。采用 k 空间优先采集技术的三维扰相梯度回波 T$_1$WI 动态增强扫描时相：动脉期 23~25s，门静脉期 50~70s，平衡期 3~5min（表 7-6）。

（4）方案四：适用于不能屏气也不能均匀呼吸的受检者，所有序列均采用对呼吸运动不敏感的亚秒级超快速成像序列。该方案采用反转恢复超快速梯度回波 T$_1$WI 进行动态增强扫描，扫描时相调整为：动脉期 23~25s，门静脉期 50~70s，平衡期 3~5min（表 7-7）。

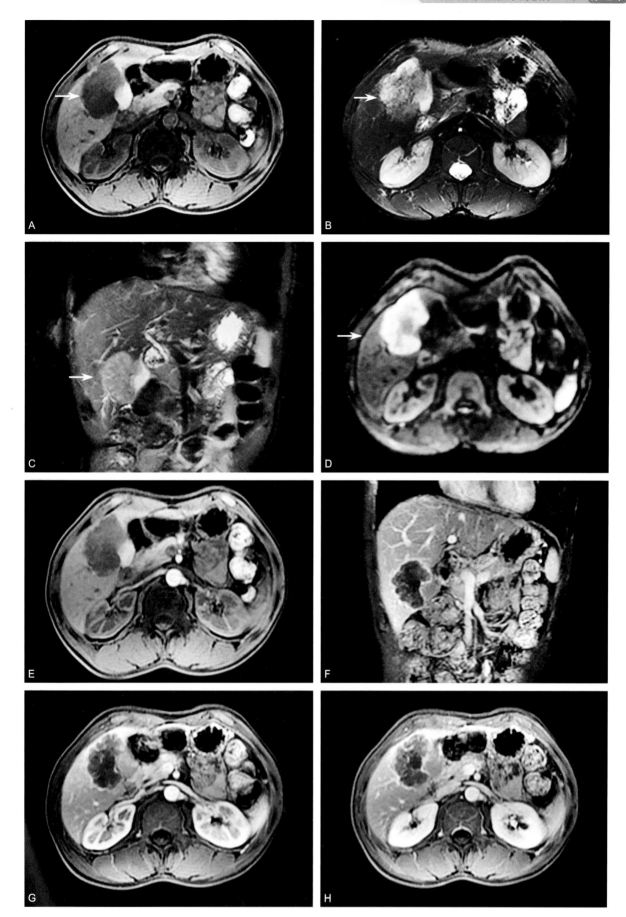

图 7-71　肝脏 MRI

A. T$_1$WI 示肝内病灶呈低信号影（箭）；B. T$_2$WI 上病灶呈混杂高信号影（箭）；C. T$_2$*FIESTA 序列中病灶呈稍高信号；D. DWI 中病灶呈明显高信号影；E. 增强后动脉早期病灶未见明显强化；F~H. 门脉期及延迟期：病灶边缘明显强化，其内病灶实质呈分隔状强化，中心未见强化。

表 7-4 肝胆脾 MRI 常规检查的建议方案一

序列名称	加权	平面	TR	TE	NEX/次	层厚/mm	间距/mm	抑脂	呼吸控制
FSE	T_2	横断	1~3 呼吸周期	60~90ms	2~4	5~8	1~2	是	呼吸触发
扰相梯度	T_1	横断	100~250ms	同/反相位	0.5~0.75	5~8	1~2	否	屏气
扰相梯度	T_1	横断	100~250ms	最小值	0.5~0.75	5~8	1~2	是	屏气
稳态进动	T_2/T_1	冠面	3.5~5.0ms	最小值	0.75~2	4~6	1~2	是/否	屏气
扰相梯度	T_1	横断	100~250ms	最小值	0.5~0.75	5~8	1~2	是	屏气
3D 扰相	T_1	横断	最小值	最小值	0.5~0.75	3~5	0	是	屏气

表 7-5 肝胆脾 MRI 常规检查的建议方案二

序列名称	加权	平面	TR	TE	NEX/次	层厚/mm	间距/mm	抑脂	呼吸控制
FSE	T_2	横断	1~3 呼吸周期	60~90ms	2~4	5~8	1~2	是	呼吸触发
SE	T_1	横断	400~500ms	8~20ms	2~4	5~8	1~2	否	呼吸补偿
IR-FGRE	T_1	横断	3~5ms	最小值	0.5~1	5~8	1~2	否	屏气
稳态进动	T_2/T_1	冠面	3.5~6.0ms	最小值	0.75~2	4~6	1~2	是/否	屏气
IR-FGRE	T_1	横断	3~5ms	最小值	0.5~1	5~8	1~2	否	屏气

表 7-6 肝胆脾 MRI 常规检查的建议方案三

序列名称	加权	平面	TR	TE	NEX/次	层厚/mm	间距/mm	抑脂	呼吸控制
FSE	T_2	横断	2 500~5 000	60~90ms	0.5~1	5~8	1~2	是	屏气
扰相梯度	T_1	横断	100~250	同/反相位	0.5~0.75	5~8	1~2	否	屏气
扰相梯度	T_1	横断	100~250	最小值	0.5~0.75	5~8	1~2	是	屏气
稳态进动	T_2/T_1	冠面	3.5~5	1.5~3.2ms	0.75~2	4~6	1~2	是/否	屏气
扰相梯度	T_1	横断	100~250	最小值	0.5~0.75	5~8	1~2	是	屏气
3D 扰相	T_1	横断	最小值	最小值	0.5~0.75	3~5	0	是	屏气

表 7-7 肝胆脾 MRI 常规检查的建议方案四

序列名称	加权	平面	TR	TE	NEX/次	层厚/mm	间距/mm	抑脂	呼吸控制
SSFSE	T_2	横断	无穷大	60~90ms	1	5~8	1~2	是	屏气
SE-EPI	T_1	横断	无穷大	60~90ms	1	5~8	1~2	是	屏气
IR-FGRE	T_1	横断	最小值	最小值	1	5~8	1~2	否	屏气
稳态进动	T_2/T_1	冠面	最小值	最小值	1	4~6	1~2	是/否	屏气
IR-FGRE	T_1	横断	最小值	最小值	1	5~8	1~2	否	屏气

7. 胆道 MRI 检查注意事项

（1）胆管为长管状结构，扫描方位应该包括垂直于管道的断面和平行于管道的断面，一般常规横断面和冠状面成像即可满足这一需求。必要时应该沿着管道走行方向扫描斜冠状面或斜矢状面。

（2）胆道病变一般比较小，因此应该进行 3~5mm 薄层扫描，胆道梗阻的病例一般先行快速 MRCP 扫描，明确梗阻部位后对梗阻水平进行薄层多方位、多序列扫描。

（3）对于胆囊底部的病变应该扫描常规横断面和平行于胆囊长轴的斜位断面；而对胆囊体部的病变，则除了常规的横断面扫描外，应该增加平行于胆囊长轴或垂直于其长轴的断面，以利于病变的显示。

（4）胆道病变的MRI增强扫描最好采用三维容积内插扰相GRE T₁WI序列进行。若设备没有这些超快速的序列，最好也用三维薄层扫描序列，可以把扫描覆盖范围缩小，集中在梗阻水平，以便把扫描时间缩短到能够屏气的水平。如果设备不能进行三维动态扫描，可采取二维扰相GRE T₁WI进行薄层动态增强扫描。增强扫描注药之前应该先利用增强扫描序列平扫一次，以便对比。

（5）由于胆道周围富含脂肪组织，这些脂肪组织在T₁WI和T₂WI上均呈较高信号，可能掩盖T₂WI上呈现偏高信号的病变或T₁WI上强化的病灶，因此无论是T₂WI还是增强T₁WI扫描，都应该施加脂肪抑制技术。

8. MRCP技术 MRCP的扫描层面必须平行于目标胆管走行方向，这样得到的图像不仅有利于显示局部解剖细节，重建图像的质量也能得到改善。由于胆管的走行方向个体差异较大，应该根据横断面图像上胆管的走行方向来定位。在进行多角度厚层块状投射法MRCP时，各角度层块扫描之间应该有5s以上的时间间隔。否则由于饱和效应，从第二个角度开始的各个层块将会出现信号明显衰减的现象，影响MRCP图像质量。MRCP属于重T₂加权序列，除了水样成分的胆汁呈现很高信号外，其他组织几乎没有信号，无法观察管壁及管腔外结构的改变，而后者对胆道病变的诊断至关重要，因此MRCP应该与常规MRI和/或动态增强扫描同时进行（图7-72）。

9. 脾脏MRI检查注意事项 脾脏的MRI检查相对比较简单，患者准备、检查体位和线圈放置同肝脏MRI检查。相对于肝脏、胰腺及胆道，脾脏MRI检查对设备的要求低，低场MR机可做脾脏MRI检查（图7-73、图7-74）。

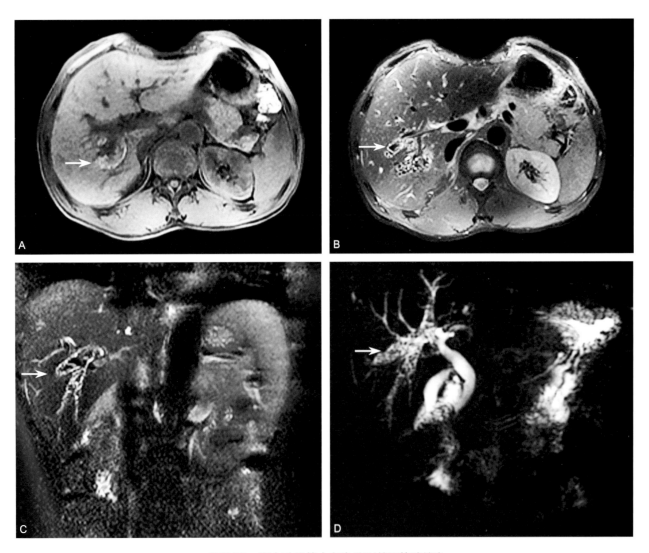

图7-72 肝右叶胆管内多发结石并胆管稍扩张

A. T₁WI上肝右叶胆管内可见多发环状及双轨状混杂稍高信号影（箭）；B. T₂WI上呈混杂信号影（箭）；C. 冠状T₂WI上可见结石，形态不规则，沿胆管排列；D.（MRCP）可见胆管扩张并多发充盈缺损，肝外胆管稍扩张。

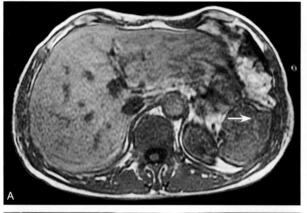

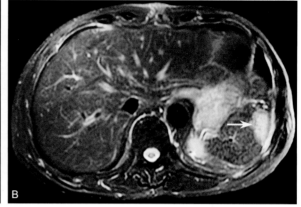

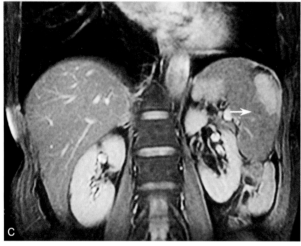

图 7-73 脾脏 MRI 平扫

脾实质内椭圆形占位(图 A~C 箭),A. T₁WI 呈不均匀低信号;B. T₂WI 呈不均匀高信号;C.冠状 FIESTA 序列呈不均匀高信号。

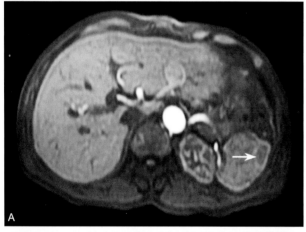

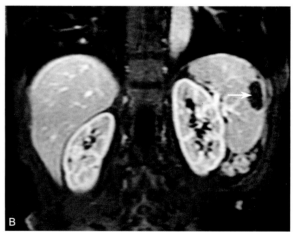

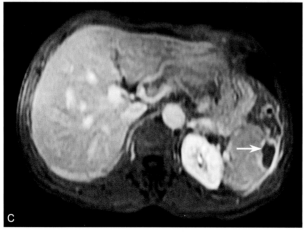

图 7-74 脾脏动态增强扫描

脾实质内不规则占位(图 A~C 箭),A. 动脉早期呈环形轻度强化;B、C.门脉期、延迟期强化进一步增强,中央低信号区未见强化。

二、胃肠、胰腺及腹膜后磁共振检查

（一）适应证

碘剂过敏不宜做 CT 增强扫描者；胰腺及胃肠肿瘤；腹膜后病变，如腹膜后原发或继发性肿瘤，腹膜后淋巴结病变。

（二）检查技术

1. 线圈 线圈选择：腹部线圈、心脏线圈（次选）。

2. 受检者体位 体位要点：患者仰卧位，双手上举置于头颈部两侧（注意：两手不要交叉在一起），避免卷褶伪影。正中矢状面对准线圈竖中心，呼吸门控一般绑在中腹部，呼吸运动最明显的部位，需紧贴腹壁，以不引起患者不适为度。线圈放置基本与肝脏一致，表面线圈上缘在双侧乳头以上，肝脏上下方向的中点置于线圈上下方向中点，一般把剑突下缘置于线圈中心即可。

3. 检查前准备 胰腺 MRI 检查前的准备同肝脏 MRI 检查，要求患者空腹并禁食、禁水 6h 以上。

胃 MRI 检查前 12h 禁食。检查前 1h 饮水 1 000ml 充盈肠道。若无禁忌证，检查前 5~10min 肌内注射山莨菪碱 10~20mg 抑制胃肠蠕动。上机检查前口服纯水 600~1 000ml 使胃腔充盈。检查前训练患者屏气，寻找最佳屏气耐受点。

4. 胃 MRI 检查口服对比剂选择 胃 MRI 检查时需要向胃腔内引入对比剂，其作用除了使胃得到适度充盈，增大对比，充盈液体还可以避免胃腔内空气造成的磁敏感伪影。MRI 对比剂通过改变胃腔内质子环境而得以实现，用于 MRI 胃内对比剂的要求：①安全，不为机体吸收，无毒副作用；②分布均匀，可使胃腔得到适度的充盈；③有效增大对比，可提高诊断的敏感性和特异性；④不刺激胃肠蠕动产生运动伪影，不会产生磁敏感伪影；⑤配合相关 MRI 扫描序列，信号特征较为稳定；⑥价廉易用。目前有报道的 MRI 口服对比剂大致分为三类。

（1）阳性对比剂（positive agent）：主要通过缩短 T_1 弛豫时间，在 T_1WI 上呈现高信号，胃腔内高信号有助于鉴别低信号的胃壁和同样为低信号突出的癌肿，以及区分腹腔内高信号的脂肪；它的缺点是不利于静脉增强后观察，在胃内分布的均匀性也常难令人满意。最早应用的是 Gd-DTPA 和甘露醇的混合溶液，近期有钆喷酸二甲葡胺、枸橼酸铁铵（FAC）、绿茶、植物油等。

（2）阴性对比剂（negative agent）：多数为基于氧化铁颗粒的超顺磁性物质，所引起的超顺磁效应包括缩短 T_2 弛豫时间，导致 T_1WI 和 T_2WI 上信号的降低，优点是可与增强后的正常胃壁或癌肿形成明显对比，并且可以避免造成伪影。全氟溴辛烷是第一个获得美国 FDA 认证的 MRI 口服对比剂，此外还有口服磁颗粒、超顺磁性氧化铁（SPIO）、硫酸钡等。

（3）双相对比剂（biphasic agent）：在不同的序列可以各自表现出阳性对比剂和阴性对比剂的特点，如在 T_2WI 可以增高胃信号，而在 T_1WI 则降低胃腔信号，包括水、甲基纤维素溶液、蓝莓汁和聚乙二醇（PEG）溶液等。各类对比剂各有优缺点，目前纯水以其价廉易用、无副作用等优点在相关研究中占据主导作用。

5. 胰腺成像方位、序列及参数

（1）成像方位：基本同肝胆脾 MRI。横断面成像层面中心稍下移，以胰腺感兴趣区为中心，做覆盖感兴趣区方位的扫描。但由于胰腺上下径和前后径都较小，因此应该进行薄层扫描，层厚一般为 3~5mm，层间距为 0~1mm。

（2）MRI 脉冲序列：胰腺 MRI 成像序列基本与肝脏 MRI 检查相同，需特别注意的是胰腺组织内富含蛋白质和糖原，因此在 T_1WI 和 T_2WI 上呈现较高信号，将降低图像的对比，因此无论是 T_1WI 还是 T_2WI 扫描，都应该施加脂肪抑制技术。胰腺组织 T_1WI 和 T_2WI 上信号略高于肝实质（部分老人的胰腺信号可略低于肝实质），而绝大多数病变在高信号的胰腺背景下呈现较明显低信号，T_1WI 病灶组织对比优于 T_2WI。因此，与其他多数脏器不同，T_1WI 是发现胰腺病变最重要的序列（图 7-75）。

6. 胃肠及腹膜后成像方位及常用 MRI 脉冲序列

（1）成像方位：基本同肝胆脾 MRI。横断面成像层面中心稍下移，以胃肠、腹膜后感兴趣区为中心，做覆盖感兴趣区方位的扫描。

（2）MRI 脉冲序列及参数：胃 MRI 主要包括以快速自旋回波（fast spin echo，FSE）及扰相梯度回波（spoil gradient，SPGR）序列为基础的 T_2 加权及 T_1 加权成像。实际应用中常配合呼吸触发或采用屏气扫描以达到消除运动伪影的目的，常用的序列如快速恢复 FSE 序列（FRFSE）、单次激发快速自旋回波（SSFSE）、快速进动稳态采集成像（FIESTA）、快速扰相梯度回波（FSPGR）、双回波梯度成像（GRE-dual echo）等。

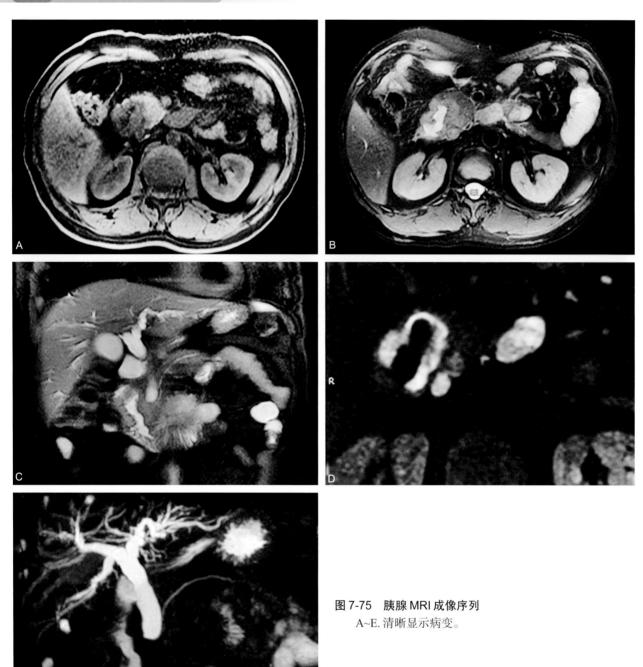

图 7-75 胰腺 MRI 成像序列
A~E. 清晰显示病变。

T_2WI 序列可分辨胃的分层结构,并可反映病变内部丰富的组织成分差异,是胃 MRI 的主要选择。

1) FSE/TSE 及快速恢复 FSE(FRFSE):其 T_2 对比好,SNR 高,目前是腹部 T_2 加权像的主要序列。应用于胃成像,一般不采用抑脂技术,低信号的胃壁在内侧高信号水和外侧高信号脂肪的衬托下显示清晰。成像参数:TR=1~3 个呼吸周期,TE=60~90ms,FOV=36~40cm,层厚 =5.0mm,层间隔 =1.0mm,矩阵 =384×256,ETL=15,NEX=4,采用矩形 FOV 以缩短采集时间,常采用呼吸触发技术。通过成像参数的调整,也可进行屏气扫描。

本序列的不足之处在于对呼吸和运动的要求较高,受检者检查前必须进行低张,另外呼吸不匀时得到的图像也会出现较明显的运动伪影。成像时间长是其另一个不足之处,在受检者呼吸频率慢时尤为明显,造成扫描时间和扫描范围、层厚之间的矛盾。本序列在结合抑脂后,胃浆膜面与腹腔脂肪可分界不清,不利于病变范围的显示,因此除非为了鉴别肝脏占位,一般不采用抑脂技术。

2）单次激发半傅里叶采集快速自旋回波序列（HASTE/HF-SSFSE）：其成像速度快，可用于屏气扫描和不能配合的患者及儿童，即使不屏气时也不产生明显运动伪影。该序列回波链长，可获得重 T_2 加权，用于囊实性病变的鉴别诊断。不足之处是胃腔内液体流动或大的运动可导致腔内假病变出现，另外 k 空间滤过效应可导致系膜血管和小淋巴结显示模糊。成像参数：TR= 无穷大，TE=60~90ms，FOV=36~40cm，矩阵 =384×224，层厚 =5.0mm，层间隔 =1.0mm。

3）平衡式稳态自由进动序列（BSSFP）：该序列特殊的对比度使脑脊液、水、脂肪、血管均表现为高信号，软组织则呈现中等信号。由于化学位移效应所致黑线伪影的存在，在胃浆膜面和腹腔脂肪之间可见到连续的线状无信号带，可作为判断病变突破浆膜的参考。但由于该序列的图像对比由 T_2/T_1 决定，软组织对比很差，对病变内部组织成分差异的辨识能力很低；另外一个不足是对磁敏感伪影较为敏感，尤其是在含气胃腔附近会产生伪影，可表现为明显的高或无信号区域。成像参数：TR=3.0~5.0ms，TE=1.5~2.3ms，翻转角 =50°~70°，FOV=36~40cm，矩阵 =224×224，层厚 =5.0mm，层间隔 =1.0mm，NEX=1。

4）平衡式稳态自由进动脂肪抑制序列：应用于胃病诊断时，可显示正常胃壁尤其是胃底、体部胃壁的分层结构。不足之处是对磁敏感伪影仍较为敏感，SNR 和 T_2 对比也较差。成像参数：TR=3.0~5.0ms，TE=1.5~2.3ms，翻转角 =50°~70°，FOV=36~40cm，矩阵 =224×224，层厚 =5.0mm，层间隔 =1.0mm，NEX=1，采用脂肪饱和技术进行脂肪抑制。

T_1WI 序列对胃的分层及病变内部细节结构显示不佳，且多在胃部较大的占位病变或同时发现肝脏占位，为鉴别诊断需要提供 T_1 对比或在对比增强扫描时应用。

1）SE 序列：SE 序列由于成像速度慢，受运动伪影干扰重而不作为胃 MRI 序列的首选，一般只在受检者不能满意屏气，快速梯度回波序列伪影干扰重时使用。该序列结合呼吸补偿作为补充序列以提供 T_1 对比。成像参数：TR=300~500ms；TE=10~20ms，FOV=36~40cm，矩阵 =320×160，层厚 =5.0mm，层间隔 =1.0mm，NEX=4，采用呼吸补偿技术。

2）快速扰相梯度回波序列（FSPGR/FLASH/ T_1-FFE）：一般应用二维成像序列，采用较大的翻转角和较短 TR 获得 T_1 加权。成像速度较 SE、FSE 快，单层图像获取时间 <1s，可于一次屏气实现全胃的 T_1 加权薄层扫描。不足之处是空气和胃壁交界面受磁敏感伪影干扰较重；另外对运动也较为敏感，屏气不佳或胃肠道蠕动干扰可产生较明显的伪影。成像参数：TR=110~250ms，TE 选择最小值，翻转角 =70°~85°，FOV=36~40cm，矩阵 =320×160，层厚 =5.0mm，层间隔 =1.0mm，NEX=1。

3）快速扰相双回波梯度成像（FSPGR-dual echo）：应用于胃病诊断时，反相位图像上胃浆膜面与网膜脂肪界面的勾边黑线伪影连续性的观察有助于判断病变是否突破浆膜。1.5T 成像参数：TR=110~250ms，TE=2.3ms（反相位）/4.6ms（同相位），翻转角 =70°~85°，FOV=36~40cm，矩阵 =288×160，层厚 =5.0mm，层间隔 =1.0mm，NEX=1。

7. 胃肠及腹膜后增强扫描 与胃的 CT 检查一样，MRI 也需要根据病变与正常胃壁血供的差异，通过静脉注射对比剂的方式加大两者之间的信号对比，有利于病变的检出和性质的判定。对比剂的选择较为单一，除了一些具有特殊功能的对比剂，如用于判断胃癌淋巴结转移的选择性对比剂超小型超顺磁性氧化铁（ultrasmall particles of iron oxide, USPIO），多数仍为顺磁性对比剂 Gd-DTPA。常规按 0.1mmol/kg 体重静脉团注，行横断面、冠状面及矢状面的 T_1WI 扫描，常以扰相梯度回波序列为基础，包括二维和三维成像。

（1）二维扰相梯度回波序列（FSPGR/ FLASH/ T_1-FFE）：采集速度快，一次屏气可以完成全胃增强扫描，图像有较好的信噪比和组织对比，但屏气不佳者，图像有较明显的运动伪影；层厚一般也大于三维采集序列，且有层间距，不利于微小病灶如早期胃癌和小的黏膜下肿瘤的显示。成像参数：TR=110~250ms，选择最小值 TE，FOV=36~40cm，矩阵 =384×160，层厚 =5.0mm，层间隔 =1.0mm，NEX=1，最好采用脂肪抑制技术。

（2）三维容积内插扰相梯度回波序列：较二维成像具备更薄的层厚，有利于早期癌检出和病变细节的显示，容积采集图像有利于后处理重建。缺点是 T_1 对比较二维扰相 GRE 序列差。成像参数：设备默认最小值 TR 和最小值 TE，翻转角 =15°，FOV=36~40cm，矩阵 =320×160，层厚 =4~6mm，重建厚度 =2~3mm，NEX=1。

LAVA 序列通过结合并行采集技术及层面内和层间的部分 k 空间采集技术，进一步提高了成像速度和图像的分辨力，LAVA 序列具备较高的图像质量，更快的成像速度，与 FAME 序列相比，其速度、空间分辨力、扫描覆盖范围同时提高了约 25%，使一次屏气自肝顶至胃下极的薄层扫描成为可能。成像参数：TR 和 TE 选择最小值，T_1=7.0ms，反转角 =15°，矩阵 256×224，层厚 =4~6mm，重建层厚 =2~3mm，带宽 =83.3Hz，NEX=0.75。

增强扫描时相的选择是影响诊断的重要因素之一。胃的 MRI 扫描目前已可进行 5 期甚至更多期的扫描，分别为平扫、增强早期（30s）、增强中期（60s）、增强晚期（2min）及延迟期或称间质期（5min）等，多期扫描的图像经过后处理还可以得到时间-信号强度曲线。

8. 其他成像技术

（1）MRI 水成像：磁共振胃肠道水成像技术（magnetie resonance gastrointestinal hydrogenphy，MRGIH）是在快速扫描方法出现后实现的，初步研究结果已显示出其在胃肠道磁共振研究领域中的价值。与钡剂胃肠造影或 CT 检查相比，MRGIH 具有下列优点：①方法简便，成像迅速；②便于发现病变及病变定位；③不受高浓度钡剂影响，无伪影问题，对进行钡剂胃肠道检查的患者可以立即进行 MR 检查；④MRGIH 无电离辐射，可用于孕妇和儿童。2D MARGIH 序列成像参数：TR=6 000ms，TE=500ms，矩阵 =384×288，NEX=1，FOV=36~40cm，层厚 =2~4cm，层数 =2~4，3D-MRGIH 序列成像参数：TR=3 000~6 000ms，TE=600ms，矩阵 =256×256，NEX=2，FOV=36~40cm，层厚 =1.5mm，层数 =60~80，对 3D 原始图像进行 MIP 重建。

（2）磁共振弥散加权成像：磁共振弥散加权成像（diffusion-weighted imaging，DWI）提供了 T_1 及 T_2 之外新的组织特征对比，并有相对稳定的量化值即 ADC 值。利用高 b 值 DWI 图像在肝脏占位及直肠癌等病变的对比显示能力均高于常规 MRI 序列。同样胃癌 DWI 与常规 MRI 序列的比较发现，DWI 可突出显示病灶，具有较高的对比度噪声比，通过对弥散受限程度较低的正常组织信号的抑制，可以克服胃腔内水及邻近组织对病变显示的干扰。对于胃肠道蠕动引起呼吸门控 FRFSE 图像上胃壁及癌肿显示的模糊，也可结合 DWI 图像进行弥补。胃 DWI 成像参数：b_1=0s/mm^2，b_2=1 000s/mm^2，TR=2 750ms，TE 选择最小，NEX=4，层厚 =5mm，

层间距 =1mm，FOV=36~40mm，矩阵 =120×128。结合分次屏气技术，视患者耐受程度，分 2~3 次屏气完成，保持每次屏气基线位于同一水平。

三、磁共振胰胆管造影检查

磁共振胰胆管成像（MRCP）是目前临床上最常用的水成像技术，主要适应证包括胆道结石、胆道肿瘤、胆道炎症、胰腺肿瘤、慢性胰腺炎、胆胰管变异或畸形（图 7-76）。

在目前新型的 MRI 设备上，常用的 MRCP 方式有三种。

1. 三维容积采集 多采用长 ETL 的 FSE/TSE 序列或 SSFSE/HASTE 序列，配合呼吸触发技术进行三维容积采集，获得多层连续的薄层图像，利用 MIP 进行重建。该方法的优点在于可获得薄层原始图像，后者有助于管腔内小病变的显示；图像可以进行各种后处理，且重建图像效果较好。缺点在于扫描时间相对较长；如果患者呼吸运动不均匀，则图像质量很差。

2. 二维连续薄层扫描 多采用 SSFSE/SS-TSE T_2WI 序列，可加用部分 k 空间技术以加快采集速度，施加脂肪抑制技术以增加对比。该方法的优点在于可获得薄层原始图像，有助于管腔内小病变的显示；图像可以进行各种后处理且扫描时间较短。缺点在于图像层厚大于三维采集的原始图像；如果屏气不佳或图像变形，层与层之间的图像易出现配准不佳，从而影响三维重建图像的质量。

3. 二维厚层块投射扫描 对厚度为 2~10cm 的容积进行厚层块激发和采集，一次扫描得到一幅厚层块投射图像。该方法的优点在于：扫描速度快，一幅图像仅需要不到数秒钟；管道结构的连续性较好，一般不出现阶梯样伪影。缺点在于：图像不能进行后处理；不能获得薄层原始图像，容易遗漏小病变。

上述三种 MRCP 方法各有优缺点，在临床检查中，最好两种以上方法结合应用，注意原始薄层图像的观察，并与肝胆胰脾常规 MRI 相结合。

四、结肠、小肠磁共振检查

（一）适应证

1. 肠梗阻。

2. 炎性肠病。

3. 肠道占位性病变。

4. 肠瘘。

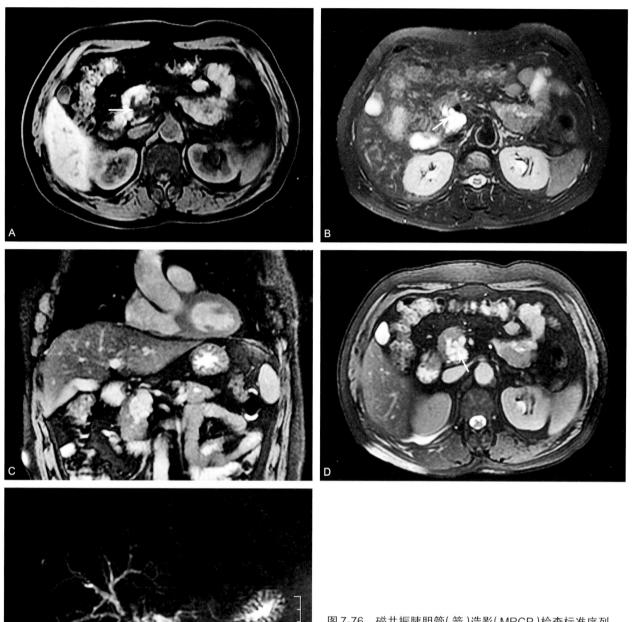

图 7-76　磁共振胰胆管(箭)造影(MRCP)检查标准序列
A. 横断面 T_1WI 抑脂；B. 横断面 T_2WI 抑脂；C. 冠状面 FEASTA 抑脂；D. 横断面 FEASTA 抑脂；E. 单次激发厚层 T_2WI

（二）检查技术

1. **体位**　线圈选择、受检者体位基本同于肝胆脾 MRI。

2. **受检者准备**　小肠 MRI 扫描前禁食 12h，扫描前 45min 内分 3~4 次匀速口服肠道对比剂 1 500ml，具体视受检者耐受能力而定。无禁忌者上

机前 5~10min 肌内注射山莨菪碱 10~20mg。

结肠 MRI 扫描前 1d 给予泻药清理肠道。为了充分显示膀胱和结肠关系，在 MRI 扫描前应该使膀胱处于充盈状态。无禁忌者上机前 5~10min 肌内注射山莨菪碱 10~20mg，或静脉注射胰高血糖素 1mg，以抑制肠蠕动和降低肌张力。检查前训练患

者屏气,寻找最佳屏气耐受点,且应该提醒受检者在每一次屏气都能处于呼吸周期的同一水平。

3. 肠道对比剂的选择及引入方法

(1)小肠:临床多使用具有一定渗透压的溶液作为对比剂,目前应用的对比剂包括甲基纤维素溶液、甘露醇溶液、聚乙二醇溶液、硫酸钡溶液、泛影葡胺溶液、超顺磁性氧化铁溶液等,其中甲基纤维素溶液不适合口服,需通过鼻肠管导入小肠内。

(2)结肠:肠道内对比剂可选用空气、等渗生理盐水、水、水脂类对比剂,目前前两者更常用。经肛门注入的气体量或液体量,以受检者耐受量为准,一般为1 000~1 500ml较为合适。为在扫描时显示小肠及回盲部情况,患者可在检查前2h分两次口服纯水400~800ml。

(3)小肠及结肠:对于需同时排查小肠结肠病变患者,可采取检查前12h清洁肠道,检查前60~70min分次匀速口服2.5%等渗甘露醇溶液2 000ml,一般能达到小肠结肠较好的充盈扩张准备。

4. 小肠、结肠成像方位及常用序列

(1)成像方位:基本同肝胆脾磁共振检查。横断面成像层面中心稍下移,以小肠或结肠感兴趣区为中心,做覆盖感兴趣区方位的扫描。

(2)序列:小肠MRI多采用快速屏气序列,主要应用其成像快、范围大的优势,定位病变后,还可采用自旋回波序列在局部观察病变的细节。小肠MRI主要包括以快速自旋回波(FSE)及扰相梯度回波序列(SPGR)为基础的T_2加权和T_1加权的常规序列,以及以单次激发半傅里叶采集技术为基础的水成像。

小肠常规MRI序列与胃成像基本一致,需要注意的是其成像范围大于胃,因此常采用冠状面成像得到小肠的全景图像。采用多通道线圈后,成像范围扩大,一般冠状面扫描基本可满足显示全部六组小肠。

对于结肠MRI扫描,有较多可供选择的成像序列,主要包括快速自旋回波和扰相梯度回波序列为基础的T_2加权及T_1加权成像。实际应用中常采用快速屏气序列以达到消除运动伪影的目的,如单次激发快速自旋回波(SSFSE)、快速进动稳态采集成像(FIESTA)、快速扰相梯度回波(FSPGR)、双回波梯度成像(GRE-dual echo)等。

5. 小肠、结肠水成像

胃肠道磁共振水成像(magnetic resonance gastrointestinal hydrography, MRGIH)技术能突出显示胃肠道结构,迅速掌握胃肠道的总体情况,便于发现病变和定位。能够任意角度、任意平面成像,显示管腔的狭窄与扩张、轮廓改变、黏膜改变、位置改变等胃肠道基本病变征象,对病变的定位和定性准确率较高。小肠MRGIH能够显示肠腔轮廓改变如克罗恩病的假憩室形成、粪石所致充盈缺损、肠梗阻、肠腔狭窄与扩张、肠腔受压移位,在显示肠梗阻的过渡带时尤为清晰。

小肠MRGIH包括2D和3D两种成像方法。2D成像采用6~10cm层厚可包括整个小肠,可迅速了解小肠整体情况;为避免小肠前后重叠,也可采用2~4cm层厚由后向前无间隔扫描2~4层,逐层显示小肠情况。为了更好地显示回盲部或十二指肠球结构,可以参考横断面像选择不同角度进行成像。3D成像采用冠状面容积成像,由于小肠长而迂曲,3D图像不利于对肠道走行及病变的辨识,故不建议采用。2D序列成像参数:TR=6 000ms,TE=500ms,矩阵=384×288,NEX=1,FOV=36~40cm,层厚=2~4cm,层数=2~4,施加脂肪抑制技术。3D序列成像参数:TR=3 000~6 000ms,TE=600ms,矩阵=256×256,NEX=2,FOV=36~40cm,层厚=1.5mm,层数=60~80,对3D原始图像进行MIP重建。

6. 小肠、结肠弥散加权成像

DWI成像参数:弥散敏感度$b_1=0s/mm^2$,$b_2=1 000s/mm^2$,TR=2 750ms,TE选择最小,NEX=4,层厚=5mm,层间距=1mm,FOV=36~42cm,矩阵=128×128。结合分次屏气技术,视患者耐受程度分2~3次屏气完成,保持每次屏气基线位于同一水平。

五、直肠磁共振检查

(一)适应证

1. 直肠占位性病变。

2. 直肠瘘。

(二)检查技术

1. 线圈　线圈选择基本同于肝胆脾磁共振检查。

2. 受检者体位　受检者体位基本同肝胆脾MRI,线圈置于盆部,采集中心置于耻骨上缘。

3. 受检者准备　若无需特殊需求,为了减轻患者痛苦,直肠MRI不主张检查前灌肠清洗。为了充分显示膀胱和直肠关系,检查前应饮水使膀胱适度充盈。无禁忌者上机前5~10min肌内注射山莨菪碱20mg,或静脉注射胰高血糖素1mg,以抑制肠蠕动和降低肌张力。肠道内对比剂可选用空气、等渗生理盐水、水、水脂类对比剂,目前前两者更常用。经肛门注入的气体量或液体量,以受检者耐受量为

准，一般认为 1 000~1 500ml 较为合适。

4. 直肠成像方位、序列及参数

（1）成像方位：应做横断面、矢状面和冠状面三个方向的扫描，这里所指的横断面、矢状面和冠状面是指病变段肠管对应的方位，横断面垂直于病变段肠管，矢状面和冠状面则平行于病变段肠管。横断面成像层面中心稍下移，以直肠感兴趣区为中心，做覆盖感兴趣区方位的扫描。横断面主要用于病变产生部位以及对肠壁累及程度的判断，结合矢状面和冠状面可以很好显示病变的部位及与周围结构的解剖关系。通常都采用较小的 FOV、较大的矩阵以及较薄的层厚，以便获得高分辨力图像。

（2）常用序列

1）直肠 T_2 加权序列

① FSE 或快速恢复 FSE（FRFSE）序列 T_2WI 可分辨直肠肠壁的分层结构，同时可反映病变内部丰富的组织成分差异，为直肠 MRI 的主要序列。横断面成像参数：TR=4 000~6 000ms，TE=80~100ms，FOV=16~19cm，矩阵 =256×256，层厚 =3.0mm，层间隔 =0mm，NEX=4，ETL=16。矢状面和冠状面成像参数：TR=3 500~5 500ms，TE=80~100ms，FOV=28~32cm，矩阵 =256×256，层厚 =4.0mm，层间隔 =0mm，NEX=4，ETL=15~17。本序列的不足之处在于对运动较为敏感，受检者检查前应行低张且在检查过程中尽量减少呼吸的幅度和保持下腹部静止不动，以减少由于肠管蠕动和呼吸运动及身体移动产生的运动伪影，导致图像质量下降。成像时间长是另一个不足之处。

② 单次激发半傅里叶采集快速自旋回波序列（HASTE/HF-SSFSE）由于其成像速度快，可用于屏气扫描和不能配合的患者及儿童，即使不屏气时运动伪影也不明显。因此，对于不能应用低张药物，同时肠管又有明显蠕动的患者（如行结肠镜检查后的患者）和因疼痛等下腹及盆腔不能长时间保持静止的患者，可以应用此序列获得 T_2 图像。该序列回波链长，可获得重 T_2 加权，用于囊实性病变的鉴别诊断，该序列的缺点是应用较小 FOV、较大矩阵以及较薄层厚将会导致 SNR 过低，图像质量太差，无法应用，所以不能获得高分辨力图像。肠腔内液体流动或大的运动可导致腔内假病变出现，k空间滤过效应可导致系膜血管和小淋巴结的显示模糊不清。因此，SSFSE 虽然能缩短扫描时间，但是对于病变及周围解剖结构的细节显示明显低于 FSE 序列。成像系数：TR 无穷大，TE=60~90ms，

FOV=36~40cm，矩阵 =384×224，层厚 =5.0mm，层间隔 =0~1.0mm，NEX=0.57。

③ 稳态采集快速成像（FIESTA）序列成像参数：TR=3.0~5.0ms，TE=1.5~2.3ms，翻转角 =55°，FOV=32~40cm，矩阵 =224×224，层厚 =4.0~6.0mm，层间隔 =0~1.0mm，NEX=1。

④ 抑脂稳态采集快速成像（fs-FIESTA）序列：在 FIESTA 序列的基础上增加脂肪饱和，抑制盆腔脂肪信号，使脏器结构对比更加明显，其缺点是磁敏感伪影较为敏感，SNR 和 T_2 对比也较差。成像参数：TR=3.0~5.0ms，TE=1.5~2.3ms，翻转角 =55°，FOV=32~40cm，矩阵 =224×224，层厚 =5.0mm，层间隔 =1.0mm，NEX=1，采用脂肪抑制技术。

2）直肠 T_1 加权序列：T_1 加权序列对直肠的分层及病变内部细节结构显示不如 T_2 图像，多作为直肠 T_2 图像的补充，主要用于鉴别诊断。

① SE 序列：在直肠应用中，SE-T_1WI 序列要求受检者保持均匀呼吸即可，无需屏气。同时，该序列具有图像信噪比高，序列结构简单，信号变化容易解释等优点，是目前常用的 T_1WI 序列。主要缺点是存在不同程度的呼吸运动伪影；采集时间较长，不能进行动态增强扫描。成像参数：TR=400~600ms，TE=10~20ms，FOV=21~24cm，矩阵 =256×192。层厚 =4.0mm，层间隔 =0mm，NEX=4。

② FSE（TSE）序列：FSE 序列也可以应用于直肠 T_1WI 加权成像，其成像效果同 SE 序列相似。可以获得较高 SNR 的图像。但同样存在不同程度的呼吸运动伪影。由于应用 ETL 不能超过 4，采集时间较 SE 没有明显缩短。成像参数：横断面 TR=400~500ms，TE=10~20ms，FOV=26~32cm，矩阵 =320×224，层厚 =4.0~5.0mm，层间隔 =0mm，NEX=2，ETL=2。

③ 快速扰相梯度回波序列（FSPGR/FLASH/T_1-FFE）：一般应用二维成像序列，采用较大的翻转角和较短 TR 获得 T_1 加权。成像速度较 SE、FSE 快，单层图像获取时间 <1s，一次屏气下可完成直肠 T_1 加权薄层扫描。缺点是空气和肠壁交界面受磁敏感伪影干扰较重，另外对运动也较为敏感，屏气不佳或胃肠道蠕动干扰可产生较明显的伪影。成像参数：TR=100~250ms，TE 选择最小值，偏转角 =80°，FOV=36~40cm，矩阵 =320×160，层厚 =5.0mm，层间隔 =1.0mm，NEX=1。

3）直肠磁共振弥散加权成像：应用高 b 值直肠 DWI 图像可以很好地显示病变，在对比显示能

力方面高于常规 MRI 序列,DWI 可突出显示病灶,具有较高的对比度噪声比。对于直肠弥散成像,不需要屏气下进行,这样就可以增加 NEX,得到高质量的弥散图像,从而使高 b 值的应用成为可能,推荐 b=1 000s/mm^2 或以上。成像参数:弥散敏感度值 b=1 000s/mm^2,TR/TE=3 000~5 000ms,NEX=8,层厚 =5mm,层间距 =1mm,FOV=36~42cm,矩阵 =128×128,弥散方向 =3。

5. 增强扫描序列 直肠 MRI 增强扫描可以显示正常直肠和病变的血供及其相互关系,同时,对于病变的检出和性质的判定有一定帮助。对比剂常规选用顺磁性对比剂 Gd-DTPA。有报道超小型超顺磁性氧化铁(ultrasmall particles of iron oxide,USPIO)可以提高转移淋巴结的定性准确率。增强扫描时,常规 0.1mmol/kg 体重静脉团注,行横断面、矢状面或冠状面 T$_1$WI 扫描,常以扰相梯度回波序列为基础,包括二维和三维成像。

(1)2D-FSPGR 序列:采集速度快,单层图像获取时间 <1s,一次屏气下可完成直肠扫描。图像有较好的信噪比和组织对比,但屏气不佳者,图像有较明显的运动伪影;层厚一般大于三维采集序列。不利于微小病灶和小黏膜下肿瘤的显示,由于扫描时间短,可以用于多期动态增强扫描。成像参数:TR=110~250ms,TE 选择最小,FOV=36~40cm,偏转角 =80°,矩阵 =384×160,层厚 =5.0mm,层间隔 =1.0mm,NEX=1。

(2)三维容积内插快速梯度回波序列:这类序列可以用于采集覆盖全盆腔的扫描。该三维序列是一种结合了并行采集及 Slice ZIP 内插技术的 Fast-SPGR 序列,采集速度快,覆盖范围大。同样范围的扫描可较二维成像具备更薄的层厚;容积采集图像有利于后处理重建。缺点是 T$_1$ 对比较二维序列差,但可作为直肠增强扫描的首选序列。成像参数:TR、TE 选择最小值,翻转角 =15°,FOV=32~40cm,矩阵 =320×160,层厚 =4~6mm,重建厚度 =2~3mm,NEX=1。

6. 图像优化

(1)直肠成像一般不采用抑脂技术:主要原因是直肠肠壁肌层的相对低信号与直肠周围脂肪可形成良好的对比,有利于病变浸润深度和对肠周脂肪的侵犯程度的判断,同时直肠周围淋巴结相对的低信号与脂肪高信号的较大反差对比,易于淋巴结的检出,直肠 FSE T$_2$WI 序列常规应做横断面、矢状面和冠状面三个方向的扫描,FSE 或 FRFSE 序列

获得的高分辨力 T$_2$WI 对于解剖细节的充分显示是其他序列无法比拟的。虽然扫描时间较长,但是直肠 MRI 扫描对于时间分辨力的要求不如胃、结肠以及肝脏等器官高,直肠 MRI 扫描更重视的是对于解剖结构细节的显示,同时,高分辨力 MR 图像也是直肠 MRI 相对于其他成像方法的优势,因此,直肠 MRI 扫描对于时间的要求是相对次要的。

(2)稳态采集快速成像(FIESTA)序列可得到高信噪比的图像:软组织与液体之间具有最佳的对比度;减少重复时间,使运动伪影降至最低;内在的液流补偿,可将因血流引起的伪影极小化。

六、磁共振成像临床应用新技术

以肝脏特异性对比剂钆塞酸二钠(Gd-EOB-DTPA)扫描方案为例。

(一)适应证

1. 推荐应用于 18 岁以上非孕妇、非哺乳期的患者。

2. 早期肝癌排查,部分肝脏良、恶性病变鉴别。

(二)检查技术

1. 对比剂注射方案 常规剂量为 0.1ml/kg,使用 Gd-EOB-DTPA 结合 20~30ml 生理盐水的注射方案,注射流率为 1ml/s。与普通细胞外钆对比剂相比,Gd-EOB-DTPA 的较低钆含量和较低使用剂量均会造成血管强化程度降低,且后者还会使强化持续时间缩短。减慢注射流率可以延长注射时间,进而延长强化持续时间,同时 Gd-EOB-DTPA 与血浆蛋白充分结合,提高弛豫率,从而提高强化峰值。由于 Gd-EOB-DTPA 采用预装玻璃注射器包装,该包装可使用高压注射器或手推注射两种方法。对于使用手推注射法的单位,可使用 Y 形管实现对比剂注射 + 生理盐水冲刷。

2. 检查方案 Gd-EOB-DTPA 增强 MRI 检查的推荐序列流程为:①横断面同、反相位梯度回波 T$_1$WI 序列;②MR 胰胆管成像(选择性应用);③横断面脂肪抑制三维梯度回波 T$_1$WI 序列;④注射 Gd-EOB-DTPA+ 生理盐水;⑤横断面脂肪抑制三维梯度回波 T$_1$WI 序列肝动脉期、门静脉期;⑥冠状面脂肪抑制三维梯度回波 T$_1$WI 序列;⑦脂肪抑制三维梯度回波 T$_1$WI 序列移行期(对比剂注射后 2~5min);⑧横断面呼吸触发快速自旋回波脂肪抑制 T$_2$WI 序列;⑨横断面单次激发自旋回波平面回波成像弥散加权序列,低 b 值为 0~50s/mm^2,高 b 值为 600~1 000s/mm^2;⑩磁敏感加权成像(选择性应

用）；⑪横断面脂肪抑制三维梯度回波 T_1WI 序列肝胆特异期；⑫冠状面脂肪抑制三维梯度回波 T_1WI 序列肝胆特异期。

Gd-EOB-DTPA 对采用 T_2WI 和 DWI 序列显示病灶及测定 ADC 值等基本无影响，而肝胆特异期成像需在对比剂注射后至少 10min 进行，其间行 T_2WI 和 DWI 可以缩短总检查时间。总共扫描用时 15~25min，总共检查耗时 15~60min。

3. 质量控制 Gd-EOB-DTPA 增强 MRI 扫描难点主要是如何获取优质的动脉期、移行期和肝胆期图像。在扫描三期图像时，可能遇到的问题包括：患者屏气困难、k 空间不均匀填充等因素所造成的伪影；由于扫描时机不准确所致的影像信息不能满足诊断需求；图像分辨力不足、对比度欠佳等。推荐捕获肝脏动脉晚期增强图像：①采用透视示踪法触发扫描有利于准确捕获肝脏动脉晚期图像。由于 Gd-EOB-DTPA 使用的剂量仅为常规对比剂的 1/4，导致注射进入人体的钆总量较低，其循环和稀释过程均与常规钆对比剂有区别，使用经验法扫描有可能导致动脉期捕获时机不准确。为了选择更好的动脉期影像采集时间点，推荐采用透视示踪法，给药的同时触发透视，实时监测对比剂在体内的循环情况，提前让患者屏住气，使动态增强序列采集 k 空间中心数据时刚好是动脉晚期，从而更精确地获取动脉期影像。②在设备条件允许的情况下，建议采用多动脉期扫描。③推荐对动脉期图像进行后处理：增强后的影像与增强前影像减影、多平面重组。

减少伪影：①使用未稀释的对比剂，采用较低的流率（1ml/s）注射 Gd-EOB-DTPA；②确保图像质量的情况下，尽量缩短动脉期的采集时间；③建议患者采用均匀深呼吸和深呼气末屏气的方式。

对比剂注射后 2~5min 时捕获移行期图像，该期相可同时表现出 Gd-EOB-DTPA 在细胞内外的对比特性。肝胆特异期成像的合理时间常为注射 Gd-EOB-DTPA 后 20min。建议在观察到肝脏实质信号强度明显高于血管信号强度且胆系显影时，可以结束扫描；而对于胆系未显影的患者，则需要进一步延迟扫描，针对这类患者，建议在对比剂注射 40min 后（不超过 60min）补充扫描脂肪抑制三维梯度回波 T_1WI 序列。适当增大肝胆期所使用序列的反转角有利于增加肝实质背景及病灶的对比度。在 1.5T 设备上可使用 20°~30° 反转角，在 3.0T 设备上可使用 15°~25° 反转角。

（徐国斌）

第八节 泌尿系统磁共振检查

一、肾上腺磁共振检查

（一）适应证

1. 功能性肾上腺病变 如原发性醛固酮增多症、嗜铬细胞瘤、皮质醇增多症等。

2. 无功能性肾上腺病变 如无功能性腺瘤、转移瘤、囊肿、髓脂肪瘤、神经母细胞瘤、肾上腺结核、肾上腺出血。

（二）检查技术

1. 线圈 选用体部相控阵线圈，线圈置于被检者下腹，线圈中心对准胸骨剑突，定位中心为剑突和肚脐连线的中点。

2. 体位 患者仰卧位，头或足先进，需要脱下带有拉链的裤子，身体置于检查床正中，两前臂上举置于头两侧，不要交叉。

3. 成像方位、序列及参数

（1）成像方位：为左肾上腺上极至右肾门，成像方位为冠状面和横断面。T_1 和 T_2 的脂肪抑制序列会使肾上腺的显示更加清楚。

（2）序列

1）常规 SE T_1WI、T_2WI 序列。

2）快速恢复自旋回波序列（fast recovery fast spin echo，FRFSE）：FSE 序列和 SE 序列一样，均采用 90° 的射频脉冲激发，产生最大的横向宏观磁化矢量，因而得到的图像有较好的信噪比，但是 90° 脉冲传递给质子群的能量比较大。受到激发的组织恢复纵向弛豫所需要的时间比较长，所以，当使用 FSE 序列进行 PDWI 或 T_2WI 扫描时，需要选择很长的 TR，FRFSE 序列能够加快组织的纵向弛豫的恢复，从而缩短了扫描时间。其方法是在回波链的最后一个回波采集之后，再施加一个 180° 聚焦脉冲，使横向磁化矢量重聚，但并不采集回波，而是施加一个负向 90° 脉冲，使重聚的 180° 脉冲偏转回 B_0 方向，从而加快了组织的纵向弛豫恢复。不过需要指出的是负向 90° 脉冲把横向脉冲打回 B_0 方向的同时，也会把原来 T_1 已经恢复的纵向磁化矢量打到 xy 平面，但是在负向 90° 脉冲和下一次正向 90° 脉冲之间的这段时间里，组织将会继续发生 T_1 弛豫。对于 T_1 和 T_2 都很长的组织来说，继续进行的 T_1 弛豫将会使纵向宏观磁化矢量恢复得更多，而对于 T_1 和 T_2 都很短的组织来说，在负向 90° 脉冲和下一次正向 90° 脉冲之间的这段时间里，可以完全恢复 T_1 弛豫。实际上这项技术就是利用了一些组织 T_1 和 T_2 均长的特点，把回波链采集后残留的较大的横向磁化矢量快速偏转回 $\boldsymbol{B}_0$ 方向，加快了 T_1 值很长的组织的纵向磁化矢量的恢复，从而可以选用较短的 TR 进行 T_2WI 成像。

FRFSE 的优势及特点有以下几点：增强 T_2 对比；图像信噪比好；运动伪影稍明显；必须使用奇数的 ETL；屏气扫描时优化层面采集次序。

3）快速扰相梯度回波（fast spoiled gradient recalled echo, FSPGR）：扰相 GRE 序列是目前临床上应用最广泛的 GRE 序列，其中以 T_1WI 加权应用更为广泛。在使用扰相 GRE 序列进行 T_1WI 时也需要选择较短的 TE 以尽量剔除 T_2^* 弛豫对图像质量的影响，而且因为对于读出梯度磁场切换所需的时间明显短于 180° 脉冲所需要的时间，因此所需的最小值 TE 时间明显短于 SE 序列。2D-FSPGR（二维扰相梯度回波）腹部屏气 T_1WI 已经成为腹部检查常规序列之一，很多医院已经取代 SE T_1WI，一般采集时间为 15~30s，一次屏气就可覆盖肝胆胰脾和双肾，该序列不止可以进行常规 T_1WI，还可应用于动态增强扫描，与 SE 序列 T_1WI 应用于腹部扫描相比，扰相 GRE 有以下优势：T_1 对比良好；患者屏气配合度高，大大减少呼吸运动伪影；成像速度快，可以运用于动态增强扫描。该序列的缺点是：该序列配合呼吸触发技术进行腹部 T_1WI 时，扫描时间明显延长，不能应用于动态增强扫描。3D-FSPGR（三维扰相梯度回波）常用于颅脑 T_1WI，该序列可以在数分钟内获得各向同性空间分辨力的 T_1WI，而且只需要进行一个方位的扫描，其他方位的图像可通过多平面重建得到。

4）单次激发快速自旋回波（single shot fast spin echo, SSFSE）：该序列与快速自旋回波相比，主要有以下特点。一次 90° 脉冲之后，利用连续的 180° 脉冲采集填充 k 空间的所有回波信号，缩短采集时间；由于是单次激发，所以该序列没有明确的 TR 概念，实际上可以将其 TR 看作无限长，所以没有纵向宏观磁化矢量对图像对比的影响，也正是由于这个特点，该序列一般无法进行 T_1WI 加权，而仅用于 T_2 加权图像，不过由于回波链太长，图像的模糊效应比较明显，脂肪组织的信号强度很高，又由于 180° 脉冲连续而且集中，所以人体内的能量沉积集中，SAR 值明显升高。

5）肝脏容积加速采集成像（liver acceleration volume acquisition, LAVA）：LAVA 脉冲序列可获取动脉期、静脉期及平衡期图像，它是一种快速的三维容积 T_1 加权脂肪抑制成像技术。由于采用了大范围扫描，可以进行 3D 后处理重建，大大提高了病变组织的检出。LAVA 实现了快速薄层容积扫描，克服了 3D GRE T_1WI 序列的缺点，其设计的优势在于缩短采集时间。它使用 ASSET 技术，其采用了 k 空间顺序填充技术，保证了 k 空间中心的对比度，也不损失周边的数据。扫描时间的节省基于 k 空间中间跳过一条线，而整个 k 空间中心的区域却保持不变。LAVA 采用 2 个方向以上的相位编码梯度，其 k 空间数据为三维 k 空间，可产生高空间频率编码信号，提高层面选择方向的空间分辨力。LAVA 序列采用小角度激发，利用读出梯度方向的反方向梯度信号使相位再聚，采用的 TR 和 TE 值都很短。由于小角度激发序列的 TR 明显短于 SE 序列，T_1WI 对比优于常规 SE 序列，且伪影小，组织对比良好，对结节性病灶的显示优于其他序列，另外扫描间距小，不容易漏掉病变（图 7-77）。

（3）参数：具体参数见表 7-8（以 1.5T MR 为例）。

4. 增强扫描　对于肾上腺病变的鉴别，动态增强扫描有一定的帮助。在动态增强 MR 检查时，腺瘤与非腺瘤具有不同的强化方式，对于平扫不能够确定的病变，可进行动态增强扫描进行鉴别。常用采集方案为屏气横断面的 LAVA 平扫，屏气横断面的 LAVA 三期动态增强，屏气冠状面的 LAVA 和屏气横断面的 LAVA 延迟相扫描。对比剂采用的是 Gd-DTPA 0.1mmol/kg，采用团注注射法，速度为 2ml/s，注射对比剂 15s 左右开始进行 LAVA 动态增强扫描。

（三）图像后处理

LAVA 增强序列在感兴趣区行多层面重组（MPR）和最大密度投影（MIP）重建。

（四）图像优化技巧

（1）FOV 中心位于解剖中心，上下范围必须超过必要的扫描范围，用于纠正相控阵线圈信号强度不均匀性。

（2）SSFSE 在提高时间分辨力的同时，亦可通过呼吸门控技术、脂肪抑制技术、空间预饱和技术获得质量更佳的图像。

（3）对患者进行呼吸训练，避免呼吸动度对图像造成的伪影。呼吸门控要在层面上下方添加预饱和带，扫呼吸触发序列之前要先更新呼吸频率。

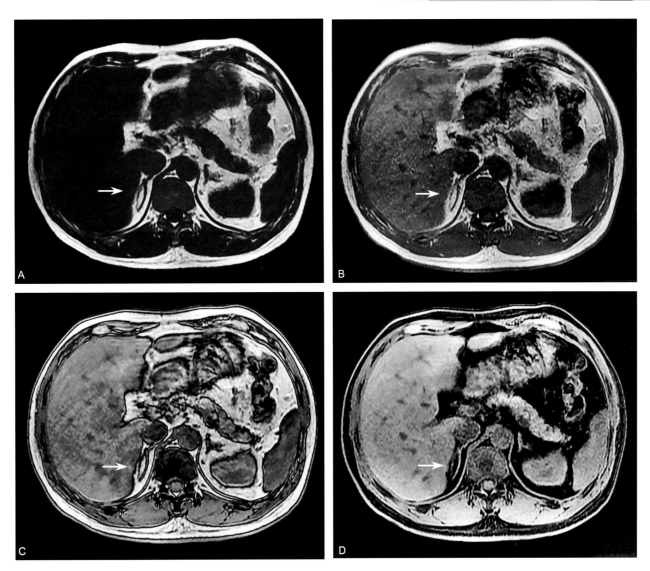

图 7-77　肾上腺(箭)平扫检查序列(LAVA FLEX)
A. 脂肪图；B. 同相位图；C. 反相位图；D. 水图。

表 7-8　肾上腺磁共检查参数

平面	序列	抑脂	TR/ms	TE/ms	层厚/mm	层距/mm	矩阵	NEX/次
横断面 T_2	FRFSE	是	1 500~4 000	90~100	3.0	1.0	320 × 192	4
同反相位	FSPGR	否	180~200	2.2/4.6	3.0	1.0	256 × 160	1
冠状 T_1	FSPGR	是	180	2.2	3.0	1.0	288 × 192	1
冠状 T_2	SSFSE	否	2 000	86.9	3.0	1.0	256 × 160	1

（4）扫描方案中要整合运用脂肪抑制技术，T_2WI 上不用脂肪抑制技术可使得肾上腺在脂肪背景下显示更清晰，T_1WI 上运用脂肪抑制技术可以更加敏感地发现细微病变和小结节。

（五）临床应用进展

化学位移成像（chemical shift imaging，CSI），又称同相位（in phase）/反相位（out of phase）成像，基于脂肪中氢质子和水分子中氢质子的进动频率不同，射频脉冲激发后，两者产生相位差，当两者相位差为零时，采集的信号产生的图像为同相位，当两者相位差为 180° 时，采集的信号产生的图像则称为反相位。该技术有助于对富含脂质的肾上腺腺瘤与含有极少量或不含脂质的转移瘤、原发性肾上腺皮质癌等肾上腺恶性病变进行鉴别诊断，灵敏度及特异度较高。

动态增强扫描是常规 MRI 检查的有益补充，时间-信号强度曲线（T-I curve）能够直观且连续地观察肿瘤的动态强化特征，根据不同肿瘤 TIC 曲线的分布类型,再结合相应时间点肿瘤的廓清率(washout rate)[廓清率 =(最大信号值–最后一组信号值)/最大信号值]可显著提高乏脂质性肾上腺肿瘤的良、恶性诊断准确度。

弥散加权成像(diffusion weighted imaging,DWI)也可用于鉴别肾上腺良恶性肿瘤。肾上腺原发恶性肿瘤与神经节细胞瘤、嗜铬细胞瘤和皮质腺瘤的 ADC 值之间具有统计学差异;还有研究提出,对于信号强度指数[信号强度指数 =(同相位肿瘤信号强度–反相位肿瘤信号强度)/同相位肿瘤信号强度 × 100%)]<16.5% 的肾上腺肿瘤,ADC 值 <1.0×10^{-3}mm²/s 提示为恶性肿瘤。

磁共振波谱(magnetic resonance spectroscopy,MRS)可在 MRI 形态学诊断的基础上,从代谢方面对病变进一步研究。其基本原理是依据化学位移和 J-耦合两种物理现象。由于化学位移不同,不同化合物可以根据其在 MRS 上共振峰的位置不同加以区别。峰值在横轴上的位置代表物质的种类、波峰的高度或波峰下的面积代表物质的数量,化合物的含量亦可用图谱色阶表示。MRS 对肾上腺皮质腺瘤的鉴别的灵敏度、特异度和准确度比化学位移成像更高,但是对于非腺瘤间的鉴别诊断仍存在较大困难。

二、肾脏磁共振检查

(一)适应证

1. 肾脏肿瘤。
2. 肾脏感染性病变:肾结核、肾周脓肿。
3. 肾脏外伤。
4. 肾脏弥漫性实质性病变。
5. 肾脏先天性畸形。

(二)检查技术

1. 线圈　选用体部相控阵线圈,线圈置于被检者下腹,线圈中心对准胸骨剑突,定位中心为剑突和肚脐连线的中点。

2. 体位　患者仰卧位,头或足先进,需要脱下带有拉链的裤子,身体置于检查床正中,两前臂上举置于头两侧,不要交叉。

3. 成像方位、序列及参数

(1)成像方位:常规扫描方位为横断面和冠状面,有时加扫矢状面。扫描范围是双侧肾上极至肾下极,怀疑肿瘤性病变时,可增大扫描范围。

(2)序列:肾脏磁共振检查常用的序列为横断面 FSE T₂WI 脂肪抑制序列,横断面 FSPGR T₁WI,冠状 FSPGR T₁WI,冠状 SSFSE T₂WI 脂肪抑制序列,2D/3D 扰相 GRE 增强扫描,SE/EPI 弥散加权扫描(图 7-78)。

(3)参数:具体参数见表 7-9 和表 7-10(以 1.5T MR 为例)。

4. 增强扫描　增强扫描在冠状面采集 LAVA 平扫,层厚 3mm,再采集三期动态增强,横断面 LAVA 采集层厚为 4mm,最后采集的冠状面 LAVA 延迟相层厚 3mm,均为屏气条件下采集。对比剂使用 Gd-DTPA,0.1mmol/kg,2ml/s 注射给药。

(三)图像后处理

常规平扫及 3D-LAVA 增强扫描无需做特殊后处理,增强扫描可做 MIP、MPR 重建,了解和观察病灶和血管的灌注情况。

(四)图像优化技巧

1. 肾脏横断面相位编码方向为前后方向,该方向有利于减少腹部运动伪影的干扰。

2. 使用呼吸门控,在扫描层面上下方设置预饱和带。

(五)临床应用进展

DWI 可对良恶性肿瘤进行鉴别,区分肿瘤的类型,还可对恶性肿瘤的恶性程度进行分级评价。研究表明肾脏肿瘤的 ADC 值明显低于正常肾脏实质,良性实性肿瘤的 ADC 值低于单纯肾囊肿,恶性肿瘤的 ADC 值低于良性肿瘤和单纯囊肿,囊性肾癌的 ADC 值低于肾囊肿。ADC 值可鉴别肾细胞癌的不同亚型,肾透明细胞癌 ADC 值高于其他亚型,ADC 值亦有助于预测肾透明细胞癌的分级,ADC 值在肾透明细胞癌 I 级与 II 级、III 级间有显著差异,且与病理级别呈负相关。此外,肾髓质 ADC 值可在一定程度上反映肾功能的水平,糖尿病肾病患者出现肾小球损伤,水分子弥散受限,表现为 ADC 值的减低,且皮髓质 ADC 值均与肾小球滤过率(GFR)具有相关性,GFR 越高,ADC 值越大。

1. 动脉自旋标记(arterial spin labeling,ASL)技术　以动脉血中的水质子作为内源性示踪物,无需外源性对比剂,可无创性地定量分析肾实质的血流灌注情况。被广泛用于评估健康志愿者的肾功能,药物对肾血流量的影响,判断肾肿瘤血供情况和区分其病理类型,评估肿瘤治疗反应,获得急性肾损伤等肾脏疾病的血流以及肾移植后移植肾的血流灌注情况。

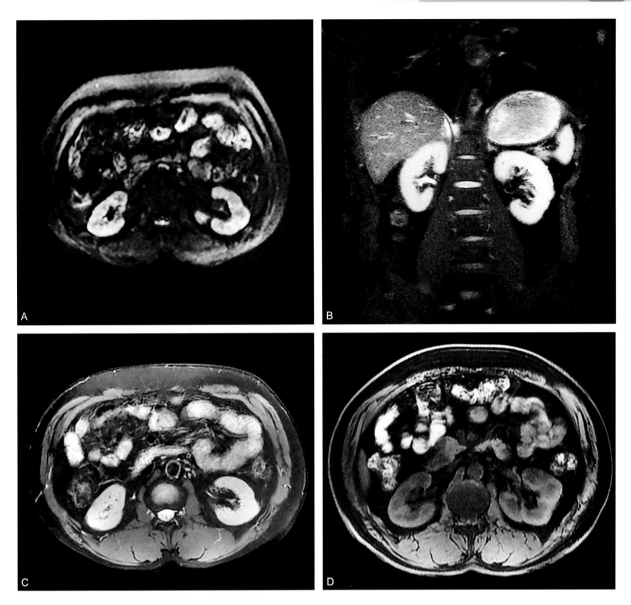

图 7-78　肾脏磁共振检查用的序列
A. 横断面 DWI；B. 冠状面 T_2WI 抑脂；C. 横断面 T_2WI 抑脂；D. 横断面 T_1WI 抑脂。

表 7-9　肾脏磁共振检查参数

序号	序列	抑脂	TR/ms	TE/ms	层厚/mm	层距/mm	矩阵	NEX/次
横断面 T_2	FSE	是	6 600~6 700	110~120	5.0	1.0	288×224	2
横断面 T_1	FSPGR	否	180	2.2/4.6	5.0	1.0	288×192	1
冠状面 T_1	FSPGE	否	180	2.2/4.6	5.0	1.0	288×192	1
冠状面 T_2	SSFSE	否	1 800~1 900	70~80	5.0	1.0	288×256	0.56

表 7-10　肾脏弥散加权成像扫描参数

方位	序列	b 值/(s·mm⁻²)	TR/ms	TE/ms	层厚/mm	层距/mm	矩阵	NEX/次
横断面	SE/EPI	600~800	3 000	50~60	5.0	0	128×128	8

2. 血氧水平依赖（blood oxygenation level dependent，BOLD）成像技术 是目前唯一能活体内无创检测肾内氧含量的 MRI 功能成像技术。该技术可用于研究药物性（对比剂、利尿剂等）肾脏血氧改变，有助于防止药物性肾功能衰竭的发生；对于血管病变导致的缺血性肾病，BOLD MRI 可以监测肾脏的氧合水平，评定不同程度的血管病变，评价治疗效果；BOLD MRI 还可检测早期糖尿病肾病的氧合水平，有助于分期及预后；以及应用于不同时期的急性肾功能不全、不同级别的慢性肾病的肾脏血氧代谢的评估中。

3. 弥散张量成像（diffusion tensor imaging，DTI） 能够显示组织内水分子在各个方向上弥散的细微异常。有研究表明，肾脏 DTI 具有很好的可行性及可重复性，采用 DTI 技术了解肾脏的微观结构具有良好的应用前景，该技术在肾实质弥漫性病变的评价及随访中发挥重要作用，尤其是对于肾小管萎缩、肾小管酸中毒等主要累及髓质的疾病有重要诊断价值。

4. MR 弹性成像（magnetic resonance elasto-graphy，MRE） 是一种利用机械剪切波来评估组织硬度的无创性技术，可以反映组织的纤维化程度。该技术运用于肝纤维化成像已经较为成熟，目前，MRE 用于肾脏的可行性已在国内外多项研究中得到证实，MRE 可用于对慢性移植肾肾病的纤维化程度进行评估。

三、肾盂、输尿管磁共振检查

（一）适应证

正常的输尿管显影不清，当输尿管梗阻时，磁共振检查可以有效观察梗阻点，因此输尿管的磁共振检查主要适用于输尿管梗阻的患者。不需要对比剂也没有辐射的危害，对于孕妇及儿童也可进行操作。磁共振尿路成像（MRU）中泌尿道中的尿液即为天然对比剂，因此即使是肾功能受损者或者泌尿道感染者也可行该检查。

（二）检查技术

1. 线圈选择 体部相控阵线圈，线圈中心大致为肚脐水平，扫描范围包括肾脏及膀胱。

2. 体位选择 患者呈仰卧位，头先进，身体置于检查床正中。

3. 成像方位、序列及参数

（1）成像方位：MRU 斜冠状面成像发现梗阻点，常规横断面扫描梗阻点。

（2）序列：肾盂和输尿管的磁共振检查通常分为两步，第一步先在冠状面通过行 MRU 检查来发现梗阻的部位，第二步行常规 MRI 检查以确定梗阻的原因。而且肾盂、输尿管疾病通常累及膀胱，所以检查时通常一并进行膀胱的扫描。常用序列为冠状厚层 MRU SSFSE 脂肪抑制序列，冠状薄层 MRU FSE-XL 脂肪抑制序列呼吸触发扫描，横断面 FSE-XL T_2WI 脂肪抑制序列呼吸触发扫描，横断面 FSPGR T_1WI 序列（图 7-79）。

（3）参数：具体扫描参数见表 7-11（以 1.5T MR 为例）。

（三）图像后处理

使用 3D 最大密度投影（MIP）重建，如果是三维扫描则进行三维重建冠状面旋转重建，一般来说重建 12~20 幅图像。

（四）图像优化技巧

1. 使用呼吸门控。

2. 绝大多数患者特别是怀疑泌尿系统梗阻的患者，检查前只需适当憋尿。对于无尿路梗阻或梗阻情况较轻的患者来说，可考虑使用利尿剂或在腹部使用腹带压迫，有益于输尿管的显示。

3. 检查前 6h 禁食禁水，防止胃肠道内的液体太多影响病变的显示和观察。检查前半小时服用枸橼酸铁铵（胃肠道对比剂）一包，用来抑制胃肠道内液体信号，或者检查前 15min 前饮用红茶，使胃内含锰而呈现低信号。对患者进行呼吸训练及屏气训练。

（五）临床应用进展

近年来，采用快速采集弛豫增强（rapid acquisition with relaxation enhancement，RARE）序列及其衍化技术用于提高 MRU 的图像质量，包括基于 RARE 的快速自旋回波（fast spin echo，FSE）技术及单次激发快速自旋回波 FSE（single-shot fast spin echo，SSFSE）技术。FSE 序列较传统的自旋回波序列有效率高、数据采集快，有较高的信噪比、对比度噪声比及低磁敏感伪影和低运动血流敏感性等优点。SSFSE 序列是 FSE 序列和半傅里叶变换技术相结合的产物，由于采用单次激发，有效 TE 时间可以更长，所获得图像 T_2 权重较常规 SE 和 FSE 大，抑制背景更充分，尿路信号更突出。因其采集时间极短，能有效地抑制呼吸伪影，是较为理想的成像方法。

MRU 展示泌尿道扩张和梗阻与静脉尿路造影（intravenous urography，IVU）相同，准确率达 100%。但肾功能受损者 IVU 往往不能良好显影，

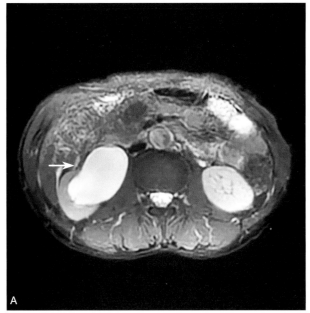

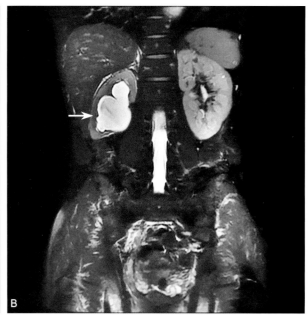

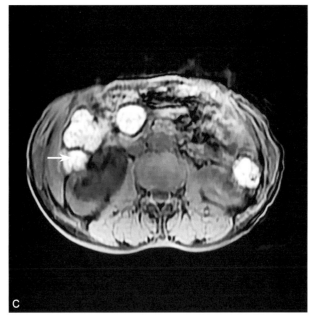

图 7-79 肾盂(箭)磁共振成像
A. 横断面 T$_2$WI 抑脂；B. 冠状面 T$_2$WI 抑脂；C. 横断面 T$_1$WI 抑脂。

表 7-11 肾盂、输尿管磁共振检查扫描参数

方法	序列	抑脂	TR/ms	TE/ms	层厚/mm	层距/mm	矩阵	NEX/次
厚层 MRU	SSFSE	是	3 800	1 000~1 100	70.0	0	320 × 192	4
薄层 MRU	FSE-XL	是	6 700	350~400	4.0	0	256 × 160	1
横断面 T$_2$	FSE-XL	是	6 700	80~90	4.0	0.5	288 × 192	1
横断面 T$_1$	FSPGR	否	180	2.2/4.6	4.0	0.5	256 × 160	1

而 MRU 则可显示输尿管有无扩张。MRU 对急、慢性梗阻的鉴别具有重要价值，急性梗阻时，液体向周围组织有不同程度渗出，引起肾周或输尿管周围的积液和水肿，在 MRU 图像上表现为高信号，而在慢性梗阻时，肾周及输尿管周围无高信号渗出区。MRU 在膀胱肿瘤术后检查中可以显示膀胱形态及膀胱周围有无软组织肿块，确定有无复发，当膀胱切除尿路改造术后，影像学检查中无法使用静脉法和插管法，只有采用 MRU 观察有无术后并发症发生。此外，MRU 属于非侵袭性、安全的检查方法，它能观察移植肾的形态、肾实质的信号及有无输尿管和吻合口梗阻，是检查肾移植术后外科并发症的

有效而安全的方法。

四、膀胱磁共振检查

（一）适应证

膀胱的常见病变主要为膀胱内的结石或小结节以及膀胱内的占位性病变，例如，膀胱癌。膀胱病变最常用的检查方法为超声，但是在肿瘤分期方面磁共振检查要优于超声或 CT 检查，磁共振检查可以从形态学的角度了解膀胱内的占位病变及病变与周围组织和膀胱壁的关系。

（二）检查技术

1. 线圈 选用体部相控阵线圈，线圈中心为耻骨联合上 3~5cm 处，线圈上下范围包全盆腔。

2. 患者体位 患者呈仰卧位，头先进，身体置于检查床正中。

3. 成像方位、序列及参数

（1）成像方位：冠状面和横断面。

（2）序列：膀胱磁共振检查常用序列为横断面 FSE-XL T_2WI 脂肪抑制序列，横断面 FSE-XL T_1WI 序列、冠状 FSE-XL T_1WI 脂肪抑制序列、冠状 FSE-XL T_2WI 序列。膀胱的横断面弥散加权成像选择 SE（自旋回波）或 EPI（平面回波）序列，b 值取 500~800s/mm²，TR=3 000ms，TE=57ms，层厚 =8.0mm，层距 =0mm，矩阵 =128×128，NEX=8（图 7-80）。

（3）参数：具体扫描参数见表 7-12（以 1.5T MR 为例）。

4. 增强扫描 膀胱增强扫描是为了通过强化方式对膀胱内的病变进行分期。采用 3D-FSPGR 序列做动态增强扫描，TR=6ms，TE=1ms，矩阵 =

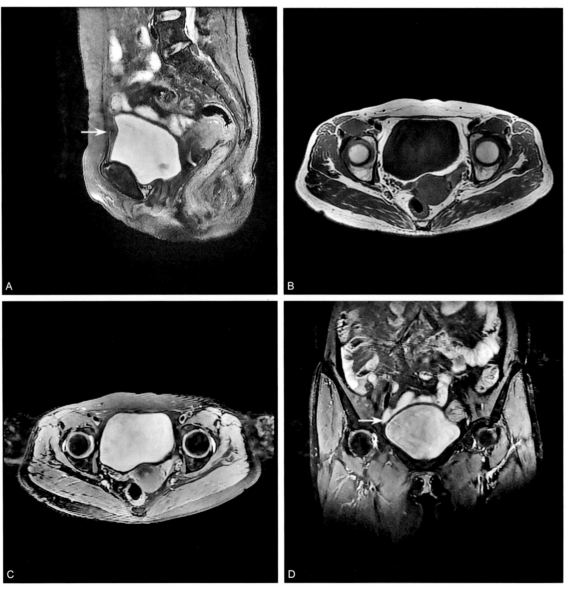

图 7-80 膀胱（箭）磁共振成像
A.矢状面 T_2WI 抑脂；B.横断面 T_1WI 抑脂；C.横断面 T_2WI 抑脂；D.冠状面 T_2WI 抑脂。

表 7-12　膀胱磁共振检查扫描参数

序号	序列	抑脂	TR/ms	TE/ms	层厚/mm	层距/mm	矩阵	NEX/次
横断面 T_2	FSE-XL	是	2 400~2 600	120~130	4.0	1.0	288×256	2
横断面 T_1	FSE-XL	否	600	8~9	4.0	1.0	320×192	2
冠状 T_1	FSE-XL	是	600	8~9	4.0	1.0	320×192	2
冠状 T_2	FSE-XL	否	2 400~2 600	100~110	4.0	1.0	288×256	4

256×128，NEX=1；2D-FSPGR 做延迟增强扫描，TR=160ms，TE=2.2ms，矩阵 =288×192，NEX=1。

（三）图像后处理

常规平扫不需要做特殊处理，增强扫描重建层厚一般为 5mm，层间隔 5mm，重建 2 期，还可重建一个增强的冠状面图像，重建层厚也为 5mm。

（四）图像优化技巧

行膀胱磁共振检查前，一般要求被检者饮水憋尿，使膀胱得到充盈，以便更好地显示膀胱壁及壁内病变，但是由于磁共振检查时间较长，患者过度憋尿或者长时间憋尿容易造成患者在检查过程中的不适，从而容易产生运动伪影。由于膀胱位于盆腔内，位置较低，呼吸运动不会造成明显的运动伪影，所以一般不添加呼吸门控，也不需要对被检者进行呼吸训练或屏气训练。

（五）临床应用进展

常规 MRI 结合 MRU 诊断膀胱癌的价值显著，T_1、T_2 脂肪抑制像可以显示膀胱壁的增厚情况，以及膀胱肿瘤对周围组织的侵犯，T_1WI 上肿瘤信号略高于正常膀胱壁，T_2WI 上肿瘤信号高于肌肉信号。在对膀胱癌病理分期判定上，借助 MRU 可发现膀胱充盈缺损，而且能够清晰地观察肾盂、肾盏及输尿管变性与积水情况，这样便于了解膀胱癌侵袭输尿管程度。

多参数 MRI（multiparameter MRI，mp-MRI），包括联合使用 T_1WI、多平面高分辨力 T_2WI、DWI 和 DCE-MRI，在膀胱癌 T 和 N 分期、组织学分级、预测治疗效果及预后中具有重要作用。高细胞密度肿瘤导致水分子弥散受限，在 DWI 上呈高信号，由 DWI 获得的 ADC 值用于鉴别肌层浸润性膀胱癌和非局限性膀胱癌具有较高准确度，ADC 值还可观察淋巴结的转移情况，ADC 值反映的肿瘤组织高细胞密度和结构破坏用于预测膀胱癌治疗效果。DCE-MRI 可体现被检查组织血管的数量及通透性，所以可用来鉴别病变的性质，有研究通过 DCE 对不同级别的膀胱癌组织毛细血管的密度差异来进行分级诊断。

五、磁共振尿路造影

（一）检查原理

排泄性尿路磁共振成像（secretory magnetic resonance urography，SMRU）是利用经肾脏排泄的对比剂进行尿路成像的重 T_2 加权 MR 成像技术，即长 TR（大于 3 000ms）、特长 TE（大于 150ms）的采集参数，使含水器官显影突出。此技术可使流速缓慢或静止的液体呈高信号，实质性器官和流动的液体呈低信号，从而显示出泌尿系统的解剖形态，细胞外液非特异性对比剂绝大部分经过肾脏进行排泄，在注射对比剂后的 3~8min，较多对比剂进入肾盂、肾盏以及输尿管，利用 3D 超快扰相 GRE T_1WI 脂肪抑制序列进行采集，对原始图像进行 MIP、MPR 重建即可获得较好的 MRU 图像，也可以对肾盂肾盏区域利用 2D 扰相 GRE T_1WI 脂肪抑制序列进行单个厚层块扫描得到完整的 MRU 图像（图 7-81）。

（二）常用检查序列

TE 值的选取是 MRU 成功的关键，长 TR 的目的主要是为了得到 T_2 的效果。而特长 TE 是为了增强 T_2 的效果，更主要的是使除液体以外的其他组织信号降低（显示为黑色），从而更突出液体的信号。故 FSE 序列的重 T_2 加权 TE 时间不宜低于 180ms，HASTE（半傅里叶单次激发快速成像）序列需要的时间更长。

（三）图像后处理

通常是在 T_2WI 上进行 2D 和 3D 的 MIP 重建，2D 图像细腻，分辨力高，尿路中的水信号不易遮挡病灶部位，3D 图像可运用兴趣向量（VOI）技术进行旋转，从不同角度对成像部位进行观察，因此结合运用 2D 和 3D 图像可提高诊断质量。

（四）临床应用

1. 正常泌尿系统的显示　有类似于逆行肾盂造影（IVU）的效果，可显示肾盂对尿液的收集以及尿液的流通，正常人检查可见输尿管走行流畅，其内信号均匀，无阻塞点或充盈缺损处。

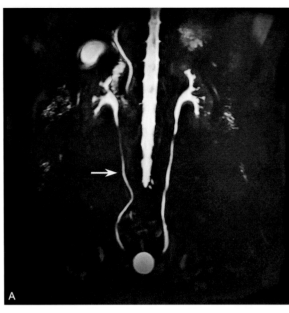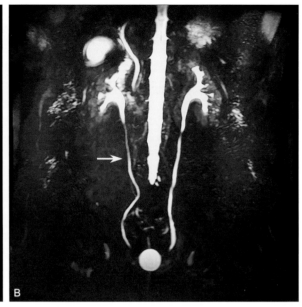

图 7-81　MRU 2D 及 3D 成像

A. MRU 厚层块成像；B. MRU 薄层重建图像。

2. 非梗阻性病变的显示　由于 MRU 图像上可同时显示肾实质和肾脏的收集系统,因此可以清晰地显示肾实质内的病变对肾盂和输尿管的侵犯程度。

3. 收集系统梗阻和扩张的显示　对于输尿管和肾盂的梗阻会显示出明显低信号或充盈缺损,梗阻之上会出现收集系统的扩张和积水。

（吕发金　龚启慧）

第九节　生殖系统磁共振检查

一、前列腺磁共振检查

（一）适应证

前列腺增生、前列腺炎、前列腺出血、前列腺癌的诊断与分期等。

（二）检查技术

1. 线圈选择　腹部相控阵线圈、盆腔相控阵线圈、心脏相控阵线圈或直肠内线圈（肛瘘、巨大痔、直肠炎性及出血性等疾病禁用直肠内线圈）。

2. 体位　前列腺磁共振检查一般采用仰卧位,头先进或足先进,身体正中矢状线与检查床中线重合,双侧上肢置于身体两侧或上举置于头两侧。耻骨联合置于线圈中心,扫描定位纵向中心线与身体长轴中心重叠,横向连线对准线圈中心。

3. 成像方位　包括横断面、矢状面、冠状面。

（1）横断面：常规方位,以冠状面和矢状面为定位图像,扫描线垂直于人体长轴,扫描范围应包含全部前列腺及病变组织,相位编码方向为左右方向（图 7-82）。

（2）矢状面：常规方位,以横断面和冠状面为定位图像,常规采用标准矢状面,中心线平行于人体正中矢状线,左右包含全部前列腺及病变组织（图 7-83）。相位编码方向为前后方向。

（3）冠状面：常规方位,以横断面和矢状面为定位图像,常规采用标准冠状面,中心线平行于人体冠状面,包含全部前列腺和盆腔（图 7-84）。相位编码方向为上下方向。

4. 成像序列

（1）常规扫描序列：矢状面 T_2WI,冠状面 T_2WI,横断面 T_1WI、T_2WI、T_2WI fs、DWI。

（2）选扫序列：矢状面 T_1WI、冠状面 T_1WI、横断面 SWI、MRS。

5. 成像参数　前列腺扫描序列及参数见表 7-13。

6. 增强检查　建议动态增强扫描,对比剂为钆类对比剂（Gd-DTPA）,用量为 0.2ml/kg（或 0.1mmol/kg）,注射速度为 2~3ml/s。

横断面 LAVA：注药、扫描同时开始连续扫描 5~7 期得到蒙片、动脉期、静脉期、平台期及延迟期图像,然后进行冠状面、矢状面 LAVA 序列的扫描,5min 后行横断面 LAVA 的延迟扫描,观察病变的延迟流出情况。

（三）图像后处理

1. 建议照相序列　横断面 T_1WI、T_2WI（fs）,矢状面、冠状面 T_2WI,动态增强薄层重建并照相,至少包含动脉期、静脉期、延迟期。

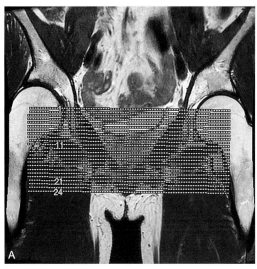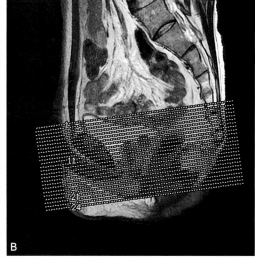

图 7-82　前列腺磁共振横断面定位
A.冠状面定位；B.矢状面定位。

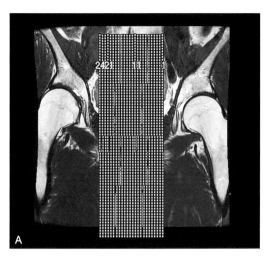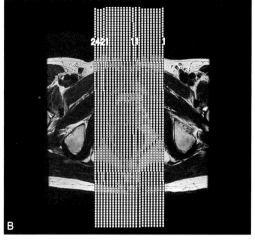

图 7-83　前列腺磁共振矢状面定位
A.冠状面定位；B.横断面定位。

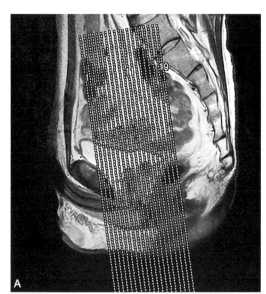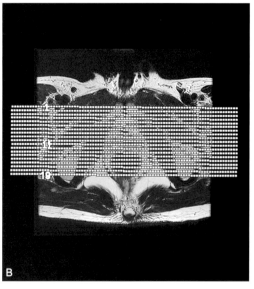

图 7-84　前列腺磁共振冠状面定位
A.矢状面定位；B.横断面定位。

表 7-13 前列腺常用扫描序列参数

成像方位	序列	TR/ ms	TE/ms	层厚/mm	层间距/mm	NEX/次	ETL	矩阵
横断面	T_1WI-FSE*	500	20	3~5	1	2	2~4	320 × 224
	T_2WI-FSE*	3 000	110	3~5	1	2	10~20	320 × 224
	T_2WI-FSE（fs）*	3 000	110	3~5	1	2	10~20	320 × 224
	DWI*	5 000	90	3~5	1	4		160 × 120
	LAVA fs	5.08	1.74	3~4	0	1		192 × 160
矢状面	T_2WI-FSE*	4 000	100	3~5	1	2	20~25	320 × 256
	T_2WI-FSE fs	4 000	100	3~5	1	2	20~25	320 × 256
	LAVA fs	5.08	1.74	3~4	0	1		192 × 160
冠状面	T_2WI-FSE*	4 000	100	3~5	1	2	20~25	320 × 256
	T_2WI-FSE fs	4 000	100	3~5	1	2	20~25	320 × 256
	LAVA fs	5.08	1.74	3~4	0	1		192 × 160

注:* 为常规扫描序列。

2. 绘制动态增强曲线图 感兴趣区至少包含病变、病变周围组织、正常前列腺组织。

（四）图像优化技巧

1. 患者检查前一日清淡饮食,当天禁食或流食;检查前排空大便,避免对前列腺图像的影响。

2. 膀胱内保留适量尿液可清晰显示膀胱壁,便于观察前列腺病变对膀胱壁有无浸润及浸润程度。膀胱过度充盈,膀胱壁紧压前列腺,影响前列腺及膀胱壁病变的观察;另外,因膀胱的过度充盈,容易产生运动伪影。

3. 盆腔施加腹带,检查时嘱咐患者保持平静呼吸状态,可减少腹壁呼吸运动伪影。

4. 脂肪抑制、DWI 序列扫描时,对于肥胖患者建议在腹壁下脂肪处施加预饱和带,图像抑脂更均匀(图 7-85)。

（五）临床应用进展

MRI 是一种无创影像学检查方法,能够很好地显示前列腺的解剖结构,判断前列腺癌侵犯的部位及范围。前列腺癌在 DWI 上多为高信号,T_2WI 上多表现为均匀高信号的外周带出现低信号影,但出血、炎症、钙化等病变与之具有类似的表现,因此 T_2WI 需要结合其他序列综合诊断。PWI 可以将组织毛细血管水平的血流灌注情况显示出来,快速、准确地评价微血管的血流动力学变化,PWI 的定量参数 K_{trans}、K_{ep} 能够良好地鉴别前列腺癌和良性前列腺疾病。MRS 主要是根据体内胆碱及其代谢产物含量的变化来诊断前列腺癌,能够从分子水平上反映组织的病理生理变化,由于恶性肿瘤组织内细

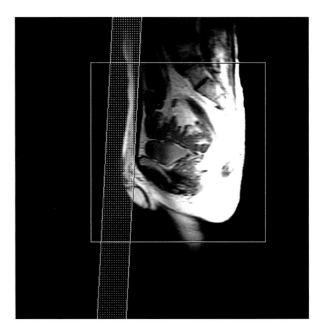

图 7-85 腹壁预饱和带的施加示意图

胞代谢旺盛及增殖迅速导致胆碱复合峰异常升高。弥散加权成像中,较低的 ADC 值代表受限的弥散运动,与肿瘤的生长和侵袭有关。T_2 mapping 技术是测量组织 T_2 值的一种磁共振定量技术,前列腺癌 T_2 定量值显著低于正常的腺体组织及良性前列腺病变。

二、子宫、附件磁共振检查

（一）适应证

肿瘤、转移瘤、炎症,子宫内膜异位症,孕期前置胎盘、胎盘植入等。

（二）检查技术

1. 线圈选择 体部表面线圈。

2. 体位 子宫、附件磁共振检查一般采用仰卧位，身体正中矢状线与检查床中线重合，双侧上肢置于身体两侧或上举置于头两侧。髂前上棘连线中点置于线圈中心，扫描定位纵向中心线与身体长轴中心重叠，横向连线对准线圈中心。

3. 成像方位 包括横断面、冠状面、矢状面。

（1）横断面：常规方位，以冠状面和矢状面为定位图像，扫描线垂直于人体长轴，上下范围包含耻骨联合以上的全部盆腔（图7-86）。相位编码方向为左右方向。

（2）冠状面：常规方位，以横断面和矢状面为定位图像，常规采用标准冠状面，中心线平行于人

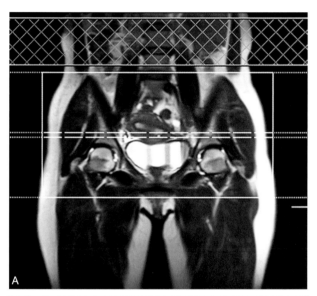

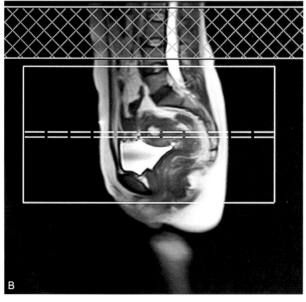

图7-86　子宫、附件磁共振检查横断面
A.冠状面；B.矢状面。

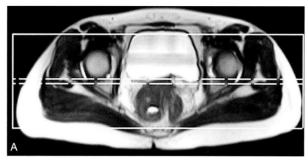

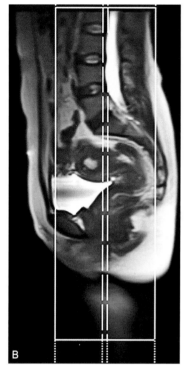

图7-87　子宫、附件磁共振检查冠状面
A.横断面；B.矢状面。

体冠状面，范围包含整个盆腔（图7-87）。相位编码方向为上下方向。

（3）矢状面：常规方位，以横断面和冠状面为定位图像，常规采用标准矢状面，中心线重叠于人体正中矢状线，左右包含子宫、附件及病变组织（图7-88）。相位编码方向为前后方向。

4. 成像序列

（1）常规扫描序列：横断面 T_1WI、T_2WI、T_2WI［抑脂/（fs）］、DWI。冠状面 T_2WI，矢状面 T_2WI。

（2）选扫序列：矢状面 T_1WI，冠状面 T_1WI。

5. 成像参数 子宫、附件扫描序列及参数见表7-14。

6. 增强扫描 同前列腺增强扫描。

（三）图像后处理

1. 建议照相序列 横断面 T_1WI、T_2WI（fs），冠状面 T_2WI，动态增强薄层重建并照片，至少包含动脉期、静脉期、延迟期。

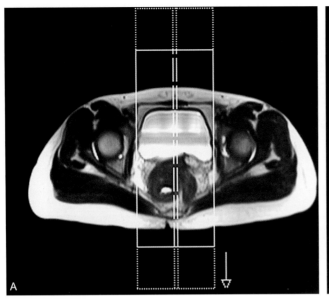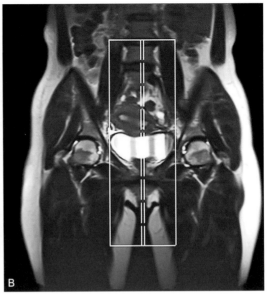

图 7-88 子宫、附件磁共振检查矢状面定位
A. 横断面; B. 冠状面。

表 7-14 子宫、附件常用扫描序列参数(3.0T)

成像方位	序列	TR/ ms	TE/ms	层厚/mm	层间距/mm	NEX	ETL	矩阵
横断面	T₁WI-FSE*	500	20	4~6	2	2	2~4	320 × 192
	T₂WI-FSE*	3 000	110	4~6	2	2	10~20	320 × 192
	T₂WI-FSE fs*	3 000	110	4~6	2	2	10~20	320 × 192
	DWI*	5 000	90	4~6	2	4		160 × 120
	LAVA fs*	5.08	1.74	3~4	0	1		192 × 60
冠状面	T₂WI*	4 000	100	4~6	2	2	20~25	320 × 224
	T₂WI-FSE fs	4 000	100	4~6	2	2	20~25	320 × 224
	LAVA fs	5.08	1.74	3~4	0	1		192 × 160
矢状面	T₂WI-FSE	4 000	100	4~6	2	2	20~25	320 × 224
	T₂WI-FSE fs	4 000	100	4~6	2	2	20~25	320 × 224
	LAVA fs*	5.08	1.74	3~4	0	1		192 × 160

注: * 为常规扫描序列。

2. 无需特殊后处理。

(四)图像优化技巧

1. 带有金属节育环的患者取环 3d 后进行 MRI 检查, 避免因取环引起的子宫内膜损伤所导致异常信号的产生, 从而影响诊断。

2. 检查前 4h 禁固体食物。

3. 检查前排空大便, 膀胱内尿液中等充盈。

4. 对于肥胖患者建议前腹壁和背部施加饱和带, 抑脂均匀。

5. 对于怀孕 3 个月以上且必须行磁共振检查的孕妇, 尽量缩短总扫描时间, 建议采用 SSFSE 等快速扫描序列。

6. 检查前嘱咐患者保持平静呼吸状态, 也可施加电解质垫, 降低腹盆腔的呼吸运动伪影和电解质伪影对图像质量的影响。

(五)临床应用进展

MR 丰富的成像序列及各种技术可以很好地显示病变的组织学特性, 作出定性诊断。因 T₁WI 上子宫各层信号对比不明显, 故 T₂WI 是女性生殖系统的主要扫描序列。多序列成像, 不仅在盆腔内的各个器官间、器官与组织间, 而且在器官内部因信号差异而出现良好的层次。脂肪抑制技术用于排除病变中的脂肪成分,鉴别脂肪和出血。因此,畸胎瘤、子宫肌瘤、子宫内膜异位症、卵巢囊肿等在 MR 信号颇具特征性,定性诊断准确率很高。ADC 值有助于子宫及卵巢不同囊性病变之间的鉴别及其囊性内容物的分析。子宫内膜癌、宫颈癌及其转移灶在 DWI 上常呈现明显高信号。DCE-MRI 定量分析基于对比剂在不同组织中渗透性和灌注程度不同,无创评价组织、肿瘤血管特性及其灌注情况,亦可为宫颈癌及不同组织提供可靠的量化信息。

三、阴囊、睾丸磁共振检查

(一)适应证

阴囊及睾丸肿瘤、炎症、外伤、隐睾等。

(二)检查技术

1. 线圈选择 体部表面线圈。

2. 体位 阴囊及睾丸磁共振检查一般采用仰卧位,头先进或足先进,身体正中矢状线与检查床中线重合,双侧上肢置于身体两侧或上举置于头两侧。耻骨联合置于线圈中心,扫描定位纵向中心线与身体长轴中心线重叠,横向连线对准线圈中心。

3. 成像方位 包括横断面、冠状面、矢状面。

(1)横断面:为常规扫描方位,以冠状面和矢状面为定位图像,扫描线垂直于人体长轴。扫描范围:单纯阴囊、睾丸病变时包含全部阴囊、睾丸及病变组织;如临床怀疑隐睾时,扫描方位下缘包含阴囊,上缘包含盆腔上缘甚至包含下腹部(图 7-89)。相位编码方向为前后方向。

(2)冠状面:为常规扫描方位,以横断面和矢状面为定位图像,常规采用标准冠状面,以耻骨联合为中心,包含全部盆腔及阴囊、睾丸(图 7-90)。相位编码方向为左右方向。

(3)矢状面:为选扫方位,以横断面和冠状面为定位图像,正中心线重叠于人体正中矢状线,左右包含全部阴囊、睾丸及病变组织(图 7-91)。相位编码方向为前后方向。

4. 成像序列

(1)常规扫描序列:冠状面 T_2WI,横断面 T_1WI、$T_2WI(fs)$、DWI。

(2)选扫序列:矢状面 $T_2WI(fs)$。

5. 成像参数 阴囊、睾丸扫描序列及参数见表 7-15。

6. 增强扫描 增强:横断面 $T_1WI(fs)C+$(或 LAVA),冠状面 $T_1WI(fs)C+$,必要时加扫矢状面 $T_1WI(fs)C+$。

(三)图像后处理

建议照相序列:横断面 T_1WI、$T_2WI(fs)$,冠状面 $T_2WI(fs)$,增强横断面、冠状面 $T_1WI fs$(或 LAVA 序列的厚层重建图像)。

(四)图像优化技巧

1. 耻骨联合为中心施加腹带,减少运动伪影的产生。

2. 怀疑隐睾在腹盆腔时,患者检查前一餐清淡饮食,避免肠道内容物对图像的影响,扫描范围应包含整个盆腔乃至下腹部。

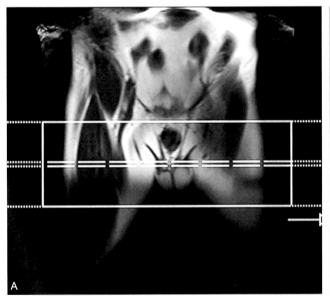
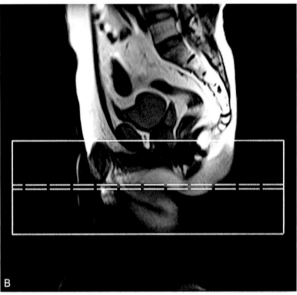

图 7-89 阴囊及睾丸磁共振检查横断面定位
A. 冠状面;B. 矢状面。

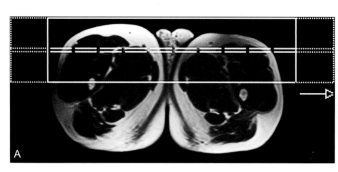
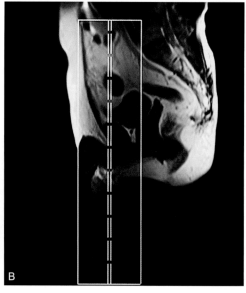

图 7-90　阴囊及睾丸磁共振检查冠状面定位
A.横断面；B.矢状面。

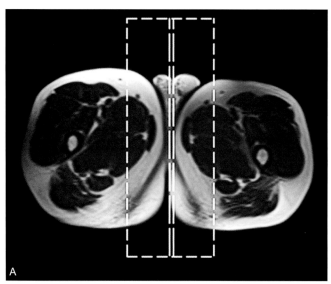
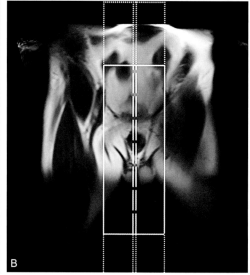

图 7-91　阴囊及睾丸磁共振检查矢状面定位
A.横断面；B.冠状面。

表 7-15　阴囊、睾丸常用扫描序列参数（3.0T）

成像方位	序列	TR/ ms	TE/ms	层厚/mm	层间距/mm	NEX/次	ETL	矩阵
横断面	T₁WI-FSE*	500	20	3~6	2	2	2~4	320 × 192
	T₂WI-FSE	3 000	110	3~6	2	2	10~20	320 × 192
	T₂WI-FSE fs*	3 000	110	3~6	2	2	10~20	320 × 192
	DWI*	5 000	90	3~6	2	4		160 × 120
	LAVA fs	5.08	1.74	3	0	1		192 × 60
冠状面	T₂WI*	4 000	100	3~6	2	2	20~25	320 × 224
	T₂WI-FSE fs	4 000	100	3~6	2	2	20~25	320 × 224
矢状面	T₂WI-FSE	4 000	100	3~6	2	2	20~25	320 × 224
	T₂WI-FSE fs	4 000	100	3~6	2	2	20~25	320 × 224

注：* 为常规扫描序列。

（五）临床应用进展

MR 因其软组织分辨力高，可清楚地显示病变细节，且对恶性病变的分期更准确，成为睾丸和附睾病变影像学检查的重要手段。当超声不能确定诊断时，可作为补充方法。T_2WI fs 显示睾丸和附睾的结构及病变效果最佳。正常的睾丸 T_1WI 为中等信号，T_2WI 为均质高信号。附睾 T_1WI 比睾丸稍低、T_2WI 为略低于睾丸不均质高信号。弥散加权成像有助于鉴别睾丸良恶性肿瘤，睾丸恶性肿瘤的平均 ADC 值低于良性肿瘤的平均 ADC 值。ADC 值≤$0.90 \times 10^{-3}mm^2/s$、$T_2WI$ 低信号、瘤内分隔及瘤周侵犯四组征象相联合，对睾丸恶性肿瘤的诊断效能最高。ADC 值及囊变/坏死为鉴别非精原细胞瘤与精原细胞瘤、淋巴瘤的独立影响因素；ADC 值及瘤内分隔为鉴别精原细胞瘤及淋巴瘤的独立影响因素。

（吕发金　何智敏）

第十节　脊柱及外周神经磁共振检查

一、颈椎磁共振检查

（一）适应证

1. 头晕、呕吐、肢体活动障碍及可疑颈髓内出血、梗死。
2. 颈椎椎间盘脱出、椎管狭窄。
3. 颈椎外伤、骨折及颈髓损伤。
4. 颈椎病及退行性病变、颈髓先天性疾病。
5. 脊柱侧弯、发育异常及脊髓空洞。
6. 颈椎感染及结核。
7. 颈椎、颈髓良恶性肿瘤及转移瘤。

（二）检查技术

1. 线圈　采用颈线圈、脊柱线圈、头颈联合线圈。

2. 体位

（1）先将线圈按要求放置并固定于检查床上，然后让患者仰卧，头先进。自然体位，尽量保持舒适体位，身体长轴与检查床长轴一致，双侧上肢置于身体两侧，患者肩部尽量贴近线圈，头颅两侧用软垫适度固定，颈部正中矢状面垂直并重叠于线圈长轴正中线，横向连线对准线圈中心，定位中心对准线圈中心或下颌角水平。

（2）如果遇到驼背、体位摆位有难度的患者，无法放入头颈线圈，可以不加头颈线圈，或者选择可以调节角度的头颈线圈。要做到倾斜需要一些附件。

（3）有些疾病的诊断可能需要特殊体位，比如，怀疑平山病的时候，可能要采用过屈过伸的体位，此时也不能使用常规的方式进行摆位。

3. 成像方位　成像方位主要是矢状面和横断面两个方位，必要时加扫冠状面。

（1）矢状面：矢状面为颈椎磁共振检查的常规扫描方位。扫描矢状面是以冠状面图和横断面图为定位图像，在冠状面定位像上，定位线平行于 $C_2 \sim C_7$ 椎体正中连线或平行于颈髓正中线，扫描范围上缘至少包含脑桥及延髓，下缘包含至第一胸椎；在横断面定位像上，中心位于椎体后缘，左右包含双侧颈椎椎间孔，在矢状定位像的前方加一个预饱和带，可以抑制胸壁的运动伪影，消除颈部吞咽动作、血管的搏动伪影，同时纠正 FOV 的位置（图 7-92）。相位编码方向为头足方向，可以避免脑脊液搏动伪影影响脊髓和化学位移伪影影响椎间盘的观察。

（2）横断面：横断面为颈椎磁共振检查的常规扫描方位。扫描横断面是以矢状面和冠状面为定位图像，在矢状面定位像上，根据病变或临床要求设置横断面扫描定位线。需要检查椎间盘病变者，需将扫描线分成多组，按颈椎间盘扫描，扫描常规为 $C_3 \sim C_4$、$C_4 \sim C_5$、$C_5 \sim C_6$、$C_6 \sim C_7$ 椎间盘，扫描基线以椎间隙后缘为中心平行于椎间盘，中心层面与椎间盘前后缘中点连线重叠，每个椎间盘扫描 3~5 层（图 7-93A）。需要观察椎体及颈髓病变时，采用连续扫描，扫描基线平行于椎体前后轴或垂直于颈髓纵轴，上缘包括部分小脑（最好包括垂体，这样可以观察有无空蝶鞍综合征），下缘包括第一胸椎；或者覆盖整个病变区域（图 7-93B）。在冠状面和横断面定位像上纠正 FOV 位置（图 7-93C、D）。相位编码方向为前后方向。

（3）冠状面：冠状面为颈椎磁共振检查的选择扫描方位，必要时加扫。扫描冠状面是以矢状面和横断面为定位图像，在矢状面定位像上，定位线平行于感兴趣区所对应的脊髓，前后包括椎体前缘至椎管后缘，上缘至少包含延髓，下缘包含至第一胸椎；或以病变为中心包含整个椎体及颈髓病变（图 7-94）。相位编码方向为左右方向。

4. 扫描序列及参数

（1）扫描序列：矢状面 T_2WI、T_2WI 脂肪抑制、T_1WI；横断面 T_2WI。

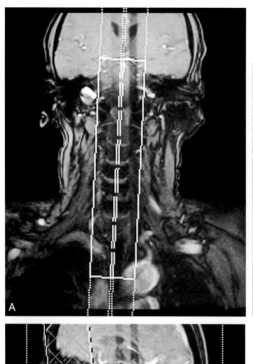

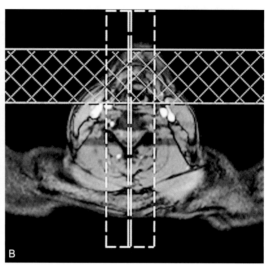

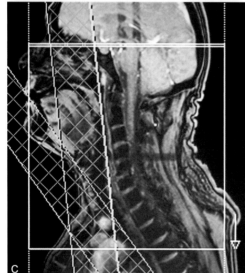

图 7-92　颈椎磁共振扫描矢状面扫描定位像
A、B. 在冠状面、横断面定位像上进行颈椎矢状面的扫描定位；C. 在矢状定位像上设置预饱和带。

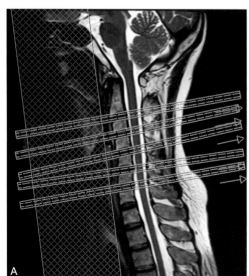

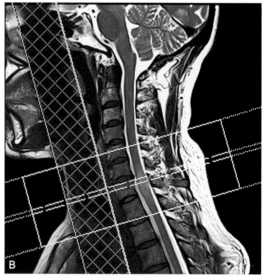

图 7-93　颈椎磁共振横断面扫描定位图
A、B. 横断面扫描是在矢状面定位像上定位，在矢状定位像上分组或连续设置扫描计划线，定位线平行于椎间盘或垂直于相应的脊髓。在横断面定位像上，于椎体前缘设置平行于颈椎长轴的预饱和带；

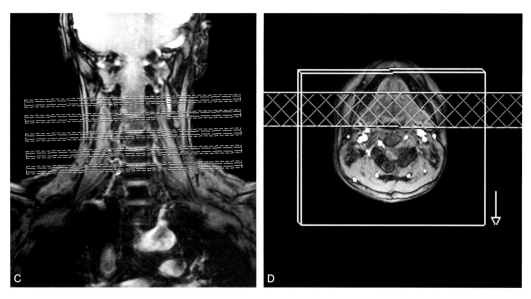

图 7-93(续)
C、D. 在冠状面、横断面定位像上纠正 FOV 的位置。

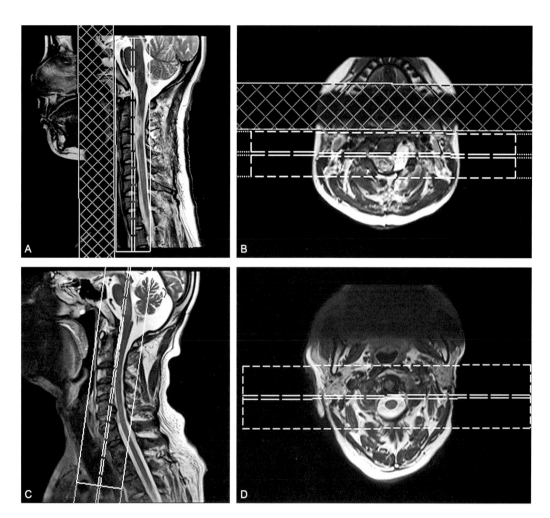

图 7-94　颈椎磁共振冠状面扫描定位图
A、B. 在矢状面和横断面定位像上，设置冠状面扫描计划线，扫描线平行于病变相对应的颈髓长轴；
C、D. 寰枢外伤或临床怀疑脱位时，在矢状面定位像上，定位线平行于 C_2、C_3 椎体所对应的脊椎。

（2）扫描参数：层厚＜3.0mm，轴面层厚＜4.0mm，无间隔扫描或层间隔≤层厚×10%。扫描推荐采用13~15层（奇数层）。矢状面、冠状面FOV为（230~260）mm×（230~260）mm，矩阵≥320×224；轴面FOV为（160~200）mm×（160~200）mm，矩阵≥256×224。

5. 增强扫描

（1）颈椎磁共振增强采用静脉推注：钆类对比剂（Gd-DTPA）0.2ml/kg（或0.1mmol/kg）；注射流速为2~3ml/s；注射用量为7.5~15.0ml。

（2）颈椎磁共振增强扫描的常规序列为：T_1WI脂肪抑制序列。横断面、矢状面、冠状面三个方位均需扫描。其中最少有一个序列与平扫的T_1WI位置、参数完全一致，便于增强前后病变信号强度的对比。需要观察椎体、椎旁病变及椎管占位性病变，应采用fs-T_1WI进行增强扫描。

（三）图像后处理技术

颈椎磁共振扫描后的图像，一般不需特殊后处理。

（四）图像优化技巧（注意事项）

1. 采用脊柱线圈或Tim线圈扫描时，尽量选用较少的线圈组合，一般选择两组线圈（4个线圈单元）即可，避免伪影的增加。

2. 矢状面扫描时，在矢状面定位像上，椎体前缘设置平行于颈椎长轴的预饱和带，消除颈部血管及吞咽引起的运动伪影；在上段胸椎前缘并平行于上段胸椎加另一预饱和带，消除或减轻主动脉弓搏动、胸腔呼吸的运动伪影。

3. 横断面扫描时，除在矢状面定位线上颈椎椎体前缘设置平行于颈椎长轴的预饱和带外，在扫描野的上、下缘另外各设置一预饱和带，消除脑脊液、血管流动所产生的伪影。

4. 扫描层数用奇数（9、11、13等），便于获得正中矢状面层面。

5. 采用过采样（或防卷褶）技术，防止卷褶伪影的出现。

6. 颈椎外伤或椎体T_1WI图像显示有高信号时，加扫矢状面fs-T_2WI序列，脂肪组织被抑制，更好地显示病变，并增加病变的检出率，也可鉴别异常高信号是脂肪组织还是出血性病灶。

7. 怀疑椎旁病变、椎管内占位性病变时，加扫冠状面T_2WI或增强后的fs-T_1WI序列，利于更好地显示病变及与周围组织的解剖关系。

8. 对于脊髓肿瘤性病变还会采用DWI扫描，并且是矢状面的DWI。以往传统的DWI矢状面扫描，图像伪影大，变形重。对于颈椎矢状面DWI，可以采用小视野的DWI或者多激发的DWI，这样可以显著地减小形变。

9. 颈椎横断可用T_2 FSE序列（图7-95）。

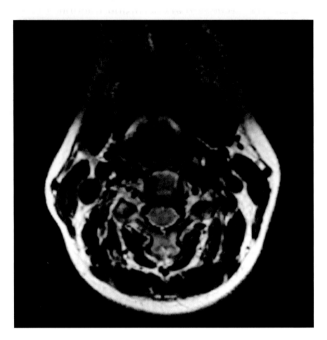

图7-95 颈椎磁共振横断面T_2 FSE图像

（五）临床应用进展

随着磁共振成像系统软件及硬件的发展，在颈椎磁共振成像中除了用传统T_1WI和T_2WI成像来诊断外，还有各种新技术用来辅助诊断。

1. 弥散张量成像（DTI） 是基于水分子各向异性弥散的成像方法，可用于重建脑白质纤维束，利用DTI技术［参数指标有ADC、FA值、平均弥散率（MD）、轴向弥散率（AD）、径向弥散率（RD）］可以检测及评估脊髓微结构的病理变化。弥散张量纤维束成像（diffusion tensor tractography，DTT）是根据DTI技术能显示活体白质纤维束走向的成像技术，它可识别出大脑纤维束的走向及其互相间的连接，其可直观显示颈髓纤维束的形态、走向及完整性，更可直接反映颈髓纤维束的中断及损伤情况，可用于临床上对颈髓的损伤节段水平定位，评估损伤程度。

2. 弥散峰度成像（DKI） 是基于体内非高斯分布的水分子弥散技术。除可得到DTI所有参数信息，还可得到平均弥散峰度（mean kurtosis，MK）、径向峰度（radial kurtosis，RK）、轴向峰度（axial kurtosis，AK）、峰度各向异性（kurtosis anisotropy，KA）等额外信息。运用DKI技术可以更好地评价脊髓神经元及神经纤维束等微结构的损伤以及再生修复的过程。

3. 体素内不相干弥散加权成像（intravoxel incoherent motion diffusion weighted imaging, IVIM-DWI） 能更真实、准确反映组织内分子的微观运动情况,其灌注分数(perfusion fraction, f)、单纯弥散系数(pure diffusion coefficient, D)、假性弥散系数(pseudo diffusion coefficient, D*)等参数范围和参数变化机制为临床诊断提供有效的参考。

4. T$_2$ mapping 技术 是一种 MRI 无创性序列,不仅能直观表现病灶的信号异常,而且可通过测量 T$_2$ mapping 值检测组织含水量变化引起的生理学及形态学的早期改变,间接反映人体各组织结构的空间信息及病理生理情况下各组织间水分子的微小变化,其可对脊柱病变组织进行量化评估,指导诊断。

二、胸椎磁共振检查

（一）适应证

1. 胸椎外伤及胸髓损伤。
2. 胸椎感染及结核、胸髓炎性病变。
3. 胸椎及椎管内、胸髓内良恶性肿瘤。
4. 胸椎退行性病变。
5. 胸椎及胸髓先天性疾病。
6. 血液性疾病引起的骨髓病变的胸椎检查。

（二）检查技术

1. 线圈 采用脊柱线圈。

2. 体位 首先将线圈按要求放置于检查床上,然后让患者仰卧,头先进。尽量保持舒适体位,保持不动,身体长轴与检查床长轴一致,双侧上肢置于身体两侧。双侧乳头连线中点置于线圈中心,扫描定位纵向中心线与身体长轴重叠,定位中心对准线圈中心或颈静脉切迹与剑突连线中点。

3. 成像方位 成像方位主要是矢状面和横断面,必要时加扫冠状面。

（1）矢状面:矢状面为胸椎磁共振检查的常规扫描方位。扫描矢状面以冠状面和横断面为定位图像,在冠状面定位像上,定位线平行于胸椎或胸髓正中线,扫描范围上缘至 C$_1$ 椎体,下缘包含 L$_1$ 椎体,应包括椎体及椎体两侧附件,或根据临床要求确定扫描范围,但至少有一端包含颈椎或腰椎,便于病变或椎体序数的定位,在横断面定位像上,左右包含双侧胸椎椎间孔,在矢状面定位像上,纠正 FOV 的位置(图 7-96)。相位编码方向为上下方向。

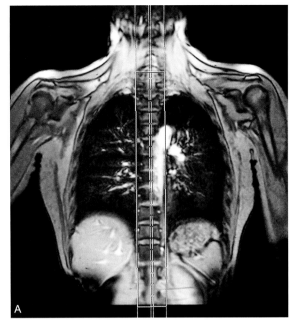
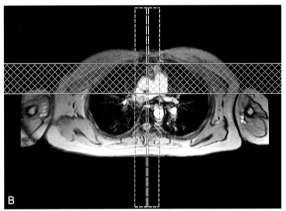
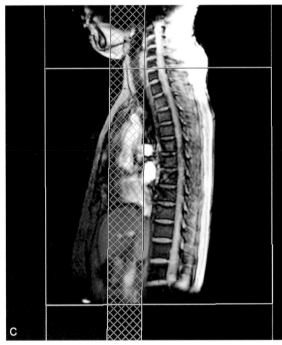

图 7-96 胸椎磁共振矢状面扫描定位

A、B. 在冠状面和横断面定位像上设置矢状面扫描定位线,定位线平行于胸椎体正中连线长轴;C. 在矢状面定位像上,椎体前缘设置预饱和带,扫描范围上缘至 C$_7$ 椎体,下缘包含 L$_1$ 椎体。

（2）横断面：横断面为胸椎磁共振检查的常规扫描方位。扫描横断面以矢状面和冠状面为定位图像，在矢状面定位像上，根据病变和临床要求设置横断面扫描定位线。一般采用连续扫描定位，扫描定位线垂直于病变或目标所对应的脊髓，扫描范围为 C_7 的上缘到 L_1 锥体的下缘，或者扫描范围包含整个病变。在横断面定位像上纠正 FOV 位置（图7-97）。相位编码方向为前后方向。

（3）冠状面：冠状面为胸椎磁共振检查的选扫方位。扫描冠状面以矢状面和横断面为定位图像，在矢状面定位像上定位，定位线平行于病变所对应的胸椎或胸髓，以病变为中心，前后缘包含整个病变（图7-98）。脊柱畸形时，必须加扫冠状面，扫描大视野包括 C_1 或 L_5。相位编码方向为左右方向。

4. 扫描序列及参数

（1）扫描序列：矢状面 T_2WI、T_2WI 脂肪抑制、T_1WI；横断面 T_2WI。

（2）扫描参数：矢状面层厚 <3.0mm，轴面层厚 3.0~5.0mm，层间隔≤层厚 ×10%。矢状面、冠状面 FOV（300~380）mm ×（300~380）mm，矩阵≥384×256；轴面 FOV（200~240）mm ×（200~240）mm，矩阵≥256×224。

5. 增强扫描　胸椎的磁共振增强扫描方位：矢状面、轴面、冠状面 fs-T_1WI 均需扫描。

（三）图像后处理技术

胸椎磁共振常规扫描后，图像一般不需特殊处理。

（四）图像优化技巧（注意事项）

1. 矢状面扫描层数用奇数（9、11、13），便于获得正中矢状面层面。

2. 矢状面扫描时，在矢状面的定位像上，椎体前缘设置平行于胸椎长轴的预饱和带消除或减少心脏、大血管搏动及胸部呼吸引起的运动伪影。

3. 横断面扫描时，除在矢状面定位像上，在胸椎椎体前缘设置平行于胸椎长轴的预饱和带外，还应在横断面定位像的前缘胸主动脉处设置一斜行预饱和带，以消除胸主动脉搏动所产生的运动伪影。

4. 矢状面采用过采样（或防卷褶）技术，防止卷褶伪影的出现。

5. 胸椎外伤或椎体 T_1WI 图像显示有高信号时，加扫矢状面 fs-T_2WI 序列，脂肪组织被抑制，可更好地显示病变，并增加病变的检出率，也可鉴别异常高信号是脂肪组织还是出血性病灶。

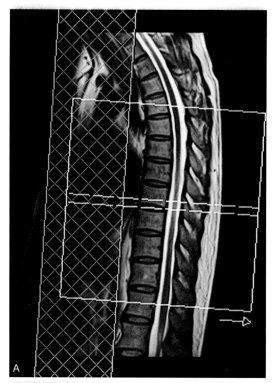
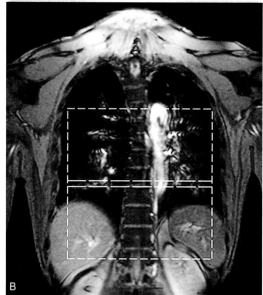
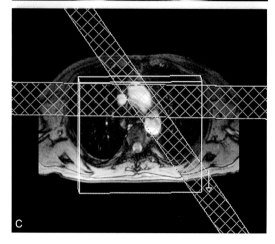

图 7-97　胸椎磁共振横断面扫描定位

A、B. 在矢状面和冠状面图像上设置横断面连续扫描定位；C. 在横断面图像上设置一覆盖胸主动脉的预饱和带。

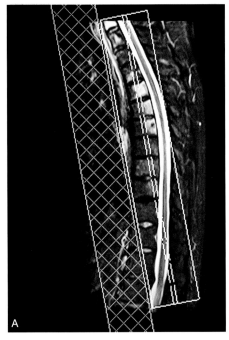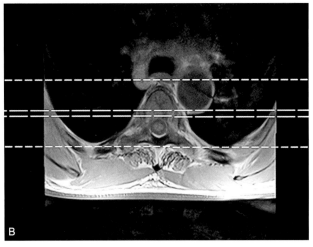

A | B

图 7-98　胸椎磁共振冠状面扫描定位

A、B.冠状面扫描在矢状面、横断面定位像上定位,定位线平行于感兴趣区所对应的脊髓长轴。

6.椎旁病变、椎管内占位性病变时,需加扫冠状面 T_2WI(或增强后的 $fs-T_1WI$)序列,利于更好地显示病变及与周围组织的解剖关系。

(五)临床应用进展

详见颈椎磁共振成像临床应用进展。

三、腰椎、骶尾椎磁共振检查

(一)适应证

1.下肢活动障碍。

2.怀疑腰椎间盘突出、椎管狭窄。

3.腰椎、骶尾椎先天性疾病。

4.腰椎、骶尾椎及椎管内良恶性肿瘤。

5.脊膜膨出、脊柱侧弯、发育异常及脊髓空洞。

6.腰椎、骶尾椎外伤及脊髓损伤。

7.腰椎、骶尾椎退行性病变。

8.血液性疾病引起的腰椎骶尾椎骨髓病变。

(二)检查技术

1.线圈　采用脊柱线圈。

2.体位　患者仰卧,头先进。让患者保持固定且舒适体位,身体长轴与检查床长轴一致,双侧上肢置于身体两侧。

(1)腰椎:肚脐上 3cm 置于线圈中心,扫描定位纵向中心与身体长轴重叠,横向连线对准线圈中心。需要特别注意的是,如果患者驼背,体位摆位有难度,尽量让患者腰部切近线圈。

(2)骶尾椎:双侧髂前上棘连线中点置于线圈中心,扫描定位纵向中心线与身体长轴重叠,横向连线对准线圈中心。

3.成像方位　成像方位主要是矢状面和横断面,必要时加扫冠状面。

(1)矢状面:矢状面为腰椎、骶尾椎磁共振检查的常规扫描方位。扫描矢状面是以冠状面和横断面为定位图像,在冠状面定位像上,扫描基线平行于腰椎或骶尾椎正中连线(或平行相应椎管的中心线)。在矢状面定位像上,在腰椎或骶尾椎椎体前缘设置预饱和带,腰椎扫描范围应包含 $T_{12}\sim S_2$ 椎体,骶尾椎扫描范围应包括 L_4 至末端尾椎,左右包含腰椎椎间孔或骶尾椎椎体(图 7-99)。需观察椎骨及其周围软组织必须加扫 $fs-T_2WI$(推荐脂肪饱和技术)序列。推荐使用主动匀场技术,在定位像上需要添加匀场框,加一个预饱和带,以消除腹部肠管搏动及呼吸运动所致伪影,在横断面上纠正 FOV 位置。相位编码方向为足头方向。

(2)横断面:横断面也是腰椎、骶尾椎磁共振检查的常规扫描方位。扫描横断面是以矢状面和冠状面为定位图像,根据病变或临床要求设置横断面扫描计划线,在矢状面定位像上,在椎体前缘加一个平行于腰椎椎管的预饱和带。当观察椎间盘病变时,扫描常规为 $L_2\sim L_3$、$L_3\sim L_4$、$L_4\sim L_5$、

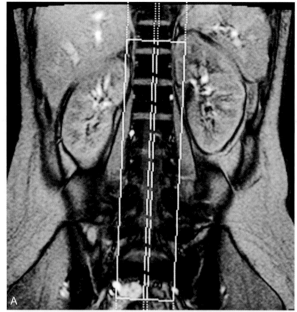

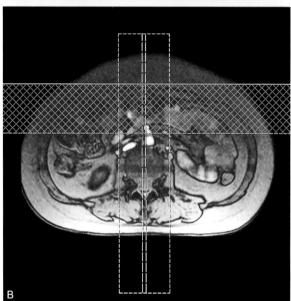

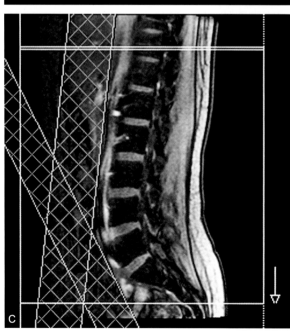

图 7-99 腰椎磁共振矢状面扫描定位图

$L_5 \sim S_1$ 椎间盘，各组扫描线与各自椎间盘平行，并使各组扫描线中心位于间盘与椎管交界处扫描基线平行于椎间盘，每个椎间盘扫描 3~5 层，需覆盖整个椎间隙及相应节段的整个椎间孔。中心层面与椎间盘前后缘连线中心重叠；若观察椎管、脊髓弥漫性或局限性（孤立性）病变时，采用连续定位扫描，扫描基线平行于椎体横轴或垂直于腰椎管纵轴，扫描范围包含整个椎管、脊髓病变区域。椎体前缘设置预饱和带，在横断面定位像上纠正 FOV 位置（图 7-100）。相位编码方向为前后方向。

（3）冠状面：冠状面是腰椎、骶尾椎磁共振检查的选扫方位。扫描冠状面是以矢状面和横断面为定位图像。在矢状面定位像上，定位线平行于感兴趣区所对应的腰椎或骶尾椎，前后包含椎体前缘至椎管后缘或包含整个病变（图 7-101）。相位编码方向为左右方向。

4. 扫描序列及参数

（1）扫描序列：矢状面扫描 T_2WI、T_1WI 和 T_2WI 脂肪抑制三个序列；横断面 T_2WI 一个序列。

（2）扫描参数：层厚 3.0~4.0mm，层间隔≤层厚 × 10%，矢状面、冠状面 FOV（300~350）mm ×（300~350）mm，矩阵≥384 × 256；轴面 FOV（200~230）mm ×（200~230）mm，矩阵≥256 × 224。

5. 增强扫描 增强扫描的体位为横断面、矢状面、冠状面三个方位，扫描序列为 fs-T_1WI。对比剂的使用同颈椎磁共振增强。

（三）图像后处理技术

腰椎、骶尾椎磁共振扫描后的图像，一般不需特殊处理。

（四）图像优化技巧（注意事项）

1. 矢状面 2D 的 T_1WI 和 T_2WI 扫描层厚建议 3.0~4.0mm，扫描层数一般是 9~15 层，推荐使用奇数层，这样最中间的一层刚好位于中心位置。

2. 矢状面扫描时，在矢状面定位像上，在椎体前缘设置平行于腰椎长轴的预饱和带，消除腹部血管的搏动及腹部呼吸引起的运动伪影。

3. 矢状面采用过采样（或防卷褶）技术，防止卷褶伪影的出现。

4. 横断面扫描时，除在矢状面定位像上，在椎体前缘设置平行于腰椎或骶尾椎椎体长轴的预饱和带外，腰椎扫描时还应在扫描野的上下各设置一预饱和带，消除脑脊液、血管流动所产生的伪影。

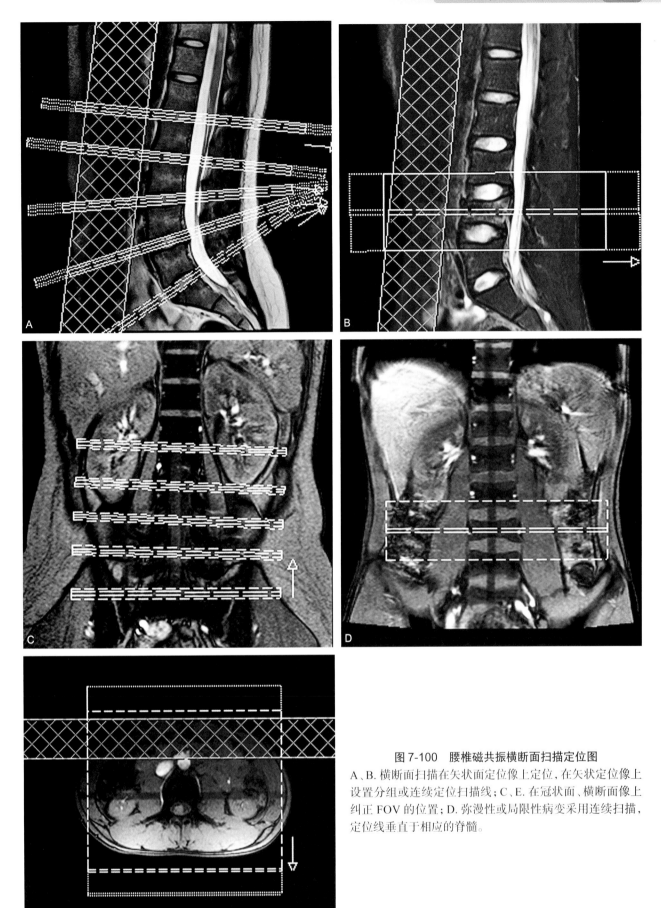

图 7-100 腰椎磁共振横断面扫描定位图
A、B. 横断面扫描在矢状面定位像上定位，在矢状定位像上设置分组或连续定位扫描线；C、E. 在冠状面、横断面像上纠正 FOV 的位置；D. 弥漫性或局限性病变采用连续扫描，定位线垂直于相应的脊髓。

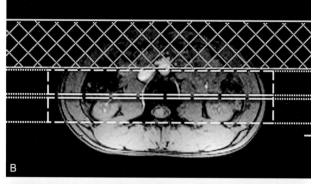

图7-101 腰椎磁共振冠状面扫描定位图
A~C.冠状面扫描在矢状面、横断面定位像上定位,定位线平行于感兴趣区所对应的脊髓。前后包含腰椎椎体前缘和椎管后壁,也可根据临床要求包含整个病变;矢状面扫描是在冠状面、横断面定位像上定位。

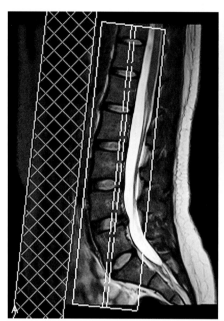

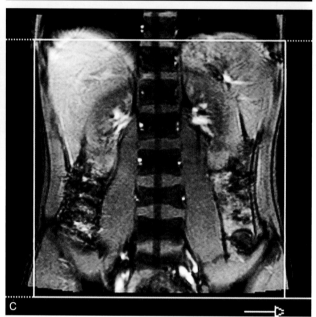

5. 腰椎或骶尾椎外伤或椎体TWI图像显示有高信号时,需加扫矢状面T_1WI脂肪抑制序列,比如有些怀疑脂肪沉积或者脊髓脂肪栓系的病例。该序列脂肪组织被抑制,更好地显示病变,并增加病变的检出率,也可鉴别异常高信号是脂肪组织还是出血性病灶。

6. 椎旁病变或椎管内占位性病变时,需加扫冠状T_2WI(或增强后的$fs-T_1WI$)序列,利于更好地显示病变及与周围组织的解剖关系。

(五)临床应用进展

1. 腰椎椎骨的脂肪含量和早期的骨质疏松有一定的关系,采用脂肪定量序列就可以直接扫描,有助于判断是否存在骨质疏松。

2. 在没有脂肪定量前,可以通过测量椎骨的MRS,简单地计算质子密度脂肪分数PDFF的含量,从而进行脂肪定量。

四、脊髓磁共振成像检查

(一)适应证

1. 椎管狭窄。

2. 脊膜膨出。

3. 椎管占位。

4. 神经根损伤。

(二)检查技术

1. **线圈** 采用脊柱线圈。

2. **体位** 首先将线圈按要求放置于检查床上,然后让患者仰卧,头先进。保持身体不能动,身体长轴与检查床长轴一致,双侧上肢置于身体两侧。磁共振脊髓成像(magnetic resonance myelography,MRM)一般分两段分别定位扫描,也可以根据病变位置或临床要求进行一次扫描,但须包含邻近的颈髓或腰骶椎。

(1)颈段、上胸段脊髓磁共振成像扫描时,胸骨上切迹中点置于线圈中心。扫描定位纵向中心线与身体长轴重叠,横向连线对准线圈中心。

(2)下胸段、腰骶椎磁共振成像扫描时,剑突与肚脐连线中点置于线圈中心,扫描定位纵向中心线与身体长轴重叠,横向连线对准线圈中心。

3. **成像方位** 成像方位主要是冠状面和横断面,必要时加扫矢状面。

（1）冠状面：冠状面为脊髓磁共振成像的常规扫描方位。扫描冠状面是以矢状面和横断面为定位图像（图7-102）。相位编码方向为左右方向。

（2）横断面：横断面为脊髓磁共振成像的常规扫描方位。扫描横断面是以矢状面和冠状面为定位图像。相位编码方向为前后方向。

（3）矢状面：矢状面是脊髓磁共振成像扫描的选扫方位。扫描矢状面是以冠状面和横断面为定位图像，在冠状面定位像上，定位线平行于感兴趣区脊髓正中线，左右包含相应椎体的双侧椎间孔，在矢状面定位线椎体的前缘设置预饱和带，根据临床要求确定扫描范围，但至少有一端包含颈椎或腰椎。相位编码方向为上下方向。

4. 检查扫描序列及参数

（1）扫描序列：冠状面 fs-T_2WI、fs-T_1WI 和横断面 fs-T_2WI。

（2）扫描参数

1）二维序列：层厚 3.0mm，层间隔≤层厚 × 10%，FOV 为（220~260）mm ×（220~260）mm；三维序列层厚为 0.5~1.5mm，无间隔扫描，矩阵≥288×256。

2）三维 T_2WI 序列：TR 为 3 000~6 000ms，TE 为 200~300ms，TI 为 100~250ms，脂肪抑制，背景抑制 DWI 序列 b=1 000s/mm²。三维选择性水激励梯度回波 T_1WI 序列 TR、TE 均选择最小值。

5. 增强扫描 脊髓磁共振成像检查一般无需增强扫描。若要增强，其成像方位为轴面、矢状面、冠状面均需扫描，扫描序列 fs-T_2WI。如注射钆对比剂，建议在注射后 2~3min 开始扫描，神经根成像效果更佳。

（三）图像后处理技术

1. 单次激发序列无需后处理，可直接获得 MRM 不同角度的图像。

2. 将 3D 图像进行最大密度投影（MIP），将获得的图像进行不同角度旋转并保存，从不同角度观察脊髓、蛛网膜下腔及神经根（图7-103）。

3. 对重建所保存的图像进行排版照相，必要时择性地照取显示病变较好、有诊断价值的图像。

4. 单次激发厚层 2D 重 T_2WI 序列无需后处理，直接照取有诊断价值的层面。

（四）图像优化技巧（注意事项）

1. 脊髓磁共振成像造影检查扫描不需呼吸门控。

2. 冠状面扫描时在脊椎前缘设置平行于脊柱长轴的预饱和带，抑制或减少颈胸及腹部运动伪影对图像的影响。

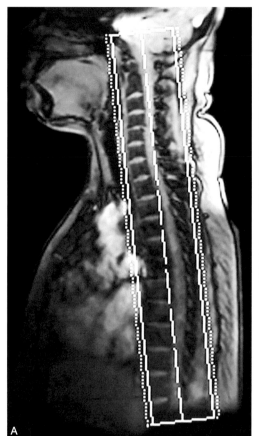
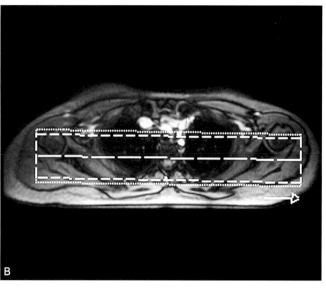

图 7-102 颈胸段磁共振脊髓造影冠状面扫描定位图
A. 矢状面定位图像；B. 横断面定位图像。

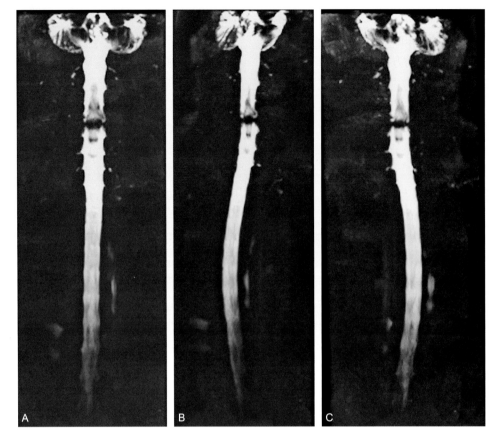

图 7-103　脊髓 MR 造影（MRM）MIP 图

3. 扫描过程中，建议患者保持平静呼吸，避免咳嗽和吞咽动作而产生的运动伪影。

（五）临床应用进展

自发的脊髓脑脊液漏被认为是自发性颅内压低（spontaneous intracranial hypotension，SIH）的主要病因，而磁共振脊髓造影能直观显示脊髓脑脊液漏点的位置、方向和数量，有助于临床诊断与治疗。

五、外周神经磁共振检查

（一）适应证

1. 临床表现无特异性，怀疑臂丛或者腰骶丛神经病变。

2. 椎管狭窄。

3. 蛛网膜及神经根病变、椎管内占位。

4. 神经源性肿瘤、神经纤维瘤、椎间盘疝等。

5. 神经松解术的术前计划。主要是神经卡压综合征等，用于 MR 进行解剖评估及确认神经形态的异常等。

6. 神经损伤的分级。

7. 制订治疗计划。占位性病变的定性及范围的评估，如血肿、肿瘤对神经的压迫等。

8. 术后评估。

9. 磁共振引导注射。梨状肌、斜角肌的药物注射。

（二）检查技术

1. 线圈　采用颈线圈、脊柱线圈、头颈联合线圈、体部表面线圈。

2. 体位　首先将线圈按要求放置于检查床上，然后让患者仰卧，头先进。

（1）臂丛神经磁共振检查时，保持头部、颈部和肩部不能动。患者肩背部适当垫高，使颈椎和上段胸椎的生理曲度尽量变直，身体长轴与检查床长轴一致，双侧上肢置于身体两侧。胸骨上切迹置于线圈中心，扫描定位纵向中心与身体长轴重叠，定位中心对准线圈中心或胸骨上切迹。

（2）腰骶丛神经磁共振检查时，让患者仰卧，双膝屈曲，尽量使腰椎曲度变直，身体保持不动，身体长轴与检查床长轴一致，双侧上肢置于身体两侧或上举置于头两侧。患者肚脐置于线圈中心，扫描定位纵向中心与身体长轴重叠，横向连线对准线圈中。

3. 成像方位　成像方位主要是冠状面和横断面，必要时加扫矢状面。

（1）冠状面：冠状面为臂丛神经和腰骶丛神经磁共振检查的常规扫描方位。扫描冠状面是在矢状面的定位像上定位。

1）扫描臂丛神经时，当下端颈椎与上段胸椎排列连线为直线或类似直线时，扫描定位线平行于椎体后缘的连线，当它们的连线为明显曲线时，定位线平行于 $C_5 \sim C_7$ 椎体后缘的连线。扫描范围前面超出椎体前缘，后面包含椎管后壁，左右包含双侧腋窝（图 7-104）。相位编码方向为左右方向。

2）扫描腰骶丛神经时，定位线平行于腰椎椎体后缘连线，前面包含椎体前缘，后面包含椎管后缘（图 7-105），骶丛神经扫描自 L_4 椎体前缘至骶骨后缘，L_4 椎体上缘至耻骨联合。相位编码方向为左右方向。

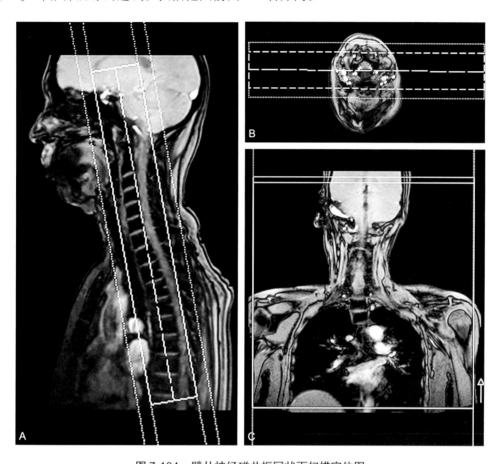

图 7-104 臂丛神经磁共振冠状面扫描定位图
A、B. 在矢状面、横断面定位像上定位，扫描中心线平行于 $C_5 \sim C_7$ 椎体后缘连线；C. 冠状面定位像上左右包含两侧腋窝。

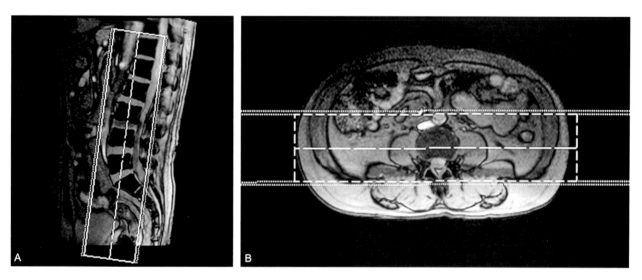

图 7-105 腰骶丛神经磁共振冠状面定位图
A、B. 定位线平行于腰椎椎体后缘连线，前面包含椎体前缘，后面包含椎管后缘。

（2）横断面：横断面是臂丛神经和腰骶丛神经磁共振检查的常规扫描方位。扫描横断面是在矢状面和冠状面的定位像上定位。

1）臂丛神经的扫描基线平行于椎体轴或垂直于颈髓纵轴，扫描范围自颅底斜坡至 C_7 水平或覆盖病变区域。上下加预饱和带，减少脑脊液搏动伪影（图 7-106）。相位编码方向为前后方向。

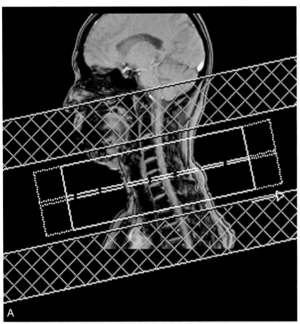

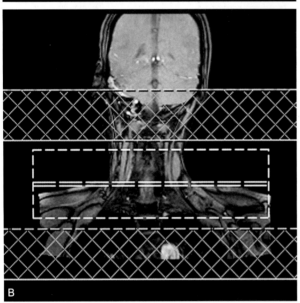

图 7-106　臂丛神经磁共振横断面扫描定位图

2）腰骶丛神经的扫描基线垂直于腰椎管长轴，范围覆盖 L_1~S_3 水平。或根据临床要求或病变确定扫描范围。相位编码方向为前后方向。

（3）矢状面：矢状面是臂丛神经和腰骶丛神经的磁共振检查的选扫方位。扫描矢状面是以冠状面和横断面为定位图像。

1）臂丛神经的扫描定位线平行于颈椎与上段胸椎椎体正中连线或平行于病变处的椎管正中线，左右包含双侧椎间孔。矢状面扫描相位编码方向设置为上下方向，以减少脑脊液流动伪影对脊髓观察的影响。

2）腰骶丛神经的扫描定位线平行于颈椎与上段胸椎椎体正中连线或平行于病变处的椎管正中线，左右包含双侧椎间孔。相位编码方向为上下方向。

4. 扫描序列及参数

（1）扫描序列：T_2WI 或者重 T_2WI 加权序列；DWI 弥散序列（包括 DTI）。

（2）扫描参数：2D 序列矢状面层厚 <3.0mm，轴面层厚 <4.0mm，无间隔扫描或层间隔 ≤层厚 × 10%。矢状面、冠状面 FOV 为（220~260）mm ×（220~260）mm，矩阵 ≥288 × 256；轴面 FOV 为（160~200）mm ×（160~200）mm，矩阵 ≥256 × 224。3D-T_2WI 序列 TR 为 3 000~6 000ms，TE 为 200~300ms，TI 为 100~250ms，脂肪抑制，背景抑制 DWI 序列 b=1 000s/mm^2。三维选择性水激励梯度回波 T_1WI 序列 TR、TE 均选择最小值。

5. 增强扫描　臂丛神经和腰骶丛神经的磁共振检查增强的成像方位：横断面、矢状面、冠状面 fs-T_1WI 均需扫描。扫描序列：冠状面、横断面 fs-T_1WI 及 3D-SPACE 序列。特别是增强 3D-SPACE 序列较平扫更能清晰、准确、直观地显示臂丛神经组成、走行，以及病变的位置、程度和类型（图 7-107）。增强扫描的对比剂应用同颈椎 MRI 增强扫描。

（三）图像后处理技术

1. 进行最大密度投影（MIP）和多平面重建（MPR）。

2. 将 3D 图像进行最大密度投影（MIP）、裁剪等后处理，将获得的图像进行不同角度旋转并保存，从不同角度观察脊髓、蛛网膜下腔及神经根（图 7-108）。

3. 用多平面重建（MPR）技术，选择合适的层厚、方位，消除或减少成像目标以外组织的重叠，更好地显示目标组织或病变细节。

4. MIP 重建，采用层叠重建，就是以平行层的方式显示。为了让神经根走形显示连续，重建层厚可以厚一点，比如 15mm、20mm。而为了不遗漏信息，重建间距可以采用负间距，比如 –12mm、–15mm。

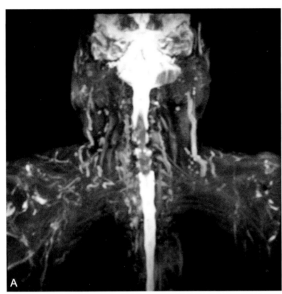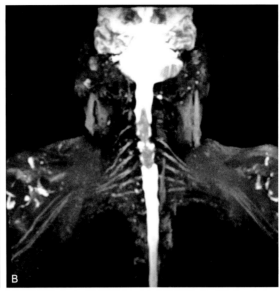

图 7-107　臂丛神经 3D-MIP 图

A. 增强前 3D 臂丛神经图像, 除脊髓、臂丛神经外, 血管、淋巴等组织也显示为高信号; B. 增强后的臂丛神经图, 血管、淋巴等组织因含对比剂而缩短了 T_1 弛豫时间, 在长 TE 图像中表现为低信号, 脑脊液、臂丛神经鞘内液体中不含对比剂而表现为正常的高信号。

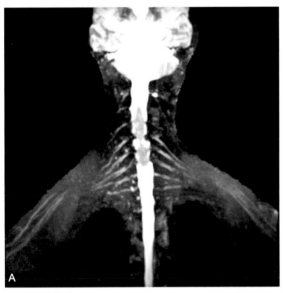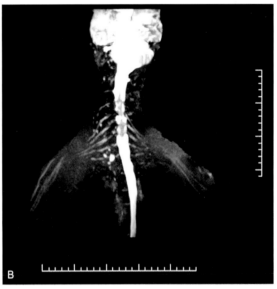

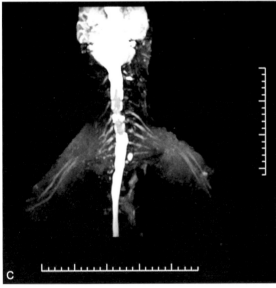

图 7-108　臂丛神经 MIP 图像

A. 正冠状面臂丛神经 MIP 图像; B、C. 旋转不同角度呈现的臂丛神经 MIP 图像。

5. 对重建所保存的图像进行排版照相，必要时选择性地照取显示病变较好、有诊断价值的图像。

（四）图像优化技巧（注意事项）

1. 增强后的 3D-SPACE C 序列图像可使背景抑制更彻底，臂丛神经显示更好。

2. 腰骶丛神经磁共振检查的患者检查前一餐最好进流食，避免腹盆腔脏器内容物对图像的影响，腰骶丛神经显示更好（图 7-109）。

3. 3D-SPACE 的 MIP 图像可以应用裁剪、图像消融等后处理技术，再通过不同角度的旋转，可以清晰显示臂丛神经的位置、形态以及邻近组织的关系。

4. 增强 3D-SPACE 序列在抑制脂肪、肌肉等背景组织信号的基础上，又能去除运动伪影及复杂背景信号的影响，提高臂丛神经与周围组织的信噪比，可清晰辨认节前神经根，并能很好地显示臂丛神经的根、干、股、束、支等解剖细节。

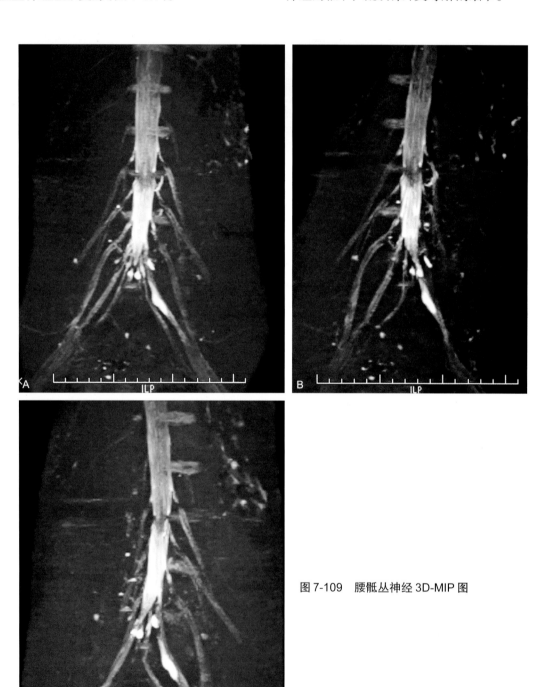

图 7-109　腰骶丛神经 3D-MIP 图

（五）临床应用进展

外周神经磁共振成像技术已经是一项灵敏度很高的技术，但是其特异度仍受到质疑，对其诊断存在各种挑战，仅仅靠 T_2WI 技术不能区分神经再生与慢性神经退变，而用 DTI 成像能提供更多的生理学信息，能提高 MRN 检测神经再生的特异度。各种不同的神经病理改变均可导致 ADC 值增加、FA 值降低，如外伤、卡压、肿瘤、炎症等。

（李　健　周高峰）

第十一节　四肢软组织磁共振检查

一、上臂磁共振检查

（一）适应证

磁共振成像具有良好软组织分辨力，上臂软组织损伤、骨挫伤及骨折，软组织及骨良恶性肿瘤，软组织及骨感染性疾病，血管性病变等是磁共振成像的适应证。

（二）检查技术

1. **线圈**　使用柔线圈或多通道体部线圈。

2. **体位**　被检者偏成像床一侧仰卧，头先进。上臂伸直，手掌向前，用窄长方形软垫将被检测上肢抬高至水平，使被检侧上臂位于磁体中心，用沙袋或固定装置制动。注意上臂与胸壁之间要有适当间隙，以防止呼吸牵扯上臂运动。若使用柔线圈则以病变为中心包绕上臂，若使用体部线圈则将线圈置于上臂前方，线圈上下中心对准上臂中心，左右中心尽量对准上臂中线。定位线对准线圈中心确认位置后进入磁体中心。

3. **成像方位**　上臂磁共振成像方位常规做矢状面、冠状面和横断面，以能精确对病变进行解剖定位。矢、冠状面定位线与肱骨长轴平行，范围覆盖病灶，尽量包全两端关节，至少包含一端关节（图7-110）。横断面定位线与肱骨长轴垂直，范围覆盖病灶。

4. **序列**　非增强上臂磁共振成像常规做矢状面抑脂 T_2WI、冠状面抑脂 T_2WI、横断面抑脂 T_2WI 和一个方位的 T_1WI。T_1WI 具体成像方位根据病灶位置、范围确定。

5. **参数**　上臂各成像序列参数不是一成不变的，根据实际情况和具体要求可在一定的范围进行优化。各成像序列推荐参数见表7-16。

6. **增强扫描**　上臂磁共振增强成像主要应用于上臂肿瘤性病变、血管性病变及感染性疾病的诊断及鉴别。注射对比剂前做其中病变显示较好的一个方位抑脂 T_1WI，以对比评估增强前后病变的强化情况。上臂增强扫描常规使用钆对比剂（Gd-DTPA）。

增强成像对比剂用量为 0.1~0.2ml/kg，用高压注射器经预埋留置针或用普通注射器经肘静脉快速推注。对比剂推注完毕后即行至少两个方位抑脂 T_1WI，且有一个方位与增强前抑脂 T_1WI 相对应，以利病灶强化程度的评估。

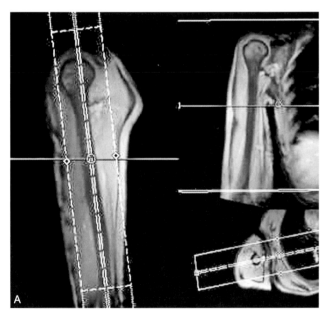
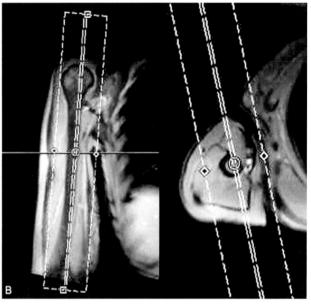

图 7-110　上臂磁共振成像检查
A. 冠状面定位，其他方位调整；B. 矢状面定位，其他方位调整。

表 7-16 上臂磁共振成像序列及推荐参数

序列	TR/ms	TE/ms	FOV/mm²	矩阵	层厚/mm	层间距/mm	平均次数/次	反转角/°	抑脂方法
矢状面 T₂WI	3 000	70	220×220	320×256	4	0.8	1	150	FATSAT/DIXON
冠状面 T₂WI	3 500	80	220×220	320×256	4	0.8	1	150	FATSAT/DIXON
横断面 T₂WI	3 200	70	140×140	256×224	5	1.0	2	150	FATSAT/DIXON
横断面 T₁WI	550	15	140×140	256×224	5	1.0	2	90	—

（三）图像优化技巧

上臂大血管多，又邻近胸腔，故图像质量容易受血流及呼吸运动的影响。我们在成像时选择合适的相位编码方向，可以消除它们的影响。矢状面及冠状面成像相位编码选择上下方向并加去卷褶伪影技术，横断面选择前后方向。做矢状面和冠状面抑脂 T₂WI 时施加流动补偿技术，同时在成像范围的上下缘分别加预饱和带以减轻流动伪影及图像上的血流高信号。抑脂序列加局部匀场技术，以尽可能获得理想的脂肪抑脂效果，如果 FATSAT 方式抑脂效果不佳，可应用 DIXON 技术，以获得理想的抑脂图像。

（四）临床应用进展

对于静脉血栓的诊断，超声成像、CTA 及 DSA 仍是主流手段，但由于超声无法穿透骨性结构的特性使其对上臂腋窝及锁骨下区的成像困难，同时 CTA 及 DSA 为有创性检查且存在对比剂使用风险。因此，基于非增强 MRI 的上肢静脉成像是一种很有前景的技术。目前可用于静脉血栓成像的 MR 序列有两种，即 MR 血栓直接成像和三维快速自旋回波频率衰减反转恢复序列（3D TSE-SPAIR），它们主要利用新鲜血栓中高铁血红蛋白的形成缩短 T₁ 弛豫时间，从而可以直接观察急性血栓的磁共振技术。目前已有研究表明，MRDTI 结合 3D TSE-SPAIR 对上肢静脉血栓的诊断准确性与超声成像及 CTA 相当，可以作为一种二线检查手段。

二、前臂磁共振检查

（一）适应证

前臂磁共振成像适应证同上臂。

（二）检查技术

1. 线圈 使用柔线圈或多通道体部线圈。

2. 体位 被检者偏床一侧仰卧，头先进。上臂伸直，手掌向前，用窄长方形软垫将被检测上肢抬高至水平，使被检侧上臂位于磁体中心，用沙袋或固定装置制动。注意前臂与胸壁之间要有适当空隙，以防呼吸牵扯前臂运动，影响图像质量。若使用柔线圈则以病变为中心包绕前臂，若使用体部线圈则将线圈置于前臂上方，线圈上下中心对准前臂中心，左右中心尽量对准前臂中线。定位线对准线圈中心确认位置后进入磁体中心。

3. 成像方位 前臂磁共振成像方位常规做矢状面、冠状面和横断面，以便精确地对病变进行解剖定位。矢、冠状面定位线与尺骨或桡骨长轴平行，覆盖病灶或前臂内外侧缘，且至少要包含一端关节。横断面定位线与尺骨或桡骨长轴垂直，覆盖病灶。

4. 序列 前臂非增强磁共振成像常规做矢状面抑脂 T₂WI、冠状面抑脂 T₂WI、横断面抑脂 T₂WI 和一个方位的 T₁WI。T₁WI 具体成像方位根据病灶位置、范围确定。

5. 参数 各序列的成像参数不是固定不变的，可根据实际情况和具体要求在一定范围内进行优化。前臂磁共振成像序列推荐参数同上臂。

6. 增强扫描 磁共振增强成像主要应用于前臂良恶性病变的评估与鉴别。增强前做病灶显示最好的一个方位抑脂 T₁WI，以评估增强前后病变的强化程度。前臂增强扫描常规使用钆对比剂（Gd-DTPA）。

增强成像对比剂用量为 0.1~0.2ml/kg，用高压注射器经预埋留置针推注或用普通注射器经肘静脉快速推注。对比剂推注完毕后即行至少两个方位抑脂 T₁WI，且有一个方位与增强前抑脂 T₁WI 相对应，以利病灶强化程度的评估。

（三）图像优化技巧

相位编码方向在矢状面及冠状面上选择上下方向并施加去卷褶伪影技术，横断面选择前后方向。做矢状面和冠状面 T_2WI 时施加流动补偿技术，同时在成像范围的上下缘分别加预饱和带以减轻流动伪影及图像上的血流高信号。抑脂序列加局部匀体技术，以尽可能获得理想的脂肪抑脂效果，如果 FATSAT 方式抑脂效果不佳，可应用 DIXON 技术，以获得理想的抑脂图像。

（四）临床应用进展

前臂和肘部创伤性疾病中，骨间膜是需要考虑的重要结构，它可以在肘部或前臂骨折后受伤，导致前臂纵向不稳定。骨间膜损伤的诊断具有挑战性，使用 3D-MRI 的成像技术可以检测前臂骨间膜的微小形态变化，为前臂骨间膜损伤的诊断提供重要依据。T_1 加权图像和 T_2 加权图像都很好地显示了完整和受损的前臂骨间膜，使用横断面图像可以更好地显示其结构。在序列优化方面，快速自旋回波技术通过限制失真可以在更快速成像的基础上产生更清晰的图像。

三、手部磁共振检查

（一）适应证

手部外伤、软组织病变、手部骨组织病变、手部小关节病变等是手部磁共振成像的适应证。

（二）检查技术

1. 线圈 手腕专用线圈或柔线圈，推荐使用手腕专用线圈。

2. 体位 使用手腕专用线圈：被检者偏检查床一侧仰卧，脚先进。上臂伸直，手掌向内置于手腕专用线圈，使线圈中心对准手部中心并用软垫片固定，同时尽量使线圈接近检查床中心。使用柔线圈：被检者偏成像床一侧仰卧，脚先进。上臂伸直，手掌向上，用柔线圈包绕手部。手及前臂下置长方形软垫，使手部位于磁体中心，并用沙袋或固定装置制动。定位线对准线圈中心确认位置后进入磁体中心。

3. 成像方位 手部磁共振成像方位常规做矢状面、冠状面和横断面，以便精确地对病变进行解剖定位。矢、冠状面定位线视病变具体位置与相应掌骨、指骨长轴平行，覆盖病灶或手部（图 7-111）。横断面定位线与相应掌骨、指骨长轴垂直，覆盖病灶。

4. 序列 手部非增强磁共振成像常规做矢状面抑脂 T_2WI、冠状面抑脂 PDWI、横断面抑脂 T_2WI 和一个方位 T_1WI（图 7-112）。T_1WI 具体成像方位根据病灶位置、范围确定。

5. 参数 由于手部软组织薄、骨关节细小等特点，其序列参数与其他部位比较有一定特殊性，推荐参数见表 7-17。

6. 增强扫描 手部增强磁共振主要应用于手部良恶性病变的评估与鉴别。增强前做病灶显示较好的一个成像方位抑脂 T_1WI，以评估增强前后病变的强化程度。手部增强扫描常规使用钆对比剂（Gd-DTPA）。增强成像对比剂用量为 0.1~0.2ml/kg，用高压注射器经预埋留置针或用普通注射器经肘静脉快速推注。对比剂推注完毕后即行至少两个方位抑脂 T_1WI，且有一个方位与增强前抑脂 T_1WI 相对应，以利病灶强化程度的评估。

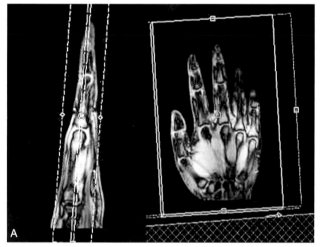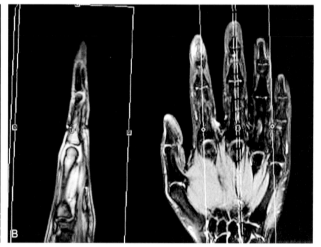

图 7-111 手部冠、矢状面 MRI 定位图
A. 手部冠状面定位图；B. 手部矢状面定位图。

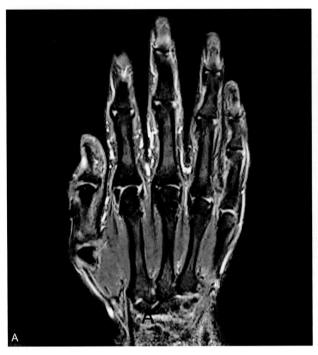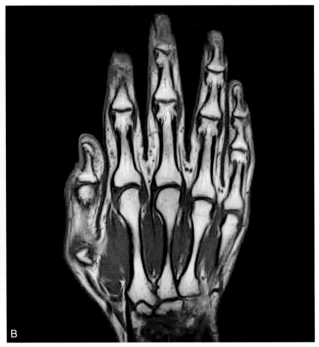

图 7-112 手部磁共振图像
A. 冠状面抑脂 PDWI; B. 冠状面 T_1WI。

表 7-17 手部磁共振成像序列及推荐参数

序列	TR/ms	TE/ms	FOV/mm²	矩阵	层厚/mm	层间距/mm	平均次数/次	反转角/°	抑脂方法
冠状面 PDWI	3 000	32	220×165	384×320	2.5	0.25	1	150	FATSAT/DIXON
矢状面 T_2WI	3 000	70	220×110	384×384	2.5	0.25	1	150	FATSAT/DIXON
横断面 T_2WI	3 000	70	120×120	384×288	3.0	0.30	1	150	FATSAT/DIXON
冠状面 T_1WI	500	12	220×165	384×320	2.5	0.25	2	150	—

(三)图像优化技巧

手部软组织薄,掌骨、指骨和指间关节细小,成像时应行高分辨成像:小 FOV、薄的层厚、小的层间距、适当的矩阵。各成像方位注意选择正确的相位编码方向,以防卷褶伪影。在手部成像范围的近端加预饱和带可减轻流动伪影及矢状面 T_2WI 和冠状面 PDWI 图像上的血流高信号。抑脂序列加局部匀体技术,以尽可能获得理想的脂肪抑脂效果,如果 FATSAT 方式抑脂效果不佳,可应用 DIXON 技术,以获得理想的抑脂图像。

(四)临床应用进展

常规序列对于手部关节细小且菲薄软骨进行成像十分困难,而 3D-WATS 序列具有高空间分辨力、高对比率及高软骨信号强度,3D-WATS 序列中关节软骨呈高信号,骨髓和关节液呈低信号,肌肉为中等信号,这种对比度有利于显示软骨病变,且 3D-WATS 作为三维扫描序列可减少容积效应对软骨成像的影响。最近一项研究还表明,对于类风湿性关节炎早期的滑膜炎改变,3D-WATS 序列的灵敏度要明显高于常规序列,结合常规序列使得 MRI 在类风湿性关节炎的早期诊断中更有优势。

四、大腿磁共振检查

(一)适应证

磁共振成像具有良好软组织分辨力,是大腿病变的首选检查方法。外伤致软组织损伤、骨挫伤及骨折,软组织及骨良恶性肿瘤,血管性病变和感染性病变等是磁共振成像的适应证。

(二)检查技术

1. 线圈 常规使用多通道体部线圈。

2. **体位** 被检者仰卧,脚先进,正中矢状面与对准检查床中心。双下肢并拢,注意双脚不能直接接触,用沙袋置于踝关节处以制动,双手置于胸前,勿直接接触,十指勿交叉。将体部线圈置于大腿前方,线圈中心对准病灶或大腿长轴中心和人体正中矢状线。定位线对准线圈中心后确认位置送入磁体中心。

3. **成像方位** 大腿磁共振成像常规做矢状面、冠状面、横断面成像,以便精确对病变进行解剖定位。矢、冠状面定位线与股骨长轴平行,至少包含一端关节,冠状面包含双侧大腿,以便双侧图像对比分析。横断面定位线与股骨长轴垂直,覆盖病灶。

4. **序列** 非增强大腿磁共振成像常规做冠状面抑脂 T_2WI、矢状面抑脂 T_2WI、横断面抑脂 T_2WI 和一个方位的 SE T_1WI。T_1WI 具体方位根据病灶位置、范围确定。冠状面抑脂 T_2WI 使用 STIR 序列,以获得均匀的抑脂图像,其他抑脂序列 FAT SAT 技术抑脂不佳时可以使用 DIXON 技术获得理想的抑脂效果。

5. **参数** 大腿各成像序列参数不是一成不变的,可根据实际情况和具体要求在一定的范围进行优化。各成像序列推荐参数见表7-18。

6. **增强扫描** 磁共振增强主要应用于大腿良恶性病变的评估、鉴别和血管性疾病的显示等。增强前做一病灶显示良好方位的抑脂 T_1WI,以用来评估增强前后病变的强化情况。大腿增强扫描常规使用钆对比剂(Gd-DTPA)。

增强成像对比剂用量为 0.1~0.2ml/kg,用高压注射器推注或直接经肘静脉快速推注。对比剂推注完毕后即行至少两个方位抑脂 T_1WI,且有一个方位与增强前抑脂 T_1WI 相对应,以利病灶强化程度的评估。

(三)图像优化技巧

大腿血管粗大,在成像时选择合适的相位编码方向以及使用血流补偿技术,可以消除血管流动的影响。矢状面及冠状面成像相位编码选择上下方向,横断面选择前后方向。另外矢状 T_2WI 和冠状 T_2WI 可以在大腿成像范围的上下缘分别加预饱和带来减轻流动伪影及图像上的血流高信号。抑脂序列可以应用局部匀场技术使抑脂更加均匀。FAT SAT 技术抑脂不佳时可以使用 DIXON 或 STIR 技术获得理想的抑脂效果。

(四)临床应用进展

对于下肢肌肉的一些病理变化,由病理(生理)条件改变(如炎症、创伤、萎缩或肥大)引起的下肢肌肉组织结构变化,常规序列无法在早期及时评估肌肉病理生理状态。骨骼肌 DTI 可以定量分析肌纤维的细微变化,可视化纤维结构,起到早期诊断、监测疾病进展、改善预后的作用,因此越来越多地应用于骨骼肌的生理学、解剖学和病理学研究。结合并行采集、部分傅里叶采集、较低 b 值的选择及增加梯度编码方向等方法,可以显著提高成像速度及图像质量。

五、小腿磁共振检查

(一)适应证

小腿磁共振成像适用证同大腿磁共振成像。

(二)检查技术

1. **线圈** 常规使用多通道体部线圈。

2. **体位** 被检者仰卧,脚先进,正中矢状面与成像中心重合。双下肢并拢,注意双脚不能直接接触,小腿下方垫以合适高度的软垫,使双小腿正中冠状面位于磁场正中,用沙袋置于踝关节处以制动,双手平放身体两侧。将体部线圈置于小腿前方,线圈中心对准病灶或小腿长轴中心及人体正中

表 7-18 大腿磁共振成像序列及推荐参数

序列	TR/ms	TE/ms	FOV/mm²	矩阵	层厚/mm	层间距/mm	平均次数	TI/ms	反转角/°	抑脂方式
冠状面 PDWI	5 000	33	400×400	320×224	4	0.8	1	160	150	STIR
矢状面 T_2WI	4 000	90	400×400	384×384	5	1	1	—	150	FATSAT/DIXON
横断面 T_2WI	3 000	70	200×200	320×224	6	1.2	2	—	150	FATSAT/DIXON
冠状面 T_1WI	610	11	400×400	448×320	4	0.8	1	—	90	—

矢状线。定位线对准线圈中心或病灶后确认位置送入磁体中心。

3. 成像方位　小腿磁共振成像常规做矢状面、冠状面、横断面，以能精确对病变进行解剖定位。矢、冠状面定位线与胫骨长轴平行，覆盖小腿或病灶，至少包含一端关节。横断面定位线与胫骨长轴垂直，覆盖病灶。

4. 序列　非增强小腿磁共振成像常规做冠状面抑脂 T_2WI、矢状面抑脂 T_2WI、横断面抑脂 T_2WI 和一个方位的 SE T_1WI。T_1WI 具体方位根据病灶位置、范围确定。冠状面抑脂 T_2WI 使用 STIR 序列，可获得均匀的抑脂图像，其他抑脂序列 FATSAT 技术抑脂不佳时可以使用 DIXON 技术获得理想的抑脂效果。

5. 参数　小腿磁共振成像序列参数基本同大腿参数。

6. 增强扫描　增强主要应用小腿良恶性病变的评估与鉴别，小腿炎性病变、血管性疾病的观察。增强前做病灶显示最佳的一个方位抑脂 T_1WI，以评估增强前后病变的强化程度。

小腿增强扫描常规使用钆对比剂（Gd-DTPA）。增强成像对比剂用量为 0.1~0.2ml/kg，用高压注射器推注或直接经肘静脉快速推注。对比剂推注完毕后即行至少两个方位抑脂 T_1WI，且有一个方位与增强前抑脂 T_1WI 相对应，以利病灶强化程度的评估。

（三）图像优化技巧

矢状面 T_2WI 及冠状面 T_2WI 相位编码选择上下方向并使用流动补偿技术可以减少血流的影响，同时使用防卷褶伪影技术，横断面选择前后方向。在小腿成像范围的上下缘分别加预饱和带减轻流动伪影及矢状面抑脂 T_2WI 和冠状面抑脂 T_2WI 图像上的血流高信号。抑脂序列应用局部匀场技术，FATSAT 技术抑脂效果不佳时可以使用 DIXON 技术获得理想的抑脂效果。

（四）临床应用扩展

下肢动脉硬化闭塞症（LEAOD）是外周血管性疾病中的常见病，治疗前了解下肢微观特性情况对治疗方式的选择及预后评估有重要意义。BOLD-fMRI 成像通过局部组织血红蛋白氧合状态能推断局部组织血供情况；应用动脉自旋标记（ASL）技术，可以产生局部血流灌注（CBF）的灌注加权图像，定量分析微循环的血流动力学参数；体素内不相干运动成像（IVIM）可以同时得到灌注相关参数（f, D*）和弥散系数（D），可用于量化分析水分子弥散和微循环血流灌注两种运动成分；T_2 mapping 序列是指获得 T_2 图的技术过程，通过得到不同小腿肌肉的平均 T_2 值，从而达到量化分析其内部微观结构的变化的目的。

六、足部磁共振检查

（一）适应证

软组织损伤、骨挫伤及骨折，软组织及骨良恶性肿瘤，足部血管性病变等是足部磁共振成像的适应证。

（二）检查技术

1. 线圈　使用足踝专用线圈或柔线圈。

2. 体位　被检者偏检查床一侧仰卧，脚先进，患侧足部尽量置于成像床中心，脚尖朝前处于舒适位，双手置于身体两侧。柔线圈包绕足部固定或置于足踝专用线圈内，用沙袋和软垫制动。定位线对准病灶中心或线圈中心确认位置后送入磁体中心。

3. 成像方位　足部磁共振成像常规做矢状面、冠状面、横断面，以便精确地对病变进行解剖定位。冠状面定位线在矢状面像上与距骨或足底平行，在横断面像上与各跖骨连线平行。矢状面定位线在冠状面像上与距骨长轴平行，在横断面像上与各跖骨连线垂直（图 7-113）。横断面定位线垂直于距骨长轴。

4. 序列　非增强足部磁共振成像常规做冠状面抑脂 PDWI，矢状面抑脂 T_2WI、横断面抑脂 T_2WI 和一个方位 T_1WI。T_1WI 具体成像方位根据病灶位置、范围确定。

5. 参数　序列的成像参数不是固定不变的，可根据实际情况和具体要求在一定范围内优化。足部磁共振成像序列推荐参数见表 7-19。

6. 增强扫描　增强成像用于足部良恶性病变的评估与鉴别，炎性及血管性病变的更好显示。增强前做一个病灶显示最佳方位的抑脂 T_1WI，以对增强前后病变的强化情况准确评估。足部增强扫描常规使用钆对比剂（Gd-DTPA）。

增强成像对比剂用量为 0.1~0.2ml/kg，用高压注射器推注或直接经肘静脉快速推注。对比剂推注完毕后即行至少两个方位抑脂 T_1WI，且有一个方位与增强前抑脂 T_1WI 相对应，以准确评估病灶的强化程度。

（三）图像优化技巧

矢状面 T_2WI 及冠状面 T_2WI 使用流动补偿技

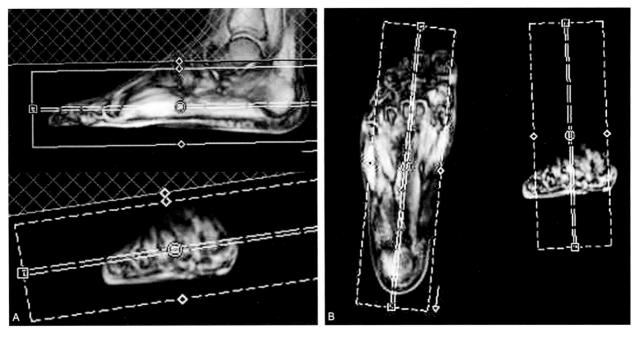

图 7-113 足部磁共振定位图
A.足部冠状定位图；B.足部矢状定位图。

表 7-19 足部磁共振成像序列及推荐参数

序列	TR/ms	TE/ms	FOV/mm²	矩阵	层厚/mm	层间距/mm	平均次数/次	反转角/°	抑脂方式
冠状面 PDWI	3 200	28	240×240	320×256	3	0.6	1	150	FATSAT
矢状面 T₂WI	3 200	80	240×240	320×256	3	0.6	1	150	FATSAT/DIXON
横断面 T₂WI	3 000	70	140×140	320×224	5	1.0	1	150	FATSAT
冠状面 T₁WI	500	18	240×240	256×192	3	0.6	2	150	—

术可以减少血流的影响,注意正确的相位偏码方向以防卷褶伪影技术。抑脂序列应用局部匀体技术,以获得抑脂更均匀的图像。

（四）临床应用进展

糖尿病患者足部疾病的影像诊断一直是一个挑战,尤其是神经性关节病与骨髓炎的鉴别,近几年研究表明,多参数 MRI 成像序列的应用有利于改善这一现状。弥散加权成像（DWI）有助于确定骨髓炎的存在和范围;动态增强磁共振成像（DCE-MRI）可能有助于发现神经性关节病和骨髓炎的血管化模式之间的差异;磁共振血管造影术（增强/非增强）用于识别血管重建的候选远端血管;磁共振神经成像,尤其是弥散张量成像（DTI）,提供了关于神经损伤的定量信息。这些技术的应用,可能有助于治疗决策的制订,并改善患者预后。

（吕发金　马　斯　周高峰）

第十二节　关节系统磁共振检查

一、肩关节磁共振检查

（一）适应证

外伤导致的各种急性或慢性的关节内结构或功能紊乱及关节周围软组织的损伤、骨髓病变、早期骨软骨缺血性坏死、感染性病变及肿瘤性病变等均是磁共振检查的适应证。

（二）检查技术

1. **线圈**　首选肩关节专用线圈,也可采用柔线圈等,线圈的选择以能实现肩关节高分辨力、高信噪比成像为原则。

2. **体位**　仰卧,头先进。肩部放平尽量置于床中心,上臂垫高与肩平齐,必要时健侧垫高使受检侧尽量靠近成像床中心,上肢自然伸直,掌心对着躯体,亦可采用外旋位,掌心向上,避免内旋位,即掌心向下,以免造成冈上肌和冈下肌的重叠,被检侧手臂用沙袋或固定装置固定,垫高大腿。定位线对准线圈中心或肱骨头,确认位置后进入磁体中心。

3. 成像方位、序列及参数

(1)成像方位:肩关节磁共振成像以横断面、斜冠状面和斜矢状面为主。横断面定位线在冠状面像上垂直于关节盂,在矢状面像上垂直于肱骨长轴,成像范围覆盖肩锁关节至关节盂下缘(图 7-114)。斜冠状面定位以肱骨头为中心,在横断面像上平行冈上肌腱长轴,矢状面像上平行肱骨长轴,范围覆盖肩关节或病灶(图 7-115)。斜矢状面定位基线在横断面像上垂直于冈上肌腱,斜冠状面像上平行肱骨,范围内侧包括关节盂,外侧要超过肱骨头外软组织(图 7-116)。

(2)序列:肩关节磁共振成像序列常规做斜横断面抑脂 T_2WI 或抑脂 PDWI、斜冠状面抑脂 T_2WI、

T_1WI 和斜矢状面抑脂 PDWI。

(3)参数:肩关节磁共振成像各序列的成像参数不是固定不变的,可根据实际情况和具体要求在一定范围内优化变动。肩关节磁共振成像序列推荐参数见表 7-20。

4. 增强扫描 肩关节增强扫描主要应用于肩关节良恶性病变的评估与鉴别。增强扫描前选一病灶显示最好的方位做抑脂 T_1WI,以正确评估增强前后病变的强化情况。

增强扫描成像对比剂用量为 0.1~0.2ml/kg,用高压注射器推注或直接经肘静脉快速推注。对比剂推注完毕后即行至少两个方位抑脂 T_1WI,且有一个方位与增强前抑脂 T_1WI 相对应,以利病灶强化程度的评估。

关节腔造影:经皮穿刺向肩关节腔注射用生理盐水稀释 100~500 倍的钆对比剂 20~30ml,适当活动关节后行三方位的抑脂 T_1WI,必要时行肩关节外展、外旋位抑脂 T_1WI。

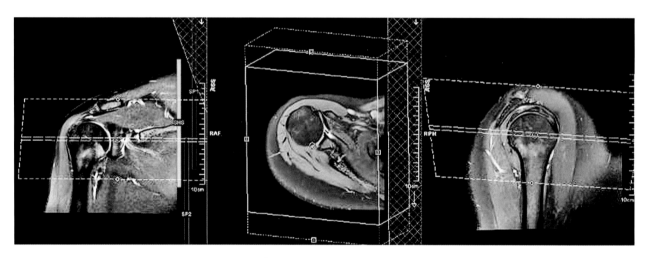

图 7-114 肩关节磁共振检查横断面定位图

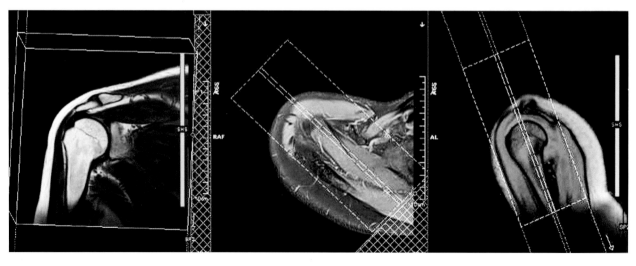

图 7-115 肩关节磁共振检查斜冠状面定位图

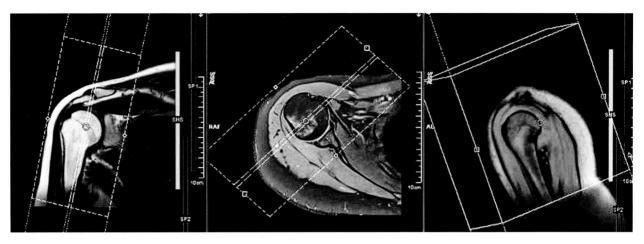

图 7-116　肩关节磁共振检查斜矢状面定位图

表 7-20　肩关节磁共振成像序列及推荐参数

序列	TR/ms	TE/ms	FOV/mm²	矩阵	层厚/mm	层间距/mm	平均次数/次	反转角/°	抑脂方式
横断面 PD/T₂WI	3 000	33/80	160×160	256×256	3	0.6	2	150	FATSAT
斜冠状面 T₂WI	4 000	80	160×160	256×256	3	0.6	1	150	FATSAT
斜冠状面 T₁WI	510	16	160×160	256×224	3	0.6	1	90	—
斜矢状面 PDWI	4 000	33	160×160	256×256	3	0.6	2	150	FAT SAT

（三）图像优化技巧

矢、冠状面抑脂 T_2WI 和增强 T_1WI，相位编码方向选上下方向，避免血流和呼吸的影响。加做 T_2^*WI，可增加对盂唇病变、肩袖病变诊断的灵敏度，但特异度较差。可以用 3D 梯度回波序列来更好地显示盂唇病变。为了防止"魔角效应"，影响观察冈上肌，斜冠状面抑脂 T_2WI 的 TE 需设置在 80ms 左右。对于肩关节盂唇及肩袖损伤诊断困难时，必要时行肩关节腔 MRI 造影。抑脂序列应用局部匀场技术以尽可能获得满意的抑脂图像。

（四）临床应用进展

3D 序列逐渐在关节成像中获得应用，3D 序列可以获得连续的关节薄层影像，从而降低部分体积效应，也可以用来创建多平面的重新格式化的图像。三维超长回波链采集（3D CUBE）序列可以作为肩关节扫描的补充序列，通过其薄层扫描及多平面重建达到提高肩袖损伤的影像诊断。3D-MRI 序列（3D-SPACE 序列、3D-FIESTA 序列、3D-MERGE 序列、3D-fs-SPGR 序列及 3D VIBE 序列）应用于肩关节损伤中，具有一定的临床优势；但目前的 3D 序列仍然存在扫描时间长、灵敏度及特异度尚有差距等缺点，相信在今后，随着磁共振成像技术的不断

进步，3D 序列在肩关节的磁共振成像中会发挥更大的作用。螺旋桨采集技术可提高肩关节扫描图像质量，减少伪影，同时缩短扫描时间，减少图像采集次数，从而有效地提高诊断准确率，减少误诊或漏诊情况。同时多层成像（simultaneous multi-slice, SMS）技术或多带宽技术（multi-band, MB）结合快速自旋回波（turbo spin echo, TSE）序列在保证图像质量的前提下极大地缩短扫描时间，具有重要临床应用价值，可替代常规 TSE 序列。随着分子影像技术的发展，MRI T_1 mapping 成像、MR T_2 mapping 成像技术逐渐应用于肩关节疾病的诊断研究中。

二、肘关节磁共振检查

（一）适应证

肘关节的创伤性损伤为肘关节磁共振成像的主要适应证，亦用于退行性骨关节病、感染性、肿瘤性病变等疾病的诊断与鉴别诊断。

（二）成像技术

1. **线圈**　选用肘关节专用线圈或柔性线圈。

2. **体位**　被检者偏检查床一侧仰卧，头先进。被检侧上肢伸直置于躯体旁，掌心向上，上臂适当垫高，并固定，肘关节置于肘关节专用线圈或用柔

性线圈包绕。必要时侧卧于检查床使被检侧肘关节尽量靠近检查床中心。如肘关节不能伸直时可采用俯卧位,肘关节弯曲置于头顶。定位线对准线圈或病变中心,确认位置后进入磁体中心。

3. 成像方位、序列及参数

(1)成像方位:肘关节磁共振成像以横断面、冠状面和矢状面为主。横断面定位线在矢状面像上和冠状面像上垂直于尺、桡骨长轴,范围上自肱骨干骺端,下达桡骨结节。冠状面定位线在矢状面图像上平行于尺、桡骨长轴,在横断面像上平行于肱骨内、外上髁的连线,范围前缘达肱肌中份,后缘含肱三头肌腱(图 7-117)。矢状面定位线在横断面像上垂直于肱骨内、外上髁的连线,在冠状面像上平行于肱、尺骨长轴,范围内侧包括桡侧副韧带,外侧要超过肱骨内上髁(图 7-118)。

(2)序列:肘关节非增强磁共振成像常规做横断面抑脂 T_2WI 或抑脂 PDWI、冠状面抑脂 T_2WI 或抑脂 PDWI、矢状面抑脂 T_2WI 或抑脂 PDWI 和一个方位 T_1WI。T_1WI 具体成像方位根据病灶位置、范围确定。

(3)参数:肘关节磁共振成像各序列的成像参数不是固定不变的,可根据实际情况和具体要求在一定范围内优化变动。肘关节磁共振成像序列推荐参数见表 7-21。

4. 增强扫描 肘关节增强主要应用于关节良恶性病变的评估与鉴别。增强前做一病变显示最佳的方位抑脂 T_1WI,以评估增强前后病变的强化程度。

增强成像对比剂用量为 0.1~0.2ml/kg,用高压注射器推注或直接经肘静脉快速推注。对比剂推注完毕后即行至少两个方位抑脂 T_1WI,且有一个方位与增强前抑脂 T_1WI 相对应,以利病灶强化程度的评估。

(三)图像优化技巧

为避免血管波动,呼吸运动对图像的影响,相位编码方向在矢状面及冠状面成像选择上下方向并加去卷褶伪影技术,横断面选择前后方。矢状面和冠状面 T_2WI 施加流动补偿技术,同时在成像范围的上下缘分别加预饱和带以减轻流动伪影及图像上的血流高信号。抑脂序列应用局部匀场技术,以获

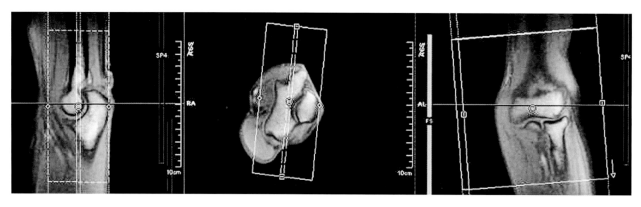

图 7-117 肘关节磁共振检查冠状面定位图

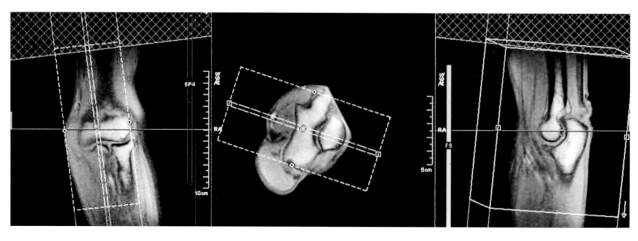

图 7-118 肘关节磁共振检查矢状面定位图

表 7-21　肘关节磁共振成像序列及推荐参数

序列	TR/ms	TE/ms	FOV/mm²	矩阵	层厚/mm	层间距/mm	平均次数/次	反转角/°	抑脂方式
横断面 PD/T₂WI	3 800	38/80	140×140	256×256	3	0.3	1	150	FATSAT
冠状面 PD/T₂WI	3 000	33/80	120×120	384×256	3	0.3	1	150	FATSAT
冠状面 T₁WI	520	18	120×120	256×224	3	0.3	1	90	—
矢状面 PDWI	3 000	37	120×120	384×256	3	0.3	1	150	FAT SAT

得满意的抑脂效果。

三、腕关节磁共振检查

（一）适应证

腕关节创伤性损伤、类风湿关节炎、肿瘤及血管性疾病等是磁共振成像的适应证。

（二）检查技术

1. 线圈　选用腕关节专用线圈或柔线圈。

2. 体位　被检者可选俯卧或仰卧。俯卧位，头先进，被检侧上肢上举伸过头侧，掌心向下，将腕关节置于腕关节专用线圈中心或柔线圈包绕。或偏中心仰卧位，头先进，对侧上肢置于胸前，尽量使被检侧腕关节位于检查床中心，被检侧腕关节置于腕关节专用线圈中心或用柔线圈包绕。定位线对准线圈中心，确认位置后进入磁体中心。

3. 成像方位、序列及参数

（1）成像方位：腕关节磁共振成像方位以横断面、冠状面为主，必要时加做矢状面。横断面定位线矢状面像上和冠状面像上垂直于尺、桡骨长轴，范围覆盖腕关节，上至桡骨茎突，下达掌骨近端（图

7-119）。冠状面定位线在横断面像上平行于尺、桡骨茎突的连线，矢状面像上平行于桡骨长轴（图7-120）。矢状面定位线在横断面像上垂直于尺、桡骨茎突的连线，范围覆盖腕关节，在冠状面像上平行于尺、桡骨长轴。

（2）序列：非增强腕关节磁共振成像常规做冠状面抑脂 T₂WI、T₁WI，横断面抑脂 T₂WI，矢状面抑脂 T₂WI。

（3）参数：腕关节磁共振成像各序列的成像参数可根据实际情况和具体要求在一定范围内变动优化，成像推荐参数见表7-22。

4. 增强扫描　腕关节磁共振增强成像主要应用于关节良恶性病变的评估与鉴别。增强前做一病变显示最佳的方位抑脂 T₁WI，以评估增强前后病变的强化程度。

增强成像对比剂用量为 0.1~0.2ml/kg，用高压注射器推注或直接经肘静脉快速推注。对比剂推注完毕后即行至少两个方位抑脂 T₁WI，且有一个方位与增强前抑脂 T₁WI 相对应，以利病灶强化程度的评估。

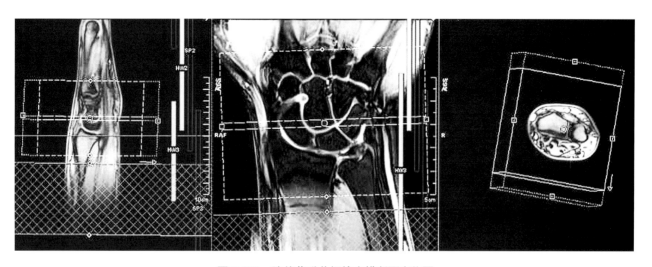

图 7-119　腕关节磁共振检查横断面定位图

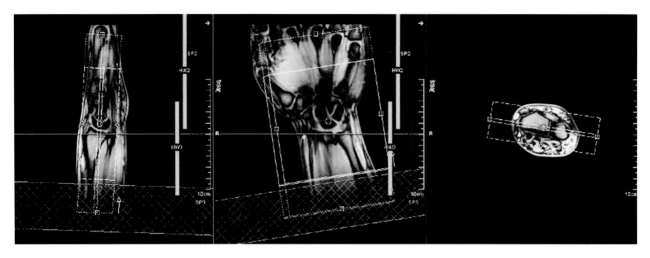

图 7-120 腕关节磁共振检查冠状面定位图

表 7-22 腕关节磁共振成像序列及推荐参数

序列	TR/ms	TE/ms	FOV/mm²	矩阵	层厚/mm	层间距/mm	平均次数/次	反转角/°	抑脂方式
横断面 T₂WI	3 200	60	90 × 90	256 × 256	3	0.3	2	180	FATSAT
冠状面 T₂WI	3 000	60	100 × 100	256 × 192	3	0.3	2	150	FATSAT
冠状面 T₁WI	550	11	100 × 100	384 × 288	3	0.3	4	150	—
矢状面 T₂WI	4 000	63	100 × 100	256 × 192	3	0.3	2	180	FAT SAT

（三）图像优化技巧

相位编码方向在矢状面及冠状面成像选择上下方向并加去卷褶伪影技术，横断面根据具体情况确定，注意预防卷褶伪影的出现。矢状面和冠状面 T₂WI 施加流动补偿技术，同时在成像范围的上加预饱和带以减轻流动伪影及图像上的血流高信号。抑脂序列添加局部匀场，使抑脂更均匀。

（四）临床应用进展

MRI 常规二维（2D）脂肪抑制质子密度（PD-fs）序列应用于腕关节三角纤维软骨复合体（triangular fibrocartilege complex，TFCC）显示中，高分辨各向同性 3D Cube PD-fs 序列作为常规 2D 序列的补充观察序列，对提高 TFCC 影像学的评价存在可能。3D 双回波稳态（3D DESS）梯度回波序列在关节软骨的显示能力方面具有较强的优越性，与常规腕关节序列成像相比，可以作为显示腕关节 TFCC 的最佳成像序列。3D T₁ FLAIR 等序列在显示病变方面明显高于 PDWI 脂肪抑制、T₁WI、T₂WI 脂肪抑制序列，可作为类风湿性关节炎常规 MRI 的补充。

四、髋关节磁共振检查

（一）适应证

MRI 对早期股骨头缺血坏死有极高的灵敏度和特异度，对髋关节骨髓病变、周围软组织病变都有着较高的诊断价值；同时对创伤性病变，如应力性骨折、隐匿性骨折、撕脱性骨折及软组织损伤也有很高的诊断价值。

（二）检查技术

1. **线圈** 采用多通道体部线圈、柔线圈。

2. **体位** 被检者仰卧位，头先进或脚先进。双手自然放于胸前，勿直接交叉接触，人体长轴与床面长轴平行，双脚尖并拢并固定，以保证冠状面股骨头及股骨颈显示在一个平面。线圈放置在被检者身体前方，中心对准髂前上棘与耻骨连线中点下 2.5cm 水平，下腹部垫以海绵垫，束紧线圈压迫小腹以抑制呼吸运动。定位线对准线圈中心，确认位置后进入磁体中心。

3. **成像方位、序列及参数**

（1）成像方位：髋关节磁共振成像方位以横断

面和冠状面为主。横断面定位线平行于两侧股骨头中心连线，成像范围上含髋臼，下达股骨大转子(图7-121A)。冠状面定位线在横断面像上平行于两侧股骨头中心连线，范围前至股骨头前缘，后到股骨大转子后缘(图7-121B)。如果要观察关节盂外上盂唇，则需做斜冠状面成像，要观察前、后盂唇，则需做斜矢状面成像(图7-122)。

（2）序列：非增强髋关节磁共振成像常规做横断面抑脂 T_2WI、T_1WI 和冠状面抑脂 T_2WI、T_1WI。如欲观察关节盂外上盂唇和前、后盂唇，可分别做斜冠状面和斜矢状面抑脂 T_2WI(图7-123)。为更好地观察软骨病变，可以加做抑脂 $3D-T_1WI$ 或抑脂 T_2^*WI。

（3）参数：髋关节各序列的成像参数可根据实

际情况和具体要求在一定范围进行优化，推荐参数见表7-23。

4. 增强扫描 髋关节磁共振增强成像主要应用于关节良恶性病变的评估与鉴别。增强前做一病变显示最佳的方位抑脂 T_1WI，以评估增强前后病变的强化程度。

增强成像对比剂用量为 $0.1\sim0.2ml/kg$，用高压注射器推注或直接经肘静脉快速推注。对比剂推注完毕后即行至少两个方位抑脂 T_1WI，且有一个方位与增强前抑脂 T_1WI 相对应，以评估病灶的强化程度。

（三）图像后处理

1. 2D 序列 一般无需处理。

2. 3D 序列 $3D-T_1WI$ 可做 MPR 重组获取矢

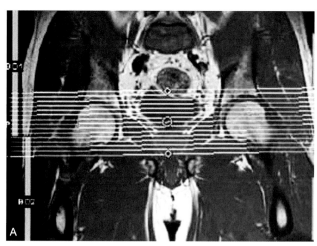
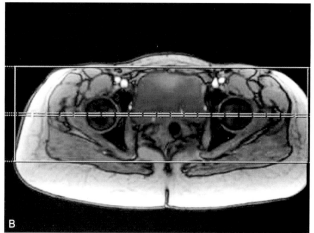

图 7-121　髋关节磁共振定位图
A.髋关节横断面定位图；B.髋关节冠状定位图。

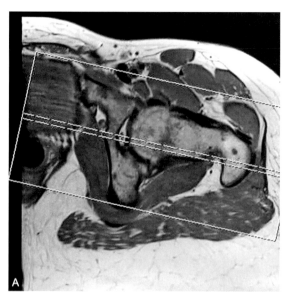
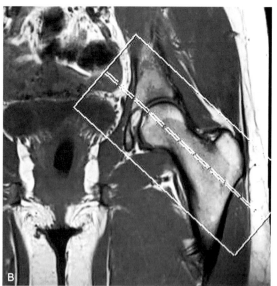

图 7-122　髋关节斜冠状面、斜矢状面 MRI 定位图
A.髋关节斜冠状面定位图；B.髋关节斜矢状面定位图。

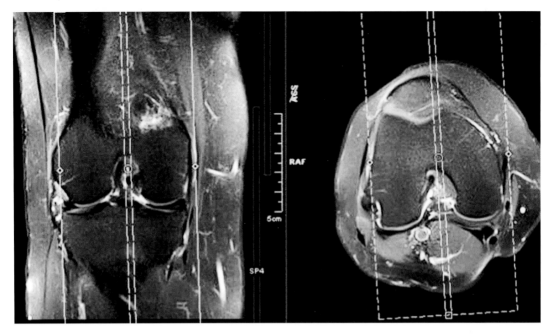

图 7-123　膝关节磁共振检查矢状面定位图

表 7-23　髋关节磁共振成像序列及推荐参数

序列	TR/ms	TE/ms	FOV/mm²	矩阵	层厚/mm	层间距/mm	平均次数/次	反转角/°	抑脂方式
横断面 T₂WI	3 000	60	350×280	384×288	3	0.6	3	150	FATSAT
横断面 T₁WI	580	11	350×350	384×288	3	0.6	2	90	—
冠状面 T₂WI	3 000	60	340×280	384×288	3	0.3	2	150	FATSAT
冠状面 T₁WI	700	12	340×280	640×512	3	0.3	2	180	—

状面、冠状面及任意方位图像,重组层厚一般为 2~5mm,间距 0~1mm。

(四)图像优化技巧

为避免冠状面大血管搏动干扰,冠状面成像方位可将相位编码方向改为上下方向,同时应用去卷褶伪影技术。横断面和冠状面成像还可添加上下饱和带以消除动脉搏动伪影。为提高信噪比,可以选用小的接收带宽。抑脂序列的脂肪抑脂程度选择"轻度"。为使抑脂效果更好,可添加局部匀场。

(五)临床应用进展

随着 MRI 技术的发展,软骨生化 MRI,包括 T₂ mapping、T₂* mapping、旋转框架内自旋晶格弛豫成像技术(the spin-lattice relaxation in the rotating frame,T₁ρ)、软骨延迟增强 MRI 等,可观察软骨生化成分改变,已越来越多地用于髋关节软骨疾病。

五、膝关节磁共振检查

(一)适应证

外伤导致的各种急性或慢性关节内结构或功能紊乱及关节周围软组织的损伤,退行性骨关

病、骨髓病变、感染性病变及肿瘤性病变等均是磁共振成像的适应证。

(二)检查技术

1. 线圈　采用膝关节专用线圈或柔线圈,以膝关节专用线圈为最佳。

2. 体位　被检者仰卧,脚先进,双手自然放于身体两侧,人体长轴与床面长轴平行,脚尖向前。被检侧膝关节屈曲 10°~15°,以使前交叉韧带处于拉直状态,置于膝关节线圈内或用柔线圈包绕,并用软垫和沙袋固定,线圈中心对准髌骨下缘。定位线对准线圈中心确认位置后进入磁体中心。

3. 成像方位、序列及参数

(1)成像方位:膝关节磁共振成像以矢状面、冠状面和横断面为主。矢状面定位线在横断面像上与股骨内、外侧髁后缘的连线垂直,在冠状面像上平行于股骨与胫骨的长轴,范围覆盖内、外侧髁(图 7-123)。如怀疑前后交叉韧带损伤则扫描基线在横断面上分别平行内外侧髁外缘,在冠状面像上分别平行于前交叉和股骨与胫骨的长轴(图 7-124、图 7-125)。冠状面定位线在横断面像上平行于内、

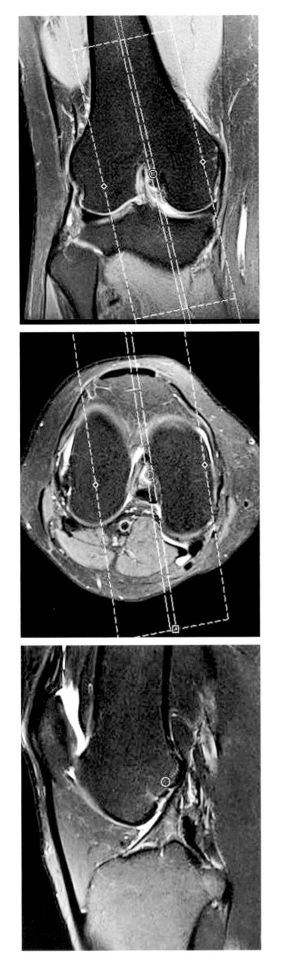

图 7-124 膝关节前交叉韧带磁共振定位图及相应图像

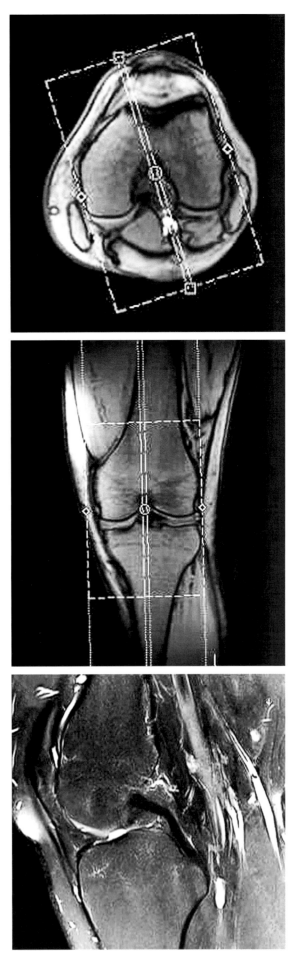

图 7-125 膝关节后交叉韧带磁共振定位图及相应图像

外侧髁后缘的连线,矢状面像上平行于胫骨的长轴,与胫骨平台关节面垂直,范围前至髌骨前缘,后达股骨内、外侧连线后方或覆盖病灶(图7-126)。横断面定位线在冠状面像和矢状面像上平行胫骨平台关节面,范围上包髌骨,下达胫骨粗隆或病灶(图7-127)。

(2)序列:非增强膝关节磁共振成像常规做矢状面抑脂PDWI、T_1WI,冠状面抑脂PDWI和横断面抑脂PDWI。观察后交叉韧带加做斜矢状面PDWI,欲更好地观察关节软骨可加做矢状抑脂3D-T_1WI或抑脂T_2^*WI。

(3)参数:膝关节磁共振成像各序列的参数可根据实际情况和具体要求在一定范围优化,推荐参数见表7-24。

4. 增强扫描 膝关节磁共振增强成像主要应用于关节良恶性病变的评估与鉴别。增强前做一病变显示最佳的方位抑脂T_1WI,以正确评估增强前后病变的强化程度。

增强成像对比剂用量为0.1~0.2ml/kg,用高压注射器推注或直接经肘静脉快速推注。对比剂推注完毕后即行至少两个方位抑脂T_1WI,且有一个方位与增强前抑脂T_1WI相对应,以利于病灶强化程度的评估。

(三)图像后处理

1. 2D序列 一般无需处理。

2. 3D序列 3D-T_1WI可做MPR重组获取矢

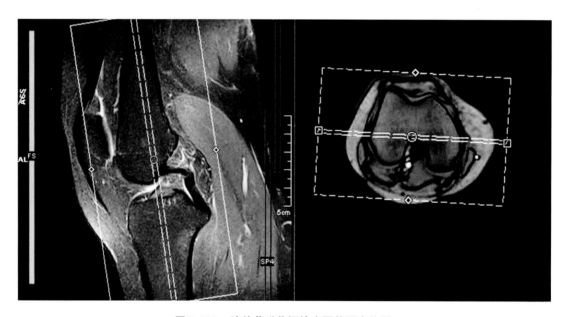

图7-126 膝关节磁共振检查冠状面定位图

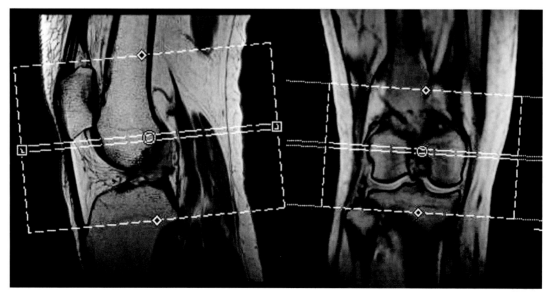

图7-127 膝关节磁共振检查横断面定位图

表 7-24　膝关节磁共振成像序列及推荐参数

序列	TR/ms	TE/ms	FOV/mm²	矩阵	层厚/mm	层间距/mm	平均次数/次	反转角/°	抑脂方式
矢状面 PDWI	2 400	30	150 × 150	384 × 288	3	0.6	1	150	FATSAT
矢状面 T₁WI	550	15	150 × 150	320 × 288	3	0.6	2	90	—
冠状面 PDWI	3 000	30	150 × 150	320 × 288	3	0.6	1	150	FATSAT
横断面 PDWI	4 200	30	150 × 150	320 × 288	3	0.6	1	180	FATSAT

状面、冠状面及任意方位图像，重组层厚一般为 2~5mm，间距 0~1mm。

（四）图像优化技巧

为避免冠状面大血管搏动干扰，冠状面、矢状面抑脂 T_2WI 及增强冠、矢状面抑脂 T_1WI 要将相位编码方向改为上下方向，同时应用去卷褶伪影技术。横断面和冠状面成像还可添加上下饱和带以消除动脉搏动伪影。适当选用较小的接收带宽可提高信噪比。抑脂序列的脂肪抑脂程度选择"轻度"。为使抑脂效果更好，可添加局部匀场。

（五）临床应用进展

压缩感知（CS）技术三维 MRI（3D-MRI）在保证图像质量的前提下，缩短扫描时间，其评估膝关节半月板损伤有较高价值。多采集变谐波图像融合-选择性激发技术（multi acquisition with variable resonance image combination-selective, MAVRIC-SL）是近年来新发展的一种磁共振技术，它能够很好地降低金属植入物对磁共振成像的干扰，提高金属植入物的关节磁共振图像质量。研究表明，其在膝关节置换术后的应用中可明显减少金属伪影、改善图像质量、提高诊断信心，为全膝置换术（total knee arthroplasty, TKA）术后诊断肿瘤复发、关节积液、骨溶解等提供重要的临床依据，具有较高的临床应用价值。弥散加权成像（DWI）、弥散张量成像（DTI）和软骨定量成像检查序列 T_1 mapping、T_2 mapping、T_2 star mapping 等新技术和技术之间的联合应用，对于无明显形态学改变的早期膝关节软骨损伤具有重要的诊断价值。T_2 mapping 成像是较为广泛、成熟的软骨生理性成像技术之一，尤其在膝关节软骨成像领域。

六、踝关节磁共振检查

（一）适应证

外伤导致的韧带、肌腱以及关节软骨的损伤；退行性骨关节病、感染性病变、肿瘤性病变及骨髓病变等。

（二）检查技术

1. 线圈　采用踝关节专用线圈或柔线圈。

2. 体位　被检者仰卧，脚先进。双手自然放于身体两侧，人体长轴与检查床面长轴平行。被检侧踝关节自然放松，脚尖向前，足跖屈约 20°（减少魔角效应，显示腓骨长短肌腱及跟腓韧带更清晰）放置于踝关节线圈内或用柔线圈包绕。定位灯对准线圈中心及内、外侧踝连线，确认位置后进床至磁体中心。

3. 成像方位、序列及参数

（1）成像方位：踝关节磁共振成像以横断面、冠状面和矢状面为主。横断面定位线在矢状面像上平行于关节间隙，冠状面像上平行于内外踝连线，范围上包胫腓关节，下达跟骨中份（图 7-128）。冠状面定位线在矢状面像上平行胫骨长轴，与胫距关节面垂直，在横断面像上平行于内外踝连线并垂直于距腓关节面，范围覆盖踝关节前后缘（图 7-129）。矢状面定位线在冠状面像上平行胫骨长轴，与胫距关节面垂直，横断面像上垂直于内外踝连线并于距腓关节面平行，范围覆盖关节内、外踝（图 7-130）。

（2）序列：非增强踝关节磁共振成像序列常规应用横断面抑脂 T_2WI、冠状面抑脂 T_2WI 和 T_1WI、矢状面抑脂 PDWI。欲更好地观察关节软骨病变可加做矢状面抑脂 $3D-T_1WI$ 或抑脂 T_2^*WI。

（3）参数：膝关节磁共振成像各序列的参数可根据实际情况和具体要求在一定范围优化变动，推荐参数见表 7-25。

4. 增强扫描　增强扫描成像主要应用于踝关节良恶性病变的评估与鉴别。增强扫描前做一病变显示最佳方位抑脂 T_1WI，以正确评估增强前后病变的强化程度。

增强扫描成像对比剂用量为 0.1~0.2ml/kg，用高压注射器推注或直接经肘静脉快速推注。对比剂

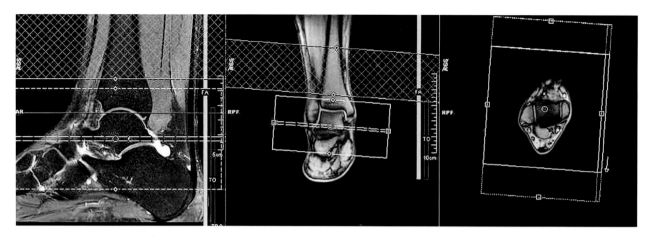

图 7-128 踝关节磁共振检查横断面定位图

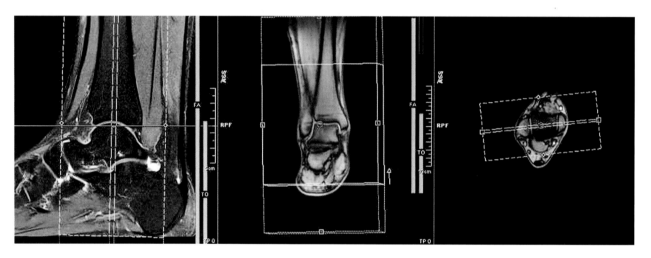

图 7-129 踝关节磁共振检查冠状面定位图

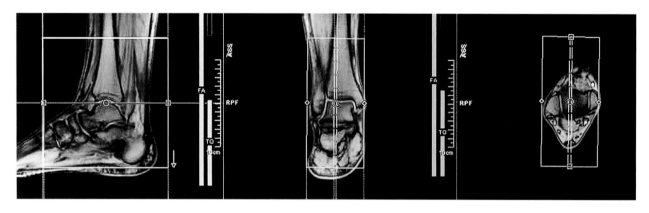

图 7-130 踝关节磁共振检查矢状面定位图

表 7-25 踝关节磁共振成像序列及推荐参数

序列	TR/ms	TE/ms	FOV/mm²	矩阵	层厚/mm	层间距/mm	平均次数/次	反转角/°	抑脂方式
横断面 T_2WI	4 000	75	150×150	384×288	3	0.6	2	150	FATSAT
冠状面 T_2WI	3 500	60	150×150	384×288	3	0.6	1	150	FATSAT
冠状面 T_1WI	620	11	150×150	448×348	3	0.6	2	150	—
矢状面 PDWI	3 000	31	150×150	320×288	3	0.6	2	150	FATSAT

推注完毕后即行至少两个方位抑脂 T_1WI，且有一个方位与增强前抑脂 T_1WI 相对应，以利于病灶强化程度的评估。

（三）图像后处理

1. 2D 序列 一般无需处理。

2. 3D 序列 3D-T_1WI 可做 MPR 重组获取矢状面、冠状面及任意方位图像，重组层厚一般为5mm，间距 0~1mm。

（四）图像优化技巧

为避免大血管搏动干扰，冠状面、矢状面抑脂 T_2WI 及增强冠、矢位抑脂 T_1WI 要将相位编码方向改为上下方向，同时应用去卷褶伪影技术。横断面和冠状面成像还可添加上下饱和带以消除动脉搏动伪影。适当选用较小的接收带宽可提高信噪比。抑脂序列的脂肪抑脂程度选择"轻度"。添加局部匀场可获得抑脂更均匀图像。

（五）临床应用进展

磁共振 T_2 mapping 功能成像能够早期发现并评价踝关节距骨软骨损伤，能为临床早期治疗慢性外侧踝关节不稳提供重要的影像学定量参考。螺旋桨技术（PROPELLER）通过采集数据、矫正相位、矫正旋转、矫正平移、相关性加权以及重建图像等步骤，对踝关节常规扫描中产生的运动伪影有明显的校正作用，能有效改善图像质量，为明确诊断提供了准确的图像信息；此技术可广泛用于产生运动伪影的踝关节 MRI 检查中。磁共振常规 T_2WI 施加驱动平衡技术可在保证图像质量的前提下缩短扫描时间，值得推广应用。同时多层成像（simultaneous multi-slice，SMS）技术或多带宽技术（multi-band，MB）结合 TSE 序列（SMS-TSE），在保证图像质量的前提下极大地缩短扫描时间，具有重要临床应用价值。

（吕发金　梁张瑞）

第八章　磁共振成像图像质量评价及伪影

磁共振以其多参数、多序列、多平面、多功能的成像优势广泛用于临床各种疾病的诊断。同时，由于其多平面、多参数的成像特点，成像过程复杂，多种因素都会直接或间接影响 MRI 的图像质量，因此 MRI 图像的质量控制对于提高 MRI 的临床诊断价值非常重要。评价 MRI 图像质量有许多客观指标，包括噪声、信噪比、对比度噪声比、图像对比度、空间分辨力、图像均匀度、图像伪影等。很显然，有些指标并非直接反映图像本身的质量，而是通过图像质量的变化来反映机器的性能及状态。对于已经存在的 MR 扫描仪，其质量和状态基本上处于相对稳定状态，尽管对图像质量的影响依然存在，但这是操作者无法改变的。但是，成像过程中可变参数对 MR 图像特征指标的影响，以及设备硬件故障或环境因素对图像质量的影响是 MR 工作者必须掌握的知识。

本章节主要阐述 MRI 图像质量控制的评价方法，详细介绍各评价指标的表达方法及应用，探讨各评价指标的参数优化原则，并对 MR 成像过程中常见的伪影做成因分析和解决方案探讨，最大限度地减少或消除伪影，提高 MRI 图像质量。

第一节　磁共振成像图像质量评价

MRI 的原理比较复杂，涉及的技术颇多，其图像质量受多种因素影响，做好图像质量控制对提高 MRI 的临床应用价值非常重要。由于 MRI 扫描序列参数众多、选择灵活性高，使得 MRI 图像的质量很大程度上受操作者的影响，因此了解 MRI 图像质量及其影响因素之间的关系，对扫描过程中选择适当参数、获取最佳 MRI 图像至关重要。

影响磁共振图像质量的参数可分为两大类：一类是在扫描序列中可以直接定义的参数，称为扫描参数，如 FOV、TR、TE、TI、翻转角、层数、层厚、层

间距、NEX、相位编码步数等，这些参数可以在扫描过程中由操作者定义和修改；第二类参数称为图像评价参数，由扫描参数决定，如图像的信噪比、对比度、空间分辨力、均匀性、几何畸变等。

国际放射学界将磁共振图像质量评价分为客观评价法、主观评价法及二者结合的综合评价法。客观评价法是指运用形成磁共振图像的物理特征进行测定的评价方法。常用的物理特征有信噪比、均匀性、层厚、空间线性、空间分辨力及低对比度分辨力等。主观评价法又称心理评价法或视觉评价法，是指通过人的视觉根据专业经验知识来评价图像质量的方法。

客观评价法一般使用专用体模。这些体模是用于模拟人体生理特性的特定装置，是计量检测图像物理学特征的重要工具。每项计量检测指标都有其专用体模。参考国内外评价标准和检定规程，医用磁共振设备检测中应用的体模主要有 Magphan 体模、ACR 体模和磁共振厂家提供配备的体模三大类。不同体模形状各异，但均能完成对图像物理特征检测的要求。

一、信噪比

信噪比（signal to noise ratio，SNR）是指图像的信号强度与背景随机噪声强度之比，但磁共振图像中不同组织信号强度不同，一般来说，评价设备或者设置好的序列所获得的图像的信噪比需要用标准体模去测量。由于每台设备或每幅图像的信噪比没有确定的指标可以参照，或者说信噪比并不是一个确定值，其随设备和成像参数的变化而变化，因此评估所采集图像的信噪比，一般是通过测量调整参数后特征组织信噪比的变化，比较调整参数前后信噪比的相对变化。图像的信号强度是指图像中感兴趣区（region of interest，ROI）内各像素信号强度的平均值；噪声是结构组成相对均匀的组织信号强度

的标准差。重叠在图像上的噪声使像素的信号强度以平均值为中心而振荡，噪声越大，振荡越明显，信噪比越低。噪声主要来源于人体的分子热运动、磁共振系统的电子元器件及外界杂散信号，是磁共振成像中应尽量避免的信号。

测量评价特定设备或序列采集图像的信噪比一般采用专用体模。磁共振扫描体模后，选择体模图像上特定感兴趣区 ROI，一般选择多个，记录每个 ROI 区域的信号强度值（signal intensity，SI）和信号强度值的标准差（standard deviation，SD），记录测量的多个 ROI 的平均值，信号强度值用 S 表示，标准差用 N 表示，则图像信噪比计算公式可表示为公式（8-1）。

$$SNR = S/N \qquad 公式（8-1）$$

在临床应用中，评价所获得的某个部位或组织的图像的信噪比，其图像信号强度一般选取感兴趣区的组织，如病灶；噪声一般选取同层面图像显示的解剖组织之外的背景噪声，如空气；见公式（8-2）。

$$SNR = S_{组织}/N_{背景} \qquad 公式（8-2）$$

显然，较高的图像 SNR 是获得优质图像的基本条件之一。在成像操作中，除保证系统本身状态良好外，提高图像 SNR 的基本原则是提高受检组织的信号强度和降低图像背景噪声。组织的信号强度由多种因素决定，各因素相互影响，其对信号强度的影响如公式（8-3）所示。

$$S_{组织} = k \times 质子密度 \times 体素体积 \times$$
$$磁化矢量 \times (NEX)^{1/2} \qquad 公式（8-3）$$

1. k 是一个待定的比例系数，与线圈性能及后处理电路等有关。通常情况下，表面线圈采集的图像 SNR 高于体线圈采集的图像 SNR，多通道表面相控阵线圈采集的图像 SNR 更高。

2. 感兴趣区内的质子密度与信号量呈正相关，质子密度低的区域如致密骨、肺，仅能产生较低磁共振信号，导致图像 SNR 较低；质子密度高的区域如脑、脂肪组织和水，能产生较高的磁共振信号，故图像 SNR 高。

3. 图像 SNR 与体素的体积成正比。因为体积较大的体素所含质子数量比体积小的体素多，故 SNR 高。FOV 相同，矩阵增大，体素体积减小，SNR 降低。层厚增加，体素体积增大，SNR 成比例增加，相同层厚时，3D 图像的 SNR 明显高于 2D 图像。

4. SNR 与宏观磁化矢量 M_{xy} 成正比，M_{xy} 与主磁场强度成正比，同时依赖所使用的脉冲序列的参数及特性。自旋回波类序列的 SNR 一般高于梯度回波类序列。多数序列中，如自旋回波序列，TR 延长，SNR 提高；TE 延长，SNR 降低。

5. SNR 与信号平均次数 NEX 的均方根成正比。因为多次重复扫描可以对噪声进行平均，减少噪声，提高 SNR，但增加 NEX 的同时会延长扫描时间。

需要注意的是，在各大厂家 MR 设备上，参数调整界面显示的信噪比都是相对信噪比（relative SNR），一般用百分数（%）或小数表示，是指调整参数前后 SNR 的比值，其本身并不能代表真正 SNR 的高低。所有序列经参数调整并保存设置后，重新调用扫描时所获得图像显示的相对 SNR 均为 1（100%），随着参数调整，相对 SNR 发生相应变化。相对 SNR 的作用仅用于提示操作者该参数调整对当前序列所获得图像 SNR 的影响。即如果所选取的当前序列 SNR 很高，那么经过参数修改，即使界面显示的相对 SNR 值比较低，最终所获得的图像仍可能具有足够的 SNR。

二、对比度

对比度是指图像中不同感兴趣区域的相对信号强度差，是用影像学区别两种不同属性组织结构或病变的基础。在不影响图像整体质量条件下，应尽量追求高对比度。

不同组织间的差异，特别是病理组织与健康组织间的差异是非常重要的，这就是组织对比度。两种不同组织的对比度可用公式（8-4）表示。

$$C = (S_1 - S_2)/(S_1 + S_2) \qquad 公式（8-4）$$

式中：S_1，S_2 分别表示两种组织感兴趣内的图像信号强度。

影响 MR 图像对比度的因素很多。组织间的固有差别、成像技术和人工对比是三个主要因素。

1. 组织间的固有差别 即两种组织的 T_1 值、T_2 值、质子密度、运动等差别，差别大者则对比度较大，对比越好。如果组织间的固有差别很小，即便成像技术再好，对比度也很小。

2. 成像技术 包括场强、所用序列、扫描参数等。选择合理的序列并采用合理的扫描参数可以提高组织间图像的对比度。

3. 人工对比 有些组织的固有差别很小，可以利用注射对比剂的方法增加两者间的对比度，提高病变检出率。

三、对比度噪声比

由于噪声会对 MRI 图像对比度产生影响，使其不能真实反映组织间的对比度，因此通过图像对比度来反映组织间的对比度时必须把噪声考虑在内，临床上常用对比度噪声比（contrast-to-noise ratio，CNR）来评价图像质量。CNR 是指两种组织信号强度差值的绝对值与背景噪声之比。在实际测量中，计算见公式（8-5）。

$$CNR = (S_1 - S_2)/SD = SNR_1 - SNR_2 \quad 公式（8-5）$$

式中 SNR_1 与 SNR_2 分别代表两种不同组织的 SNR。

CNR 与 SNR 有关，但 CNR 代表的是 SNR 的差值，所以即使两个组织的 SNR 较低，CNR 也可能会很高。

四、空间分辨力及其决定因素

（一）空间分辨力

空间分辨力又称高对比度分辨力，是指 MR 图像对解剖细节的显示能力，实际上就是成像体素的大小，体素越小，空间分辨力越高。层厚代表层面选择方向的空间分辨力。

体素的大小取决于成像层厚、FOV 和像素矩阵的大小。成像层面变薄，则信号所代表组织厚度减小，使层面选择方向的空间分辨力提高。层面内的空间分辨力可表示为：

$$像素尺寸 = FOV/矩阵 \quad 公式（8-6）$$

当 FOV 不变时，矩阵越大则体素越小，空间分辨力越高；当矩阵不变时，FOV 越大则体素越大，空间分辨力越低。若空间分辨力过低，则可能产生截断伪影及部分容积效应；若增强图像的空间分辨力，则会导致图像的信噪比下降。

（二）空间分辨力与 SNR

SNR 与体素的大小成正比，因此空间分辨力直接影响 SNR 的大小。FOV 不变，矩阵增大，空间分辨力提高，体素体积减小，所含质子量减少，接收到的信号降低，在噪声不变的情况下，SNR 降低，同时扫描时间延长。矩阵不变，减小 FOV，空间分辨力提高，SNR 降低，同时还可能产生卷褶伪影。

在设置成像参数时应注意 SNR 是影响图像质量的重要因素。一般情况下，图像 SNR 很高时，能同时满足对 CNR 的要求；而 SNR 很低时，再高的空间分辨力也将失效。有时层厚减少 1mm 并不能明显提高空间分辨力，却可能造成 SNR 的严重下

降，故不应为追求过高的空间分辨力而牺牲 SNR。

五、图像均匀度

图像均匀度（image uniformity，IU），又称图像均匀性，一般指均质组织图像上不同区域信号强度的偏差，偏差越大说明图像均匀性越低。

影响图像均匀性的因素有：①静磁场均匀性；②射频磁场均匀性；③梯度磁场的涡流效应；④梯度脉冲校准效果；⑤图像处理方法；⑥穿透效应。

在实际测量中可用水模来进行，可在视野内取 5 个以上不同位置的感兴趣区进行测量，计算公式为：

$$IU = \left(1 - \frac{S_{max} - S_{min}}{S_{max} + S_{min}}\right) \times 100\% \quad 公式（8-7）$$

式中 IU 为图像均匀性，S_{max} 为最大信号值，S_{min} 为最小信号值。

六、几何畸变

几何畸变是 MRI 系统描述设备再现物体真实距离或形态的参数，也是判断设备空间定位是否准确的依据。所谓几何变形程度是指图像中两点的距离与被测物体相应两点实际尺寸的偏差，它体现了 MRI 系统重现物体几何尺寸的能力。几何畸变产生的原因是主磁场的不均匀性和梯度磁场的非线性，以及化学位移和磁化率的不同，产生的结果是图像发生扭曲。

图像的几何畸变又称空间线性，线性的畸变反映了主磁场的不均匀性和梯度磁场的非线性变化。图像的线性不好，即所得图像存在几何形状失真，不能真实反映成像物体的几何形状。图像线性的好坏一般用畸变百分率来表示，畸变越大，图像线性越差；畸变越小，图像线性越好。按照国家标准要求，几何畸变率最大不应超过 5%，当畸变率 >5% 时，则需调整主磁场和梯度磁场。磁场或进动频率不稳定，会对线性度产生不利影响，当磁场整体的不均匀性 >100ppm 时，图像会模糊和失真。

致图像几何畸变的主要因素包括：①静磁场不均匀；②梯度磁场线性不佳；③信号不完全采集；④磁敏感性改变，如软组织与气体或骨骼的交界面，或存在铁磁性物质等；⑤一些对磁场均匀性变化比较敏感的脉冲序列如 GRE 序列、EPI 序列等，其扫描图像上容易发生几何畸变。

七、图像质量的主观评价

主观评价方法比较多，没有统一标准，只要设计合理，都能对图像质量评价做出合理结论。根据美国放射学会（American College of Radiology，ACR）指南介绍的磁共振图像主观评价方法，评价内容包括表 8-1 基于 ACR 指南的规范化头颅扫描方案为例所示的 4 项评价指标。其中"图像对比度"指标进行李克特量表（Likert scale）5 分法评价，1 分表示图像质量差，5 分表示图像质量优秀，1~5 分程度依次增加；对"所需序列""扫描范围和成像平面""空间分辨力"3 个指标进行"是/否符合要求"的评价，若符合要求，则记为 1 分，反之则为 0 分。总分统计后选择专业的统计学软件进行统计分析。

（李锋坦）

第二节　磁共振成像伪影

MRI 伪影（artifact）也称假影或鬼影（ghosting），是指在 MR 扫描或图像重建的过程中产生的各种影像失真，可以表现为图像变形、重叠、缺失、模糊等。它包括解剖结构和信号强度的失真以及出现一些人体本身并不存在的致使图像质量下降甚至影响诊断的影像。由于伪影的存在，MRI 图像便不能正确反映组织的解剖位置、形态以及组织特性（即质子密度和 T_1、T_2 值）。MRI 图像伪影主要造成以下三个方面的问题：①使图像质量下降，甚至无法分析；②掩盖病灶，造成漏诊；③出现假病灶，造成误诊。MRI 图像出现伪影的原因较多，熟悉 MRI 图像伪影产生的原因、表现形式以及消除方法，以便于优化图像质量、提高 MR 诊断的准确率。本节重点讨论 MRI 伪影的相关问题。

一、磁共振伪影分类

磁共振伪影分类众多，按照伪影产生的原因主要可分为以下几类。

1. 被检体相关伪影　由于被检者随机运动及非随机运动，如呼吸、血流及脑脊液搏动导致的运动伪影等。

表 8-1　基于 ACR 指南的规范化头颅扫描方案（适用于 TIA 患者）

所需序列	图像对比度	扫描范围和成像平面	空间分辨力
矢状面、横断面或冠状面黑血	必须能充分区分大脑和脑脊液（CSF）	横断面必须覆盖整个大脑；矢状面必须从左到右覆盖整个大脑，从大脑的顶部到 C_2 水平；冠状面必须覆盖整个大脑，从前颅穹隆到后颅穹隆	层厚≤5.0mm 层间距≤2.5mm（冠状面） 层间距≤2.0mm（横断面或矢状面） 平面内像素（读出）≤1.0mm 平面内像素（相位）≤1.2mm 像素面积≤1.2mm^2
轴向弥散加权成像（DWI）	b 值必须大于 800s/mm^2	横断面必须覆盖整个脑	层厚≤5.0mm 层间距≤2.0mm 平面内像素（读出）≤2.0mm 平面内像素（相位）≤2.0mm 像素面积≤2.0mm^2
横断面或冠状面 T_2-FLAIR	灰质和白质之间必须有良好的对比度；脑脊液与白质相比，必须呈低信号或等信号	横断面必须覆盖整个大脑；冠状面必须覆盖整个大脑，从前颅穹隆到后颅穹隆	层厚≤5.0mm 层间距≤2.0mm 平面内像素（读出）≤1.0mm 平面内像素（相位）≤1.2mm 像素面积≤1.2mm^2
横断面亮血	脑脊液相对于大脑一定呈高信号；灰质和白质之间必须有良好的对比度	横断面必须覆盖整个大脑	层厚≤5.0mm 层间距≤2.0mm 平面内像素（读出）≤1.0mm 平面内像素（相位）≤1.2mm 像素面积≤1.2mm^2
横断面或冠状面 $T_2{}^*$ 加权回波梯度序列	脑脊液相对于大脑一定呈高信号	横断面必须覆盖整个大脑；冠状面必须覆盖整个大脑，从前颅穹隆到后颅穹隆	层厚≤5.0mm 层间距≤2.5mm 平面内像素（读出）≤1.0mm 平面内像素（相位）≤1.2mm 像素面积≤1.2mm^2

2. 序列相关伪影 与脉冲序列、扫描参数及软件等有关,包括卷褶、化学位移、截断、部分容积效应等伪影;操作相关伪影如由于摆位制动、线圈选择、定位线交叉、匀场中心偏差等原因,造成低信噪比、信号不均匀等伪影。

3. MRI 设备及外源性因素所致的伪影 包括硬件相关伪影,如由于静磁场不均匀(磁体)、射频不均匀(线圈、射频部件)、非线性梯度及梯度磁场不均匀(梯度部件)等原因,出现磁场不均匀、射频相关(层间交叉、拉链伪影、射频馈入、射频噪声)、梯度相关(涡流、非线性、几何畸变,磁敏感伪影等)、线圈相关(信号丢失、灯芯绒样、不均匀、马赛克)等多种伪影;金属植入物等产生的伪影;环境相关因素造成的伪影,如由于射频泄漏或/和射频干扰等原因导致的拉链伪影等。

二、被检体相关伪影

与被检体相关伪影主要表现为运动伪影。运动伪影(motion artifact)是由于在 MRI 信号采集过程中,某些组织或器官在每一次激发、编码及信号采集时所处的位置或形态发生了变化,因此出现相位的偏移,在傅里叶变换时会把这种相位的偏移错误地当成相位编码方向的位置信息,从而把组织的信号配置到一个错误的位置上,即出现了运动伪影。运动伪影是 MRI 伪影中最为常见的类型。包括呼吸运动伪影、心脏搏动伪影、血管搏动及流动伪影、脑脊液流动伪影等。按照导致伪影的运动特性可分为随机运动伪影、非随机运动伪影(即生理性运动伪影),如图 8-1 所示。

从理论上分析,运动伪影归根结底有如下两个最基本的因素:一个是网格体素磁化的幅值发生了波动;另一个是网格体素磁化的相位发生了波动。引起这些波动的原因是在有运动或者流动存在的部位,往往会发生非成像层面邻近区域未饱和质子进入成像层面内,或者部分被 90° 射频脉冲激发,而未被 180° 射频脉冲激发的质子进入成像层面,或

者引起体素内质子间相位的离散,导致回波信号衰减等。在二维傅里叶成像的数据采集阶段,对于一个已知的体积元,无论是其磁化的幅值或者相位发生波动都会产生这一伪影,即运动伪影。

运动伪影具有以下共同特点:①主要出现在相位编码方向上;②伪影的强度与运动结构的信号强度成正比,即运动结构信号强度越高,相应的伪影越明显;③伪影复制的数目、位置受运动频率和运动幅度、重复时间、激励次数、视野等因素的影响;④自旋回波序列比梯度回波序列运动伪影表现更明显;⑤注射对比剂后比注射对比剂前表现明显。

运动伪影相关的解决办法主要包括以下四个方面:①当运动伪影来自非感兴趣的组织时,对于相应的运动部位进行预饱和处理,以减少运动伪影的强度和幅值;②改变扫描序列或扫描参数,如切换相位编码方向、增加 NEX 等,尽量减少或消除伪影的影响;③使用生理触发或门控技术,如心电门控、呼吸门控、患者屏气采集,改变信号采集机制;④流动补偿技术的应用。最常见的为梯度力矩衰减(gradient moment reduction/nulling, GMR)技术或运动伪影抑制技术(the motion artifact suppression technique, MAST),以纠正运动组织所发生的相位偏移。其中流动补偿技术对抑制平面内流动产生的伪影比较有效,空间预饱和技术对于抑制垂直于平面方向的流动及来自感兴趣区外的脏器结构产生的运动伪影效果较好。

(一)随机运动伪影

1. 产生原因 随机运动伪影是指由不具有周期性且受检查者能够随机控制的运动造成的伪影,如吞咽动作、眼球转动、肢体运动等造成的伪影(图 8-2、图 8-3)。由于信号采集过程中短暂的信号强度变化或相位位移的变化而导致。若这些变化与脉冲的变化不一致,则二维傅里叶变换图像重建时,信号值投影错位,最终 MR 图像上表现为条纹状黑白相间伪影或图像模糊不清,但并不导致图像解剖结构的失真。

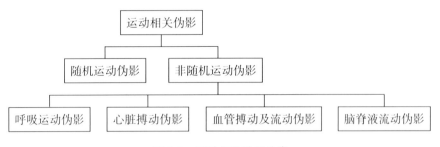

图 8-1 运动相关伪影分类

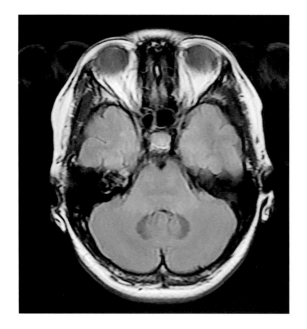

图 8-2　眼球运动伪影

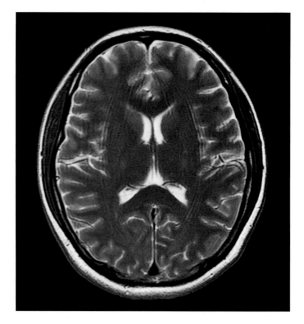

图 8-4　头部条纹状运动伪影

3. **解决方案**　目前针对随机运动伪影的主要对策有：①检查前争取患者的配合，使其在 MRI 检查期间保持不动（图 8-6）。②当运动伪影来自非感兴趣的组织时，在相应的运动部位设置预饱和带，以减少其运动的强度和幅值。如吞咽运动伪影可以在喉部施加空间预饱和带（图 8-7）。③尽量缩短 MRI 扫描时间，针对不合作的患者和小儿可考虑采用单次激发超快速序列如单次激发平面回波成像技术、单次激发快速自旋回波或单次准备脉冲快速梯度回波序列等。④采用能够纠正运动的脉冲序列技术，如螺旋桨技术（PROPELLER）、刀锋（Blade）技术、风车技术（Multivane），由于这类序列采用 k 空间放射状填充模式，对运动比较敏感的 k 空间中心有大量的信息重叠、平均，可以大大减轻运动伪影（图 8-8）。⑤改变相位编码方向，如颅脑横断面成像时若选择前后方向作为相位编码方向，眼球运动或者矢状窦静脉的血液流动伪影便可重叠于颅内，引起误诊或漏诊；若选择左右方向为相位编码方向，眼球运动伪影即位于颅脑之外，矢状窦静脉的血液流动伪影也位于颅脑之外。

（二）非随机运动伪影

1. **产生原因**　非随机运动包括心脏、大血管搏动、呼吸、胃肠道运动、血液及脑脊液流动等，其共同特点是具有周期性和相对的规律性，主要由信号流空、流入性增强、奇偶回波效应等因素共同决定。

2. **表现形式**　非随机运动伪影在 MRI 上主要

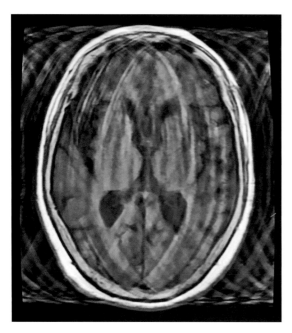

图 8-3　头部随机运动伪影

2. **表现形式**　随机运动伪影的特点有：①主要造成图像模糊，且模糊的程度与移动的距离成正比；②发生于相位编码方向上，与运动方向无关；③受检查者可以控制。随机运动伪影多发生于头部，其表现形式较为复杂。既可表现为离散带状的条纹伪影，也可以表现为边界模糊，出现两个大脑镰或大脑镰显示不清以及图像噪声较高等（图 8-4）。其中，对于脑脊液、血液等流体，因其不停运动，且受呼吸、心率、血管管径粗细等因素的影响，其运动速度不停变化，故其信号表现形式复杂多变（图 8-5）。

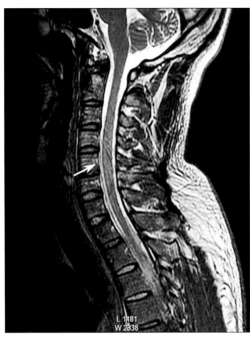
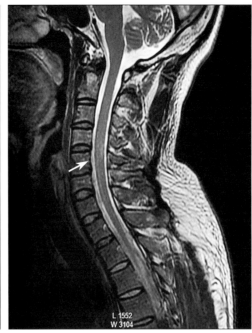

图 8-5　颈髓内见呼吸运动导致的伪影(箭),增加带宽,伪影减轻

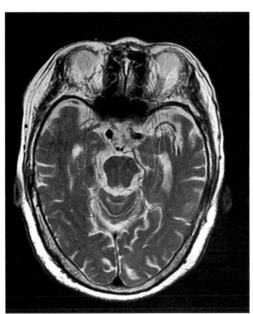
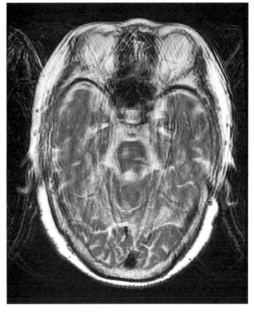

图 8-6　头部运动受控制后运动伪影减轻

表现为鬼影(ghosting),发生于相位编码方向上,与运动方向无关。伪影的模糊程度取决于运动频率、运动幅度、重复时间和激励次数。其中血管搏动产生的伪影多表现为与血管管径粗细成正比的带状条纹影。由呼吸、心脏搏动、胃肠道运动产生的伪影多表现为较大面积的离散条状伪影或部分图像的复制,如肠道(图 8-9)、心脏伪影(图 8-10)。

3. 解决方案　针对非随机运动伪影的主要对策有:①当运动伪影来自非感兴趣的组织时,在相应的运动部位设置预饱和带,以减少其运动的强度和幅值。如脊柱检查时可以对检查区域相应节段的心脏、腹部组织施加空间预饱和带,从而有效抑制心脏搏动及腹部呼吸运动所致的伪影。②对于心脏和大血管搏动可采用心电门控技术,以在心动周期同一预定点上采集成像。③对于呼吸运动可采用呼吸门控技术,以调整相位编码与运动周期同步。④当运动方向在相位编码方向上时,运动引起的伪影较重,在频率编码方向上时引起的伪影较轻。如在脊髓检查 T_1 加权像中,脑脊液为低信号,脑脊液流动的影响较弱,以随机性运动伪影

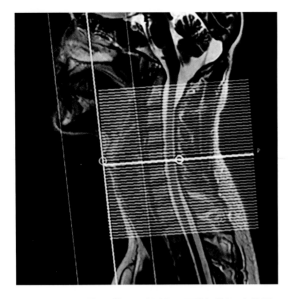

图 8-7　加预饱和带可以抑制吞咽引起的运动伪影

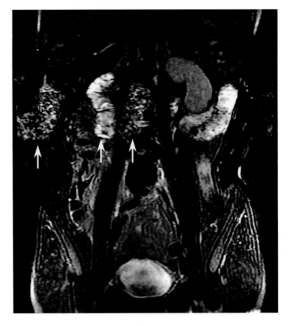

图 8-9　肠道蠕动伪影

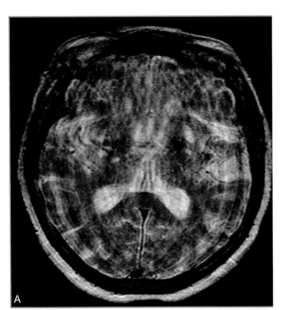

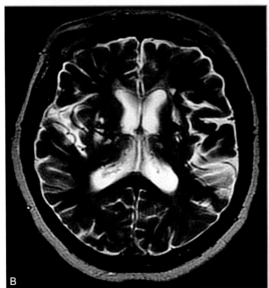

图 8-8　运用螺旋桨技术（PROPELLER）后头部运动
伪影（图 A）得到显著抑制（图 B）

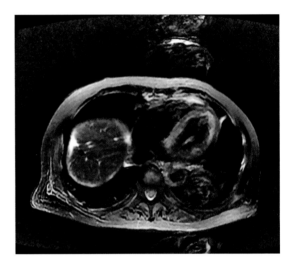

图 8-10　心脏搏动伪影

为主。因此选择频率编码方向为前后方向，理论上
可减轻运动伪影。需要注意的是改变相位编码方
向实际上并不能减轻或消除伪影，仅仅能改变运动
伪影所出现的位置。⑤脂肪抑制技术的应用，可以
去除对运动敏感的脂肪信号。⑥流动补偿技术的
应用。

　　对于非随机运动伪影有了整体认识之后，下面
针对各种生理运动所产生的伪影进行详细探讨。

　　（1）心脏搏动伪影：心脏搏动伪影不仅可以造
成心脏 MR 图像的模糊，而且伪影将重叠于周围结
构上，造成其他脏器观察困难。

　　心脏搏动伪影具有以下特点：①具有很强的周
期性；②受检查者不能随机控制；③沿相位编码方
向分布。

心脏搏动伪影的主要对策有：①在心脏区域施加预饱和带，主要用于心脏周围结构如脊柱的检查；②施加心电门控或心电触发技术，主要用于心脏大血管的 MRI 检查（图 8-11）；③切换相位编码方向，如脊柱矢状面或横断面成像时，如果相位编码为前后方向，心脏搏动伪影将重叠于脊柱上，如果把相位编码方向改成左右（横断面）或上下（矢状面），心脏伪影将不再重叠于脊柱上；④增加 NEX 可以在一定程度上减轻心脏搏动伪影。

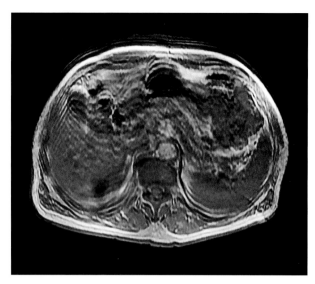

图 8-12 呼吸运动线状伪影

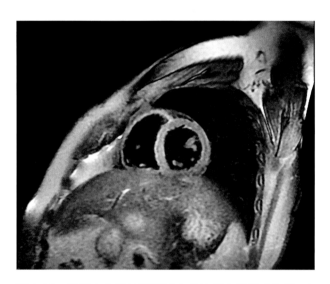

图 8-11 使用心电门控后可以有效控制心脏搏动伪影，心腔及心肌显示清晰

（2）呼吸运动伪影：呼吸运动伪影主要出现于胸腹部 MRI 检查中。若呼吸速率相对均匀一致，相位编码方向上可出现与呼吸速率相称的数个或不连续的鬼影；若呼吸速率变化不定，则整个图像可遍布鬼影。对于某些特殊的分段性回波技术，如采用回波链技术的序列中，呼吸运动可表现为沿着相位编码方向的多发线状影（图 8-12），亦称"活动百叶窗"。线状伪影的数目和空间分布取决于分段扫描的数目。

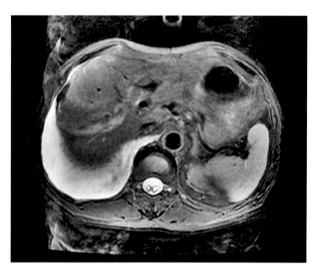

图 8-13 呼吸运动伪影表现形式

1）呼吸运动伪影的主要特点包括：①主要造成图像模糊或表现为腹壁脂肪影重叠于脏器或掩盖病灶；②伪影出现在相位编码方向上；③具有一定的节律性和可控制性（图 8-13）。

2）呼吸运动伪影的主要对策

① 施加呼吸触发技术或导航回波技术。这类技术利用探测到的呼吸波来触发成像序列，使 k 空间的所有 MR 信息尽量采自呼吸周期的相似时相，减少回波信号的相位错误，从而达到抑制伪影的目的（图 8-14）。呼吸触发技术或导航回波技术多用

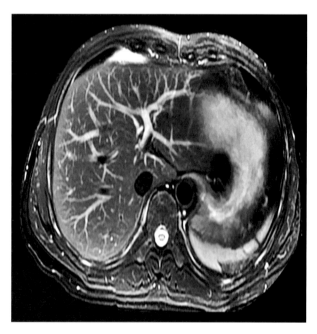

图 8-14 施加呼吸门控后呼吸运动伪影消失

于腹部的 FSE T_2WI,在一些 MRI 设备上还可用于梯度回波 T_1WI。

② 呼吸补偿技术,主要用于 SE T_1WI,由于目前 SE T_1WI 在腹部的应用越来越少,因此这项技术的应用也逐渐减少(图 8-15)。

③ 采用快速成像序列屏气扫描。目前腹部

MRI 检查的 T_1WI 多采用屏气扫描,对于不能均匀呼吸的患者,腹部的 T_2WI 序列也可采用屏气扫描(图 8-16)。

④ 对于呼吸不均匀又不能屏气的患者还可以采用对呼吸运动不敏感的超快速序列,如单次激发 FSE(图 8-17)、单次激发 EPI 等,即便图像采

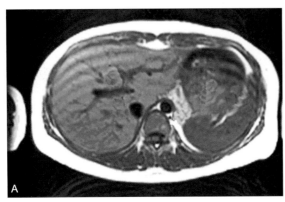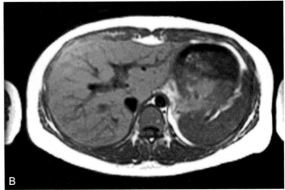

图 8-15 呼吸伪影明显(A),添加呼吸补偿后呼吸运动引起的伪影减轻(B)

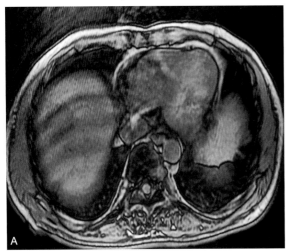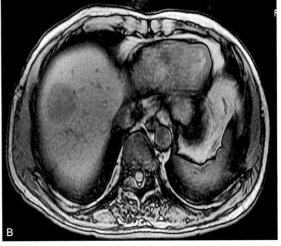

图 8-16 屏气扫描呼吸运动伪影(A)得到抑制(B)

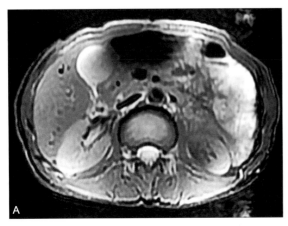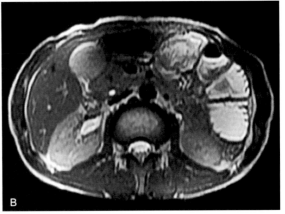

图 8-17 单次激发快速扫描技术比常规快速自旋回波成像技术能更好地克服呼吸运动伪影
A.采用呼吸门控常规 FSE 成像;B.单次激发 FSE 成像。

集过程中患者自由呼吸也没有明显的运动伪影，但需要指出的是这类序列的信噪比和图像对比度较差。

⑤ 施加脂肪抑制技术，因为 MR 图像的脂肪信号很高，造成的伪影也很明显，脂肪信号抑制后伪影将明显减轻（图 8-18）。

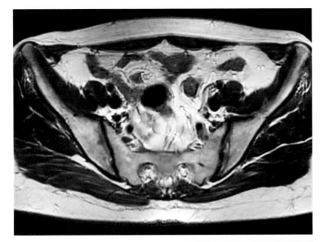

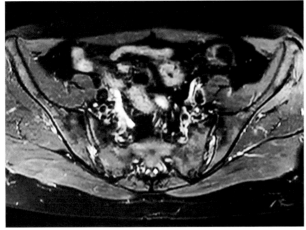

图 8-18　脂肪抑制后腹壁呼吸伪影减轻

⑥ 在前腹壁施加预饱和带抑制腹壁皮下脂肪的信号，也可抑制腹壁的运动伪影。

⑦ 施加腹带等减小呼吸运动的幅度，也可在一定程度上减少运动伪影，这种技术常用于没有配置呼吸门控技术的低场 MRI 机。

⑧ 通过增加 NEX 可以采集多次信号进行平均，采集的组织信号来源于各次激励信号的平均位置，因此可以在一定程度上减轻呼吸运动伪影。

（3）血管搏动及血液流动伪影：血管的搏动伪影及血液流动伪影产生的机制并不完全一致。血管搏动伪影主要是由于在采集图像 k 空间不同的相位编码线（MR 信号）时，血管的形态和/或位置发生着变化，导致了相位的错误，从而在相位编码方向上出现搏动伪影。

血管搏动伪影具有以下特点（图 8-19）：①具有明显的周期性。②主要发生于形态和位置随时间变化较大的血管，如大动脉特别是主动脉；扫描过程中大静脉若有明显的舒缩运动也可产生较明显的搏动伪影。③当血管内血液本身的信号较高，如增强扫描或使用梯度回波序列时，搏动伪影比较明显。④单纯的搏动伪影与血流方向的关系不明显。⑤伪影出现在相位编码方向上。

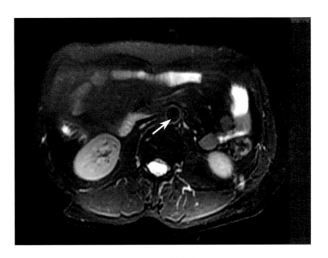

图 8-19　血管搏动伪影

磁共振成像时，由于血液的流动使得流动的质子与周围处于静止状态的质子表现出不同的信号，因而产生时间飞跃（time of flight，TOF）、流入相关增强效应（flow related enhancement effect）和体素内去相位（intra-voxel dephasing）等效应，统称为流动效应（flow effect）。血液的流动伪影主要是由于流动血液中的自旋质子在梯度磁场中移动而获得了相位，即沿频率编码方向血流中的质子群积累了相位偏移，在傅里叶变换时把这种相位偏移误当成相位编码方向的位置信息，使得血流的位置在相位编码方向发生漂移，从而产生流动伪影。血液的流动伪影主要与血液流动的特点、血液流动方向与扫描层面方向的相对关系有关。当血液流动方向与扫描层面垂直时，血液流动所造成的伪影在 MR 图像上主要表现为与血管管径粗细相仿、与血流方向平行的局灶性伪影；当血流速度快于相应扫描序列的 TR 时，将表现为所在 FOV 范围内连续的伪影，此类伪影在自旋回波序列中最为明显；当血液流动具有一定的周期性时，如搏动血流，MR 图像上则表现为不连续、分散的鬼影血管，其间隔取决于搏动血流和扫描序列 TR 之间的频率差别（图 8-20）；当血液流

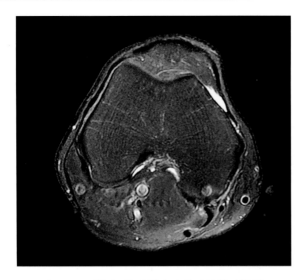

图 8-20　腘动、静脉的血液流动及搏动伪影

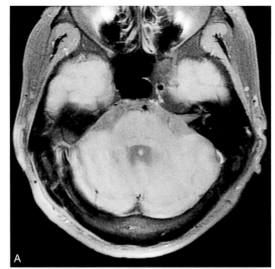

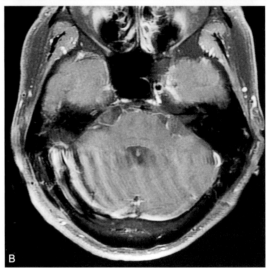

图 8-22　增强后（B）乙状窦的血流伪影比增强前（A）更明显

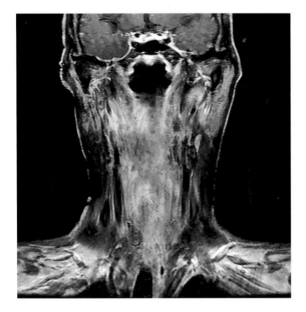

图 8-21　与双侧颈动脉平行的血流伪影

动方向与扫描层面平行时，MRI 中的血液流动伪影则较为弥漫（图 8-21），最常见于主动脉弓和下腔静脉在冠状面上的伪影表现，如在腹部冠状面中，可见贯穿于整个图像的血流伪影。

血液流动伪影具有以下特点：①常发生于慢血流血管，包括静脉；②当血流信号增高如增强扫描时，伪影更为明显（图 8-22）；③主要发生于沿频率编码方向流动的血管；④由于血液流速与心动周期有一定关系，因此血液流动伪影具有一定的周期性；⑤伪影沿相位编码方向分布。

大血管搏动或流动伪影常见于以下几种情况：①体部或颈部 MRI，特别是梯度回波快速成像序列；②增强扫描时由于血液信号增加，容易出现搏动或流动伪影，梯度回波序列容易出现，SE T_1WI 也可出现来自静脉的搏动或流动伪影；③其他邻近大血管的部位，利用梯度回波成像或增强扫描也易出现搏动伪影。

无论是搏动伪影还是流动伪影，都常表现为一串沿相位编码方向等间距分布的血管影，血管影可呈现较高信号、低信号或高低信号相间。血管搏动伪影或血液流动伪影的主要对策有：①在成像区域血流的上游和/或下游施加预饱和带，这种方法适用于垂直于扫描层面的血管造成的搏动伪影（图 8-23）。②施加心电门控也可以减少血管搏动或流动伪影。③切换相位编码方向，这种方法并不能消除垂直于层面的血管引起的搏动伪影，但可以使搏动伪影的方向发生改变（图 8-24）。对于层面内沿着频率编码方向的血流引起的流动伪影，切换相位编码方向后，血流沿着相位编码方向流动，对于消除或减少慢血流的流动伪影可能是最有效的方法。

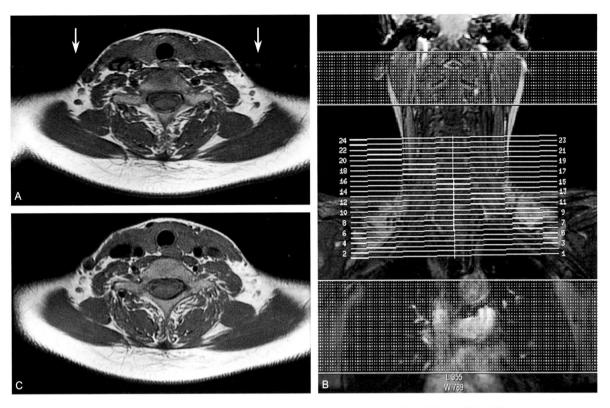

图 8-23　添加与扫描层面平行的预饱和带后(B)血流伪影(A箭头)得到有效抑制(C)

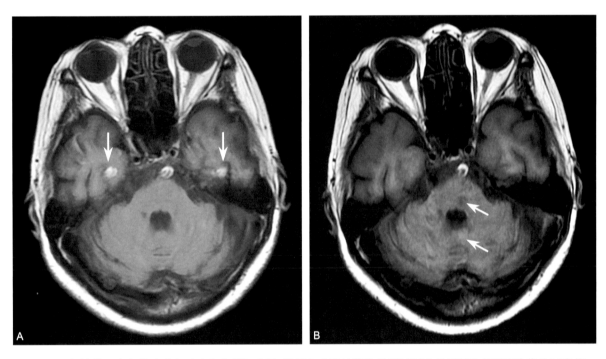

图 8-24　相位编码方向从左右(A)改为前后(B)后,椎基底动脉的搏动伪影(箭)方位及其信号强度也发生了变化

④使用流动补偿技术,对于减少沿频率编码方向流动的慢血流造成的流动伪影有较好的效果,如颅脑 SE T_1WI 增强扫描施加该技术后,来自静脉窦的搏动伪影可明显减少。

鉴于血液流动伪影常发生于较慢血流的血管,同时由于颅内动脉瘤腔内血流缓慢,且常伴或不伴血栓形成,因此导致了少数动脉瘤在 MRA 上漏诊

和误诊。有学者提出:相位编码方向上的血液流动伪影对颅内动脉瘤的诊断具有特征性,是确定动脉瘤的主要征象。如在头颅 MRI 上发现颅内占位合并有流动伪影,则应首先诊断为颅内动脉瘤,并基本上可排除颅内其他占位性病变的诊断。GRE 序列及 FLAIR 序列图像上的血液流动伪影强度大于 SE 序列,且增强后 T_1WI 图像上的流动伪影强度明

显大于增强前的图像。

（4）脑脊液流动伪影：脑脊液流动伪影在颅脑和脊柱 MRI 检查时常见，有的流动伪影影响图像质量并不严重，而有的脑脊液流动伪影可造成误诊和漏诊。脑脊液流动伪影主要有三种表现形式，其发生机制和控制对策各有不同。

1）脑脊液流动引起质子群失相位而造成信号丢失：这主要发生于 FSE T_2WI 序列上，在 90° 脉冲与回波之间脑脊液流动将造成质子群不同程度上失相位，从而发生信号衰减。实际上脑脊液流动造成的信号丢失几乎发生于所有颅脑和脊柱的 FSE T_2WI 上（图 8-25），比如对于颅内或椎管内有囊肿性病变如蛛网膜囊肿的患者，T_2WI 上脑脊液的信号会略低于囊肿的信号，这种现象主要是由于脑脊液流动失相位所造成的信号衰减。一般情况下，这种脑脊液较为均匀一致的轻度信号衰减并不影响图像质量和诊断。但在某些情况下，如果脑脊液流动失相位造成的信号衰减在局部较为明显时则容易造成误诊，如胸椎矢状面上脊髓后方蛛网膜下隙内常可出现不规则的低信号区，容易误诊为脊膜血管畸形（图 8-26）。脑脊液流动失相位造成的信号衰减的主要控制对策有：①采用心电门控技术可减少流动失相位；②采用超快速梯度回波序列，这种序列对于流动不敏感，不易出现流动失相位引起的信号丢失；③采用流动补偿技术（图 8-27）。

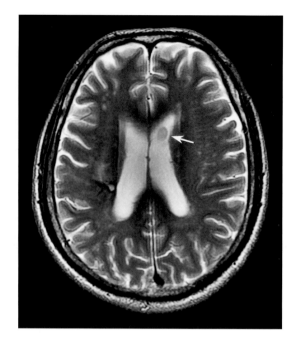

图 8-25 头部横断面 T_2WI 上左侧侧脑室内出现低信号的脑脊液流动伪影（箭头）

2）脑脊液流空效应及流入增强效应：在脑脊液流动较快的部位，如脑室间孔、中脑导水管及椎管内，当扫描层面与脑脊液流动方向垂直或基本垂直时，在 T_2WI 上可呈现不同程度的信号流空（图 8-28）；而 FLAIR 序列上则可出现流入增强效应，表现为在低信号的脑脊液背景下出现局限性的高信号影（图 8-29），会影响脑脊液的抑制效果，并可能

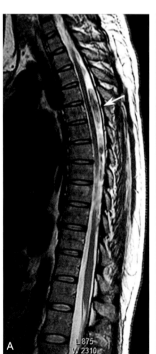
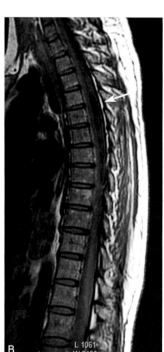
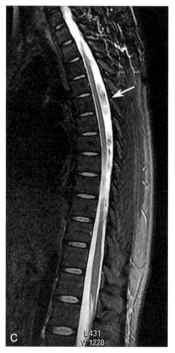

图 8-26 脊髓后方蛛网膜下隙内脑脊液流动伪影（箭）表现为不规则的低信号区，容易误诊为脊膜血管畸形

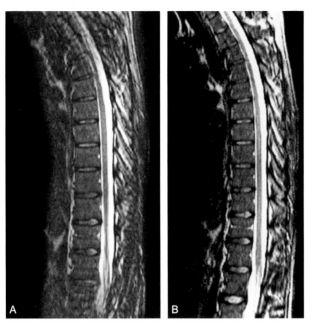

图 8-27　采用流动补偿后（A）的脑脊液流动伪影得到了有效抑制（B）

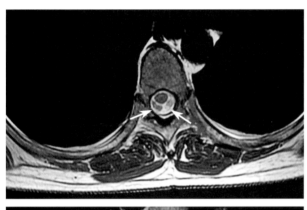

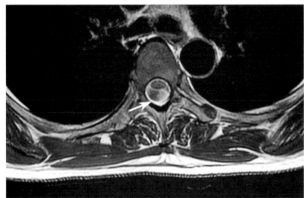

图 8-28　胸椎横断面 T₂WI 上可见胸髓侧后方蛛网膜下腔内出现的低信号的脑脊液流动伪影（箭头）

出现流动伪影。这类伪影的主要控制对策有：①对于流空效应，一般不影响诊断，只需认识该表现避免误诊即可；②可以通过缩短 FSE T₂WI 序列的 TE 来减轻流空效应；③采用 EPI 序列或 TR、TE 极短的梯度回波序列可以明显减轻流空效应；④对于FLAIR 序列的流入增强效应造成的脑脊液抑制不

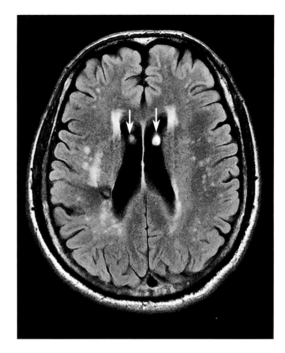

图 8-29　头部横断面 T₂-FLAIR 序列图像上双侧侧脑室内出现高信号的脑脊液流动伪影（箭头）

佳，可以采用分组采集并同时增大 180° 反转脉冲的激发厚度进行弥补。

3）脑脊液流动伪影：当脑脊液沿着频率编码方向流动时，质子群将积累相位的偏移，从而产生流动伪影，其原理与血液流动伪影一致。椎管内的脑脊液总体上沿着椎管长轴方向流动，当脊柱矢状面 FSE T₂WI 序列选择上下方向为频率编码方向时，脑脊液流动伪影最为明显，表现为纵向走行的细条状略高信号伪影重叠于脊髓上，严重影响脊髓的观察；当横断面 FSE T₂WI 序列相位编码方向选择为左右时，脑脊液流动伪影表现为多个形态相似的重复的环状高信号（图 8-30）。颅脑 FSE T₂WI 上也有类似的表现。减少椎管内脑脊液流动伪影的主要对策有：①采用心电门控技术可减轻脑脊液流动伪影；②最为有效的方法是改变频率编码方向，把脊柱矢状面 FSE T₂WI 序列的上下方向设置为相位编码方向，前后方向为频率编码方向，可明显抑制脑脊液流动伪影；③采用流动补偿技术，不但可以抑制脑脊液流动伪影，还可以增加脑脊液的信号。

三、序列相关伪影

序列相关伪影来源于某些特定的成像过程。虽然运动相关伪影同样依赖特定的成像序列，但是相对来说，序列相关伪影对技术方面的影响因素（如特定的射频脉冲以及信号采集方法等）更为敏感。造成这类伪影的原因对于相同的成像方法来

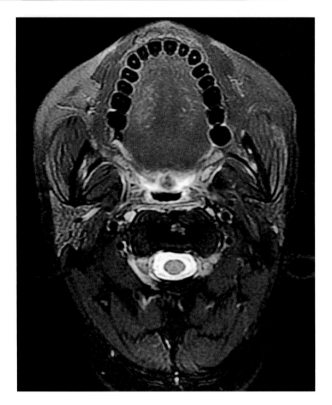

图 8-30　颈椎横断面 T₂WI 上脑脊液流动伪影

说相对恒定,在 MR 图像中易于辨认。具体可分为卷褶伪影、化学位移伪影、相位消除伪影(也称勾边伪影或黑线伪影)、截断伪影、相干性伪影、磁敏感伪影。

(一)卷褶伪影

当受检部位的大小超出所选择的 FOV 的大小时,超出 FOV 外的组织信号将折叠到 MR 图像的另一侧,这种折叠被称为卷褶伪影(aliasing artifact 或 wraparound artifact 或 foldover artifact)。

1. 产生原因　卷褶伪影是由于 MRI 信号的不良采集而产生,是模-数(A/D)转换错误的表现。MRI 信号在图像上的位置取决于信号的相位和频率,信号的相位和频率分别由相位编码和频率编码梯度磁场获得。信号的相位和频率具有一定的范围,这个范围仅能对所设定的 FOV 内的组织信号进行空间编码,当 FOV 外的组织信号融入图像后,将发生相位或频率的错误,把 FOV 外一侧的组织信号错当成另一侧的组织信号,从而把信号卷褶到对侧,形成卷褶伪影。实际上卷褶伪影可以出现在频率编码方向,也可以出现在相位编码方向上。由于在频率编码方向上扩大信号空间编码范围不增加采集时间,故目前生产的 MRI 扫描仪均采用频率方向的超范围编码技术,使得频率编码方向不会出现卷褶伪影,因此 MRI 上卷褶伪影一般出现在相位编码方向上。在三维 MRI 序列中,由于在层面选择方向上也采用了相位编码,卷褶伪影也可出现在层面选择方向上,表现为三维容积层面方向两端的少数层面上出现对侧端以外的组织折叠的影像。

2. 表现形式　卷褶伪影(图 8-31)具有以下特点:①由于扫描序列 FOV 小于受检部位所致;②常出现在相位编码方向上;③表现为 FOV 外一侧的组织信号卷褶并重叠到图像另一侧的 FOV 内。

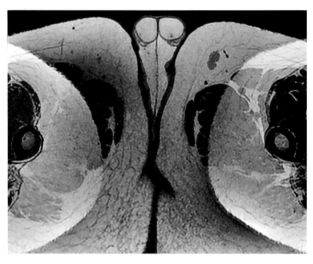

图 8-31　卷褶伪影

左右方向的 FOV 小于髋部的宽度,左右方向 FOV 以外的组织翻转到 FOV 以内并重叠显示于 FOV 内的组织上。

3. 解决方案　消除或减少卷褶伪影的主要对策如下。

(1)增大 FOV:卷褶伪影多发生于 FOV 边缘,对中间部分的 ROI 影响不大。增大 FOV,使之大于受检部位,这是消除卷褶伪影最容易实现的方法,而且不增加采集时间。在临床 MRI 检查中,一般情况下 FOV 都略大于受检部位。

(2)相位编码方向过采样:是指对相位编码方向上超出 FOV 范围的组织进行相位编码,但在重建图像时,并不把这些过采样的区域包含到图像中,FOV 外的组织因为有正确的相位信息,因此不发生卷褶伪影;或者使用带通滤波器,减少相位编码方向的卷褶伪影(图 8-32)。

(3)切换频率编码与相位编码的方向:把层面中径线较短的方向设置为相位编码方向。如进行腹部横断面成像时把前后方向设置为相位编码方向,颅脑横断面成像时把左右方向设置为相位编码方向,不易出现卷褶伪影。

(4)施加空间预饱和带:在 FOV 外相位编码方

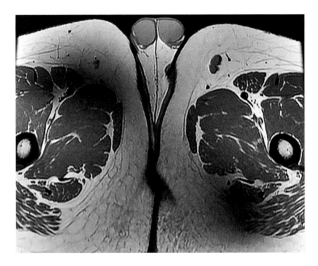

图 8-32　通过相位编码过采样后,图 8-31 显示的卷褶伪影消失

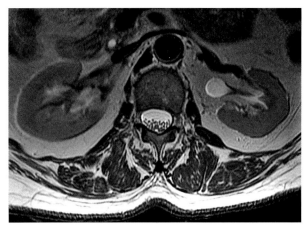

图 8-33　双侧肾脏边缘的化学位移伪影

向上的组织区域放置一个空间预饱和带,其宽度应该覆盖相位编码方向上 FOV 外的所有组织,抑制该区域内的组织信号,这样尽管卷褶伪影并没有消除,但由于产生卷褶伪影的组织信号明显减弱,卷褶伪影的强度也随之减弱。

(二)化学位移伪影

原子核的共振频率与磁场强度成正比,但决定磁场强度的因素除了静磁场和梯度磁场外,还有各种原子核本身。因原子核周围分子环境的不同引起其共振频率上的差异,从而产生不一致的化学位移导致的图像失真称为化学位移伪影(chemical shift artifact)。

化学位移现象起初是以产生图像伪影的形式被认识的,目前在临床上,化学位移现象则被越来越广泛地应用于 MRI 诊断。利用水、脂分子中氢质子的固有共振频率的差别,应用化学位移成像相关的 MRI 序列,则可证实脂肪成分的存在,有助于判定病变组织中是否含有脂肪成分。化学位移现象可应用于颅脑病变中含脂性病变的鉴别,如脂肪瘤、皮样囊肿、畸胎瘤等;可应用于体部病变,如肾上腺腺瘤、肝脏组织中的局灶性脂肪以及血管平滑肌脂肪瘤等。

由于水和脂肪组织信号的错位,化学位移现象导致频率编码梯度场强较高的一侧的脏器边缘出现一条信号更高的白色条带(水脂界面的水分子信号与移位的脂肪分子信号相重叠),频率编码梯度场强较低的一侧的脏器边缘出现一条信号缺失的黑色条带(水脂界面的脂肪分子移位至低频侧),常称为化学位移伪影,如腹部 MRI 中肝脏和肾脏组织的边缘(图 8-33)。此类伪影导致的图像失真最常见于

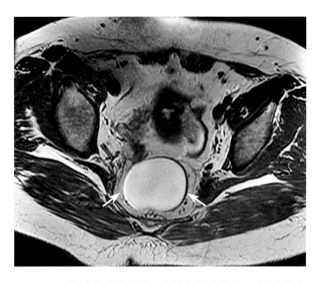

图 8-34　化学位移伪影出现在扩张积液的结肠边缘(箭)

内部充满液体而外周为脂肪成分的组织结构,如眼眶及膀胱(图 8-34)。

1. 产生原因　在 MRI 的频率编码方向上,MR 信号是通过施加频率编码梯度磁场造成不同位置上质子进动频率的差别从而完成空间定位编码,氢核周围化学环境的不同造成不同组织中氢核的共振频率不同,由此引起化学位移错位投影。MRI 一般以水分子中的氢质子的进动频率为中心频率,在脂肪与水的交界处,由于脂肪中氢质子的进动频率低于水分子中氢质子的进动频率,脂肪共振频率低,脂肪信号则会被误认为是位于较低磁场位置的体素发出的信号,所以在图像上脂肪信号会被位移到具有较低频率梯度磁场的位置。而且移动的距离受主磁场强度、频率带宽、位移方向的编码步数及频率差异的影响。在 GRE 序列中,由于缺少 180° 复相位脉冲,依据 TE 值的大小,化学位移会造成脂肪和水在回波时间内失相位(out of phase)或同相位(in phase)。当失相位时,则出现信号丢失。由

于图像空间编码的每一步都存在脂肪和水之间的化学位移,受梯度磁场开通时间长短的影响,化学位移伪影在频率编码方向和层面选择方向上较为明显。沿频率编码方向的化学位移伪影,FSE序列比GRASE序列明显;沿相位编码(phase encoding)方向的化学位移伪影,GRASE序列比FSE序列明显。另外,EPI序列的化学位移伪影主要沿相位编码方向。

2. 表现形式 化学位移伪影(图8-35)的特点包括:①化学位移伪影出现在脂肪组织与其他组织的界面上。②在一般序列上,该伪影出现在频率编码方向上,在EPI序列上可出现在相位编码方向上。③脂肪组织与其他组织的界面与频率编码方向垂直时,化学位移伪影比较明显。④脂肪组织的信号向频率编码梯度场强较低的一侧方向移位,即频率编码梯度场强较低一侧的脏器边缘出现一条信号缺失的黑色条带,而频率编码梯度场强较高一侧的脏器边缘出现一条信号更高的白色条带。然而在某些组织曲面的图像中,化学位移伪影所致的高信号条带则难以辨认。⑤其他条件相同的前提下,主磁场场强越高,化学位移伪影越明显。

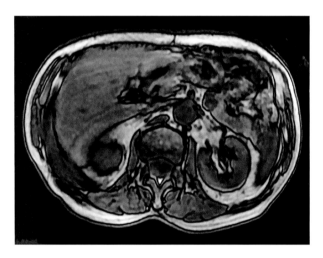

图8-35 腹腔脏器周围黑边状化学位移伪影

3. 解决方案 消除或减轻卷褶伪影的主要对策有:①改变频率编码方向。产生化学位移伪影的白色条带或黑色条带的大小及分布与多种因素有关,其中最重要的是源于频率编码方向的影响(图8-36)。化学位移伪影主要发生于与频率编码方向垂直的水、脂界面上,如果改变频率编码方向,使脂肪组织与其他组织的界面与频率编码方向平行可消除或减轻肉眼可见的化学位移伪影。②改变FOV。扫描序列所选择的FOV的大小可影响化学

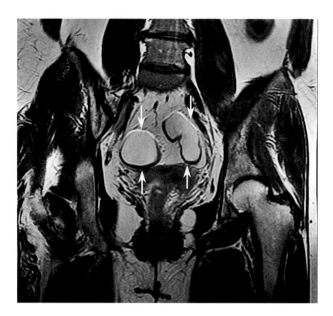

图8-36 盆腔冠状面成像

相位编码方向为左右方向,化学位移伪影出现频率边缘方向,在扩张积液的结肠上下边缘可见线状伪影(箭)。

位移伪影的白色或黑色条带的大小,缩小FOV可减轻化学位移伪影。③增加频率编码的采集带宽。采集带宽主要影响化学位移伪影的数量。自旋回波序列不易产生化学位移伪影,仅当采集带宽较窄(-16kHz~16kHz)时,便可产生化学位移伪影。采集带宽较窄,决定了频率编码方向的采样带宽较小。以场强为1.5T扫描机为例,由于化学位移现象的存在,水分子中的氢质子的进动频率比脂肪中氢质子的进动频率约高出3.5ppm(相当于150Hz/T),脂肪和水的化学位移约为225Hz,如果矩阵为256×256,频率编码带宽为±12.5kHz(约100Hz/像素),那么化学位移225Hz相当于移位2.25个像素,如果把频率编码带宽改为±25kHz,则化学位移相当于1.13个像素。因此增加频率编码带宽可以减轻化学位移伪影。需要注意的是增加频率编码的带宽后,回波的采样速度还可得到提高,但是图像的SNR降低。④施加脂肪抑制技术。化学位移伪影形成的基础是脂肪组织相对于其他组织的位置错误移动,如果在成像脉冲前先把脂肪组织的信号抑制掉,则化学位移伪影将同时被抑制。⑤选用主磁场场强更低的MRI扫描仪进行扫描。场强越高,水分子与脂肪分子中氢质子的进动频率差别越大,化学位移伪影越明显。因此选用场强较低的设备进行扫描可以减轻化学位移伪影。

4. 相关应用

(1)脂肪瘤的辅助诊断:颅内结构的脂肪成分主要见于眼眶、骨髓以及头皮下组织内。颅内富含

脂质成分的肿块虽稀少，T_1WI 可表现为高信号影，然而，许多其他的成分也表现为 T_1WI 高信号影，如正铁血红蛋白、钙化以及黑色素等。若 T_1WI 高信号影周围伴有一条化学位移伪影的信号带时，则可证明该病灶内含有脂质成分。由于脑脊液、脑组织-脂肪界面的存在，大部分的颅内脂肪瘤均可见化学位移伪影条带。

（2）畸胎瘤的辅助诊断：因为含有不同的成分如脂肪、软组织、软骨或骨等，成熟畸胎瘤比较容易诊断。若颅内发现多房性肿块、信号极不均匀、伴有化学位移伪影时应考虑畸胎瘤的诊断。

（3）皮样囊肿的辅助诊断：皮样囊肿 MRI 信号亦较复杂，可见脂肪成分漂浮于水或蛋白类成分之上，同时也可发现化学位移伪影条带。

（三）相位消除伪影

相位消除伪影（phase cancellation artifact），也称勾边伪影或黑线伪影，在梯度回波序列的反相位（反相位 TE）图像上，脏器与脂肪组织的界面处会出现宽度为一个像素的黑线，勾勒于肝脏、肾脏、肾上腺、眼眶等脏器的周围及肌肉间隙等，被称为勾边伪影。

1. 产生原因 由于化学位移伪影现象的存在，如果某一像素中同时存在水和脂肪，射频脉冲激发后经过数毫秒，水分子中氢质子的相位将超过脂肪分子中氢质子半圈，即两者的相位差达到 180°，其宏观横向磁化矢量将相互抵消导致的低信号改变。

目前临床上化学位移成像技术主要采用 2D 扰相 GRE T_1WI 序列，利用该序列很容易获得反相位和同相位图像。

扰相 GRE T_1WI 序列需要选择不同的 TE 方可得到反相位或同相位图像，关键在于如何选择合适的 TE。不同场强的扫描机应该采用不同的 TE 进行同/反相位成像，计算公式如下：

$$同相位 TE = 1\,000ms/[\,150Hz/T \times 场强(T)\,]$$

$$反相位 TE = 同相位 TE/2$$

如 1.5T 磁共振扫描机，同相位 $TE=1\,000ms/[\,150Hz/T \times 1.5T\,]$，约等于 4.4ms，反相位 $TE=2.2ms$。

在实际应用中，化学位移成像最好能在同一个序列中采集反/同相位图像，以便比较。同相位图像实际就是普通的扰相 GRE T_1WI，反相位图像与同相位图像相比，可初步判断组织或病灶内是否含有脂肪及其大概比例。

2. 表现形式 勾边伪影（图 8-37）具有以下特点：①仅出现于梯度回波序列，一般不出现于自旋

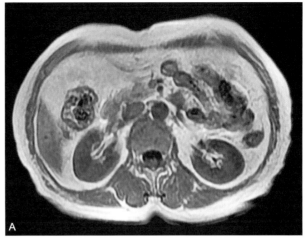

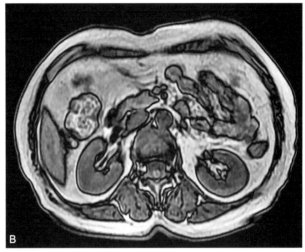

图 8-37　在反相位图像上（B），腹腔脏器周围可见线状低信号带环绕，而未出现在同相位图像上（A）

回波类序列；②出现于脏器与脂肪组织的界面上；③只出现于反相位图像上，最常见的是扰相 GRE 序列的反相位图像上，Balance-SSFP 序列由于通常采用近似于反相位的 TE，往往也可以看到勾边伪影（图 8-38）；④表现为一条宽度仅为一个像素的低信号黑线包绕脏器。

勾边伪影产生的原因也是因为水分子和脂肪分子的化学位移效应，也属于化学位移伪影的一种，但是与上一节所述的化学位移伪影有所不同：①普通化学位移伪影既可出现于自旋回波类序列又可出现于梯度回波类序列，而勾边伪影仅出现于梯度回波类序列；②普通化学位移伪影与 TE（同/反相位）无关，勾边伪影仅出现于反相位图像上；③普通化学位移伪影仅出现于频率编码方向上，勾边伪影出现于脂肪组织与其他组织的任何方向界面上；④普通化学位移伪影根据脂肪与其他组织界面的分布及频率编码梯度磁场的高频/低频方向的不同，可以表现为黑线、白线或黑白线同时出现，勾边伪影总是表现为一条黑线；⑤根据频率编码梯度磁场

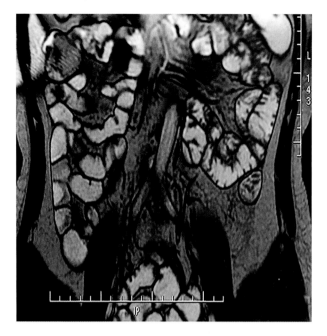

图 8-38 腹腔脏器周围可见勾边伪影

采集带宽的不同，普通化学位移伪影的宽度随之改变，勾边伪影的宽度总是只有一个像素。

3. 解决方案 减少或消除勾边伪影的方法有：①通过 TE 的改变采集同相位图像；②施加脂肪抑制技术；③用自旋回波类序列取代梯度回波类序列。

4. 相关应用

（1）组织成分鉴别：临床上化学位移成像技术多用于腹部脏器的梯度回波 MRI 检查。

1）肾上腺病变的鉴别诊断：化学位移 MRI 技术已被广泛应用于肾上腺腺瘤的诊断及鉴别诊断。良性的肾上腺腺瘤中含有脂质，活体研究表明，肾上腺腺瘤中大约含有 16% 的脂肪成分。与同相位图像比较，反相位图像上信号强度常有明显减低，当反相位图像上肾上腺结节的信号衰减大于 20% 时即支持肾上腺腺瘤的诊断。利用化学位移成像技术判断肾上腺结节是否为腺瘤的灵敏度为 70%~80%，特异度高达 90%~95%。另外肾上腺转移瘤基本不含有脂质成分，反相位图像中不会出现明显的信号衰减。有学者研究证明，与通过测量平扫 CT 图像上肾上腺结节的 CT 值来诊断肾上腺腺瘤的方式相比，通过化学位移 MRI 技术诊断肾上腺腺瘤的价值更高。

2）肝脏脂肪浸润的鉴别诊断：对于脂肪肝的诊断灵敏度超过常规 MRI 和 CT。选择适当的 TE 进行肝脏的动态扫描，甚至可发现低至 10% 的脂肪浸润改变。

3）判断肝脏局灶性病变中的脂肪变性：肝脏

局灶性病变中发生脂肪变性者多为肝细胞腺瘤或高分化肝细胞癌。然而梯度回波 TE 选择不当时，则有可能将肝脏良性脂肪浸润以及局灶性脂肪变性误诊为恶性病变，甚至掩盖病灶的显示导致漏诊（图 8-39）。

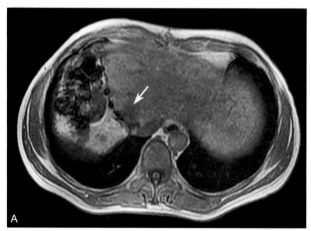

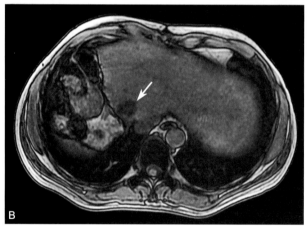

图 8-39 判断肝脏局灶性病变中的脂肪变性
在反相位图像上（B），肝实质内见边界清晰的发生脂肪变性的肝癌病灶（箭），而在同相位图像上（A）此病灶显示欠清。

4）有助于肝脏或肾脏血管平滑肌脂肪瘤等其他含脂类病变的诊断和鉴别诊断。

另外，有些文献报道，若化学位移成像的反相位图像较同相位图像存在组织信号衰减，则提示细胞内含有脂质，另有文献报道这种说法并不确切。在组织学上脂肪变性通常表现为细胞内脂滴的沉积，在反相位图像上可以发现该类组织的信号减低。然而化学位移成像技术本身并不能够区分脂质位于细胞内还是细胞外，只要某一像素内含有脂肪和水两种成分并达到一定比例，无论脂肪成分出现在细胞内还是细胞外，在反相位图像上该像素的信号都可以发生衰减。

（2）勾勒脏器边缘：反相位图像可明确地勾勒出周围富含脂肪组织的脏器边缘，如肾脏、肾上腺以及肝脏等,图像上表现为宽度为一个像素大小的黑线包绕在脏器边缘。

(四)截断伪影

截断伪影(truncation artifact)也称环状伪影,在空间分辨力较低的图像上比较明显,表现为多条同心圆状排列的弧形线状高低信号影。有时对于一些不能合作的患者,为了缩短检查时间,选择将图像的显示矩阵降低,就会造成取样不足,使图像中信号强度突变的组织界面出现明暗相间的线状或条纹状伪影,如颅骨与脑组织交界面、脊髓与脑脊液、膝关节内的半月板与液体之间。截断伪影不能真实地再现对比度突变的组织界面,影响对图像的准确判断。

1. 产生原因 MR 图像实质上是由很多像素组成的矩阵,数字图像想要真实显示实际解剖结构,其像素应该无限小,但实际上像素的大小是有限的,因此图像与实际解剖结构存在差别,这种差别实际上就是截断差别。当像素较大时其失真将更为明显,就可能出现肉眼可见的明暗相间的条带,这就是截断伪影。截断伪影是由于回波信号采集不足所导致的。最常见于部分质子仍处于被激发产生信号的状态,而信号的采集过程却终止了,如 T_1WI 上边缘区域高信号的脂肪在回波信号采集结束时仍在产生着回波,因此将会采集到一部分截断信号,经过傅里叶变换,最终图像上将出现环状的模糊阴影,即为截断伪影。

2. 表现形式 截断伪影容易出现在以下情况:①图像的空间分辨力较低,即像素较大时;②在高对比度界面发生,即两种信号强度差别很大的组织间,如 T_2WI 上脑脊液与骨皮质之间,主要由于采样数目及时间有限,使得信号强度来回交换所导致。

截断伪影的主要特点有:①常出现在空间分辨力较低的图像上;②相位编码方向往往更明显,这是由于一般情况下为了缩短采集时间,相位编码方向上的空间分辨力往往更低;③表现为多条明暗相间的弧形或条带(图 8-40、图 8-41)。

3. 解决方案 针对截断伪影的处理措施主要有:①增加采样时间,从而增加图像的空间分辨力(图 8-42);②减小像素尺寸,如增加相位编码步数;③适当缩小 FOV 尺寸,以不产生卷褶伪影、适合检查范围的大小为度;④施加脂肪抑制技术,由于 T_1WI 上脂肪组织信号最高,将其信号抑制掉后,来源于边缘区域脂肪的截断伪影程度会相应减轻;⑤在傅里叶变换之前应用切趾滤波器(apodization

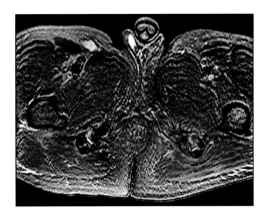

图 8-40 截断伪影
盆腔低分辨力图像上皮下脂肪与肌层直接出现多条明暗相间的弧形伪影。

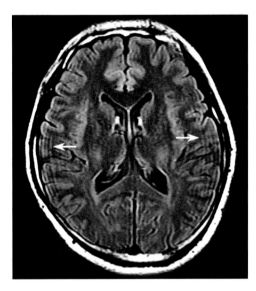

图 8-41 截断伪影
头部横断面显示双侧颅骨下脑实质内出现多条明暗相间的弧形伪影(箭)。

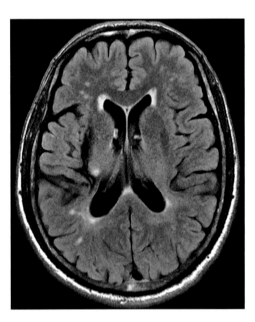

图 8-42 图像分辨力提高,图 8-41 中双侧颅骨下脑实质内截断伪影消失

filter）将原始采集信号进行筛选，滤掉所采集的截断信号。应用切趾滤波器后，图像的信噪比将明显改善，然而空间分辨力有可能下降，尤其可造成图像边缘模糊效应。

（五）相干性伪影

相干性伪影（coherence artifact）表现形式多样，其产生机制主要基于某些特殊脉冲序列的应用。

1. 产生原因　按照产生相干性伪影的回波来源，主要可以分为两大类。

（1）自由感应衰减伪影（FID artifact）：在自由感应衰减信号还没有完全衰减之前，180°脉冲的侧峰与之重叠，产生了 FID 信号与 SE 信号的重叠。图像上表现为沿频率编码方向交替的亮点与黑点组成的线条与噪声带，多出现在短 TE 序列与 FLAIR 序列中。

（2）多次射频脉冲激发而产生的伪影：自旋回波常用于 T_1WI 和 T_2WI 成像，但是一个成像序列中可有多个射频激励脉冲作用。如一系列预饱和脉冲组合、90°–180° 脉冲对或 90°–180°–180° 脉冲组合等。回波形成的时间和数目取决于脉冲间隔，回波幅度则与各个脉冲的翻转角度和某些成像组织的特性有关。由于多次射频脉冲的激励，我们将成像组织第一次受到射频脉冲激励后产生的回波称为初级回波，再次受到射频脉冲激发后产生的二次回波则包含了原有初级回波的所有频率信息，但是二次回波所产生的 T_1 和 T_2 加权则完全不同。模-数转换采集初级回波信号时，这些其他的回波信号已被用于成像。最终导致图像出现线状伪影或者相位编码相关的与受检部位无关的附加图像。

2. 表现形式　自由感应衰减伪影主要表现为一条相位恒定的伪影；多次射频脉冲激发产生的相干性伪影主要表现为 MR 图像出现线状伪影或者相位编码相关的与受检部位无关的附加图像。

另外，MRI 需要采用射频脉冲激发，由于受梯度磁场线性、射频脉冲的频率特性等影响，MRI 二维采集时扫描层面附近的质子也会收到激励，这样就会造成层面之间的信号相互影响，我们把这种效应称为层间干扰（cross talk）或层间污染（cross contamination）（图 8-43、图 8-44）。二维层面的层间伪影主要造成两种现象：①如果二维层面的激发顺序为逐层方式（sequential），则可能出现各层面因饱和效应而导致不同程度的信号降低以及对比度减低等；②如果二维层面激发顺序为间隔方式

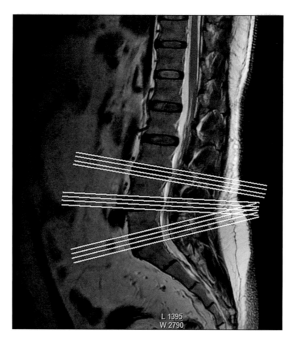

图 8-43　二维采集时扫描层面附近的质子也会受到激励而出现伪影

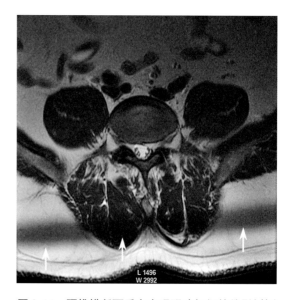

图 8-44　腰椎横断面后方出现明暗相间的伪影（箭）

（interleaved），则往往是偶数层面的图像整体信号强度减低，MR 图像上出现一层亮一层暗相间隔的现象。

3. 解决方案　脉冲序列设计时应最大限度地减小非感兴趣区域回波信号的相干性伪影。当某些特殊序列产生相干性伪影时，有两种方法可用于消除二级回波的横向磁化矢量，进而减轻二级回波的相干性污染。

（1）最常见的是在脉冲序列的特定时刻添加梯度脉冲，即梯度扰相技术或梯度毁损技术（gradient spoiling）。扰相梯度磁场具有振幅强、持续时间长的特点，人为增加了磁场不均匀性，加快了质子失

相位,从而消除了残留的横向磁化矢量。扰相梯度磁场添加的时间取决于被毁损的回波信号以及所选择的 TE。常应用于 180° 复相位脉冲之后,以减少自由感应衰减伪影。扰相梯度磁场在信号采集后施加,如自旋回波序列,可以最大程度地减少二级回波的相干性干扰。大部分序列中,扰相梯度磁场的持续时间占整个回波序列时间的 30%~50%。当脉冲间隔较短时,扰相梯度磁场也常应用一系列振幅范围的脉冲激发以增强扰相效果。

(2)另一种扰相方法为射频扰相技术(RF spoiling),即施加毁损相位的组合射频脉冲。常规信号采集技术应用恒定相位或 180° 交替的激励脉冲激发,相应的接收线圈也采用交替接受模式,以完成信号平均过程。射频扰相梯度磁场不在激励脉冲和接受脉冲的 ±90° 或者 ±180° 范围变化,使所需要的回波信号以同一种方式重聚,而不需要的二级回波信号则以完全不同的方式进行平均,最终使其所产生的回波信号为零。射频扰相梯度磁场不需要额外占用回波序列时间,但是需要精确的相位调制器以进行读出梯度磁场的切换。

消除和减少二维层面的层间干扰伪影的主要对策有:①增加层间距;②层面激发顺序采用间隔模式,如共有 10 层图像,先激发采集 1、3、5、7、9 层,再采集 2、4、6、8、10 层,但需要指出的是,如果序列的 TR 较短,采用间隔的采集模式反而会出现一层亮一层暗的现象;③采用三维采集技术。

4. 相关应用 多次射频脉冲激发产生的相干伪影中受激励的二级回波既可参与快速自旋回波成像序列的组成,也可应用于 MRS 成像技术的容积选择过程。

(六)磁敏感伪影

1. 产生原因 磁化率是物质的基本特性之一。某种物质的磁化率是指这种物质进入外磁场后的磁化强度与外磁场强度的比率。根据磁化率的不同,物质可以归为三类:①抗磁性物质,具有成对电子,是非磁性的。人体内大部分物质属于此类。抗磁性物质的磁化率为负值。②顺磁性物质,具有不成对电子,有较小的磁化率,受外界磁场引力小。顺磁性物质的磁化率为正值。③铁磁性物质,有很大的磁化率,受外界磁场引力大。MRI 上,在磁化率差别较大的组织界面将出现磁敏感伪影。

2. 表现形式 磁敏感伪影表现为局部信号明显减弱或增强,常伴有组织变形。磁敏感伪影具有以下特点(图 8-45):①常出现在磁化率差别较大的

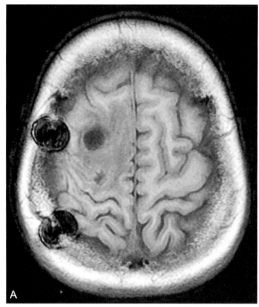

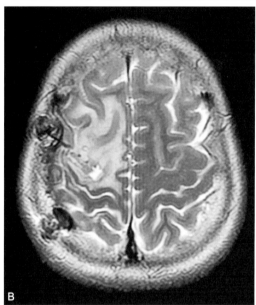

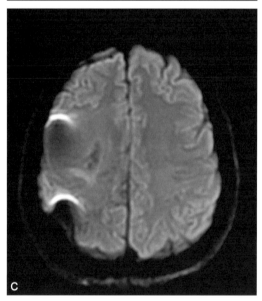

图 8-45 左侧顶骨术后固定钛夹金属伪影

EPI 序列伪影表现(C)比梯度回波(A)显著,而梯度回波的伪影要比自旋回波明显(B)。

组织界面附近,如脑脊液与颅骨间、空气与组织之间等;②体内或体外的金属物质特别是铁磁性物质可造成局部磁化率发生显著变化,出现严重的磁敏感伪影;③梯度回波类序列对磁化率变化较敏感,与自旋回波类序列相比,更容易出现磁敏感伪影,EPI 序列的磁敏感伪影更为严重;④一般 TE 越长,磁敏感伪影越明显,因此 T_2WI 或 T_2^*WI 的磁敏感伪影较 T_1WI 明显;⑤磁敏感伪影在频率编码方向上最明显。

磁敏感伪影主要来源于金属附属物和人体组织自身,具体表现形式如下。

(1)金属附属物伪影(图 8-46):这种伪影常因义齿、发卡、内衣钩、别针、动脉瘤夹(如纯钛、钛合金、钴合金等夹子)、避孕环、椎体固定杆、格林场(Greenfield)过滤器、含铁的化妆品(如眼影、睫毛膏、口红等)及手术时的器械磨损片等金属物质的存在而产生。表现为金属物处可见大片低信号区,或其边缘和附近存在小区域高信号,有时这些高信号向后上方延伸且区域变小(如义齿伪影),邻近组织发生严重的变形失真。

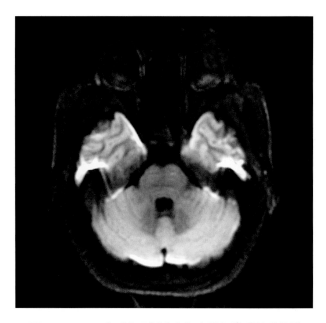

图 8-47 DWI 序列上双侧乳突气房引起的磁敏感伪影

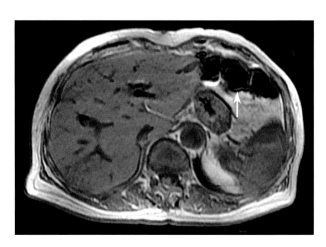

图 8-48 结肠内气体引起的磁敏感伪影(箭)

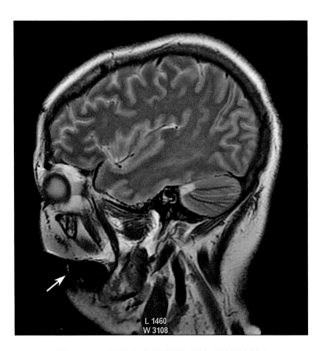

图 8-46 金属义齿引起的磁敏感伪影(箭)

(2)人体组织自身的磁敏感性差异伪影(图 8-47、图 8-48):这种伪影常出现于两种具有不同磁敏感性组织的交界面(空气与组织、骨与组织、组织与血液)处,如垂体、鼻窦、颅骨、鞍区、椎体、肺、肠腔、骨与增强早期含高浓度对比剂的动脉血管等的周围,在 SE 序列长 TR 像上不同层面可表现为高信号区或低信号区;在 GRE 序列多表现为低信号区。

3. **解决方案** 消除或减少磁敏感伪影的主要对策有:①检查前仔细准备,除去受检者体内或体表的金属异物,有金属置入者可考虑尽量在较低场强的 MR 扫描机上进行检查。②做好匀场,磁场越均匀,磁敏感伪影越轻。③缩短 TE,在 EPI 序列可采用并行采集技术来缩短 TE,从而达到减轻磁敏感伪影的目的。在长 TE 高场强(如 7.0T)时,磁敏感伪影增加。利用梯度回波层间激励轮廓成像(gradient echo slice excitation profile imaging,GESEPI)技术可以减少磁敏感伪影。④应用 SE 类序列取代 GRE 类序列或 EPI 序列,在任何 SE 序列上,使用视角倾斜(view angle tilting,VAT)技术,可以纠正磁敏感伪影。在梯度自旋回波(gradient and spin echo,GRASE)序列中,选择适当的回波链长度可以减少磁敏感伪影;交互射频半傅里叶单次激发快速自旋回波(singal targeting with alternating radiofrequency half Fourier single shot turbo spin echo,STAR HASTE)灌注成像可以减少或消除磁敏感伪影。⑤增加频率编码梯度磁场强度,避免使用窄带宽(band width)。⑥选择适当的频率编码方向,选择与交界面垂直的成像平面可以区别伪影和病变信号。⑦增加矩阵。⑧薄层扫描或3D成像,以减少层间失相。⑨减少磁化率差别,如口服低剂量顺磁性对比剂,可减少胃肠道气体与周围组织间的磁敏感伪影。

(七)魔角效应

1. 产生原因 在正常情况下,肌腱内的水分子与胶原纤维在偶极-偶极效应的作用下,具有很短的T_2时间,此时在T_1、质子密度加权图像上表现为低或无信号。当肌腱与主磁场夹角呈55°时,偶极-偶极效应消失,T_2时间延长一倍,在质子密度加权图像中肌腱信号明显增高,这种现象称为魔角效应(magic angle effect)。

正常肌腱大多由平行的紧密胶原组成,大约30%是水,其余大部分为胶原蛋白,同时含少量弹性纤维、蛋白多糖和无机成分,水分子附着于胶原蛋白上。肌腱呈固体状态,因此氢质子之间的间距相对较小,运动受到束缚,容易互相干扰发生自旋-晶格弛豫(T_2弛豫),因此T_2弛豫时间相对较短。同时,两个相距较近的氢质子弛豫并非只是随机发生,两者之间在局部空间中同时发生着偶极-偶极相互作用,即氢质子之间发生共振辐射和吸收,进

行能量交换。因此,自旋-晶格弛豫和偶极相互作用共同使肌腱组织的T_2弛豫时间变短,在短TE图像中呈现低信号。

氢质子由于自身的自旋而在主磁场中产生一个磁矩,围绕在磁矩周围的线条可表示为磁力线。附着于交原纤维的两个水分子中氢质子的磁力线发生相互作用,每个氢质子都要受到另外一个邻近的氢质子磁矩的影响,这种相互作用的强弱受到其与主磁场之间夹角大小的影响。

两个氢质子间偶极相互作用的方向和大小,与偶极相互作用矢量和主磁场之间的夹角有关。当偶极相互作用矢量与主磁场夹角呈54.74°时,偶极相互作用为零,对横向弛豫衰减的影响最小,这个角度称为魔角。由于水分子附着于肌腱的胶原蛋白结构上,当肌腱走行与主磁场之间的夹角呈54.74°时,偶极相互作用消失,肌腱横向弛豫减弱,信号增高,表现为魔角效应。

在偶极-偶极相互作用公式中,($3\cos2\theta-1$)因子相对于主磁场夹角θ呈正弦曲线分布,当θ为54.74°时,偶极-偶极相互作用消失,对信号的衰减不产生影响。

2. 表现形式 在骨关节扫描中,如果肌腱和韧带的部分走行与主磁场方向夹角为54.74°(或约55°),则肌腱或韧带将在T_1和质子密度加权像中表现为高信号,但在T_2加权成像上表现正常,这种现象称为魔角效应,也称魔角伪影。魔角效应造成的信号增高,可能会与肌腱或韧带损伤等病理情况混淆(图8-49)。

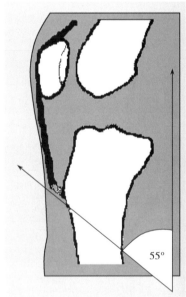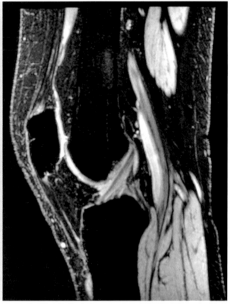

图8-49 魔角效应

3. 解决方案　魔角效应导致的肌腱信号增高常见于冠状面肩袖、膝关节矢状面扫描图像上。实际上在短 TE 成像时，TE 时间小于 10~20ms，无论 T_1 加权或质子密度加权，都能发现魔角效应造成局部肌腱信号增加（图 8-49、图 8-50）。当肌腱与主磁场的方向呈 54.74° 时（或约 55° 时），可观察到最大信号强度。随着 TE 时间延长，魔角效应迅速衰减，因此在 T_2WI 抑脂像上，肌腱信号表现为正常的低信号。

魔角现象可出现于 1.5T、3.0T 等各种场强的磁共振系统，在短 TE 图像中，无论是 T_1 或质子密度加权图像中均可发现。由于魔角效应导致的肌腱升高容易与损伤等病变的高信号混淆，诊断上为了鉴别，常选择扫描一幅长 TE 的 T_2 或 STIR 序列图像进行对比。随着 TE 时间延长，由魔角效应导致的高信号会很快衰减；而对于损伤病变，随着 TE 时间的延长，其相对于周围组织仍保持较高信号。

（八）弥散加权成像相关伪影

弥散加权成像（diffusion weighted imaging，DWI）目前在临床及研究中应用非常普遍，DWI 是利用 SE EPI 序列，在 180° 回波脉冲两侧施加很强的弥散敏感梯度探测人体组织水分运动，再利用 EPI 平面回波进行信号采集。DWI 对硬件梯度性能、精准性及磁场均匀性等要求很高，对涡流、化学位移、生理运动等也非常敏感。因此，在临床扫描中经常会遇到各种伪影，常见的有磁敏感伪影、化学位移伪影、N/2 伪影、运动伪影及涡电流伪影、射频伪影等。

1. 磁敏感伪影　在人体磁化率差异较大的两种相邻组织的交界面，比如颅底空气、骨骼与脑组织、胃肠道空气与脏器之间，由于磁化率的不同，在组织交界面磁场的不均匀性增加。DWI 成像时，这种由于磁化率差异导致的局部图像变形、扭曲、信号叠加或丢失、信号错位等，称为磁敏感伪影。另外，由于某些病理组织出血、钙化或金属异物的存在，也可能导致磁敏感伪影的发生。

为了减轻 DWI 成像中的磁敏感伪影，一般可考虑增加体素大小，使用并行采集技术，去除义齿、耳环等外源性金属异物，或添加饱和带；也有一些专用的弥散成像技术可以消除磁敏感伪影，比如 Resolved 弥散成像、PROPELLER 弥散成像、快速自旋回波弥散成像或多激发节段式采集弥散成像技术等（图 8-51）。

2. 弥散加权成像运动伪影　DWI 已广泛用于头部、腹部、盆腔等各个部位，但容易受到患者呼吸运动、心脏或血管搏动等的影响，产生运动伪影。弥散加权成像一般为单次激发采集模式，当发生偶然的运动干扰时，连续多层采集的弥散图像中，只有部分层面受影响。另外，由于弥散加权成像，一般要在上下、前后、左右三个方向分别施加磁敏感梯度进行图像采集，然后将三个梯度方向的弥散图像合成为一幅弥散加权图像，故虽然有时运动干扰只发生在某一弥散梯度的采集过程中，但在合成图像时也会对正常弥散产生影响。而在体部实质脏器的弥散加权成像时，除了受到呼吸运动

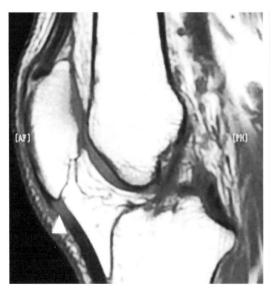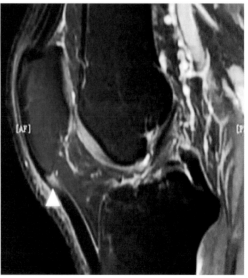

图 8-50　魔角效应造成局部肌腱信号增加

魔角效应（白三角）主要出现在短 TE 时间的图像中，因此魔角效应即可出现在 T_1 加权，也可出现在质子密度加权

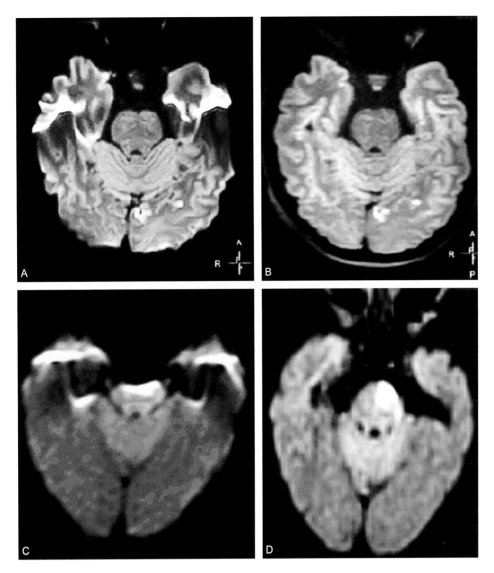

图 8-51 弥散加权成像磁敏感伪影与纠正方法

A. 常规弥散图像，可见颅底颞部明显的图像结构扭曲、信号异常；B. 快速自旋回波弥散图像，
能修正常规弥散图像中颅底的磁敏感伪影；C. 常规弥散图像；D. 螺旋桨技术弥散成像，脑干
部的梗死病灶清晰显示出来，不会被磁敏感伪影所干扰。

的影响，还受胃肠道、胆囊蠕动的干扰，尤其是膈顶，会受到邻近心脏跳动的影响(图 8-52)。对于患者不随机运动产生的弥散运动伪影，除了有效地制动，还可以重复扫描；腹部弥散加权成像时，除了屏气扫描，也可以使用呼吸门控或膈肌导航，在呼吸相对静止期采集弥散图像，必要时可以使用心电门控。

3. 弥散成像化学位移伪影 在磁场中，水的氢质子与脂肪组织氢质子的进动频率之间有 3.5ppm 的差异，这种现象称为化学位移现象。因此，在磁共振图像的频率编码方向，脂肪组织的空间信号会向低频方向发生一定程度的偏移。同时由于弥散序列使用平面回波梯度采集信号，使用正、反双极梯度进行信号采集，进一步加大了水和脂肪之间

化学位移的程度。在无脂肪抑制条件下的弥散图像中，可见皮下脂肪偏离原来的正常位置，类似于重影。

一般情况下，为了避免水和脂肪之间严重的化学位移伪影，弥散加权成像需要使用脂肪抑制技术。在成像视野磁场相对均匀的时候，可采用化学饱和法脂肪抑制；在磁场均匀性难以保证时，可选用翻转恢复法脂肪抑制。需要注意的是，在 3.0T 等高场强系统中，由于脂肪信号相对较强，可采用激励脉冲和回波脉冲施加的时候，分别使用极性相反的层面选择梯度，来更好地消除脂肪信号的干扰。

4. N/2 伪影 又称奈奎斯特伪影，表现为在正常弥散图像前方和后方，有部分叠加、错位的图像

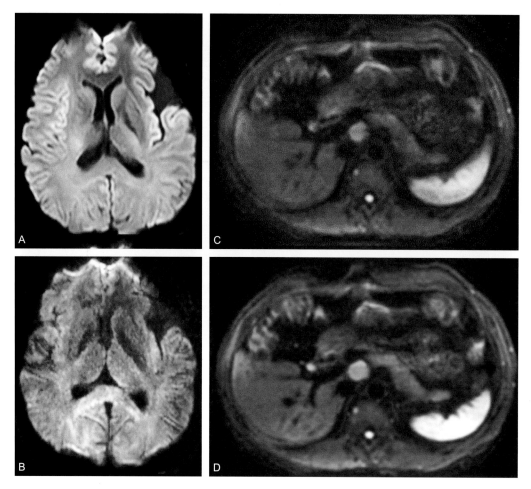

图8-52　弥散加权成像运动伪影

A. 头部常规弥散图像；B. 头部运动时弥散成像产生运动伪影，这种伪影并不表现为不规则的重叠影像，而表现为解剖结构边缘的不规则黑边；C. 腹部呼吸运动带来的弥散图像伪影，胰腺和脾脏可见片状模糊低信号，结构显示不清；D. 使用呼吸门控触发模式扫描，呼吸运动带来的模糊伪影消失，胰腺和脾脏结构显示得更加清楚。

重影，但重影部分只有成像视野的一半大小。由于采集带宽不足产生的频率混叠是 N/2 伪影产生的根本原因。另外，由于 EPI 采集过程中，使用正、反梯度切换的采集方式，而相应 k 空间填充方式为从正到负、再从负到正的隔行往复模式，这就很容易导致信号的失相位和聚相位偏差逐渐加大（图 8-53）。

局部磁场不均匀、磁化率现象以及涡流的存在，都会加重弥散加权图像的 N/2 伪影。为了减轻 N/2 伪影，需要对系统进行精准校正，改善静态磁场的均匀性，尽可能减轻涡流效应。

弥散加权成像的常见伪影，除了上面介绍的几种之外，还有一些伪影常常是混合了其他成像技术带来的伪影，比如局部磁场不均匀、并行采集图像的卷褶、频率和相位编码方向错误产生的图像变形等，其中良好的磁场均匀性是获得好的 DWI 图像的前提，任何能改善局部磁场均匀性的技术，一般都能改善弥散图像质量，比如局部匀场技术、高阶

匀场技术等。由于弥散成像技术对磁共振系统硬件性能、准确性要求比较高，当系统状态出现问题时，也会产生诸多伪影。例如，外源性或内源性异常射频信号被接收产生的拉链状伪影、由于严重的涡流问题产生的图像错位，以及信号均匀性修正带来的信噪比低等问题。（图 8-54）

四、磁共振成像设备及外源性因素所致的伪影

外源性伪影是指来源于受检查者以外的伪影。这类伪影在最终图像上的表现因导致伪影的物质本身的特性以及成像的环境条件而异。按照伪影的来源可分为两大类：①MR 设备硬件故障所致伪影；②非 MR 设备硬件故障所致的伪影。硬件故障可导致信号采集完全失败或图像重建过程出错。此类伪影的出现并不针对某一特定厂家，但此类伪影可能发生于任一 MRI 扫描系统。

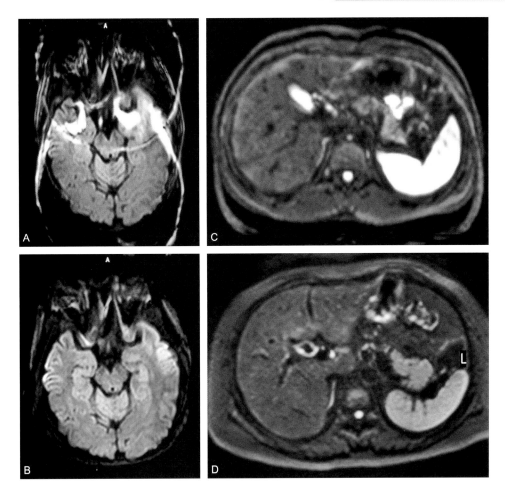

图 8-53 弥散加权成像化学位移伪影

A. 头部常规弥散图像无脂肪抑制，图像可见皮下脂肪偏离正常解剖位置形成重影的现象；B. 脂肪抑制弥散加权成像，无脂肪信号干扰；C. 3.0T 场强下肝脏弥散成像，虽然使用了脂肪抑制技术，但仍可见脂肪信号存在的化学位移现象；D. 通过调制层面选择梯度的极性，使激励脉冲和回波脉冲之间，脂肪信号无效而消除脂肪化学位移干扰。

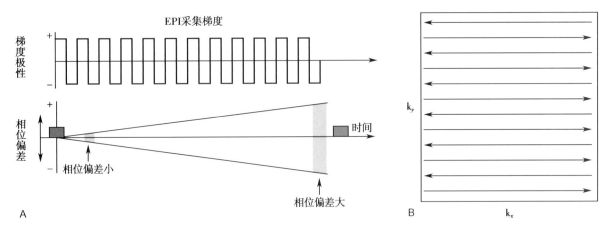

图 8-54 弥散加权成像 N/2 伪影产生的原因

A. EPI 采集梯度为正反双向切换的模式，信号的失相位与聚相位偏差随着采集时间形成一种累积效应，相位差逐渐增大；B. EPI 序列 k 空间填充模式，填充方式为从正到负、再由负到正的隔行往复模式，而在图像重建过程中，由于相位偏差的存在也会导致 N/2 重影的现象。

（一）MR 设备硬件故障所致的伪影

MR 设备硬件故障所致伪影主要是由于某个或某些 MR 扫描仪的组成部件在信号采集过程中发生故障而导致的图像模糊。大部分 MRI 技术是基于组织容积进行信号采集的，此过程得以顺利完成，主要取决于空间编码梯度磁场以及信号传递系统的功能稳定、可靠且可重复性好。其中任意一个环节出现故障，便将导致空间编码信息出错，最终导致图像伪影的产生。磁场强度大小和相应的硬件故障本身的特性决定了伪影的数量及范围。很多情况下，此类伪影与运动相关的伪影较难鉴别。MR 设备制造商需要进行严密的检测，以确保仪器性能的稳定。

MR 设备硬件的适当校准是保证高质量 MR 图像的又一关键，如梯度系统、射频传感器以及接收线圈等。不适当的校准可导致图像信息的失真或者变形，如非线性的梯度脉冲或者不正确的校准幅度可导致空间定位错位，从而导致图像信息的失真；不适当的校准亦可产生不正确或不均匀的激发功率，最终图像上可能出现相应的伪影。射频功率沉积是由特定的参数计量的，即组织的比吸收率（SAR）。若 SAR 不充分，组织信号强度将低于背景噪声的强度，可导致所激发的回波信号远远超过扫描仪的信号采集范围（图 8-55、图 8-56）。

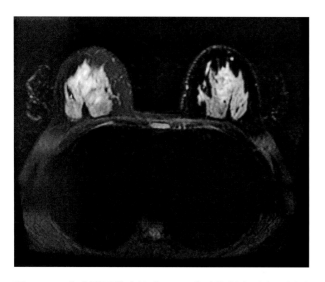

图 8-55　乳腺线圈故障导致 T_2WI 脂肪抑制序列上两侧乳腺信号不一致

另外，为了改善磁场均匀度，常常需要相关工程师调节梯度磁场和匀场线圈中的矫正电流。显示器上 FID 信号的变化反映了磁场均匀度，当均匀度很差时，FID 信号的幅值衰减很快，反之衰减较慢。

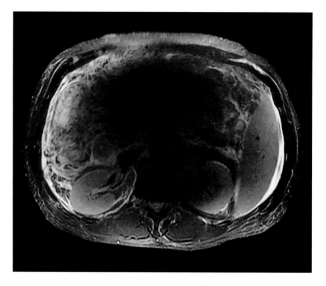

图 8-56　射频信号不均匀导致腹部 T_2WI 图像信号不均匀，在腹腔中部出现低信号阴影

FID 信号的衰减还取决于被检组织体积的大小，如大体积腹部内的磁场强度变化要比较小体积如头颅内的变化大得多，因而在同样的均匀度条件下，大体积组织的信号衰减要比小体积组织快。为了达到最佳均匀度，特别是对大体积组织来说，需要调节梯度磁场、匀场控制装置上的电势钮来调节高阶矫正电流，以实现尽可能慢的衰减。通常先调线性匀场，然后再调高阶匀场，在高阶匀场中，由于 Z^2 梯度对磁场均匀度的影响最大，因而它的调节是最为重要的，最后必须回到线性匀场做最后调节（图 8-57）。

（二）非 MR 设备硬件故障所致的伪影

非 MR 设备硬件故障所致的伪影主要指由于外源性因素干扰所致的 MRI 伪影。主要介绍以下四种：①磁场不均匀性伪影；②RF 噪声的干扰；③射频相关干扰引起的伪影；④射频磁场不均匀性伪影。

1. 磁场不均匀性伪影

（1）产生原因：磁场不均匀性伪影是最常见的 MRI 扫描系统相关的伪影，主要由于主磁场的静态环境被破坏。均匀的磁场是获得良好磁共振图像质量的基础，但磁共振有效的成像范围大小一般都是有限的，越接近最大成像视野的边缘，磁场的均匀性越差。系统安装过程中，制造厂商首先进行匀场以保证主磁场中心区域的场强均匀性。金属置入物可破坏局部磁场的均匀性，导致严重的图像伪影，常表现为金属物处大片状低信号区，或其边缘和附近存在小区域高信号，有时这些高信号向后上方延伸且区域变小，邻近组织结构发生严重的变形失真。伪影的范围、形状依赖金属物的大小、形状、

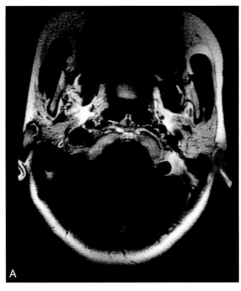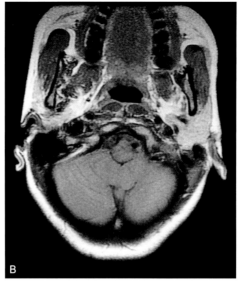

图 8-57　磁场均匀度对图像的影响
A.匀场失败导致组织信号丢失；B.经过重新调整匀场参数后，图像信号均匀。

方向、金属物本身的特性以及扫描所选择的脉冲序列。钛及钛合金、钽可导致小范围局限性的图像变形；不锈钢则可产生严重的图像失真、变形，严重影响图像质量。

（2）表现形式及解决方案：针对磁场不均匀伪影的主要措施有：①缩短扫描序列的 TE。如前所述的磁化率差异引起的伪影，扫描序列所选择的 TE 越短，成像过程中由于磁化率差异而引起的失相位时间越短，磁敏感伪影的无信号区的范围也越小。反之，扫描序列所选择的 TE 越长，成像过程中由于磁化率差异而引起的失相位时间也越长，磁敏感伪影就越严重。②选择自旋回波类序列取代其他类序列。自旋回波序列由于 180° 重聚射频脉冲的使用，也可使磁场强度不均匀性的影响最小化。③避免频率饱和脂肪抑制技术。脂肪饱和射频脉冲使脂肪组织中的氢质子连续受到激发而发生饱和现象，仅剩下水分子中的氢质子被激发产生信号。如果磁场强度不均匀，脂肪抑制脉冲将不能均匀地抑制脂肪成分，甚至会抑制一部分组织内的水，最终导致图像上不均匀的脂肪抑制区，尤以边缘部分常见，与扫描过程中采用了较大的 FOV，视野周边区域的脂肪抑制效果差导致的图像模糊效果类似。当必须使用此技术进行脂肪抑制时，建议扫描前尽可能地做好匀场准备，同时应该去除患者体内或体表有可能影响磁场均匀度的任何物品。

1）脂肪抑制伪影：由于受检查者本身形态不均匀以及组织成分不同也可导致磁场场强分布畸变，最终导致图像对比度的变化，在脂肪抑制序列中更为明显。对于化学饱和法脂肪抑制技术来说，对磁场均匀性要求比较高，因此，在大范围成像时，视野边缘往往由于磁场均匀性差，相应部位水和脂肪信号发生偏移，脂肪饱和脉冲未能准确地抑制脂肪信号，导致脂肪抑制无效。在相对较小的成像视野局部，常常由于外源性金属异物或内源性金属植入物，产生局部磁场的不均匀导致脂肪抑制不佳。另外我们还需要注意到，人体结构本身也会对静态磁场的均匀性产生影响，比如颈部、膝关节或踝关节，由于解剖结构的不匀称或偏中心结构，产生局部磁场的不均匀，进而使化学饱和法脂肪抑制的不均匀（图 8-58）。

对于大视野成像，由于边缘磁场不均匀导致化学饱和法脂肪抑制效果不佳，可以选用翻转恢复法脂肪抑制，或是水脂分离法脂肪抑制技术（图 8-59）。

在相对较小的成像视野局部，一般可选用翻转恢复法脂肪抑制或水脂分离法脂肪抑制，尤其是在增强条件下进行 T_1 加权成像，首选水脂分离法脂肪抑制技术（图 8-60）。

2）金属伪影：磁共振金属伪影的产生，主要是由于金属异物进入主磁场后，因磁化率不同导致主磁场局部的均匀性遭到破坏。这些不均匀性进而引起成像物体的几何失真（geometric distortion）和体素内去相位，即信号强度失真。在图像上主要表现为：大面积信号丢失、异常，图像扭曲变形，组织结构难以辨识等。

当磁共振扫描设备中有金属存在，所有的回

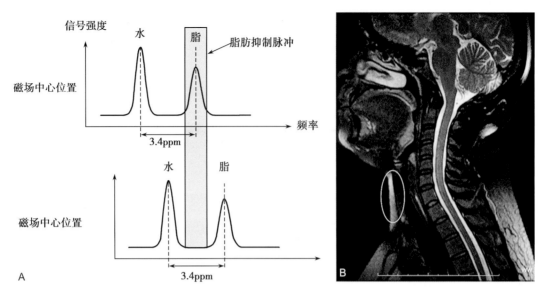

图 8-58　人体结构对静态磁场均匀性的影响

A. 在磁场中心位置,脂肪抑制脉冲可以准确地作用于脂肪中心频率,抑制脂肪信号;而在磁场偏中心位置,由于磁场强度发生变化,水和脂肪中心频率发生偏差移位,导致脂肪抑制脉冲失效(B)。

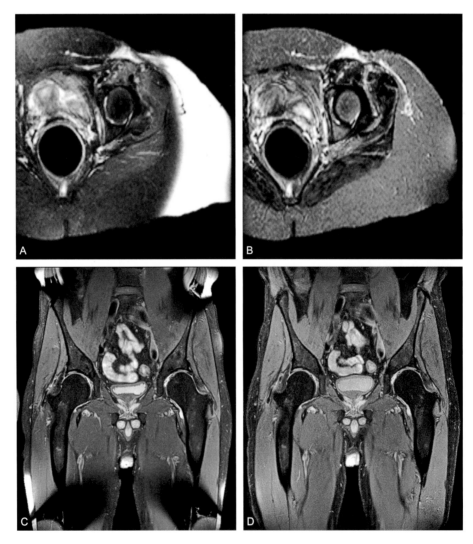

图 8-59　大视野成像下磁场不均匀对脂肪抑制技术的影响

A. 化学饱和法脂肪抑制,由于成像视野很大,视野边缘磁场不均匀,导致化学饱和法脂肪抑制失效;B. 翻转恢复法脂肪抑制,不受磁场不均匀性的影响,因此脂肪抑制效果比较均匀;C. 冠状面化学饱和法脂肪抑制,在视野四个角落脂肪抑制效果不佳;D. 改用水脂分离法脂肪抑制,获得均匀的脂肪抑制图像。

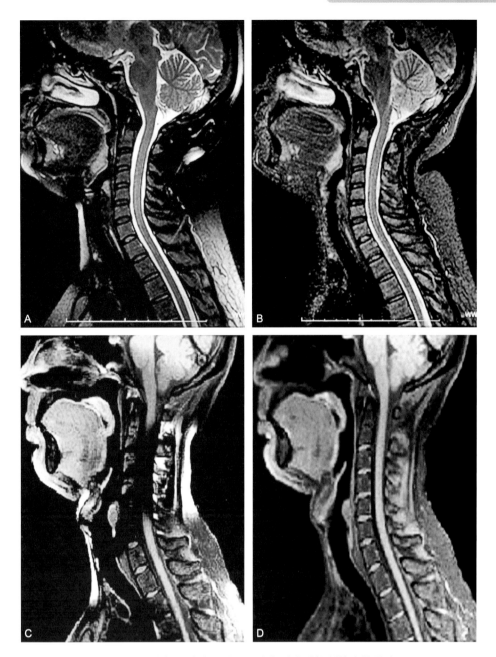

图 8-60　小视野成像下磁场不均匀对脂肪抑制技术的影响

A. 化学饱和法脂肪抑制，由于金属植入物的存在导致磁场不均匀，局部脂肪抑制失效；B. 翻转恢复法脂肪抑制，不受磁场不均匀性的影响，因此抑脂效果比较均匀；C. 矢状面化学饱和法脂肪抑制，由于颈部解剖结构的不匀称产生磁场不均匀，导致脂肪抑制效果不佳；D. 改用水脂分离法脂肪抑制，获得均匀的脂肪抑制图像。由于 T_1 加权序列无法使用翻转恢复法脂肪抑制，因此水脂分离技术可改善 T_1 加权脂肪抑制效果。

波序列均可产生伪影。梯度回波序列更为敏感，仅自旋回波类序列的金属伪影尚可勉强接受。长回波链的快速序列对于金属伪影相对不敏感，当 MR 场强中存在已知的不可去掉的金属时，可考虑使用此类序列。另外，常规金属物质，比如纸夹、U 形针等可造成图像严重变形。当场强均匀性严重破坏时，邻近部分的解剖组织结构信号严重丢失。

物质的所具有的磁化率决定了是否会引起

MRI 金属伪影。磁化率（χ）由磁导率（μ_r）决定：$\chi = \mu_r - 1$。根据相对磁导率和磁化特性，大多数材料可被分成三种类型：第一类为抗磁性材料，特点为 $\mu_r < 1$。由于磁场中电子的轨道变化，磁场对这些材料的排斥力较弱。第二类为顺磁性材料，特点为 $\mu_r > 1$。这些材料在原子或分子水平存在一个净磁偶极矩，偶极子的排列方向与外加磁场的方向趋向一致，摆脱了电子轨道的负向影响，因此，磁场对这些材料有较弱的吸引。最后一类为铁磁性材料，特点为 $\mu_r \gg 1$。这些材料不仅像顺磁性物质那样有一个净磁偶极矩，而且相邻微观偶极子之间的排列方向也倾向一致。在强磁场中，偶极子形成磁畴，它们的排列同向；并且这些与磁场方向一致的磁畴，比其他磁畴更易增长。其结果是，当去除外加磁场后，这些材料仍保留一定的磁性，被 MR 仪强烈地吸引。因此，一般不考虑用作植入物的材料。这不仅是由于磁场对这种材料产生强大的平行移力，而且产生扭力，使器械沿磁场方向排列。通常选择磁导率 <1 或接近 1 的物质作为植入物材料。

金属植入物本质属性是控制磁共振金属伪影的关键。作为金属植入物既要有极低的磁化率，以降低对磁共振主磁场均匀性的影响；也要有较好的力学性能、耐腐蚀性和生物相容性，以满足临床植入物的应用需求。通过对比不同脊柱植入材料的临床使用效果和磁共振影像图像质量，认为钛合金显著优于其他金属植入物，是最适合做磁共振的金属植入物。通过五种不同扫描成像序列对硬质钴铬铸造合金、软质钴铬合金和金合金出现的金属伪影进行比较发现，在相同扫描序列中，金合金产生的伪影最小，硬质钴铬形成的伪影最大。锆基合金在引起磁敏感伪影方面优于钛合金，但锆基合金顺磁性磁化率的降低仍需通过合金化来实现，并需对其力学性能和耐腐蚀性进一步改良，使其满足医疗环境下的应用需求。铌基合金和钯基合金产生的金属磁敏感伪影较小，力学性能亦可，然而作为磁兼容合金仍需进一步研究。金、银等抗磁性材料所产生的金属磁敏感伪影最小，但贵金属价格昂贵且力学性能较低，极大程度限制了其应用范围。而铜基合金在具备良好力学性能的同时，具有与水相近的磁化率，成像质量优良，应用前景可观。值得注意的是，通过热处理来制备单相均匀的金-铂合金，磁化率非常接近活体组织的磁化率，并且在 MRI 中造成的伪影要少得多，作为脊柱支架、颅内支架、脑动脉瘤栓塞支架、磁共振标记物等具有广阔的应用前景。随着金属材料性质的进一步明确，获取更好磁共振图像质量的金属材料将被发现和研制。就目前而言，钛合金制品仍是目前主要应用的金属固定物或植入物，制备和应用铜基合金和贵金属合金的金属植入物是值得期待的。

磁共振成像需要有强大稳定、均匀的主磁场和线性良好的梯度磁场。金属植入物破坏了磁场的均匀性和梯度磁场的线性，其结果是引起了梯度 z 轴和 x 轴方向的频率错位，导致金属物存在处典型的图像变形和信号强度失真。在磁共振成像中，金属植入物的效应可以分为两类：一是植入物本身造成氢质子的投影错位；二是植入物和人体组织之间的磁敏感性差异产生的伪影。前者所产生的信号失真与植入物的大小有关，当我们用所测的信号强度失真的区域减去植入物的大小，这种错位效应可以忽略不计。后者由磁敏感性差异产生的伪影变化多端，它受植入物或成像相关的许多因素的影响，如植入物的材料、几何形状、定位方向以及与感兴趣区的距离和成像时的回波时间（TE）、回波链长度（ETL）、带宽（BW）、视野（FOV）、k 空间填充等。在常规磁共振成像中，相同场强条件下，磁共振金属伪影的产生常用下列因素有关：①伪影的太小与植入物的几何形状密切相关。对于粗细不同的金属植入物，在梯度回波序列（gradient recalled echo，GRE）上伪影差异明显，而在自旋回波（spin echo，SE）序列上伪影大小区别不明显。②金属植入物与主磁场的相对方位。当金属植入物长轴与主磁场方向平行时，在快速自旋回波序列（fast spin echo，FSE）或 GRE 序列上，无论频率编码方向与长轴平行还是垂直，伪影直径皆无多大变化，且信号表现在同一序列上变化也不明显；当金属植入物长轴与主磁场方向垂直时，GRE 序列比 FSE 序列产生的伪影大；当频率编码方向与植入物长轴垂直时，GRE 序列伪影直径变化不明显，但是 FSE 序列上伪影直径明显加宽。③不同 TE 时间。在 SE 序列上伪影的大小与回波时间有关，即 T_1WI 和 PDWI 比 T_2WI 产生的伪影小，但在 FSE 序列上，伪影的大小与 TE 时间无关。但是在 GRE 序列上随着 TE 时间的增加，伪影明显加宽。④不同 SE 序列的回波链长度（ETL）。回波链长度不同时，随着 ETL 的增加（相邻回波之间的回波间隔减小），伪影面积几乎无明显变化；但在使用单激发 FSE 序列即极限大 ETL 扫描时，伪影面积减小，主要表现为横向低信号伪影面积减小。⑤不同的 k 空间填充方式。研究发现 k 空间的填充方式对伪影面积大小的影响程度不大。⑥不同带宽（band width，BW）和视野（field of view，FOV）、矩阵与翻转角。当带宽增加时伪影直径减小，但图像的信噪比降低；当 FOV 增加，矩阵保持不变，即体素增大时，在同一尺度比较伪影直径增加，但图像的信噪比增加。翻转角的改变导致伪影的变化主要与 TR 与 TE 时间改变有关，TR 延长而 TE 缩短则伪影减轻。因此，在常规扫描序列中，为了更好地控制伪影，需要在扫描前：①确定植入物的位置与方位，改变患者的体位，尽量使植入物的长轴方向与主磁场平行；确定频率编码方向尽量与植入物长轴平行。②尽量选择短回波时间和短的有效 TE 的 SE 序列或 FSE 序列。③增加读出带宽、减少层厚或减小成像体素。④增加信号平均次数，提高图像的信噪比。

为了更好地克服磁共振成像金属伪影，一系列新的金属伪影抑制技术开始在临床应用，包括视角倾斜（view angle tilting，VAT）技术、层面编码金属伪影矫正（slice encoding for metal artifact correction，SEMAC）技术、WARP 技术、多采集与可变谐图像结合（multiple acquisition with variable resonances image combination，MAVRIC）技术、迭代分解水和脂肪的回声不对称与最小二乘法估计（iterative decomposition of water and fat with echo asymmetry and least-squares estimation，IDEAL）等。视角倾斜技术是在常规 SE 序列中，在频率编码梯度读出回波信号的同时，额外添加一个层面选择梯度，此补偿梯度（z 轴方向）的幅度与激励脉冲发射时的层面选择梯度（x 轴方向）幅度完全一致。这时读出的 MR 信号在两个梯度共同作用下，形成一个所谓的倾斜角，重建出的图像可明显减少由磁场不均匀引起的失相位以及金属伪影。SEMAC 技术是通过增强每一个感兴趣层面的编码区对抗金属诱导的磁场不均一性，其要点是在 VAT 技术的基础之上，在层面选择梯度上加 z 轴相位编码（z-phase encoding）的梯度脉冲，时间点选择恰与相位编码梯度同步，可有效减少层面间的金属伪影。通过对六种材质、形状、体积均不同的金属牙科材料（分别是汞合金、钛、金、镍铬合金牙冠、镍钛合金、不锈钢牙套）进行 VAT 技术、SEMAC 技术 T_1 加权 SE 序列成像，并与常规 SE 序列扫描比较，发现 VAT 技术能减少 43% 的层面内伪影，SEMAC 技术减少 80% 的层面间伪影和 65% 的层面内伪影。WARP 技术则是结合了 VAT 技术、SEMAC 技术并拓宽带宽。WARP 技术对全髋关节置换患者图像层面间及层面内伪影的失真度、模糊度及噪声较标准序列低，且 STIR-WARP 和 T_1-WARP 序列的成像效果更佳，STIR-WARP 序列可以减少临床相关的伪影，提高了成像质量。MAVRIC 技术是基于多个三维快速自旋回波（3D-FSE）成像，并在射频脉冲发射和接受频率中使用离散补偿获得图像。这一技术通过

后处理合成图像，避免层面间图像信号的失真，并明显降低读出方向的图像信号失真。与常规 FSE-STIR 序列图像相比，3.0T MRI 的 MAVRIC 序列尽管降低了全髋关节置换患者一些影像质量，包括空间分辨力、噪声和对比度，以及脂肪抑制效果等，但显著减小了金属伪影，其临床应用是可行的，可通过降低金属伪影为髋关节置换患者提供重要的诊断信息。MAVRIC 序列虽然提高了图像的信噪比，但对于脂肪信号（尤其是颈部脂肪）的抑制效果不佳，并不优于高带宽优化 STIR 序列，也无法对吞咽运动伪影进行克服；同时 MAVRIC 序列不能与去相位卷褶技术共同使用，需要提高 FOV，这会使得分辨力有一定的下降；MAVRIC 序列有一定的最小层数限制，故难以保证小关节或者较细小的检查部位成像的信噪比；MAVRIC 序列的扫描时间相应地也会更长一些。

IDEAL 技术为一种改良的三点式 DIXON 水脂分离成像技术。这一技术可以克服磁场不均匀性带来的影响，清晰地显示水脂边界，实现水脂组织分离，多用于脊柱成像。三点式 DIXON 法的特点是采集的 3 个回波中，中间一个信号与传统的 SE/FSE 序列采集的时间相同，另两个信号是对称地位于这个信号的两边的反相位信号。中间的信号采集的时间点在 $\pi/2+n\pi$，其他 2 个信号采集的偏移时间保证在之前和之后 $2\pi/3$，后处理计算采用迭代最小二乘估算法，可以保证像素内任意的水和脂肪比例都可以进行精确的水脂分离。相对于 TE 时间采集的信号而言，它们属于非对称性采集，为了保证最短的扫描时间，临床常用的采集时间点是 $-\pi/6$、$\pi/2$、$7\pi/6$。采用 IDEAL 技术的 T_2WI 和对比剂增强 T_1WI 成像可显著改善硬膜囊、脊椎的肌肉、脂肪饱和的均匀程度的显示效果以及噪声，此技术同时能有效地减少脊柱金属植入物所引起的伪影，改善图像质量。

随着新技术、新算法的涌现，磁共振金属伪影抑制序列的发展会更加趋向多元化，多种技术的合理交融是创新 MRI 金属伪影抑制技术序列发展的必经之路，人工智能、大数据 AI 的进一步发展，也会为磁共振金属伪影抑制技术注入新的活力。使用常规高带宽 TSE 序列和采用 SEMAC 技术的 TSE 序列并结合压缩感知（compressed sense，CS）技术可以取得更好的金属伪影抑制效果。新的人工神经网络（ANN）通过扫描多个模型，用于开发多层感知器（MLP）和卷积神经网

络（CNN），在与原输入图像作对比后，明显体现出MLP和CNN的良好伪影抑制效果。CNN的金属伪影抑制效果明显优于多层感知器、并行成像和压缩感知。

磁共振成像是多学科、多领域交织的高精尖技术集合体，成像中金属伪影问题需要多角度、多视域的协作努力。磁共振金属伪影抑制技术的提高需要在材料学、成像序列和参数进行多方位探索。可以在金属伪影噪声信号产生前把它抑制掉，也可在伪影产生之后通过数据处理方法将其消除，这将是进行金属伪影技术研究的主要方向。

2. RF 噪声的干扰　噪声的产生有各种途径。内部金属器具有 RF 放大器、梯度功率放大器、接受前置放大器或其他；外部的 RF 屏蔽渗漏有放射变速器、能源工具的发射物、地板磨光机等；扫描室内的装置有如脉冲血氧仪、呼吸机、制冷仪表等。

（1）RF 噪声的干扰产生伪影的表现形式：主要表现为 MRI 上垂直于频率编码方向上出现一条不均交叉的亮的噪声带。此类伪影改变编码方向不能排除；也可见木排状伪影出现于整个图像等。其表现形式非常复杂，且难以确认。

（2）RF 噪声的干扰产生伪影的原因：是由于MRI 数据采集过程中噪声进入信号接收器，从而导致了信号编码出错。从人体获得的 MR 信号非常弱，它易受扫描室内的操作频率干扰，以及安装不当的光源或电子设备的干扰。一般情况下，信号的 RF 频率与操作频率之间的差异决定带宽（band width, BW）噪声的位置，其宽度由 RF 噪声的 BW 与信号的 BW 决定。

（3）RF 噪声的干扰产生伪影的主要解决措施：检查屏蔽设施，扫描室内的各种光源和电子设备的安装是否符合要求，并予以更正（注：噪声来源仅从重建的图像难以判断，但检查原始数据有时可推断来源）。

3. 射频相关干扰引起的伪影　首先，我们来讨论外界射频干扰，这是指磁共振频率附近的外界随机性射频电磁波，进入成像的接收系统时，图像中就会出现一条或几条与频率编码方向相垂直的噪声线（图 8-61）。直流灯泡接触不良、射频脉冲放大器和接收放大器工作不正常，均可在图像上出现均匀条形灯芯绒状伪影。所以，MR 设备要配以完善的射频屏蔽，在行 MR 扫描期间，必须关闭扫描间的大门；禁止磁场附近使用移动电话或其他无线电发射装置；对扫描室用于照明的直流灯泡要及时

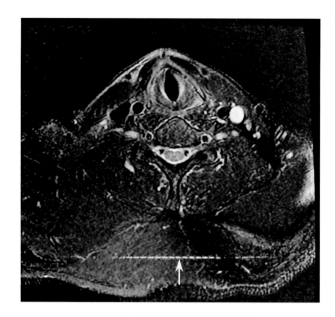

图 8-61　射频相关干扰伪影（箭）

排除接触不良的隐患，以保证射频系统良好的工作状态。

另一个与射频相关干扰的伪影是拉链伪影，此类伪影是一种中心性伪影（图 8-62）。之所以称为拉链伪影是因为它的形式是沿频率编码轴（在零相位）的交替的亮点与暗点所组成的中心性条带。拉链伪影又分为 FID 伪影、激励回波伪影及射频馈通拉链伪影。对于 FID 伪影，由于它是在自由感应衰减还没有完全衰减以前，180° 脉冲的侧峰就与它产生重叠。此重叠造成了沿频率编码方向的"拉链"伪影。可增大 TE（增大 FID 与 180° 射频脉冲之间的间隔）；还可增大层厚，通过选择更宽的射频带宽，使射频信号在时间域内变窄，这样可降低产生重叠的机会。对后两种拉链伪影，还是应与维修工程师联系。

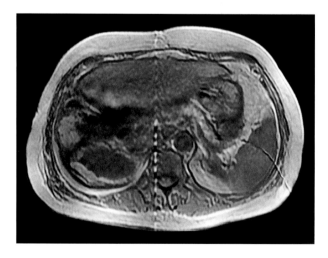

图 8-62　拉链伪影

4. 射频磁场不均匀性伪影（quadrupole artifact）

（1）产生原因：由于多射频源应用，当人体置于静态强磁场进行磁共振成像，射频磁场在人体内分布的均匀性受到多种因素的影响，除了正交发射磁场的均匀性、变化的梯度磁场产生的系统涡流因素之外，人体组织非均匀性的电特性也是影响射频磁场分布的重要因素。人体组织的电特性也称介电特性，主要包括组织的电阻抗和介电常数，其中影响介电常数的组织成分有人体的体内液体（电解液）和脂肪。因此组织内射频的分布呈现不均匀性的表现，并具有射频频率或波长的依赖性。此外，由于人体在变化的梯度磁场中，体表产生感应涡流，对静态磁场产生削弱作用，组织内氢质子的频率发生微小变化，从而对射频磁场分布产生干扰。在盆腔频率饱和法脂肪抑制的图像中，这种现象表现为从右后至左前的低信号带，越接近体表信号越低，图像在四个角落信号高低不等，因此称为 Quadrupole 伪影或四极电场伪影。（图 8-63）

（2）表现形式：Quadrupole 伪影主要出现在人体体部，在频率选择脂肪饱和（SPIR）、STIR 图像中表现最为明显。伪影的产生是多种原因综合的结果，包括人体感生电流、人体组织成分的不同介电特性以及系统涡流、射频发射线圈均匀性和接收线圈感生电场等，虽然在 3.0T 场强的机器中表现更明显，但在 1.5T 机器上也经常可以发现。射频磁场的不均匀分布表现为图像对角线的位置，可考虑人体感生涡流在盆腔前后均存在，但前后涡流带来的感应磁场矢量变化方向相反，同时存在感生涡流的趋肤效应，因此，出现盆腔脂肪抑制图像中呈对角方向的信号下降，越接近体表越明显。Quadrupole 伪影常在体部脂肪抑制的图像中出现，其表现形式与体位、线圈类型、化学位移的方向无明确的相关性，虽然其表现与 3.0T 中介电伪影类似，但低信号发生的位置不尽相同，双源或多源射频发射可以部分减轻这种现象。

（3）解决方案：盆腔横断面扫描出现 Quadrupole 现象时，可不使用 SPIR 或 STIR 脂肪抑制，而改用 SPAIR 绝缘脉冲频率调制法脂肪抑制或水脂分离 mDixon 序列来解决（图 8-64）。SPAIR 绝缘脉冲的频率选择法脂肪抑制，可以对偏中心的脂肪进行调制，从而使成像层面内的脂肪协调一致进行翻转，得到均匀一致的脂肪抑制图像；水脂分离 mDixon 技术不使用翻转脉冲进行脂肪抑制，而利用两次或三次采集过程中，同一体素内水和脂的相位差异来进行水脂信号的分离重建，不受体素间由于磁场均匀性问题导致水脂频率差异带来的脂肪抑制不均匀的影响。

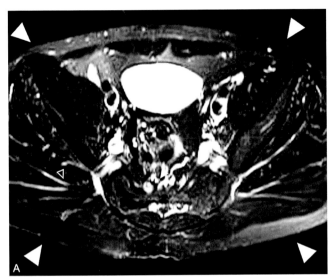 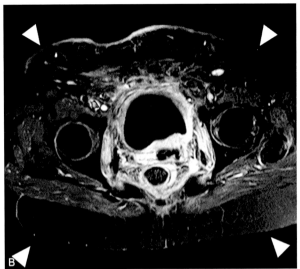

图 8-63 四极电影伪影

A、B. 在盆腔频率饱和法脂肪抑制的图像中，四极电影伪影表现为从右后至左前的低信号带（空心三角），越接近体表信号越低，图像在四个角落信号高低不等（白三角）。

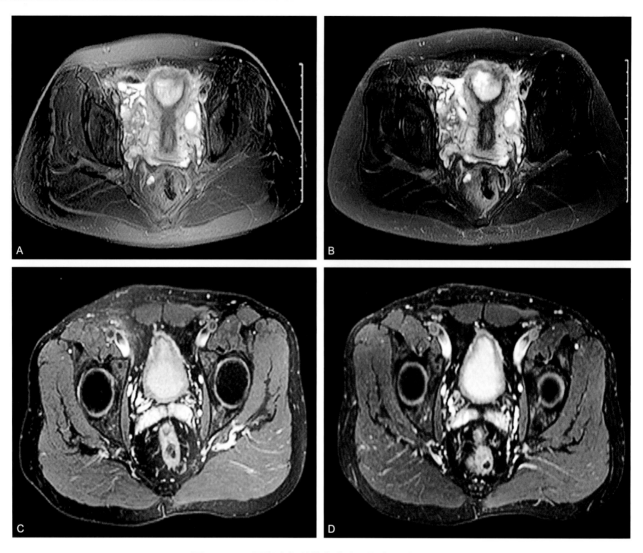

图 8-64　不同脂肪抑制技术消除四极电影伪影对比

A、C. 分别为化学饱和法脂肪抑制 T_2 TSE 和 T_1 FFE 图像，在自右后到左前方向上可见低信号暗带，图像四角区域信号不均匀；B、D. 分别为绝缘脉冲频率选择法脂肪抑制，四角区域图像均匀性得到改善。

（曲　源）

第三节　人工智能在磁共振图像质控及图像伪影处理中的应用

在磁共振成像采集或影像重建的过程中产生影像与实际解剖结构不相符的信号，表现为影像变形、重叠、缺失、模糊等，使影像不能正确反映组织的解剖位置、形态及组织特征，这些伪影会严重影响诊断图像的质量，造成误诊，甚至引起医疗事故。因此，准确地判断伪影的种类，快速地找到解决的办法，保证磁共振图像的质量在现实的工作中具有重要的意义。近年来，基于机器学习的人工智能（artificial intelligence，AI）技术在数据采集、图像分类、图像分割、图像合成和图像重建等方面发挥了重要作用。AI 技术（特别是机器学习技术）摒

弃了传统的人工设计的图像先验信息，采用一种完全数据驱动的模式，获取 MR 图像固有的深层次信息，可应用于 MR 图像采集和后处理的全过程。AI 检测或处理伪影的关键技术之一是机器学习（监督学习、非监督学习、半监督学习）。与传统的算法相比，机器学习可从冗杂的变量中发现其潜在关系并进行识别与建模，减少图像伪影，并保持更多的细节，获得更高的对比度和信噪比。基于机器学习的 AI 技术已在伪影自动检测、图像采集及图像重建与后处理过程中得到了深入的研究和应用。

一、图像伪影人工智能自动检测技术

MR 图像中伪影是降低图像质量的重要因素，是临床诊断准确与否的主要影响因素。因此，评估图像质量对于确定图像是否满足研究分析所需的最

低质量水平是至关重要的。然而 MR 成像图像数据库庞大，质量控制筛查既费时又费力。所以深度学习的 AI 技术在 MR 图像自动检测伪影过程中的作用越来越明显。

（一）基于 CNN 的头部 MRI 运动伪影自动检测技术

头部磁共振图像中的运动伪影影响了基于大脑结构分割的定量分析。由于数据量巨大，通过视觉评估图像质量是否满足定量分析耗时耗力。因此，可以使用深度学习模型卷积神经网络（CNN）自动检测包含运动伪影的图像。研究显示，可通过选择四个不同的 CNN 架构进行组合，包括 ResNet50、InceptionV3、Inception-ResNet 和 Xception，从每个 CNN 中提取不同特征，并将结果结合起来，自动探测在采集过程中存在的运动伪影。由于深度 CNN 过滤器从较低层次映射到原始输入的较小区域，为了检测细粒度的图像伪影，CNN 采用中低层次的输出作为特征进入二值分类器。CNN 训练和测试数据集采用标注的 3D-T$_1$WI 图像。第一步利用三平面（矢状面、横断面和冠状面）的局部图像训练 CNN，再将局部图像训练的结果进行组合，得到每次采集的结果。第二步，结合 4 个改进的深度 CNN 局部图像训练的结果和局部图像的空间位置信息，训练人工神经网络分类器。通过对测试集应用发现，深度 CNN 网络可以准确检测局部图像运动伪影，并可应用于大数据集的运动伪影的检测，评估运动伪影存在概率，最大限度地减少人工质控时间和工作量。

（二）基于 CNN 的全身 MR 运动伪影自动检测技术

人工评估 MR 图像质量通常耗时、耗力且成本高。通过训练由三个卷积层和一个全连接层组成的多层 CNN 来识别带有运动伪影的图像块，可对 MR 图像中运动伪影进行自动检测并量化分析，且可对训练后的结构图像进行质量控制。通过采集静息和运动状态下的 MR 图像，将每幅图像分割成不同大小的局部图像，实现图像的空间分离，局部图像之间存在部分重叠。利用这些局部图像作为输入数据，训练 CNN 来评估运动伪影存在的概率。深度可视化提供了一种可解释的区分运动伪影的方法。根据有无运动伪影通过视觉评估每个局部、每层及每个受检者三个不同水平的图像并进行分类，评估 CNN 算法的准确性。CNN 的方法可实现 MR 图像中运动伪影的自动准确检测，可用于 MR 图像的日常质量控制工作。

运动伪影在大脑发育 MR 成像研究中尤其突出。T$_1$ 加权大脑结构磁共振成像的质量控制（QC）是必不可少的，伪影可能导致结果偏差，同时明显的运动伪影会影响图像分割和图像自动处理流程。研究表明，由于严重的运动伪影，导致在大脑发育的研究中，不得不排除 4%~23% 的参与者。运动伪影多是由参与者吞咽、眨眼、咀嚼、转动等产生。对于患有精神障碍的儿童和青少年患者，如注意缺陷多动障碍（ADHD）、抽动障碍、孤独症、精神分裂症和行为障碍（CD），特别容易产生头部运动伪影。除了前瞻性的运动校正技术，有必要进行回顾性的质量控制排除由运动伪影造成的失真。基于识别和评级头部结构磁共振图像（T$_1$WI）运动伪影的 AI 工作流程包括：首先对皮质下结构通过图像分析工具 FreeSurfer 进行自动分割；然后对 T$_1$ 加权图像进行 QC 的定性评级，并测试运动伪影对 FreeSurfer 脑灰质体积估计的影响。标准化的实践工作流程和定性的 QC 评级系统可以帮助减少由运动伪影产生的结果偏差，有助于提高结构 MRI 研究的质量。

（三）基于卷积神经网络的磁共振波谱伪影识别技术

磁共振波谱成像（MR spectroscopy，MRS）已被证明是一种无创、无电离辐射、能够活体检测体内组织代谢的成像方式，被广泛用于神经系统病变。然而，影响 MRS 常规临床应用的关键问题是 MRS 伪影的来源多样，导致 MRS 中的错误信息。利用一个平铺的 CNN 对多个评价者标注频域频谱质量来进行学习，分析检测伪影，并对输出 MRS 进行差谱识别和过滤。卷积神经网络与 MRS 诊断专家相比，具有较高的灵敏度、特异度和准确性。不仅对单体素，也可以对多体素 MRS 进行判断，可以将这一模型嵌入全脑 MRS 成像中进行实时分析，实现全自动化的 MRS 质量评估。如可用于自适应放疗计划等领域，为临床 MRS 研究提供了有价值的工具。

二、磁共振图像人工智能降噪技术

磁共振成像在评估疑似或确诊的前列腺癌患者中发挥着越来越重要的作用，基于 MR 图像可以依据前列腺成像报告与数据系统指南（Prostate Imaging Reporting and Data System，PI-RADS）对前列腺病变进行准确评估，但是图像的噪声和伪影影响解剖结构和病变的显示，影响前列腺病变的分析。在前列腺 MRI 中，深度学习（deep learning，DL）与机器学习（machine learning，ML）已成功用于前列腺图像分割、肿瘤检测、局部侵袭性评估、分期、预后和复发评估。基于 DL 的 MRI 重建方法（DLR）也可用于前列腺 T_2WI 图像，改善图像质量和降低噪声。DLR 由深度卷积网络和监督学习方法组成，输入大量含有高分辨力标准清晰图像和含有噪声的图像对 DLR 进行训练，训练时应用图像扩增方法（旋转、翻转等）创建了数倍独特的图像，以增加算法的鲁棒性。使用 ADAM 优化器使预测图像的噪声和标准清晰图像之间差异达到最小。在使用 1.5T 和 3.0T 直肠线圈进行前列腺 T_2WI 成像时发现，通过 DLR 降噪处理后的图像在整体图像质量、图像伪影及解剖结构和肿瘤的显示方面均优于传统重建方法。

三、人工智能图像伪影消除技术

在磁共振成像中影响成像速度的主要因素有两个方面：一是受到人体产生磁共振信号所需时间的限制，以及人体本身能接受的 SAR 值的限制；二是受到磁共振信号采集和测量时间的限制。当成像的射频序列和编码序列确定时，前者通常是无法改变和控制的因素，而后者是可以改变和控制的。为了使磁共振成像设备更快地进行图像采集，利用 k 空间对称性质的半傅里叶成像方法，或利用多个线圈进行的并行成像方法，均可以成倍地减少采集信号的时间。但是这些方法违反奈奎斯特采样定理，会在最终成像中产生伪影。磁共振的成像过程可以类比于用有限项的周期函数（k 空间内的值即为各种不同频率的谐波）去接近一个连续信号，在 k 空间中，接近中心位置的信息表示图像的低频信息，

外围部分即为高频信息，磁共振采集的信号只能提供有限数量的 k 空间数据，这时候用有限的 k 空间数据去拟合信号，其余高频数据相当于用零填补，然后运用傅里叶反变换成像，图像中信号的跳跃处会出现伪影，这种伪影由于欠缺高频频谱分量，称之为截断伪影（也称 Gibbs 伪影、吉布斯伪影）。截断伪影主要发生在组织的高、低信号突变的区域。经傅里叶重建后其在图像中的表现为：在高对比界面处，如颅骨与脑实质、脂肪与肌肉、骨髓脂肪与骨等之间的界面会出现多个平行条纹伪影或环形波纹状伪影。消除由于欠采样产生的混叠伪影，就能得到和全采样成像质量接近的图像。虽然降低图像的视野大小能极大地降低图像生成时间，但是越小的图像越会由于 k 空间数据的截断产生截断伪影。

（一）运用滤波技术消除图像伪影

目前已有多种方法可以消除磁共振成像中不可避免的截断伪影，最常见的方法是对重建后的图像进行滤波处理。由于截断伪影的震荡本身是因为高频数据的缺失，所以主要做法是通过削弱高频信息，使得震荡本身也被滤除，从而达到消除截断伪影的目的。这种滤波技术的优点是速度快，消除效果明显，因而被广泛使用。然而，去除高频成分的滤波器在去除截断伪影的同时，也会让图像本身的细节变得模糊（图 8-65）。

根据先验知识基于已有的数据推出缺失的高频信息，可以减缓数据跳变引起的类似矩形框滤波的效应，从而减轻截断伪影的效果。这种算法每幅图像要重复进行多次迭代，直到总变差值低于设定

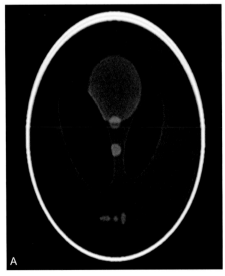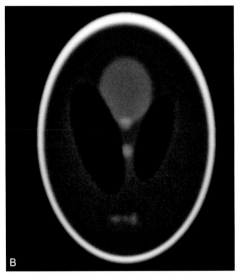

图 8-65　滤波技术消除截断伪影的效果
A. 带有截断伪影的图像；B. sigma 低通滤波器处理后的结果，有效地消除了伪影，但是图片的高频部分也同时被滤除。

的阈值,会占用大量的计算资源,无法满足快速成像的需求,限制了其在心脏电影成像等应用中的使用。由于含截断伪影的图像具有较高的全变分值,针对截断伪影应用全变分去噪——拉普拉斯锐化滤波的算法,对含有截断伪影的图像进行全变分去噪处理,采用全变分最小化的最优化模型,可以得到模拟原始数据的近似图像。图像经全变分去噪后的信号整体对比度降低,并不可避免地出现阶梯现象,通过对全变分去噪后图像进行二阶微分处理可以有效恢复图像对比度信息。

(二)运用神经网络消除图像伪影

针对磁共振中的截断伪影,利用两种结构的神经网络对其进行训练和特征提取,训练伪影图像到标准图像的非线性映射关系。实验表明,深度神经网络对截断伪影的抑制十分有效,并且在数值和视觉效果上超过传统滤波算法,在消除截断伪影的同时保留了图像的边界信息,经过充分训练的模型对于两种模式下的伪影均有良好的处理效果。利用神经网络对欠采样的磁共振数据进行学习和重建,分为单通道重建和多通道重建,深度神经网络具有强大的功能,能够在只有原图四分之一信息的情况下,重建图像并去除混叠伪影。多通道图像重建利用了多个相控阵线圈的冗余数据量,不用刻意计算磁共振的线圈敏感度,以黑箱子的作用方式重建出图像,达到了和现有成熟方法 SENSE 相当的重建精度,减少了大量的计算时长并且不用计算线圈敏感度。

基于欠采样产生的截断伪影,设计基于深度残差网络和 U-NET 的神经网络,对带有伪影的图像进行训练,使其建立起有伪影的图像到没有伪影的图像之间的非线性映射关系,同时把自然图像加入训练,首先经过自然图像训练,再对磁共振图像进行训练,比起单一的数据集进行训练能更加有效地消除伪影,并且保留图像的结构信息。通过对磁共振成像的并行成像模式进行训练,用特别设计的深度神经网络实现输入欠采样图像到"金标准"的全采样图像之间的非线性映射关系,实现磁共振图像的欠采样重建,比起传统方法,这种方法可以更加灵活地处理图片并且不用设定额外的参数,同时提高处理速度。

四、人工智能在图像采集过程中的图像伪影抑制技术

(一)带状伪影抑制技术

平衡稳态自由进动序列(balance steady state free precession sequence,Balance-SSFP)具有速度快、信噪比高和失真小等优点,在临床上使用频率较高,但其对非共振效应非常敏感,容易产生带状伪影。建立一个基于学习的模型,结合多相位循环的 Balance-SSFP 数据集,可以更好地抑制带状伪影。多层感知器(multilayer perceptron,MLP)由输入层、隐藏层和输出层组成前馈人工神经网络。MLP 模型先于 3.0T MR 获得 Balance-SSFP 数据集进行训练,分别对两个和四个相位循环角进行训练。利用 8 或 12 个相位周期数据集的最大密度投影(MIP)生成无带 Balance-SSFP 图像,并将其作为训练输出层的目标。将训练后的 MLP 模型应用于另一组不同扫描参数 Balance-SSFP 数据集,并与传统的 MIP 方法进行比较。模拟和人体试验表明,MLP 在抑制带状伪影和信噪比方面均优于 MIP。MLP 在 fMRI 数据上的表现也优于 MIP,同时在视觉上很好地保存了 fMRI 图谱。人工神经网络是一种很有前途的结合多相位周期 Balance-SSFP 数据集抑制带状伪影的技术。

(二)运动伪影校正技术

在一幅 MR 图像的整个成像过程中,利用成像频率域的相位偏移一定的规律性,正确地找到成像过程中的采集周期,可以对运动伪影进行抑制。针对 MR 图像采集过程中患者轻微运动造成重建图像中的运动伪影,可通过最小熵约束的 MRI 运动伪影校正方法,自动缩小每次迭代 k 空间线的数目,在迭代过程中自动减小步长实现对运动伪影的抑制。采集周期 MRI 运动伪影矫正算法和基于方向信息测度的 MRI 能量约束的矫正算法,通过测量运动的偏移量,进行逆向矫正实现对运动伪影的抑制。

fMRI 是指导脑肿瘤手术的重要工具,但 fMRI 功能图像采集过程非常容易产生运动伪影,导致功能区显示异常。其中许多伪影应用常规的方法难以校正。采用独立成分分析(independent component analysis,ICA)方法,将数据集中的混合信号分离成单独的信号分量,并对图像进行去噪,提高了灵敏度,降低了假阳性率和假阴性率,可以消除 fMRI 成像数据中的运动伪影的影响。

ICA 抑制术前或者术中靶区 MR 图像运动伪影对脑部肿瘤精确放疗亦十分重要,基于 MR 的四维成像(4D imaging)技术是临床放射治疗中的研究热点。基于线性多项式拟合和主成分分析的形变向量场优化算法,可对初始四维磁共振(4D-MR)图像的形变向量场进行优化,然后利用新的形变场来形变

参考图像，从而得到不含或者含有较少运动伪影的 4D-MR 图像。结合结构图像和 fMRI 功能图像能够指导脑肿瘤切除术，可以缩短手术时间，减少手术并发症，提高患者生存率。

五、人工智能在图像重建过程中的图像伪影抑制技术

在 MR 成像过程中为了缩短成像时间并使图像保持较高的信噪比，往往只采集部分相位编码的磁共振信号进行图像重建，但在重建的图像上会出现截断伪影，严重影响图像质量。通过采用 k 空间数据重建图像，利用小波收缩和图像模板技术去除截断伪影。该方法在减小截断伪影的同时能够尽可能地保持图像的细节特征，运算复杂度低，能够实现实时成像，提高磁共振图像的质量，满足临床诊断的需要。针对在采集过程中重构原始图像出现间断，导致图像出现不连续的寄生振荡和整体收敛速度大大减小的截断伪影的现象，可通过改进二维全相位重构方法，在给定有限个离散傅里叶变换（discrete fourier transform，DFT）系数的情况下，综合了更多高次谐波信息，实现了高精度的重构间断信号。相比于传统的傅里叶变换法，该重构算法可在不增加傅里叶系数的条件下，有效减小图像的截断效应，改善重构图像的质量。

对于被运动严重影响且实时伪影抑制技术无法遏制的图像，可通过精准的后处理技术来进行校正。基于圆形网格化的螺旋桨技术 R（PROPELLE）旋转校正后处理算法可在 MRI 系统尚未重建出图像前，对扫描目标旋转运动导致的受损数据进行修复，实现旋转伪影的校正。相比于传统算法，该算法运行速度快，成像质量好。基于凸集投影的复合灵敏度编码（multiple sensitivity encoding，MUSE）

MR 图像重建方法，可以减少包括腹部成像中的呼吸伪影和弥散加权成像中的混叠伪影。采用凸集迭代投影（POCS）方法，以线圈灵敏度范围为约束条件，对伪影较少的图像进行重构可以有效抑制伪影。该方法可用于指导不同脉冲序列和 k 空间轨迹的数据采集，通过加入各种约束条件来提高不合理填充矩阵数据的重建效果，显著提高重建图像的质量。

基于机器学习的 AI 技术在消除或改善 MR 图像伪影方面已经取得了一定的成果，解决了常规方法无法解决的诸多图像质量及图像伪影问题。然而，AI 技术在 MRI 伪影处理的快速发展背后仍存在一些问题：①目前基于机器学习的 AI 伪影处理的图像质量问题及图像伪影范围有限，仍有诸多的图像伪影问题未能解决，如主磁场不均匀、射频磁场不均匀或化学位移导致的伪影，需要探索更多的 AI 技术来解决。②缺少高质量标注的图像伪影训练样本。目前基于机器学习的 AI 技术往往是有监督的学习，即需要大量已精确标记的训练数据，但是标记医学数据依赖医生的专业知识，耗时耗力，而公开数据集的训练数据往往数量少、质量差，单一机构的小样本数据训练出来的模型存在过拟合或者鲁棒性和推广性差的问题，难以临床转化和商业使用。③由于是端到端的输入输出形式，决策过程透明度较差，大部分利用深度学习得到的模型存在"黑匣子"问题，理论支撑薄弱，可解释性较差。尽管目前基于机器学习的 AI 技术在处理 MRI 伪影中存在一些问题，但其在医学影像图像处理中扮演着越来越重要的角色。随着 AI 技术的蓬勃发展，各种算法的逐步完善，必将推动 AI 在提高 MR 图像质量过程中发挥重要作用。

（吴　颋　路　青）

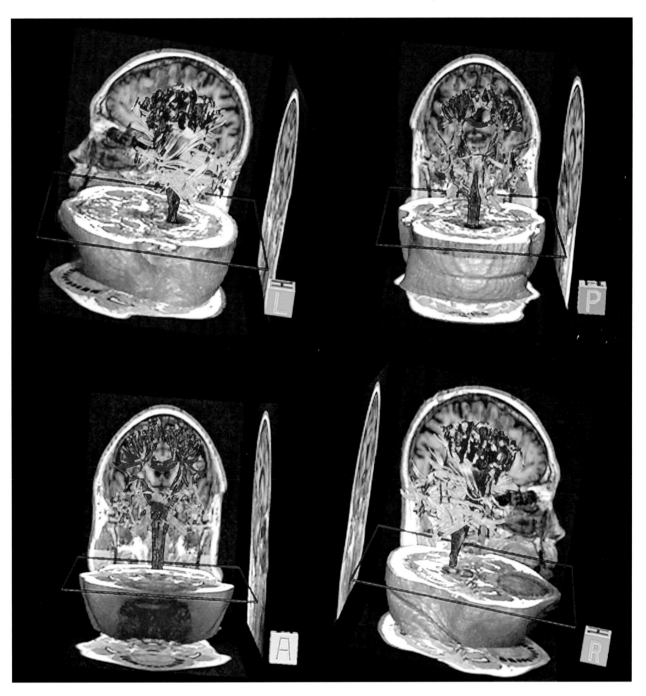

彩图 5-16　白质纤维束成像显示白质纤维素走行

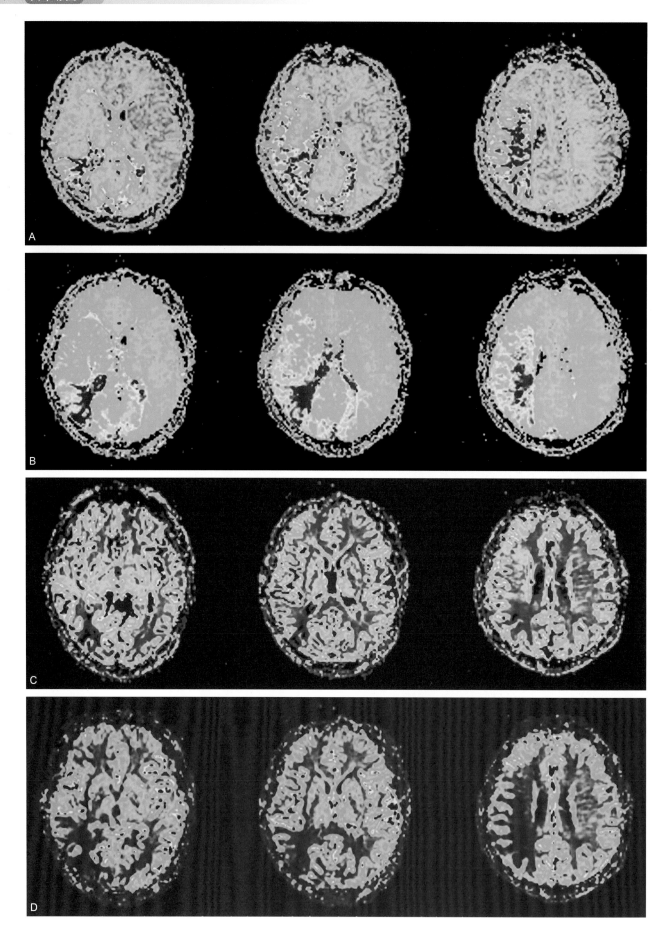

彩图 5-18　PWI 后处理图像
A. TTP；B. CBF；C. CBV；D. MTT
右侧顶枕叶区可见异常灌注，TTP 及 MTT 均较对侧延长，CBV 与 CBF 较对侧减低，考虑脑缺血失代偿期。

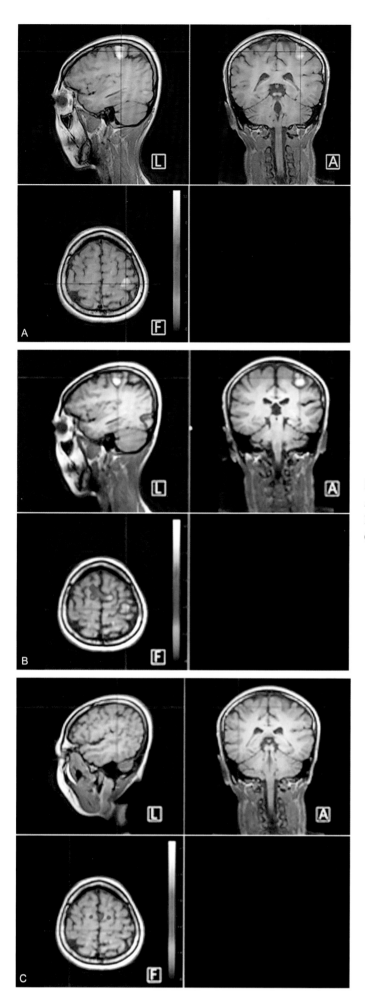

彩图 5-20　双手运动和各手静止时的 BOLD 图像
A. 双手同时运动做握拳和伸展运动时的图像；
B. 右手做握拳和伸展运动，左手保持不动图像；
C. 左手做握拳和伸展运动，右手保持不动图像。

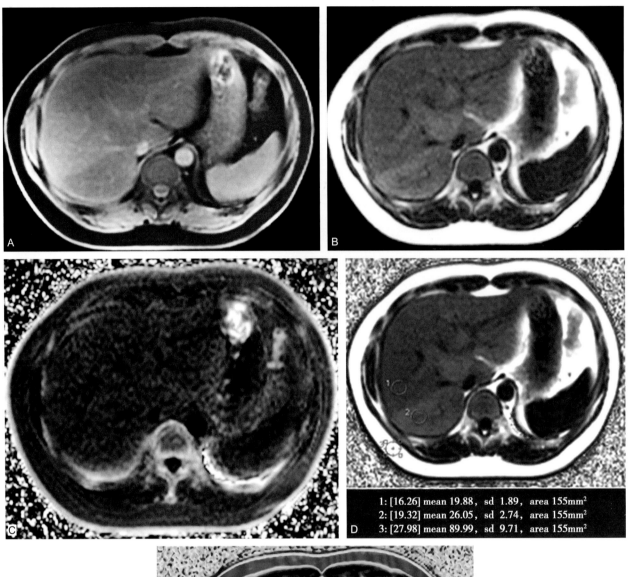

1: [16.26] mean 19.88，sd 1.89，area 155mm²
2: [19.32] mean 26.05，sd 2.74，area 155mm²
3: [27.98] mean 89.99，sd 9.71，area 155mm²

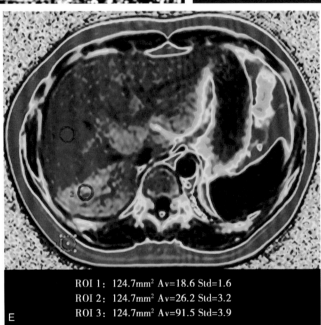

ROI 1：124.7mm² Av=18.6 Std=1.6
ROI 2：124.7mm² Av=26.2 Std=3.2
ROI 3：124.7mm² Av=91.5 Std=3.9

彩图 5-23　脂肪肝患者脂肪测量图
A. 水像；B. 脂像；C. R2* 弛豫率图像；D. 脂肪分量彩图；E. 脂肪分量图像。

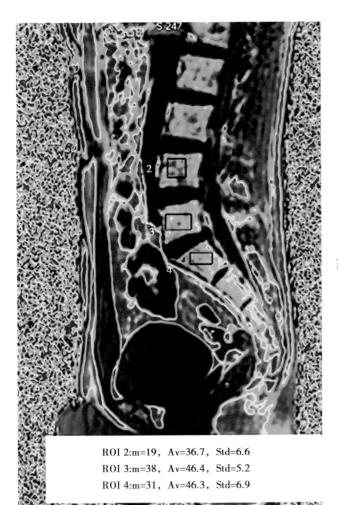

ROI 2:m=19，Av=36.7，Std=6.6
ROI 3:m=38，Av=46.4，Std=5.2
ROI 4:m=31，Av=46.3，Std=6.9

彩图 5-24　腰椎脂肪分数测量

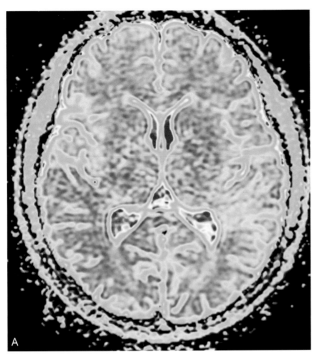

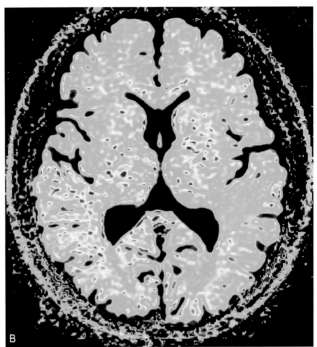

彩图 7-25　头部 ADC 和 EADC
A. ADC 图；B. EADC 图。

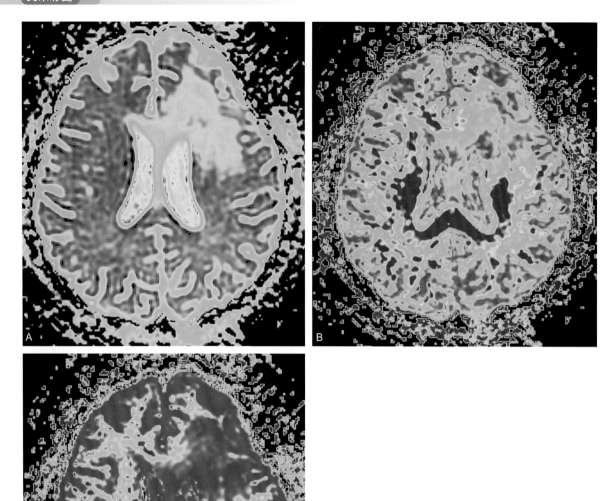

彩图 7-28　DTI 后处理得到的 MD 图、FA 图及 VR 图
A. MD 图；B. FA 图；C. VR 图。

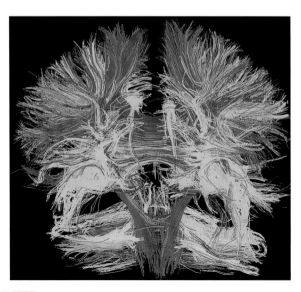

彩图 7-29　DTI 对白质纤维走行的显示

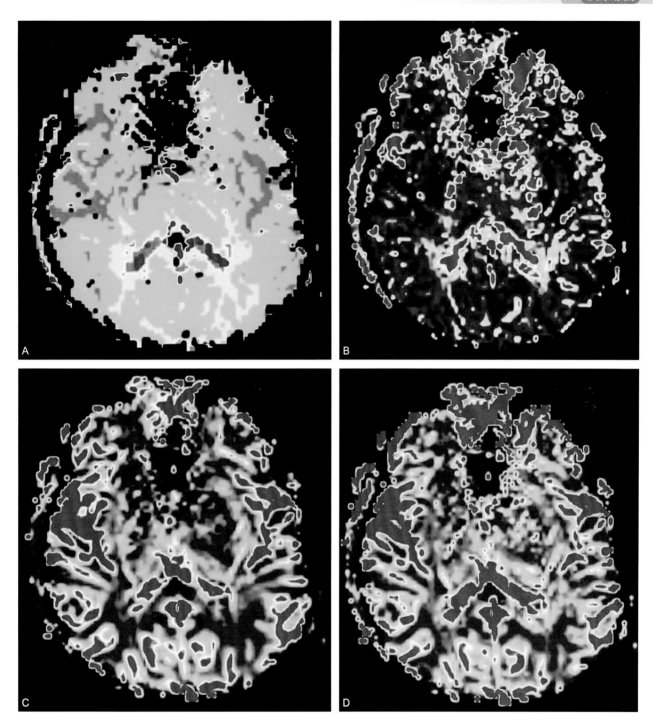

彩图 7-30　颅脑 DSC 灌注成像
A. TTP；B. MTT；C. rCBF；D. rCBV。

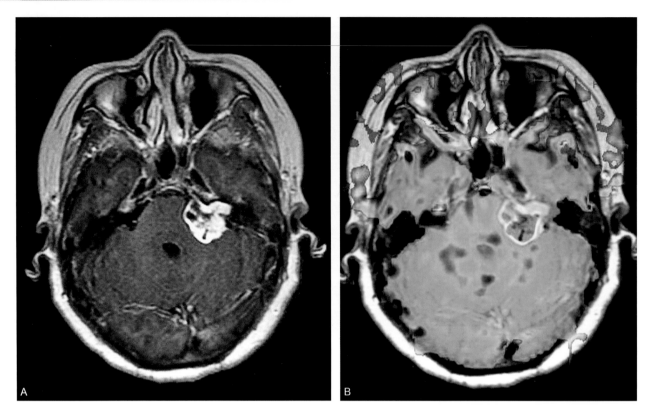

彩图 7-31　颅脑 ASL 灌注成像获得的 CBF 图
患者女性，52 岁，听神经瘤。A. T_1+C；B. rCBF 与 T_1+C 图像的融合图。

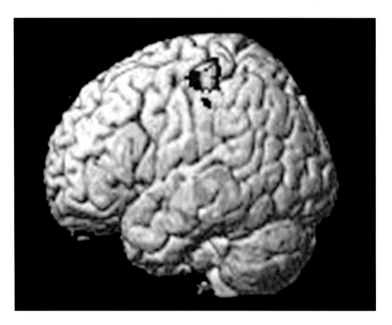

彩图 7-32　右手触觉刺激 BOLD 图